Gesundheit und Gesellschaft

Reihe herausgegeben von

Ullrich Bauer, Fakultät für Erziehungswissenschaft, Universität Bielefeld,
Bielefeld, Deutschland

Matthias Richter, Institut für Medizinische Soziologie, Martin-Luther-Universität
Halle-Wittenberg, Halle (Saale), Deutschland

Uwe H. Bittlingmayer, Institut für Soziologie, Pädagogische Hochschule
Freiburg, Freiburg, Deutschland

Der Forschungsgegenstand Gesundheit ist trotz reichhaltiger Anknüpfungspunkte zu einer Vielzahl sozialwissenschaftlicher Forschungsfelder – z. B. Sozialstrukturanalyse, Lebensverlaufsforschung, Alterssoziologie, Sozialisationsforschung, politische Soziologie, Kindheits- und Jugendforschung – in den Referenzprofessionen bisher kaum präsent. Komplementär dazu schöpfen die Gesundheitswissenschaften und Public Health, die eher anwendungsbezogen arbeiten, die verfügbare sozialwissenschaftliche Expertise kaum ernsthaft ab. Die Reihe „Gesundheit und Gesellschaft" setzt an diesem Vermittlungsdefizit an und systematisiert eine sozialwissenschaftliche Perspektive auf Gesundheit. Die Beiträge der Buchreihe umfassen theoretische und empirische Zugänge, die sich in der Schnittmenge sozial- und gesundheitswissenschaftlicher Forschung befinden. Inhaltliche Schwerpunkte sind die detaillierte Analyse u. a. von Gesundheitskonzepten, gesundheitlicher Ungleichheit und Gesundheitspolitik.

Weitere Bände in der Reihe http://www.springer.com/series/12229

Uwe H. Bittlingmayer · Zeynep Islertas ·
Elias Sahrai · Stefanie Harsch ·
Isabella Bertschi · Diana Sahrai

Health Literacy aus gesundheitsethnologischer Perspektive

Eine Analyse alltäglicher Gesundheitspraktiken von migrantischen Jugendlichen und Familien

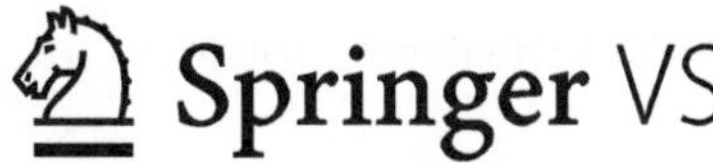

Uwe H. Bittlingmayer
Institut für Soziologie
Pädagogische Hochschule
Freiburg im Breisgau, Deutschland

Elias Sahrai
Institut für Soziologie
Pädagogische Hochschule Freiburg
Freiburg, Deutschland

Isabella Bertschi
Psychologisches Institut
Universität Zürich
Zürich, Schweiz

Zeynep Islertas
Institut für Soziologie
Pädagogische Hochschule Freiburg
Freiburg, Deutschland

Stefanie Harsch
Institut für Soziologie
Pädagogische Hochschule Freiburg
Freiburg, Deutschland

Diana Sahrai
Institut für Spezielle Pädagogik und
Psychologie, Pädagogische Hochschule
Muttenz, Basel Land, Schweiz

ISSN 2626-6172　　　　　　　　ISSN 2626-6180　(electronic)
Gesundheit und Gesellschaft
ISBN 978-3-658-30636-6　　　　ISBN 978-3-658-30637-3　(eBook)
https://doi.org/10.1007/978-3-658-30637-3

Die Deutsche Nationalbibliothek verzeichnet diese Publikation in der Deutschen Nationalbibliog
rafie;detaillierte bibliografische Daten sind im Internet über http://dnb.d-nb.de abrufbar.

Planung/Lektorat: Katrin Emmerich
Springer VS ist ein Imprint der eingetragenen Gesellschaft Springer Fachmedien Wiesbaden GmbH
und ist ein Teil von Springer Nature.
Die Anschrift der Gesellschaft ist: Abraham-Lincoln-Str. 46, 65189 Wiesbaden, Germany

Vorwort

Das vorliegende Buch liefert eine ethnologisch-ethnographische Perspektive auf Gesundheitskompetenzforschung. Dieses Projekt verdankt sich zum einen einer günstigen Konstellation, in der im Rahmen einer großen BMBF-Ausschreibung eine solche Forschungsperspektive gewissermaßen im Windschatten der sozial-epidemiologischen und quantitativen Gesundheitskompetenzforschung als Teil des funktionierenden und sehr kollegialen Forschungsverbundes Health Literacy of Children and Adolescents (HLCA; www.hlca-consortium.de), initiiert von Ullrich Bauer und Paulo Pinheiro, gefördert wurde. Parallel wurde eine Schweizerische Schwesterstudie initiiert, die an das HLCA-Konsortium assoziiert war und mit der wir so eng kooperiert haben, dass wir die beiden Projektergebnisse in einem gemeinsamen Buch vorstellen.

Zum anderen ist eine solche Herangehensweise aber auch unmittelbar abhängig davon, dass Menschen bereit sind, sich von Ethnograph*innen in die Karten gucken zu lassen. Den in der Studie begleiteten Kindern, Jugendlichen und Familien gilt unser ausdrücklicher Dank, ebenso wie den Expertinnen und Experten, Gatekeepern und Kontaktvermittlern, ohne die ein Zugang zum Feld kaum denkbar ist.

Wir haben diese Studie als Gemeinschaftswerk so verfasst, dass die drei ethnographischen Studien jeweils ohne größere Vorkenntnisse für sich stehen und einzeln gelesen werden können, ohne in die thereotischen und methodischen Auseinandersetzungen aktueller Gesundheitskompetenzforschung einzutauchen. Dass sich hierbei auch die eine oder andere Redundanz ergibt, haben wir bewusst in Kauf genommen, um einen schnellen Zugriff auf die Forschung zu ermöglichen.

Zeynep Islertas ist für die ethnographische Begleitung der Mädchen mit türkischem Migrationshintergrund, Elias Sahrai für die aus Afghanistan nach

Deutschland geflüchteten Jungen und Isabella Bertschi für die der Schweizer Familien mit lateinamerikanischem Migrationshintergrund verantwortlich.

Für überragende Unterstützung möchten wir uns bei Alla Dinges und Leticia de Paula Venâcio recht herzlich bedanken.

Freiburg und Muttenz   Uwe H. Bittlingmayer
im April 2020   Zeynep Islertas
                                                                              Elias Sahrai
                                                                           Stefanie Harsch
                                                                          Isabella Bertschi
                                                                             Diana Sahrai

Inhaltsverzeichnis

Teil III   Ausblick

**9   Was sieht man, wenn man anders schaut?
Zum Erkenntnispotenzial ethnographischer
Gesundheitskompetenzforschung** 259

Abbildungsverzeichnis

Tabellenverzeichnis

Einleitung Zur Notwendigkeit und Sinnhaftigkeit einer gesundheitsethnologischen Perspektive in der Health-Literacy-Forschung

1

Das vorliegende Buch soll einen theoretischen und empirischen Beitrag zu einer gesundheitsethnologisch inspirierten Health-Literacy-Forschung im Besonderen und Public Health-Forschung im Allgemeinen leisten. Wenn innerhalb etablierter Wissenschaften, in unserem Fall Public Health, Gesundheits- und Medizinsoziologie und Medizinethnologie, ein interdisziplinärer Zugang auf ein Forschungsfeld gewählt wird, der nicht unbedingt kompatibel mit den disziplinären Basisselbstverständlichkeiten zu sein scheint, dann lädt sich ein solcher Zugang von Beginn an deutlichere Legitimationsnotwendigkeiten auf, als der Rekurs auf die üblichen Vorgehensweisen. Dem wollen wir in der Einleitung kurz Rechnung tragen und auf Grenzen und einige prinzipielle Probleme konventioneller Health-Literacy-Forschung hinweisen. Wir werden dann im weiteren Verlauf des Buchs diese Schwachstellen durch eine Analyse des Forschungsstands weiter vertiefen und im Anschluss durch Fallstudien einen gesundheitsethnologischen Zugang immanenter ausloten. Dabei geht es – das sei hier vorweg betont – explizit nicht darum, die klassische Health-Literacy-Forschung mit ihrer Ausrichtung an sozialepidemiologischen Grundargumentationen durch eine gesundheitsethnologische Perspektive zu ersetzen, aber doch um die Reklamation einer systematischen Komplementarität, die vor allem dann virulent wird, wenn es um die Etablierung von Interventionen zur Gesundheitsförderung oder Prävention geht.

Im letzten Jahrzehnt ist die Forschungsliteratur zum Thema Health Literacy geradezu explodiert. Im deutschsprachigen Raum wurden großflächige Surveys durchgeführt, die für Deutschland, Österreich und die Schweiz die (schlechten) Health-Literacy-Niveaus der Bevölkerung dokumentierten. Für die Schweiz sagen die Ergebnisse eines Schweiz-weiten Surveys aus dem Jahre 2015 aus, dass über die Hälfte der Bevölkerung über eine problematische (45 %) oder sogar

© Der/die Herausgeber bzw. der/die Autor(en), exklusiv lizenziert durch
Springer Fachmedien Wiesbaden GmbH, ein Teil von Springer Nature 2020
U. H. Bittlingmayer et al., *Health Literacy aus
gesundheitsethnologischer Perspektive*, Gesundheit und Gesellschaft,
https://doi.org/10.1007/978-3-658-30637-3_1

unzureichende (9 %) Health Literacy verfügen (Schweizerische Akademie der Medizinischen Wissenschaften 2015). Ähnliche Zahlen liefert der Europäische Health-Literacy-Survey unter der Leitung von Jürgen Pelikan, der für Österreich die Gruppe der Menschen mit problematischer Health Literacy mit 38,2 % und die Gruppe der Menschen mit unzureichender Health Literacy mit 18,2 % beziffert. Die Werte für Deutschland liegen ähnlich (allerdings sind hier zunächst nur Daten aus Nordrhein-Westfalen erhoben worden): hier werden 33,3 % mit problematischer und 12,4 % mit unzureichender Health Literacy bestimmt (Pelikan et al. 2012a). Analoge Zahlen liefern jüngere Surveys im Umfeld der Universität Bielefeld: So zeigen ebenfalls Eva-Maria Berens et al., dass über die Hälfte der Bevölkerung nicht über adäquate Health Literacy verfügen, wobei sie einen eindeutigen Altersgradienten ausmachen: je jünger, desto höher sind im Durchschnitt die Gesundheitskompetenzen (Berens et al. 2016; Schaeffer et al. 2016).

Insgesamt werden in diesen quantitativ angelegten Studien für hochindustrialisierte Gesellschaften (mit wenigen Ausnahmen wie den Niederlanden) etwa die Hälfte der erwachsenen Bevölkerung als defizitär in Hinblick auf die individuelle Ausstattung mit Health Literacy identifiziert.

Die Durchführung solch umfassender bevölkerungsbezogener Health-Literacy-Studien ist ein vergleichsweise junges Phänomen und steht im Zusammenhang mit großen Literacy-Studien, die die Schriftsprachkompetenzen der erwachsenen Bevölkerung messen sollen und komplementär zu den berühmten PISA-Studien angelegt sind. Wie etwa die WHO in ihrer Nairobi-Deklaration prominent festgehalten hat, lautet der erste Satz unter der Überschrift Health Literacy: „Basic literacy is an essential building block for development and health promotion" (WHO 2009). Die direkte Übertragung von Literacy auf den Gesundheitsbereich ist folgenreich, weil hier ein erheblicher (gesundheitspolitischer) Handlungsbedarf zur Stärkung von Health Literacy der jeweiligen Bevölkerungen reklamiert werden kann; diese direkte Übertragung lässt sich nicht nur in Deutschland oder anderen Industrienationen, sondern mittlerweile auch in Ländern des globalen Südens nachvollziehen (vgl. etwa Haghdoost et al. 2015). Obwohl der Begriff Health Literacy bereits in der angloamerikanischen Versorgungsforschung der 1970er Jahre genutzt wird und auf das Versorgungshandeln von Patientinnen und Patienten eingeschränkt war, *startet der aktuelle, mittlerweile globale Health-Literacy-Diskurs im Jahr 2000 gewissermaßen von vorne und nimmt spürbaren Einfluss auf gesundheitspolitische Konzepte* (WHO Europe 2013; Sørensen 2016, in press; van der Heide et al. 2019; Trezona et al. 2019). In Deutschland signalisiert jüngst die Ausrufung eines Nationalen Aktionsplans Gesundheitskompetenz, getragen von der

AOK und den in Public Health einschlägig bekannten Doris Schaeffer, Klaus Hurrelmann und Ullrich Bauer, einen vorläufigen Höhepunkt öffentlicher Aufmerksamkeit und Politikrelevanz (Schaeffer et al. 2018). Diese enorme Breitenwirkung der Health-Literacy-Forschung hatte allerdings einen längeren Vorlauf.

Im Jahr 2000 veröffentlichte Don Nutbeam einen zum modernen Klassiker avancierten und bis heute konstant zitierten Text über das Thema und den Begriff Health Literacy. Health Literacy wird seit Nutbeam als vorrangig kognitive Fähigkeit des Individuums verstanden, *gesundheitsförderliche Entscheidungen im Alltag zu treffen.* Hierzu sollte eine Person über die Fähigkeiten verfügen, Gesundheitsinformationen zu suchen und zu finden, beurteilen und anwenden zu können (Sørensen et al. 2012a). Dabei unterschied Nutbeam drei unterschiedliche Health-Literacy-Niveaus, die von funktional über interaktiv bis kritisch reichen und die nach Nutbeam unmittelbar abhängig sind vom Literacy- und Numeracy-Niveau, das heißt im engeren Sinne von den verfügbaren schriftsprachlichen und mathematischen Kompetenzen (Nutbeam 2000, 2008). Die bis in die heutige Health-Literacy-Forschung weitgehend akzeptierte Grundidee ist dabei, dass sich Nutbeam zufolge *Literacy-Levels und Health-Literacy-Levels analogisieren lassen.* „The different levels [of health literacy; d. V.] are distinguished by the higher levels of knowledge and skills that progressively support greater autonomy and personal empowerment in health-related decision-making, as well as engagement with a wider range of health knowledge that extends from personal health management to the social determinants of health. These skills can be developed both through formal health education and other less formal exposure to health knowledge and practices" (Nutbeam 2009, S. 304).

Mit diesem Zugang, der von Don Nutbeam (vgl. Nutbeam 1998, 2000, 2009) und Ilona Kickbusch (vgl. Kickbusch 2001, 2002; WHO Europe 2013) maßgeblich verfolgt und vorangetrieben worden ist, wird Health Literacy – in deutschsprachigen Veröffentlichungen, vor allem in der Schweiz synonym zum Begriff Gesundheitskompetenzen (Kickbusch und Hartung 2014, S. 95–100) – aus dem engen Korsett des unmittelbaren Versorgungshandelns herausgeführt und mit den alltäglichen Gesundheitshandlungen in den Sozialräumen und Lebenswelten sozialer Akteure in Zusammenhang gebracht. Health Literacy heißt dann nicht mehr ausschließlich die Orientierung an immer komplexer werdenden medizinischen und pflegerischen Versorgungssystemen, sondern umfasst darüber hinaus Aspekte des Präventionshandelns und der Orientierung und Praxis an Gesundheitsförderung – das heißt auch Elemente der alltäglichen Lebensführung außerhalb des Versorgungshandelns geraten mit in den Blick des Health-Literacy-Konzepts.

Diese sukzessive Ausweitung des Gegenstandsbereichs blieb nicht ohne Konsequenzen für die zugrunde liegenden Definitionen und konzeptionellen

Modelle von Health Literacy. Eine der wichtigsten Definitionen, die in den letzten Jahren entwickelt wurden, ist Teil eines sehr umfassenden Modells von Health Literacy, stammt aus dem Projekt HLS-EU (Health Literacy Survey der Europäischen Union; Pelikan et al. 2012b) und wurde vor allem von Kristine Sørensen entwickelt. Nach Sørensen ist Health Literacy „linked to literacy and entails people's knowledge, motivation and competences to access, understand, appraise, and apply health information in order to make judgments and take decisions in everyday life concerning healthcare, disease prevention and health promotion to maintain or improve quality of life during the life course" (Sørensen et al. 2012a, S. 3).

Die Erweiterung und Ausdehnung des Health-Literacy-Konzepts steht dabei allerdings *nicht für einen radikalen Neuanfang der Health-Literacy-Forschung,* weil der Großteil der Forschung nach wie vor medizinnah erfolgt und sich noch immer auf einen engen, versorgungsbezogenen Begriff von Health Literacy bezieht. „The large majority of empirical HL research has used the Rapid Estimate of Adult Literacy in Medicine (REALM) and the Test of Functional Health Literacy in Adults (TOFHLA), or some variant of these tools […]. The REALM is a word pronunciation test that uses medical words, an extremely narrow lens through […]. Alternatively, the full TOFHLA includes reading, numeracy, and document literacy, and the modified cloze approach to ensure that the TOFHLA tests a person's understanding" (Nguyen et al. 2017, S. 190).

Operationalisierungen von personenbezogener Health Literacy, die wie REALM oder TOFHLA einen unmittelbaren Zusammenhang herstellen zwischen individuellen Schriftsprachkompetenzen und Gesundheitskompetenzen werden zwar mit Recht als wesentlich zu eng für ein umfassenderes Verständnis von Health Literacy kritisiert (vgl. u. a. Nutbeam 2009, S. 304; Neill et al. 2014, S. 2). Sie sind aber in Versorgungs- und Rehabilitationssettings längst zu einer Standardprozedur avanciert.[1] Klar ist aber, dass ein erweitertes Verständnis von Health Literacy, das lebensweltliche Handlungskontexte und (routinisierte) Entscheidungssituationen mitberücksichtigen will, auch mit anderen Erhebungsmethoden als Worterkennungstests oder Aufgaben zur Bestimmung mathematischer Kernkompetenzen einhergehen muss. Zum einen,

---

[1]In einer lesenswerten kurzen, aber umso ketzerischen Stellungnahme fragt Vanessa Kronzer, ob die Zeit, die notwendig ist, um zunächst Patientinnen und Patienten den Frage-bogen zu erklären und im Anschluss das Health-Literacy-Niveau zu bestimmen, nicht sinn-voller dafür verwendet werden könnte, den Patientinnen und Patienten Dinge in Ruhe zu erklären und mit ihnen zu sprechen: Kronzer (2016).

weil selbst Expertinnen und Experten medizinnaher Health Literacy-Forschung einräumen, dass die Test-Fairness der versorgungsorientierten Standardtestverfahren eingeschränkt ist, etwa weil ethnische Minderheiten oder Menschen, deren Schriftsprachkompetenzen lediglich in der Sprache der Mehrheitsgesellschaft eingeschränkt sind, bei diesen Tests systematisch beeinträchtigt und benachteiligt werden (Nguyen et al. 2015, 2017; vgl. auch Nielsen-Bohlman et al. 2004a; Kiechle et al. 2015). Zum anderen, weil die unmittelbare Verknüpfung zwischen im engeren Sinne schriftsprachbasierten Kompetenzen einerseits mit alltagsrelevanten Gesundheitsentscheidungen und gesundheitsbezogenen Verhaltensroutinen spekulativ bleibt.

Die umfassenderen Modelle und ihre Instrumente von Health Literacy, etwa die im Europäischen Health-Literacy-Survey zugrunde gelegte Health-Literacy-Skala umfasst insgesamt 47 Items und *bildet die drei Bereiche des Versorgungshandelns, der Prävention und der Gesundheitsförderung gleichermaßen ab.* Dadurch sollen auch gesundheitsrelevante lebensweltliche Dimensionen erfasst werden (Pelikan et al. 2012b). Diese als Selbstauskunft angelegten Messungen von Health Literacy bilden in erster Linie Einstellungsmuster von Individuen ab, die konzeptionell ebenso wenig über die *alltägliche gesundheitsbezogene Praxis* aussagen wie die in der medizinischen Versorgung verwendeten Health-Literacy-Messungen. Zwar lassen sich immer wieder stabile Korrelationen zwischen Einstellungsmessungen von Health Literacy und gesundheitsbezogenen Outcomes wie beispielsweise die Nutzung präventiver Angebote im Gesundheitsbereich finden. Aber auch in den komplexeren Messungen bleibt die *Frage offen, wie genau sich der Zusammenhang zwischen Einstellungen, allgemeinen Handlungsressourcen (wie Bildung, Persönlichkeitseigenschaften wie Selbstvertrauen oder Generalisierte Widerstandsressourcen) und gesundheitsbezogenem Alltagshandeln, einschließlich gesundheitsfördernder Entscheidungen darstellt.*

Diese grundlegend komplexe Fragestellung erweist sich allerdings für eine Bearbeitung innerhalb eines Forschungsprojektes als deutlich zu groß und wäre eher Teil eines übergreifenden Forschungsverbundes. Nun ist in den letzten zehn Jahren die Health-Literacy-Forschung nicht nur quantitativ durch die Durchführung von Surveys mehr oder weniger weltweit extrem gewachsen – bei gleichzeitiger kontinuierlicher Dominanz der Veröffentlichungsrate im anglo-amerikanischen Raum –, sie hat sich auch ausdifferenziert. Diese Ausdifferenzierung erfolgte sowohl konzeptionell als auch im Bereich der Zielgruppenspezifität von Health Literacy. Auf der Grundlage dieser beiden differenzierenden Entwicklungen können umsetzbare qualitativ angelegte Forschungsprojekte durchgeführt werden, die etwas enger in ihrer Fragestellung angelegt sind. Wir fokussieren dabei in den in diesem Buch vorgestellten

Projekten *ELMi* und *ELiS,* die Teile des *übergreifenden Projektverbundes Health Literacy in Childhood and Adolescence* sind, vor allem drei Aspekte: zum einen eine *altersmäßige Einschränkung der Zielgruppe (Projekt ELMi) bzw. spezifische familiale Konstellationen (ELiS),* ferner die Zugehörigkeit zu einer *ethnischen Minderheit* und schließlich den *Zusammenhang allgemeiner Handlungs- und Gesundheitskompetenzen.* Wir verfolgen dabei eine mikrosoziologisch-gesundheitsethnologische Perspektive, die den Forschungsgegenstand der Gesundheitskompetenzen in mehrfacher Hinsicht eingrenzt, um auf der Ebene des Alltagsverhaltens von Jugendlichen und Familien mit Kindern präzisere Erkenntnisse über die Anwendungskontexte und Opportunitätsstrukturen von Gesundheitskompetenzen zu erlangen. Im Folgenden wird der Gegenstandsbereich unserer Studie etwas systematischer auf Kinder, Jugendliche und Familien (I) sowie auf Migrant*innen (II) eingegrenzt.

(I) Kinder und Jugendliche sind als Zielgruppe in der Health-Literacy-Forschung spät in den Blick geraten. Bis weit in die 2000er Jahre hinein waren Klagen über Forschungsdesiderata über Health Literacy bei Kindern und Jugendlichen die Regel (Zamora et al. 2015). Die frühen Texte über Health Literacy von Kindern und Jugendlichen blieben dabei weitgehend dem Rahmen des versorgungsorientierten Paradigmas verhaftet. Im Jahr 2008 etwa formulierte Jennifer Manganello einen Rahmen und eine Agenda zur Erforschung von Gesundheitskompetenzen bei Jugendlichen und begründete die Notwendigkeit für eine solche Agenda mit steigenden Quoten chronischer Erkrankungen bei Jugendlichen und schlechten Schriftsprachkompetenzen (Manganello 2008). Andere Publikationen widmen sich Jugendlichen in besonderen Risikolagen und zeigen, dass ein Viertel bis ein Drittel Jugendlicher, die in Heimunterkünften leben, limitierte Gesundheitskompetenzen in Hinblick auf die Beantwortung des REALM-Tests haben (Trout et al. 2014). Erst in letzter Zeit sind Arbeiten entstanden, die auf die Besonderheiten bei der Modellentwicklung und Konzeptionalisierung von Health Literacy bei Kindern und Jugendlichen hinweisen und die etwa hier für partizipative Verfahren in der Gesundheitskompetenzforschung votieren (vgl. u. a. Bond und Rawlings 2019; Bröder und Carvalho 2019; Zamora et al. 2015; Broeder et al. 2017). Ferner sind in den letzten Jahren systematischere Reviews entstanden, die Konzepte und Modelle sowie Messinstrumente von Gesundheitskompetenzen von Kindern und Jugendlichen analysieren (Bröder et al. 2017; Okan et al. 2017b; Orkan et al. 2018) — (die ausführliche Darstellung des Forschungsstandes erfolgt weiter unten). Mit Blick auf Gesundheitskompetenzen im Kindes- und Jugendalter, die in gesamtbiografischer Perspektive (durchschnittlich) als besonders gesunde Lebensphasen charakterisiert werden können (vgl. etwa Richter 2005), richtet sich der Fokus weg vom Versorgungshandeln hin zu den Themenfeldern der Krankheitsprävention und Gesundheitsförderung. Denn die gesundheitsbezogene Lebensverlaufsforschung geht beispielsweise davon aus, dass Verhaltensroutinen, Ess- und Bewegungsgewohnheiten und grundlegende Einstellungsmuster und Lebensstilorientierungen, die in der Jugendphase angeeignet werden, für den gesamten weiteren Lebensverlauf maßgeblich sind (vgl. z. B. Telama et al. 1997; Richter 2005; Davey Smith 2008; Degenhardt et al. 2013; Levin-Zamir et al. 2017, S. 134–135).

Eine zweite große kontinuierliche Linie in Hinblick auf die allgemeine Health-Literacy-Forschung der letzten Jahre ist der Nachweis, dass sozial unterprivilegierte und benachteiligte Gruppen in der Regel über weniger Health Literacy – hier als Scharnierstelle für die Erklärung ungleicher gesundheitlicher Outcomes – verfügen als Mittel- oder Oberschichtsangehörige (Quenzel et al. 2015; Pelikan et al. 2012b; Schweizerische Akademie der Medizinischen Wissenschaften 2015; Schweizerische Eidgenossenschaft 2016). Dahinter wird in der Regel eine unmittelbare Nähe zum Bildungserfolg und zur Bildungsperformanz vermutet, die ebenfalls – und in Deutschland im internationalen Vergleich ganz besonders deutlich – mit der sozialen Herkunft bzw. dem sozialen Status korreliert. Allerdings zeigen komplexer angelegte Studien, dass die ökonomische Situation und der Bildungsstatus – in der Kindheit und Jugend nur bedingt darstellbar anhand des Schulformbesuchs und der Schulnoten – einen jeweils unabhängigen Effekt bei der Erklärung unterschiedlicher Health-Literacy-Niveaus ausüben (Pelikan et al. 2012).

Neben der bislang nur zögerlichen Hinwendung der Health-Literacy-Forschung zu Jugendlichen ist eine zweite Zielgruppe überraschend wenig präsent, bzw. wird durch die spezifisch individualistische bzw. individualisierende Operationalisierung von Health Literacy aus den Analysen eskamotiert: Familien mit kleinen Kindern. Wenn es um Health Literacy von Kindern geht, dann sind Eltern oder andere erziehungsberechtigte Personen kaum auszublenden, weil – beinahe, Ausnahmen sind etwa institutionalisierte Kita- und Schulfrühstücke oder ernährungsbewusste Schulmensen – *das gesamte Gesundheitsverhalten durch die Eltern vermittelt ist.* Folgerichtig werden auch Eltern angeklagt, wenn etwa spezifische Elterngruppen mit ihren Kindern weniger häufig zu den Vorsorgeuntersuchungen gehen (Sahrai 2010b) oder beim Vereinssport geringere Quoten aufweisen. *Dabei wäre die Familie als überragende Vermittlungsinstanz kindlicher Gesundheitskompetenzen vor allem als Ressourcenlieferantin im Sozialisationsprozess in den Blick zu nehmen* (Schnabel 2001a). Peter-Ernst Schnabel hat als einer der wenigen darauf hingewiesen, dass Gesundheitsförderung bei intakten Familien anzusetzen hätte, und ähnliches lässt sich für die Vermittlung von Health

Literacy behaupten. Hier könnte ein überindividuell gedachtes Konzept von *Family Health Literacy* weiterführen, das im Verlauf des dritten Kapitels vorgestellt und diskutiert wird und dessen Konzeptionalisierung wir mit unserer Forschung (ELiS) vorantreiben wollen (vgl. hierzu Kap. 8).

(II) Als eine weitere Gruppe, die unabhängig von ihren ökonomischen Handlungsressourcen sowie ihren verfügbaren Bildungsressourcen über eingeschränkte Gesundheitskompetenzen verfügen sollen, werden Migrant*innen mit und ohne eigene Zuwanderungsgeschichte bzw. Angehörige ethnischer Minderheiten benannt. Die Frage nach Gesundheitskompetenzen von Migrant*innen erhält gerade im Kontext der sozialen Inklusion von Flüchtlingen eine besondere Relevanz und Brisanz (Wångdahl et al. 2015). Hier besteht insgesamt die Schwierigkeit, dass die verfügbaren qualitativen und quantitativen Zugänge kaum die verfügbaren Handlungsressourcen von ethnischen Minderheiten abbilden können. Die Gesundheitsoutcomes von Angehörigen ethnischer Minderheiten pendeln gewissermaßen gegenüber den Autochthonen zwischen durchschnittlich positiveren Effekten- die in der Regel mit dem sog. Healthy Migrant- Effekt (Sahrai 2009) oder dem Salmon Bias (Turra und Elo 2009) in Verbindung gebracht werden – und durchschnittlich schlechteren Outcomes (RKI 2008) hin und her. Bemerkenswert ist allerdings – wir werden später im dritten Kapitel vertieft darauf zurückkommen – dass Kinder und Jugendliche aus ethnischen Minderheiten im Kontext von Gesundheitshandeln weitgehend negativ attribuiert werden (z. B. erhöhte Prävalenzraten beim Übergewicht, schlechtere Zahngesundheit, niedrigere Kindergartenquote, geringerer Besuch der Vorsorgeuntersuchungen U8 und U9; vgl. hierzu Sahrai 2010). Diese Befunde werden häufig mit einer Anklage spezifischer migrantischer Erziehungsstile in Verbindung gebracht und den Eltern vorgeworfen, sich nicht vernünftig an die Mehrheitsgesellschaft und ihre Werte und Normen zu assimilieren.

In den quantitativen Messungen wird die Benachteiligung von ethnischen Minderheiten bei der Testung von namhaften Vertreter*innen selbst eingeräumt (Nguyen et al. 2017). Aber die eingeschränkte Testfairness führt bislang nur zum Plädoyer, noch komplexere quantitative Messmethoden zu verwenden (die klassische Testtheorie zugunsten der Item-Response-Theorie oder einer Rasch-Modellierung aufzugeben), die den immer möglichen, wenn auch nicht zwingend vorhandenen oder relevanten kulturellen Differenzen von Angehörigen ethnischer Minderheiten nicht gerecht werden können (Nguyen et al. 2017). Aber auch die Einstellungsmessungen in Hinblick auf Gesundheitskompetenzen wie die European Health-Literacy-Skala enthält mögliche Verzerrungen, wenn das Schriftsprachniveau für das Verständnis der zum Teil komplexen Fragen nicht ausreicht oder wenn andere Verständnisse von Gesundheit und Krankheit zugrunde liegen, die durch die Fragen invisibilisiert werden.[2] Insofern ist auch bei den Einstellungsmessungen im Sinne der indirekten Messung von Gesundheitskompetenzen von keiner vollumfänglichen Testfairness auszugehen. In diesem Sinne plädiert auch die seit langem in der Health-Literacy-Forschung etablierte israelisch-amerikanische Soziologin und Gesundheitswissenschaftlerin Diane Levin-Zamir: „More research should be carried out to explore the impact of culture on health decision making and health behaviors" (Levin-Zamir et al. 2017, S. 141).

Gerade hier kann aus unserer Perspektive ein ethnologischer Zugang wesentlich dazu beitragen, den Forschungsgegenstand Health Literacy bei ethnischen Minderheiten zu explorieren. Damit nehmen wir Positionen sehr ernst, die die lebensweltliche Einbettung von Gesundheit betonen. Faltermeier et al. schreiben bereits vor über 20 Jahren, dass „Gesundheit […] also ein Thema [ist], über das nicht losgelöst von anderen Aspekten der Lebensführung geredet werden kann; deshalb müssen Gesundheitsvorstellungen in ihrem biografischen und sozialen Kontext betrachtet werden" (Faltermaier et al. 1998a, S. 323). Analoges gilt offensichtlich auch für die Gesundheitskompetenzforschung. Die hier eingenommene ethnologische Perspektive zeichnet sich allerdings noch einmal besonders dadurch aus, dass womöglich von den gängigen Normalitätsvorstellungen abweichende handlungsleitende Glaubenssätze und daraus resultierende Praktiken mit erheblich eingeschränkten normativen Maßstäben untersucht werden (hierzu instruktiv Hehlmann et al. 2018). Sie werden also (Levin-Zamir et al. 2017) nicht von vorne herein als defizitär konstruiert. Vielmehr besteht das Erkenntnisziel darin, diese Praktiken und dahinter liegenden Handlungslogiken aus ihrem Kontext heraus zu verstehen und als ebenso legitime und in sich logische Sinnsetzungssysteme anzuerkennen. Bisher wurde eine solche Perspektive in der Health-Literacy-Forschung kaum angewendet. Dies erklärt sich unter anderem durch die Nähe zur Gesundheitserziehung, welche durch die Weitergabe von Wissen über gesundheitsförderliches Verhalten zur Verbesserung der Gesundheit ihrer Zielgruppen stark an normative, experten-definierte Setzungen gebunden ist.[3] Ebenso ist der Diskurs, wie bereits

---

[2]Eine positive Entwicklung in dieser Hinsicht ist, dass die European Health-Literacy-Scale mittlerweile in viele Sprachen übersetzt wurde – neben den sieben unterschiedlichen europäischen Sprachen der am Survey teilnehmenden Länder z. B. persisch/dari; vgl. z. B. Harsch et al. in press; Duong et al. (2017).

[3]Faltermeier et al. (1998) unterscheiden etwa ein Laienverständnis von Gesundheit von einem Expertenverständnis von Gesundheit, eine Unterscheidung, die aus der hier vertretenen Sichtweise problematisch ist.

vorgängig erläutert wurde, nach wie vor stark der Anwendung in klinischen Settings verpflichtet. Dort zielen Health-Literacy-Screenings primär darauf ab, jene Patient*innen zu identifizieren, welche aufgrund ihrer geringen Gesundheitskompetenzen besondere Betreuung durch das medizinische Personal erforderlich machen.

Eine ethnologische Perspektive auf Gesundheitskompetenzen und Gesundheitshandeln gerade von Minoritäten distanziert sich von vorgängigen normativen Setzungen und der Annahme, im Kontext von Health Literacy gäbe es ein Richtig und ein Falsch bzw. ein „angemessenes" oder „unzureichendes/problematisches" Niveau an Gesundheitskompetenzen. Stattdessen soll mit alltagsnaher, an der Lebenswelt der Untersuchten orientierter Methodologie herausgearbeitet werden, welche Kompetenzen zur Gesunderhaltung und Gesundheitspflege bei Angehörigen unterschiedlicher kultureller Gruppen vorhanden sind – auch wenn diese in den herkömmlichen Fragebogenmessungen nicht vorkommen oder abgewertet werden (Nguyen et al. 2017).

Neben der an Differenz statt Defizit orientierten Sichtweise spielt also auch die Einbettung von Health Literacy in den Alltag eine wichtige Rolle. Dass für Gesundheit und Krankheit nicht ausschliesslich – und wahrscheinlich nicht einmal in erster Linie – ‚objektive‘, von Expert*innen erarbeitete Erklärungsmodelle ausschlaggebend sind, zeigt sich beispielsweise in der Forschung zu subjektiven Gesundheitsvorstellungen (vgl. z. B. Faltermaier et al. 1998a; Flick 1998; Becker 2006; Eichler 2008; Huber et al. 2011). Die Verlagerung des Fokus in der Health-Literacy-Forschung weg von klinisch-medizinischen Settings der Gesundheitsversorgung hin zu alltagsnahen Untersuchungen ist keineswegs neu und wird gesundheitspolitisch durch die WHO flankiert: „Health literacy initiatives work best when they customize approaches based on understanding the diversity of how individuals and communities approach health" (WHO Europe 2013, S. 23) und weiter „initiatives to build health literacy are best grounded in settings of everyday life" (ebd., S. 90). Nach unserer Einschätzung bietet eine gesundheitsethnologische Fundierung als primäre Forschungsstrategie den besten Zugang, die Sichtweisen der Untersuchten nachzuvollziehen und so die Eigenlogik des jeweiligen Gesundheitshandelns sichtbar zu machen. Insbesondere im Kontext von programmatischen WHO-Statements sind wir der Auffassung, dass ein gesundheitsethnologischer Zugang als Königsweg für die Umsetzung einer salutogenetischen Perspektive verstanden werden kann (Antonovsky 1987); *erstens* weil die Benennung von individuellen Handlungsressourcen, im Unterschied zu Mängeln und Defiziten, durch sinnverstehende und rekonstruktive qualitative Verfahren am besten formuliert werden können und *zweitens* Antonovskys Gesundheitsfokus mit derselben universellen Kompetenz-unterstellung und Anerkennung der Subjektivität von Menschen arbeitet wie ein gesundheitsethnologisches Verständnis von Handlungen.

Das weiter oben formulierte *Forschungsdesiderat, wie die Einstellungsmuster und allgemeinen Handlungsressourcen mit dem gesundheitsbezogenen Alltags-handeln und Gesundheitskompetenzen zusammenhängen,* lässt sich also auch in Hinblick auf die spezifischere Zielgruppe der Jugendlichen und Familien mit kleinen Kindern einerseits sowie unter Berücksichtigung von sozialer Benachteiligung und dem Einbezug kultureller Heterogenitäten in National-gesellschaften andererseits aufrechterhalten. Es ist nach unserer Auffassung des-halb festzustellen, dass gerade in Hinblick auf migrantische Jugendliche und Familien innerhalb der Health-Literacy-Forschung empfindliche Forschungs-lücken zu reklamieren sind, die nicht ohne weiteres mit den bislang verfügbaren Forschungsansätzen angemessen zu schließen sind.

Für die im Rahmen unserer Projekte und die hier favorisierte mikrosoziologisch-gesundheitsethnologische Perspektive sind damit alle ein-grenzenden Kontextbedingungen benannt, um die allgemeine Forschungsfrage so zu spezifizieren, dass sie aus unserer Sicht sinnvoll innerhalb des von uns gewählten methodischen Zugangs bearbeitbar wird. *Es geht uns um die empirische Erforschung des Zusammenspiels zwischen allgemeinen Handlungskompetenzen und Gesund-heitskompetenzen bei Jugendlichen mit Migrationshintergrund und Familien mit Migrationshintergrund in alltäglichen lebensweltlich eingebetteten Situationen.*

Dass eine solche Forschung Drittmittel-finanziert erfolgen konnte, ist in Deutschland, aber auch in der Schweiz eine große Seltenheit. Wir hatten dabei das Glück, Teil eines von Ullrich Bauer, Orkan Okan und Paulo Pinheiro geleiteten, an den Universitäten Bielefeld, Paderborn, Duisburg-Essen, dem Robert-Koch-Institut und der Pädagogischen Hochschule Freiburg ver-orteten Forschungsverbundes zur Erforschung der Health Literacy von Kindern und Jugendlichen zu sein (Förderung durch das BMBF, Förderkennzeichen: 01EL1824E; Laufzeit 01.04.2015–31.03.2018). Das Schweizer Teilprojekt wurde durch interne Mittel der Pädagogichen Hochschule der Fachhochschule Nord-westschweiz finanziert. Ohne auf die Details dieses Forschungsverbundes im Einzelnen eingehen zu können (siehe Abb. 1.1 als Überblick und hierzu ausführ-licher die Verbundhomepage www.hlca-consortium.de), wollen wir doch noch in dieser Einleitung den Verbund in aller Kürze vorstellen.

Das Gesamtverbundprojekt hatte als primäre Zielsetzung, Grundlagenwissen über Health Literacy, Mental Health Literacy und eHealth Literacy bei Kindern und Jugendlichen zu gewinnen.

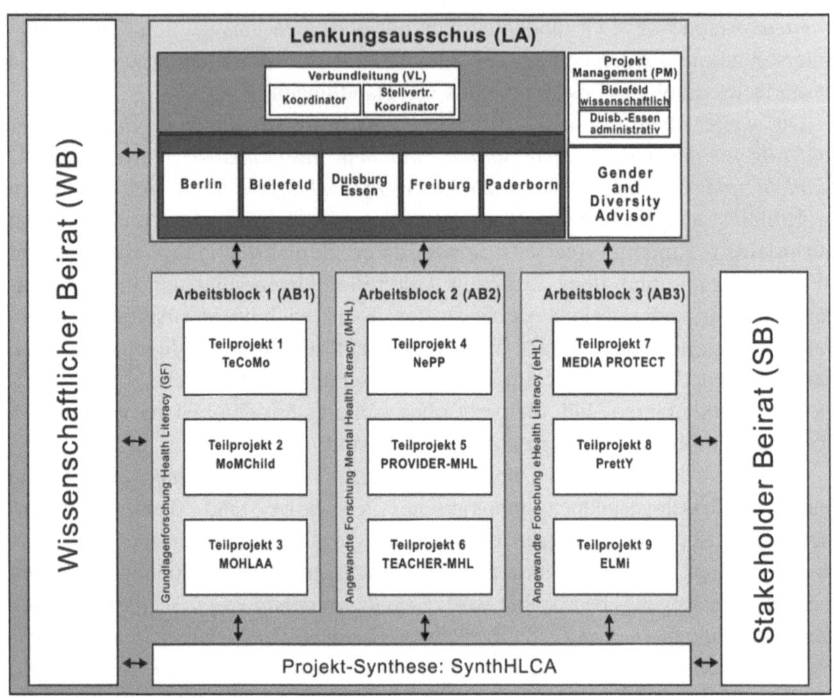

Abb. 1.1 HLCA- Forschungsverbund

In drei Arbeitsblöcken (AB) wurden in jeweils drei Teilprojekten Health Literacy erforscht und hierbei eine Grundlagenforschung zu Health Literacy (AB1), Forschung zu Mental Health Literacy (AB2) und eHealth Literacy (AB3) durchgeführt. Der Schwerpunkt des Gesamtverbunds lag darin, die bisherige Forschungslage zu Health Literacy bei Kindern und Jugendlichen zu erfassen, altersspezifische Erklärungsmodelle zu entwickeln, um auf dieser Basis evidenzbasierte Interventionen zu konzipieren (Zamora et al. 2015). Hierbei waren neben Kindern und Jugendlichen auch Erwachsene, die mit Heranwachsenden arbeiten, wie z. B. Lehrkräfte, Sozialarbeiter*innen oder Erzieher*innen im Mittelpunkt der Forschungsaktivitäten des Verbundes. Das Ziel des HLCA- Projektverbunds ist Maßnahmen für die Prävention und Gesundheitsförderung zu entwickeln und bereitzustellen.

Dieses Buch präsentiert die Ergebnisse der beiden Forschungsprojekte „ELMi – E-health literacy und minority health. Eine ethnographische Untersuchung zur gesundheitsbezogenen Nutzung von neuen Medien unter benachteiligten Jugendlichen mit türkischem und afghanischem Migrationshintergrund" und „ELiS – Health Literacy von Migrant*innen in der Schweiz. Ein ethnologischer Zugang", das dem HLCA-Forschungsverbund direkt assoziiert und an der Pädagogischen Hochschule der Fachhochschule Nordwestschweiz unter der Leitung von Diana Sahrai lokalisiert war. Im Verlauf der beiden Projekte ELMi und ELiS wurde zunehmend deutlicher, dass ein enger Fokus auf die Nutzung neuer Medien wenig zielführend, sondern die Mediennutzung integraler Bestandteil der umfassenderen Alltagsbewältigung war, sodass wir den engen Bezug zum Thema e-Health Literacy bzw. Digital Health Literacy unter einer allgemeineren Handlungsperspektive reformuliert haben.

Aufbau des Buchs
Die hier vorgelegte Studie ist vergleichsweise klassisch aufgebaut. Im nächsten Kapitel werden wir einen umfassenderen Forschungsstand zur empirischen Health-Literacy-Forschung vorlegen und das Verhältnis zwischen Health Literacy und gesundheitlichen Ungleichheiten systematisch fassen (Kap. 2). Im Anschluss daran erfolgt ein etwas engerer Forschungsüberblick über Health Literacy von Kindern und Jugendlichen sowie über Family Health Literacy, die immer dann unmittelbar relevant und virulent wird, wenn es um die Gesundheitskompetenzen von Kindern geht (Kap. 3). Im vierten Kapitel analysieren wir noch einmal Health Literacy aus einer theoretischen Perspektive und bezeichnen die aus unserer Sicht wichtigsten Forschungsdesiderata und theoretischen Engpässe.

Erst danach folgt der Perspektivwechsel und die Vorstellung eines gesundheitsethnologischen Zugangs zum Thema Gesundheitskompetenz (Kap. 5). Im weiteren Verlauf werden drei Fallstudien präsentiert, die an der Schnittstelle zur gesundheitlichen Ungleichheitsforschung angesiedelt sind und Gesundheitskompetenzen von unterschiedlichen ethnischen Minderheiten rekonstruieren. Die erste Fallstudie analysiert den gesundheitsbezogenen Alltag von zwei weiblichen Jugendlichen mit türkischem Migrationshintergrund (dritte Generation; Kap. 6). Die zweite Fallstudie erforscht zwei männliche afghanische Flüchtlinge mit eigener Zuwanderungsgeschichte (Kap. 7). Die letzte Fallstudie bezieht sich auf lateinamerikanische Familien mit kleinen Kindern aus der Schweiz (Kap. 8). Im folgenden neunten und abschließenden Kapitel werden dann noch einmal die Leistungsfähigkeit eines gesundheitsethnologisch inspirierten Vorgehens und einige übergreifende und zentrale Ergebnisse vorgestellt sowie ein übergreifendes Fazit formuliert (Kap. 9).

Teil I
Stand der Forschung und die Notwendigkeit einer gesundheitsethnologischen Perspektive

Health Literacy im Kontext gesundheitlicher Ungleichheit – eine Rahmung und ein Forschungsüberblick

2

> „Ich höre in Diskussionen um Health Literacy – oder allgemeiner gesprochen – über die Chancen von Strategien der Gesundheitsförderung viel zu selten und viel zu wenig, dass in nahezu allen europäischen Ländern Armut und soziale Ungleichheit schneller bzw. stärker zunehmen als die beste Gesundheitsförderungspolitik und die beste Primärprävention kompensieren können. [...] Damit werden die wichtigsten Voraussetzungen für Health Literacy beständig verletzt, und auch wenn wir dies nicht ändern können, müssen wir es sagen." (Rosenbrock 2015b, S. 1)

In diesem Kapitel geben wir einen allgemeinen Überblick über den aktuellen Stand der Health-Literacy-Forschung. Dabei erlauben wir uns zugleich selektiver und breiter vorzugehen, als es mittlerweile bei den in Fachjournals üblichen systematischen Literaturreviews auf der Basis des PRISMA-Standards der Fall ist. Zum einen, weil der Gegenstandsbereich zu Health Literacy erheblich umfassender dargestellt wird, als es bei einem methodisch sinnvollen Zugang einer Metaanalyse, in der es in der Regel um eine Zusammenstellung der Wirksamkeiten spezifischer Wirkstoffe oder Interventionen geht, erfolgt. Für unsere Zwecke ist vielmehr eine systematischere Behandlung des Zusammenhangs allgemeiner gesundheitlicher Ungleichheiten einerseits und der Rolle von Health Literacy andererseits relevant. Insofern ist die Rahmung in diesem Forschungsstand breiter. Notwendig selektiv bleibt die hinzugezogene Literaturauswahl allein deshalb, weil wir hier weder den gesamten internationalen empirischen Kenntnisstand abbilden – denn das hieße auch aktuelle Ergebnisse von Health-Literacy-Studien etwa aus Taiwan, der Mongolei, Brasilien, Australien, Kenia oder Nigeria genauer zu diskutieren – noch die Gesundheitskompetenzkonzepte in allen kleinteiligen Differenzierungen – etwa Food Literacy oder Diabetes Literacy – verfolgen können; ebenso wenig sind wir in

U. H. Bittlingmayer et al., *Health Literacy aus gesundheitsethnologischer Perspektive,* Gesundheit und Gesellschaft, https://doi.org/10.1007/978-3-658-30637-3_2

der Lage alle vorliegenden Messinstrumente abschließend zu erörtern. Insofern geht mit diesem Kapitel nicht der Anspruch einher, einen allumfassenden Forschungsüberblick zum Thema Gesundheitskompetenz vorzulegen, sondern etwas bescheidener, einen Forschungsüberblick zu formulieren, so wie sich der Stand der Health-Literacy-Forschung mit besonderem Fokus auf gesundheitliche Ungleichheiten aus unserer Sicht darstellt.

In den letzten zehn bis fünfzehn Jahren hat im deutschsprachigen Raum ein nachholender Diskurs über gesundheitliche Ungleichheiten eingesetzt, der im anglo-amerikanischen Raum seit mindestens einem Jahrzehnt länger etabliert ist (vgl. u. a. Black und Whitehead 1992; Blaxter 1983; Wilkinson 1996; Wilkinson und Marmot 2003). Über sozialepidemiologische Pioniere wie Andreas Mielck, Uwe Helmert oder Thomas Elkeles hat sich die Erkenntnis in Deutschland, Österreich und der Schweiz nach und nach durchgesetzt, dass in diesen sehr reichen Ländern skandalöse gesundheitliche Ungleichheiten in Hinblick auf die Abhängigkeit von (Multi-)Morbidität und Mortalität entlang soziodemografischer Merkmale sowie im Rahmen von Versorgungsungleichheiten existieren (vgl. u. v. a. Elkeles und Mielck 1997; Mielck 2000; Helmert 2003; Jungbauer-Gans und Kriwy 2004; Mielck 2005; Richter und Hurrelmann 2006a; Bauer et al. 2008; Lampert 2016; zur deutschspracigen Diskussion über Versorgungsungleichheiten vgl. u. v. a. Tiesmeyer et al. 2008; Bauer und Büscher 2008; Slotala 2011; Simon 2016). Auch wenn die Befundlage nicht ganz eindeutig ist, ist davon auszugehen, dass die gesundheitlichen Ungleichheiten in den letzten fünfzehn Jahren mindestens stabil geblieben sind. Die Lebenserwartungsdifferenz, der in Hinblick auf Ungleichheiten stärkste Indikator, betrug zwischen der Armuts- und Reichtumsbevölkerung bei Männern – nach den Daten des Sozioökonomischen Panels (SOEP) von 2001 bis 2004 – knapp 9 Jahre (Lauterbach et al. 2006). Thomas Lampert et al. kommen mit einer Auswertung von SOEP-Daten zwischen 1995 bis 2005 auf 10,8 Jahre (Lampert et al. 2007). In einer jüngeren WZB-Studie beträgt die Lebenserwartungsdifferenz zwischen arm und reich bei Männern ebenfalls knapp 11 Jahre (Habich 2013). Die Mehrzahl der Studien geht von einer eingeschränkten Zunahme gesundheitlicher Ungleichheit aus wie beispielsweise die von Lars Kroll oder Katharina Rathmann, die allerdings gesundheitliche Ungleichheiten stärker mit international vergleichender Wohlfahrtsstaatsforschung verbinden (Kroll 2010; Rathmann 2015). Darüber hinaus wird in der Studie von Habich die Lebenserwartungsdifferenz bei Frauen mit acht Jahren angegeben, das wäre gegenüber der Studie von Lauterbach, der 8,9 Jahre angibt, eine Verringerung um fast 1 Jahr. Der Forschungsstand zur Dynamik gesundheitlicher Ungleichheiten muss deshalb im deutschsprachigen Raum insgesamt als unklar und uneinheitlich beschrieben werden; dass es massive gesundheitliche Ungleichheiten in Deutschland, Österreich und der Schweiz gibt, lässt sich allerdings bereits im Jahr 2006 als Konsens bestimmen (Richter und Hurrelmann 2006b) und wird bis heute nicht mehr ernsthaft bestritten. Thomas Lampert, einer der führenden Experten gesundheitlicher Ungleichheitsforschung vom Robert Koch-Institut, resümiert in Hinblick auf die Entwicklungsdynamik: „Die vorliegenden Ergebnisse, die vor allem auf Basis der Gesundheitssurveys des Robert-Koch-Institutes und des SOEP gewonnen wurden, sprechen dafür, dass sich die beobachtete gesundheitliche Ungleichheit über die Zeit als überaus stabil erwiesen und zum Teil noch zugenommen hat". (Lampert 2016, S. 131).

Nachdem die Existenz gesundheitlicher Ungleichheiten nicht mehr bestritten wird, gibt es vermehrt Anstrengungen, die Erklärungs- und Entstehungsfaktoren zu bestimmen. Die folgende Aufzählung soll keine Vollständigkeit suggerieren, sondern die große Vielzahl der unterschiedlichen Ansätze und Zugänge anreißen: In den letzten Jahren wurde eine große Vielzahl von unterschiedlichen Erklärungsansätzen entwickelt, die mit gesundheitlicher Ungleichheit assoziiert werden können. Einerseits wurden allgemeine Modelle konstruiert, die eine komplexe (multivariate) statistische Überprüfung anleiten sollten (Mielck 2000, 2005; Klocke und Lipsmeier 2008; Klocke 2006) (vgl. Abb. 2.1).

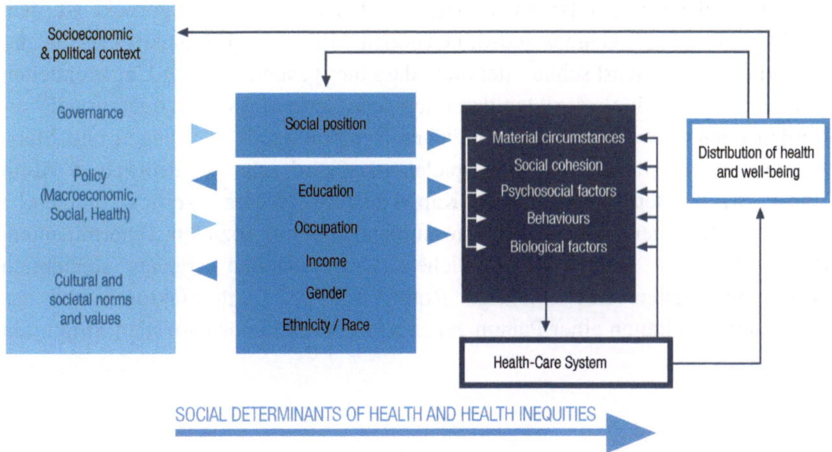

Abb. 2.1 Konzeptioneller Rahmen der WHO-Kommission „Social Determinants of Health in Anlehnung an Solar & Irwin 2007 und den Final Report der WHO 2008"; zit. nach Lampert 2016, S. 130

Ferner wurden Studien durchgeführt, die den Beitrag einzelner Faktoren wie zum Beispiel das individuelle oder aggregierte Sozialkapital (Kawachi et al. 1997; Siegrist et al. 2006; Hartung 2014), den Einfluss regionaler Unterschiede (bei Kontrolle der sozio-demografischen Merkmale) (Bittlingmayer et al. 2009; Hoffmann et al. 2014; Sundmacher 2016) oder allgemeiner Einkommensungleichheiten skizzieren sollten (Wilkinson und Marmot 2003; Wilkinson 2005; Wilkinson und Pickett 2010). In einem jüngeren Beitrag argumentieren Kate Pickett und Richard Wilkinson, dass Einkommensungleichheiten einen echten kausalen Effekt auf eine Reihe von ungleichen gesundheitlichen Outcomes ausüben (Pickett und Wilkinson 2015). Und schließlich wird auch der grundsätzlichere Zusammenhang zwischen allgemeiner sozialer und gesundheitlicher Ungleichheiten in den Blick genommen (vgl. z. B. Hradil 2006; Jungbauer-Gans und Gross 2006; Marmot und Wilkinson 2006; Vester 2009; Kroll 2010; Bittlingmayer 2016). Ein Großteil der Studien versuchte das konkrete Ausmaß an gesundheitlichen Ungleichheiten zu bestimmen, vor allem, indem spezifische Zielgruppen wie die Armutsbevölkerung (analog Arbeitslose, Hartz IV-Empfänger*innen), Gruppen ethnischer Minderheiten bzw. Menschen mit Migrationshintergrund resp. Fluchterfahrung (Razum 2006; RKI 2008; Sahrai 2009) oder Frauen (Kolip 2000; Kuhlmann und Kolip 2008; Babitsch 2009; Kuhlmann 2016), Kinder und Jugendliche (Richter 2005; Richter et al. 2008; Kolip et al. 2013; Rathmann 2015) oder Senior*innen (Jahrbuch Kritische Medizin und Gesundheitswissenschaften 2013) in den Fokus gerückt wurden. In Hinblick auf die Gegenstandsdimensionen Migration, Ethnizität, Geschlecht, Jugend oder Alter wird schnell deutlich, dass hier gesundheitliche Ungleichheiten nicht ausschließlich als sozialepidemiologische Verteilungsmaße operationalisiert werden können, weil in diesen Bereichen Symboliken, Abwertungen und Missachtungen eine gewichtige Rolle spielen (das wird sehr gut deutlich in Kolip 2000) – wir werden weiter unten im Kap. 4 ausführlich darauf zurück kommen.[1]

Im Kontext der Fragen zum Zusammenhang von sozialen Determinanten, Health Literacy und gesundheitlichen Ungleichheiten spielen schließlich Forschungsarbeiten eine wichtige Rolle, die die Einflussfaktoren auf das individuelle Verhalten einer Person gegenüber übergreifenden sozialen Strukturen

---

[1]Die hier referierte Literatur zum Forschungsstand erhebt nicht den Anspruch auf Vollständigkeit. Es wäre sicher möglich, erheblich mehr einschlägige Studien heranzuziehen. Gleichwohl liefern die zitierten Arbeiten einen vernünftigen Eindruck über Themenbereiche und grundlegende Motive gesundheitlicher Ungleichheitsforschung.

empirisch zu bestimmen versuchen (vgl. für die konzeptionelle Ebene Sperlich 2016; Bittlingmayer 2016). Dabei gilt es zunächst innerhalb der sozialwissenschaftlichen (im Unterschied zur sozialpsychologischen) Gesundheitsungleichheitsforschung als unbestritten, dass die strukturellen Rahmenbedingungen mehr Einfluss auf gesundheitliche Ungleichheit ausüben als individuelles gesundheitsrelevantes Verhalten. Johannes Giesecke und Stephan Müters (2009) zeigen in einer Sekundäranalyse von SOEP-Daten, dass zwei Drittel der Erklärung des subjektiven Gesundheitszustands auf strukturelle Ursachen und nur ein Drittel auf individuelle Verhaltensaspekte zurückzuführen ist.

Gleichwohl kann es sich aus der hier eingenommenen Perspektive einer *Analyse sozialer Praktiken* bei der Trennung zwischen sozialen Strukturen und individuellem Verhalten lediglich um eine *analytische Differenzierung* handeln, die in den Alltagspraktiken realer Subjekte untrennbar zusammenwirken. Das wird in der Debatte um sogenannte Healthy Lifestyles deutlich, die als Garant für eine Maximierung gesunder Lebensjahre herangezogen werden. In einer Studie, die sich mit gesundheitlichen Ungleichheiten beschäftigt, zeigen William C. Cockerham et al. anhand russischer Daten, dass soziale Klassenverhältnisse, Alter, Geschlechtszugehörigkeit, Milieuzugehörigkeiten und Lebensbedingungen die Eigenschaft besitzen, gesundheitsbezogene individuelle Verhaltensweisen in die eine oder andere Richtung zu bestimmen: „The analysis shows that variables in each of the categories were associated with particular health lifestyle practices and self-rated health." (Cockerham et al. 2006, S. 195).

Solche Analysen existieren auch für Deutschland: „Die vorliegende empirische Analyse des Zusammenhangs der Schichtzugehörigkeit und drei wichtigen Merkmalen des individuellen Gesundheitsverhaltens (Rauchen, Übergewicht, sportliche Aktivität) kann nachhaltig bestätigen, dass soziostrukturelle Bedingungen (materielle Lage, Bildungsressourcen und berufliche Position) in Deutschland nach wie vor in starkem Maße das individuelle Gesundheitsverhalten prägen." (Helmert und Schorb 2006, S. 137). Gesundheitsförderliche individuelle Entscheidungen, die in den Lebenswelten sozialer Akteure getroffen werden und in der Summe einen gesundheitsförderlichen Lebensstil ausmachen, sind weder Produkt einer bewussten Entscheidung, noch lassen sich individuelle Handlungen von sozialen Strukturen einfach subtrahieren. Individuelle Handlungen – das gilt auch für beliebige Kompetenzen – sind vielmehr unauflöslich durchdrungen von sozialstrukturellen Rahmungen und Gelegenheitsstrukturen (Sperlich und Mielck 2003; Niederöst 2007; Vester 2009), ebenso wie von gesellschaftlichen Anerkennungs- und Machtverhältnissen (Foucault 1983; Kühn 1993; Brunnett 2009).

Auch wenn die Bedeutung gesamtgesellschaftlicher Ungleichheitsstrukturen für die individuelle Gesundheit im Allgemeinen und für gesundheitliche Ungleichheitsverhältnisse im Besonderen kaum in Zweifel gezogen werden, lässt sich doch in den letzten Jahren eine verstärkte Resonanz für verhaltensbezogene Ansätze im Umgang mit solchen Ungleichheitsverhältnissen feststellen. Diese Hinwendung zum Gesundheitsverhalten wird durch massenmedial inszenierte role models wie das „souveräne Subjekt als Selbstversorger seiner Gesundheit" (Schmidt 2017, S. 158) befeuert. Denn die Vermeidung gesundheitsabträglicher Verhaltensweisen scheint eine attraktive und umsetzbare gesundheitspolitische Strategie zu sein, um zumindest steigenden Kosten im Gesundheitssektor oder steigenden Adipositas-Raten (bereits im Kindes- und Jugendalter) zu begegnen und im Kontext seit Jahren sinkender Raucherquoten auch als erfolgreich zu gelten. Von diesem Punkt der Rekonstruktion und Argumentation aus, erhält der Health-Literacy-Diskurs und -Ansatz seine besondere Relevanz. Denn zum einen liefert er – wie sich zeigen wird – eine gehaltvolle erklärende und erklärungskräftige Perspektive an der Schnittstelle zwischen Struktur und individuellem Verhalten, gerade auch für Jugendliche (Paakkari et al. 2019a), und zum anderen ist er für die aktuell neoliberale gesundheitspolitische Linie, die vorrangig auf Verhaltensveränderungen setzt (Schmidt 2008; Simon 2011; Schmidt 2017; vgl. hierzu über den Gesundheitsbereich hinausgehend und übergreifend Lessenich 2013), besonders anschlussfähig, weil strukturelle Ungleichheiten in individuelle Kompetenzdefizite transformiert werden können (Bauer 2019a). Darüber hinaus werden mit Health Literacy auch Kostensenkungen im gesamten Versorgungsbereich verbunden: „Overall, the long-held promise of health literacy is that improved health literacy will produce improvements in health status – ideally at lower costs." (Pleasant et al. 2018, S. 2).

Es besteht jedenfalls in der augenblicklichen Public Health-Forschung und -Praxis großer Konsens, dass mit Health Literacy ein vielversprechender Ansatz vorliegt, der ungleichheitsgenerierende Unterschiede im Versorgungshandeln, in der Prävention oder in der Gesundheitsförderung auf andere Weise greifbar machen kann als in der sozialepidemiologischen Darstellung signifikanter, auf soziale Ungleichheitsverhältnisse deutende Korrelationen, aber auch, dass Gesundheitskompetenzen eng mit dem Thema gesundheitliche Ungleichheit verbunden sind (einen starken Überblick liefern Mantwill et al. 2015). Ferner dient das Konzept zunehmend als vielversprechender Ansatzpunkt für Prävention und Gesundheitsförderung. So wurde erst kürzlich in Berlin der Nationaler Aktionsplan für Gesundheitskompetenz in Deutschland vorgestellt, der neben der gesundheitspolitischen Nähe des Health-Literacy-Konzepts die Bedeutung für Prävention und Gesundheitsförderung herausstreicht (Schaeffer et al. 2018). Darüber hinaus wurde 2019 das Zentrum für Gesundheitskompetenz an der Universität Bielefeld eröffnet. Durch den nachgewiesenen Zusammenhang zwischen niedriger Health Literacy und verschiedenen negativen Gesundheitsoutcomes wie geringer selbst eingeschätzter Gesundheit, häufigerer Inanspruchnahme von Gesundheitsdiensten und Schwierigkeiten in der Interaktion mit medizinischem Fachpersonal, wird einer auf die bevölkerungsweite Stärkung von Gesundheitskompetenz basierenden Gesundheitspolitik zugetraut, maßgeblich zur gesundheitlichen Chancengleichheit beizutragen. In diesem Sinne wurde die Shanghai-Deklaration der WHO im Jahr 2016 als Aufforderung an alle relevanten Akteure zur Stärkung von Gesundheitskompetenzen formuliert (siehe Box 2.1).

> **Box 2.1: WHO Shanghai-Declaration (Auszug)**
> **Health literacy empowers and drives equity**
> Health literacy empowers individual citizens and enables their engagement in collective health promotion action. A high health literacy of decision-makers and investors supports their commitment to health impact, co-benefits and effective action on the determinants of health. Health literacy is founded on inclusive and equitable access to quality education and life-long learning. It must be an integral part of the skills, and competencies developed over a lifetime, first and foremost through the school curriculum.
>
> *We commit to*
>
> - recognize health literacy as a critical determinant of health and invest in its development;
> - develop, implement and monitor intersectoral national and local strategies for strengthening health literacy in all populations and in all educational settings;
> - increase citizens' control of their own health and its determinants, through harnessing the potential of digital technology;
> - Ensure that consumer environments support healthy choices through pricing policies, transparent information and clear labelling.

2.1   Definitorische Zugänge zu Health Literacy

Trotz dieses großen Konsenses zur Bedeutung von Gesundheitskompetenzen ist bei weitem keine Einigkeit in Sicht, wenn es darum geht, Health Literacy präzise zu definieren, im Gegenteil wird die Diskussion um die richtige Definition von Health Literacy als umkämpftes Terrain beschrieben (vgl. z. B. Pleasant und McKinney 2011; Mackert et al. 2015; Pleasant et al. 2018). Und trotz des stark zunehmenden Forschungsinteresses an Health Literacy besteht eine grosse Unklarheit über die darin enthaltenen Dimensionen. Es existiert bisher keine allgemein akzeptierte Definition von Health Literacy; vielmehr gibt es unterschiedliche Ansätze, das Konzept zu beschreiben (Abel 2008; McCormack et al. 2010; Kickbusch 2009; Frisch et al. 2012; Wills 2009; Pleasant 2014). So wird zum Beispiel die Health-Literacy-Forschung nach den Worten einer der renommiertesten Forscher*innen Diane Levin-Zamir nach wie vor als „Work in progress" und als ein dynamisches Konstrukt beschrieben (Levin-Zamir et al. 2017, S. 133). Deshalb hat sich bis heute in Hinblick auf methodische Fragestellungen und Messungen von Gesundheitskompetenzen auch kein Goldstandard etablieren können (Nguyen et al. 2017, S. 190). Aktuell sollen mehr als 150 verschiedene Messverfahren für Gesundheitskompetenzen existieren (Orkan et al. 2018 eine Übersicht existierender Health-Literacy-Instrumente findet sich unter https://healthliteracy.bu.edu/). Angesichts der Vielzahl von Health-Literacy-Operationalisierungen wollen wir deshalb mit der nachfolgenden Darstellung auch nur den reduzierten Anspruch verbinden, wichtige Entwicklungen in den definitorischen Zugängen zum Begriff Health Literacy etwas genauer nachzuzeichnen.

Eine frühe Definition aus der einschlägigen Zeitschrift *Das Gesundheitswesen* beschreibt Health Literacy als „the degree to which individuals have the capacity to obtain, process, and understand basic health information and services needed to make appropriate health decisions" (Parker et al. 2003, S. 147). Health Literacy wird hierbei als Set individueller Skills zu medizinischer Worterkennung, Textverständnis und rechnerischen Fähigkeiten angesehen, die es einer Person erlauben, sich neue Informationen aus dem Gesundheitskontext anzueignen und diese zu verwenden. Diese Definition wurde vielfach problematisiert, da sie Health Literacy mehr oder weniger ausschließlich als Konstrukt auf der Individualebene konzipiert (Berkman et al. 2010). Hieraus entsteht die Gefahr, niedrige Health-Literacy-Levels als Defizit auf Seiten der Patient*innen zu verorten und auf diese Weise die Verantwortung für korrektive Handlungen bei geringer Health Literacy ausschliesslich in der Person zu verankern (Bernhardt et al. 2005; Freedman et al. 2009; Gazmararian und Parker 2005).

Die Shanghai-Deklaration versucht diesem Problem etwa dadurch entgegen zu wirken, dass Health Literacy von Professionellen eine eigenständige gesundheitssystemische Dimension abbildet (siehe Box 1 weiter oben; vgl. für nicht-individuen-bezogene Health-Literacy-Perspektiven u. a. (Dodson et al. 2015; Bruland et al. 2017).

Eine modifizierte Version der Definition von Parker und Kollegen wurde vom Team um Nancy Berkman von der Agency for Health Care Research and Quality vorgeschlagen: Health Literacy ist ihnen zufolge „[t]he degree to which individuals can obtain, process, understand, and communicate about health-related information needed to make informed health decisions" (Berkman et al. 2010a, S. 16). Die mündliche Kommunikation wird hier als kritischer Bestandteil von Health Literacy explizit betont. Durch die Umformulierung von „have the capacity to" zu „can" soll der oben erläuterten Kritik begegnet werden, Health Literacy als ausschliesslich individuelles Konstrukt zu verstehen. Der Schwerpunkt soll auf Know-How gelegt werden, welches Personen sich aneignen können, statt von einer mehr oder weniger primordialen Befähigung im Sinne kognitiver Anlagen zu sprechen. Daraus soll ein dynamischeres Verständnis von Health Literacy folgen. Ähnliche Ansätze wie etwa jener von David Baker (2006) verstehen Health Literacy als variables Konstrukt in Abhängigkeit des aktuellen medizinischen Problems, der betreuenden medizinischen Fachperson(en), sowie des Gesundheitssystems. Health Literacy bezieht sich in dieser Konzeption nur auf eine bestimmte Behandlungssituation und kann unter anderen Bedingungen bei derselben Person eine andere Ausprägung aufweisen. Eine analoge Formulierung betont die potenzielle Veränderbarkeit, indem sie Health Literacy definiert als „the wide range of skills and competencies that people *develop* to seek out, comprehend, evaluate and use health information and concepts to make informed choices, reduce health risks and increase quality of life" (Zarcadoolas et al. 2005, S. 196–197). Wichtig an diesem Zugang ist die Verbindung von Gesundheitskompetenzen mit der Dimension der Lebensqualität. Über diese Dimension wird Health Literacy aus dem versorgungsbezogenen Setting herausgeführt und mit Motiven alltäglicher Lebensführung zumindest lose verbunden. Allerdings ist die Erweiterung auf lebensweltliche Dimensionen von Gesundheitskompetenzen bereits früher angelegt, wird dabei aber eng an individuelle Bildungskompetenzen und schriftsprachliche Performanzen rückgebunden. Der bereits in der Einleitung kurz vorgestellte diskursmächtige Vorschlag von Nutbeam (2000) konzipiert Health Literacy als hierarchisches Konstrukt und unterscheidet drei Stufen: 1) *funktionale/basale Gesundheitskompetenz* als ausreichende Lese- und Schreibfertigkeiten, um in alltäglichen Situationen zu funktionieren, 2) *interaktive/kommunikative Gesundheitskompetenz* als

Kombination aus Lese-/Schreibfertigkeiten und sozialen Skills, die Informations-gewinnung aus unterschiedlichen Kommunikationskanälen ermöglicht, und 3) *kritische Gesundheitskompetenz* als elaborierte kognitive und soziale Fertig-keiten, die eine kritische Analyse von Gesundheitsinformationen und somit eine erhöhte Kontrolle über das eigene Leben ermöglichen. Durch eine klare Hierarchisierung dieser drei Stufen werden sowohl eine quantitative wie auch eine qualitative Erfassung von Health Literacy möglich. Ausserdem unterstreicht diese Konzeption die Möglichkeit zur Erweiterung von Kompetenzen im Bereich Health Literacy und dem damit verbundenen Zugewinn an Autonomie (Tones 2002; Nutbeam 2009).

Die enge Verbindung von Bildungskompetenzen und Gesundheits-kompetenzen ist zunächst äußerst naheliegend, weil etwa eine große Anzahl empirischer Studien eine hohe Korrelation von formaler Bildung und Health Literacy in ganz unterschiedlichen Ländern nachzeichnen. So wurde zum Bei-spiel in einer japanischen Repräsentativstudie aus dem Jahr 2006 festgestellt, dass Menschen mit geringer formaler Bildung häufiger eingeschränkte kommunikative und kritische Gesundheitskompetenzen im Sinne von Nutbeam aufweisen (Furuya et al. 2013). In einer aktuellen repräsentativen Studie in der Schweiz konnte nachgewiesen werden, dass Menschen mit geringer formaler Bildung über eine durchschnittlich geringere Gesundheitskompetenz verfügen (Schweizerische Akademie der Medizinischen Wissenschaften 2015). Schließlich hat auch das Robert Koch-Institut im Jahr 2013 eine repräsentative Studie vorgelegt, die inner-halb der Gruppe von Menschen mit geringer formaler Bildung einen beinahe doppelt so hohen Anteil von Personen mit inadäquaten Gesundheitskompetenzen attestiert, wie in der Gruppe der Menschen mit hohem formalen Bildungs-status (Jordan und Hoebel 2015). Allerdings ist die im Modell von Nutbeam angelegte enge Verzahnung von Gesundheitskompetenzen und formaler Bildung weniger selbstverständlich als es auf den ersten Blick scheint (ausführlich hierzu Bittlingmayer und Sahrai 2019). Um ein etwas polemisches Beispiel zu nutzen: es ist nicht zwingend notwendig für eine schulbildungsferne Person, die täg-lich Tabak konsumiert, zunächst das Abitur nachzuholen, um zum Entschluss zu gelangen, mit dem Rauchen aufzuhören. Wir werden aus diesen Punkt noch umfassender im vierten Kapitel zurückkommen.

Eine Definition, welche jenseits formaler Bildungsabschlüsse Gesundheits-kompetenzen mit Fähigkeiten zur Förderung und Erhaltung von Gesundheit in Verbindung bringt, kommt von der World Health Organization (WHO): „Health literacy represents the cognitive and social skills which determine the motivation and ability of individuals to gain access to, understand and use information in ways which promote and maintain good health" (WHO 1998, S. 10). Als einzige Definition nimmt diese den Aspekt der Motivation zur Gesundheitserhaltung auf. Ungeschickt und erwiesenermassen nicht zutreffend ist dabei allerdings die Formulierung, dass Health Literacy eine Voraussetzung für die Motivation zur Förderung und Aufrechterhaltung der persönlichen Gesundheit sei (Powell et al. 2007).

Das grösste Forschungsprojekt jüngeren Datums im Bereich Health Literacy war der *European Health-Literacy-Survey (HLS-EU),* an welchem Forschungsteams aus acht europäischen Ländern arbeiteten (Pelikan et al. 2012b). Basierend auf einem systematischen Review der Definitionen und Konzepte im Bereich Health Literacy definiert das HLS-EU-Konsortium Health Literacy sehr umfassend als

> „people's knowledge, motivation and competences to access, understand, appraise, and apply health information in order to make judgments and take decisions in everyday life concerning healthcare, disease prevention and health promotion to maintain or improve quality of life during the life course". (Sørensen et al. 2012a, S. 3)

Dieses konzeptuelle Modell stellt einen Bezug zwischen Health Literacy und dem Gesundheitszustand bzw. der Lebensqualität einer Person her. Außerdem bringt es Health Literacy in Verbindung mit dem Gesundheitswesen im institutionellen Sinne, mit Krankheitsprävention und mit Gesundheitsförderung. Es konzipiert Health Literacy als mehrschichtiges Konzept, welches deutlich über bloßes medizinisches Wortverständnis hinausgeht (Pelikan et al. 2012b; Sørensen et al. 2012a). Eine ähnliche Definition kommt aus der Schweiz:

> „Gesundheitskompetenz ist die Fähigkeit, Kenntnisse über die Erhaltung und Wiedererlangung des körperlichen, psychischen und sozialen Wohlbefindens so in persönliche und kollektive Entscheide und Handlungen umzusetzen, dass sie sich positiv auf die eigene Gesundheit und die Gesundheit anderer sowie auf die Lebens- und Umweltbedingungen auswirken." (Netzwerk Bildung + Gesundheit Schweiz 2019)

Wie an den beiden extensiven Formulierungen ersichtlich wird, bestehen Bestrebungen, die unterschiedlichen Definitionen zu kombinieren und eine möglichst einheitliche Lösung vorzuschlagen (Sørensen et al. 2012a). Ob dies überhaupt möglich ist, wird jedoch skeptisch bewertet, da der Forschungskontext und das Erkenntnisziel in den unterschiedlichen Anwendungsbereichen von Health Literacy kaum vergleichbar sind (so z. B. Chinn 2011).

Wenn Health Literacy wie in der Variante des European Health-Literacy-Surveys *aus dem versorgungsbezogenen Korsett befreit* und eine Definition gewählt wird, die neben dem informierten Handeln in versorgungsrelevanten Settings die *Bereiche der Prävention und Gesundheitsförderung mit abzudecken sucht,* dann werden *mit dem Health-Literacy-Konzept notwendig lebensweltliche Handlungsbezüge verbunden, die das Konzept nahe an eine Alltagssoziologie gesundheitlicher Handlungen heranrückt.* Diese konzeptionelle Nähe zwischen alltäglichen Handlungskompetenzen, subjektiven Relevanzsetzungen und lebensweltlichen Praktiken und einem nicht auf Versorgungshandeln verkürzten und erweiterten Health-Literacy-Konzepts spiegelt sich allerdings nicht – wie im Folgenden deutlich werden wird – in den Operationalisierungsversuchen von Gesundheitskompetenz wider.

2.2   Messung bzw. Erfassung von Health Literacy

Da es bislang keine einheitliche Definition des Begriffs Health Literacy gibt, bestehen auch sehr unterschiedliche Ansätze, das Konstrukt zu messen (Mackert et al. 2015; Pleasant et al. 2018; Canadian Council on Learning 2007; Abel 2008).

Anfangs sah man Literacy und damit indirekt auch Health Literacy als direkte Folge von Schulbildung an, weshalb als Indikator die Anzahl Ausbildungsjahre gewählt wurde (Berkman et al. 2010b). Da sich jedoch bald zeigte, dass Lese- und Schreibfähigkeiten nur begrenzt mit der Ausbildungsdauer korrelieren, wurde Schulbildung als direkter Indikator für Literacy verworfen. Ein starker Fokus auf Lesen und Schreiben sowie basale numerische Fertigkeiten charakterisierte lange Zeit die Anstrengungen, Health Literacy zu messen (Kutner et al. 2007).[2] Im Anschluss an mehrere amerikanische Literacy-Studien sowie den International Adult Literacy Survey (IALS) aus den Jahren 1994–1998 (Murray et al. 1998), wurden Items zur Erfassung von Health Literacy erstmals systematisch gesammelt und klassifiziert. Daraus entstand die Health Activities Literacy

---

[2]Nur am Rande sei erwähnt, dass der Ansatz der Social Literacy bzw. New Literacy Studies (vgl. Street 1984, 2003), die einen anderen Blick auf Schriftsprachkompetenzen verfolgt, als in der mittlerweile vorherrschenden PISA-Kompetenztradition üblich, so gut wie keinen Eingang in die bisherige Health-Literacy-Forschung erhalten hat; wie fruchtbar eine solche Perspektive für die Health-Literacy-Forschung sein kann, wird deutlich in Papen (2005), (2008), (2009). Neuere Anschlüsse finden sich in Samerski (2019), Pinheiro (2019), Bauer (2019a), Pinheiro et al. in press.

Scale (HALS) (Rudd et al. 2004). Aufgrund der Länge war die HALS jedoch nicht für Untersuchungen im klinisch-medizinischen Kontext geeignet, weshalb in diesem Bereich kürzere Tests zur Erfassung des Schrift-basierten Verständnisses erarbeitet wurden. Der erste Test ist der Rapid Estimate of Adult Literacy in Medicine (REALM) (Davis et al. 1993; Murphy et al. 1993). Er beinhaltet 66 Wörter aus dem medizinischen Kontext, welche die getestete Person vorlesen muss. Die Bewertung erfolgt anhand der Anzahl korrekt vorgelesener Wörter und ergibt eine Einschätzung der Lesefertigkeiten nach Schulstufen. Ausserdem wurde eine Version für Jugendliche entwickelt, der REALM-Teen (Davis et al. 2006). Das zweite, vor allem im klinischen Setting verbreitete Instrument ist der Test of Functional Health Literacy in Adults (TOFHLA) (Parker et al. 1995). Er enthält drei Textpassagen mit 50 Leseverständnis-Aufgaben sowie 17 Items zu numerischen Fertigkeiten. Es existiert auch eine Kurzform, der S-TOFHLA (Baker et al. 1999), welcher nur zwei Textpassagen und vier Rechenitems enthält. Beide Formen des TOFHLA geben als Beurteilung die drei Niveaus mangelhafte, grenzwertige und angemessene Health Literacy aus. Die Aufgaben zum Leseverständnis wurden für die Verwendung mit Jugendlichen validiert (Chisolm und Buchanan 2007). Sehr kurz sind ausserdem der Brief Health-Literacy-Screen (BHLS) (Chew et al. 2004; Wallston et al. 2014), welcher nur drei Items enthält, und der Newest Vital Sign (NVS) (Weiss et al. 2005) mit sechs Fragen. Diese beiden Tests sind zur Anwendung als Screening-Instrumente in medizinischen Settings vorgesehen und messen nach Nutbeam (2009) „health-related literacy in clinical settings" (S. 304), was ihre Anwendung in anderen Kontexten als dem medizinischen in Frage stellt.

Bei den vorgestellten Messmethoden wird deutlich, dass alle sehr begrenzt umschriebene Fertigkeiten messen, die dem heutigen breiten theoretischen Verständnis von Health Literacy nicht gerecht werden (Pleasant und McKinney 2011; Levin-Zamir et al. 2017). Sie fokussieren außerdem in der überwiegenden Mehrzahl die Messung der funktionalen Health Literacy (kritisch hierzu etwa Sørensen et al. 2012a). Im Bemühen, Health Literacy als mehrschichtiges Konzept zu erfassen, entwickelte das HLS-EU-Consortium für dessen Studie den European Health-Literacy-Study-Questionnaire (HLS-EU-Q). Er enthält 47 Fragen, die die subjektiv wahrgenommene Schwierigkeit erheben, bestimmte gesundheitsrelevante Aufgaben auszuführen. Auf einer Skala von 0 bis 50 Punkten werden vier Niveaus von Health Literacy unterschieden: unangemessen, problematisch, ausreichend und ausgezeichnet, wobei die beiden niedrigsten Niveaus zusammenfassend als „eingeschränkte Health Literacy" bezeichnet werden (Pelikan et al. 2012b; Pelikan et al. 2012a; Pelikan et al. 2019). Ein wichtiger Unterschied zu den anderen vorgestellten Messinstrumenten ist die

Konzeption als Selbstbeurteilungsfragebogen. Die Messung ist somit subjektiv im Vergleich zu den als objektiv eingestuften Beurteilungen durch Tests der funktionalen Health Literacy (Sørensen et al. 2012a).[3] Auch hier wurde eine Kurzversion entwickelt, die mit 16 Items die drei Dimensionen von Health Literacy abbilden soll (HLS-EU 16), allerdings faktoranalytisch die drei Faktoren nicht mehr unterscheiden kann.

Alle bisher vorgestellten Instrumente messen Health Literacy quantitativ und sind zumeist im klinisch-medizinischen Setting entwickelt worden. Das Ziel der Messungen ist es, innerhalb möglichst kurzer Zeit eine Schätzung der vorhandenen Skills bei der untersuchten Person, meistens Patienten und Patientinnen, zu erhalten. Dies läuft dem Bestreben entgegen, die Vielschichtigkeit des Konzepts Health Literacy mit den Messinstrumenten angemessen abzubilden (Jordan et al. 2010). Was bislang fehlt, sind Messmethoden, welche der Entwicklung der Health-Literacy-Definitionen hin zu einer stärker sozialwissenschaftlichen Perspektive Rechnung tragen. Josephine M. Mancuso hält diesbezüglich zu Recht fest:

> „Many constraints exist to the assessment of health literacy. (…) Health literacy includes more than word recognition, reading comprehension, and numeracy. The existing measures and screenings do not fully grasp the concept of health literacy in terms of language, context, culture, communication, or technology. Thus, we do not yet possess a measure that takes into account the full set of skills and knowledge associated with health literacy". (Mancuso 2009, S. 87)

In dieser Aussage werden mehrere Kritikpunkte an den bisher geläufigen Instrumenten zur Messung von Health Literacy aufgezeigt:

- Viele heutige Konzeptionen von Health Literacy und somit auch die darauf basierenden Messinstrumente weisen einen individualistischen und einen kognitivistischen Bias auf. Sie fokussieren (zu) stark auf Schriftsprachkompetenzen und Vorstellungen von Gesundheitshandeln als rationaler und kalkulierter Entscheidungsfindung (van der Vaart et al. 2011; Pleasant et al. 2018; Bittlingmayer und Sahrai 2019; Sørensen und Pleasant 2017; Pitt et al. 2019; Sentell et al. 2017).

---

[3]Wir sind hier sehr skeptisch, ob der Begriff der Objektivität bei Performanzmessungen wissenschafts- und erkenntnistheoretisch haltbar ist, wollen diesen Aspekt hier noch nicht weiter vertiefen – siehe hierzu Kap. 4.

- Die bestehenden Instrumente sind nicht ausreichend kultursensitiv. Dieser Punkt muss auch bei Übersetzungen in Betracht gezogen werden (Levin-Zamir et al. 2017; Nguyen et al. 2017).
- Der Kontext einer gesundheitsrelevanten *Handlung* wird zu wenig einbezogen. Wie bereits mehrfach erwähnt, beziehen sich die meisten Instrumente explizit auf klinisch-medizinische Settings (Nguyen et al. 2015; Papen 2009, 2008; Samerski 2019; Pitt et al. 2019; Bauer 2019a).
- Die Möglichkeiten unterschiedlicher Technologien zur Unterstützung der Gesundheitskommunikation werden nicht genutzt. Die gängigen Testverfahren beschränken sich weitestgehend auf Paper-Pencil-Fragebögen, obwohl gerade digitalen Medien ein sehr grosses Potenzial im Bereich Health Literacy zugesprochen wird (Mancuso 2009; Pleasant et al. 2018).
- Der kommunikative Kontext, in welchen (die Anwendung von) Health Literacy zumeist eingebettet ist, wird zu wenig berücksichtigt. Ob ein Patient mit geringen Kenntnissen der Landessprache während der zweiminütigen Visite durch die Chefärztin tatsächlich kritische Fragen zu seinem Behandlungsplan stellt, ist in erster Linie durch die soziale Situation bestimmt: Die Machtasymmetrie zwischen Arzt/Ärztin und Patient/Patientin, aber auch z. B. das Vertrauen in eine Person mit mehr Wissen auf dem mit Gesundheit im Zusammenhang stehenden Gebiet beeinflussen das Verhalten des/der Patienten/Patientin wesentlich (Papen 2008, 2009; Bauer 2019a).
- Die vorhandenen Messinstrumente sind aufgrund ihrer Entstehungsgeschichte als Screeninginstrumente für mangelnde Gesundheitskompetenzen defizitorientiert. Das primäre Ziel ist es, ungenügende Kompetenzen zu identifizieren (Nguyen et al. 2015; Pleasant und Rikard 2013; Pleasant et al. 2018). Eine ressourcenorientierte Perspektive, die darauf abzielt, vorhandene gesundheitsrelevante Kompetenzen sicht- und nutzbar zu machen, wird bislang vernachlässigt (Bittlingmayer und Sahrai 2019; Saboga-Nunes et al. 2019).

Den vorgestellten komplexeren Definitionen von Gesundheitskompetenzen, die im Augenblick diskursmächtig sind (Nutbeam 2009; Sørensen et al. 2012a; Bröder et al. 2017), ist gemeinsam, das Health-Literacy-Konzept aus dem versorgungsspezifischen Kontext herausgelöst und konzeptionell in die Nähe alltagsweltlicher Handlungskompetenzen und lebensweltlicher Einbettungen gerückt zu haben. Dabei hat sich außerhalb des klinischen Settings eine methodische Verschiebung von der direkten Messung von Schriftsprachkompetenzen zur indirekten Messung von selbst zugeschriebenen Gesundheitskompetenzen ergeben.

2.3 Zusammenhang von Health Literacy mit Gesundheitsoutcomes

Wie bereits ausführlich dargelegt wurde, waren die Definition und in geringerem Masse auch die Erfassung von Health Literacy in den letzten Jahren einigen bedeutsamen Veränderungen unterworfen. Dadurch ist auch die Aussagekraft von Studien, welche Zusammenhänge zwischen der Ausprägung von Gesundheitskompetenz und dem Gesundheitszustand herstellen, in gewisser Hinsicht eingeschränkt. Es ist schwierig auf der Grundlage der unterschiedlichen zu Grunde gelegten Definitionen zu verlässlichen vergleichbaren Aussagen zu gelangen (Mackert et al. 2015). Nichtsdestotrotz geben die vorliegenden Studien wertvolle Hinweise darauf, wie eine mögliche Verbindung zwischen sozialen Ungleichheiten und gesundheitlichen Ungleichheiten hergestellt werden könnte. Die im Folgenden vorgestellten Befunde unterstreichen die Bedeutung, welche Health Literacy im Kontext von gesundheitlicher Ungleichheit, Selbstverantwortung und gesundheitsbezogener Prävention zugeschrieben wird.

Die Verbesserung der Gesundheitskompetenzen gilt als wichtiges politisches und gesellschaftliches Ziel, weil zahlreiche Studien einen Zusammenhang zwischen niedriger Health Literacy und schlechteren Outcomes im Gesundheitsbereich zeigen konnten (vgl. u. a. Berkman et al. 2004; DeWalt und Hink 2009). Eine Übersichtsarbeit, die Studien von 1980 bis 2003 berücksichtigte, konnte zeigen, dass Patient*innen mit geringer Health Literacy durchschnittlich eine 1,5 bis 3 Mal so hohe Chance wie Patient*innen mit mindestens ausreichender Health Literacy hatten, ein bestimmtes negatives Outcome zu zeigen (DeWalt et al. 2004). So ist geringe Health Literacy unter anderem assoziiert mit einem schlechteren allgemeinen Gesundheitszustand, stärkerer Beanspruchung von Gesundheitsdiensten sowie höheren Gesundheitskosten (Canadian Council on Learning 2007; Nielsen-Bohlman et al. 2004b; Statistics Canada und OECD 2005; Weiss 2005). Laut Ergebnissen der Adult Literacy and Life Skills Survey (ALLS) bestehen unter anderem Zusammenhänge zwischen geringen Kompetenzen im Bereich Health Literacy und geringer Lebenszufriedenheit oder gesundheitlichen Einschränkungen bei Aktivitäten des Alltags und bei sozialen Aktivitäten. Aus weiteren Studien geht hervor, dass geringe Health Literacy konsistent assoziiert ist mit höheren Prävalenzen chronischer Erkrankungen sowie geringeren Fähigkeiten, mit diesen umzugehen (DeWalt et al. 2004; Rothman et al. 2009; Williams et al. 1995; Zarcadoolas et al. 2006; Sarkar et al. 2006). Weitere Korrelationen bestehen zwischen geringer Health Literacy und häufigeren Krankenhausaufenthalten (Baker et al. 1997; Baker et al. 2002; Cimasi et al. 2013; Fleisher et al. 2014;

SCHILLINGER et al. 2002), wiederholter und schwerwiegender Inanspruchnahme von Notfalldiensten (Griffey et al. 2014; Mancuso und Rincon 2006), geringerer Beteiligung an präventiven Massnahmen (Bennett et al. 2009; Cho et al. 2008), schlechterem Verständnis von Beipackzetteln und allgemeinen Gesundheitsbotschaften (Wolf et al. 2007) sowie schlechterer Adhärenz bei selbst eingenommener Medikation (Lin et al. 2014; Rothman et al. 2009; Weiss 1999; Zhang et al. 2014). Grundsätzlich gilt zumindest für Deutschland, dass ältere Menschen geringere Gesundheitskompetenzen aufweisen (Berens et al. 2016). Zudem besteht bei älteren Menschen ein negativer Zusammenhang zwischen Health Literacy und der Mortalitätsrate (Baker et al. 2008; Bostock und Steptoe 2012; Sudore et al. 2006), ebenso bei Patienten in ambulanter Behandlung nach einem Herzversagen (Peterson et al. 2011). In einer australischen Kohortenstudie konnte geringe Health Literacy in Verbindung gebracht werden mit hohem Blutdruck, Rauchen, Diabetes und Bewegungsmangel sowie Depression (Appleton et al. 2015). Geringe Health Literacy ist nicht nur mit Faktoren verminderter körperlicher Gesundheit assoziiert, sondern kann auch in Verbindung mit schlechterer psychischer Gesundheit gebracht werden (Lee et al. 2010). Zu den negativen psychologischen Korrelaten geringer Health Literacy zählen unter anderem niedrigeres psychisches Wohlbefinden (Tokuda et al. 2009), geringe Selbstwirksamkeit (Como 2014; Sarkar et al. 2006), niedrigere wahrgenommene Lebensqualität (Mancuso und Rincon 2006; Song et al. 2012) sowie vermehrte depressive Symptome (Lincoln et al. 2006). Niedrige Gesundheitskompetenz äussert sich durch Schwierigkeiten beim Ausfüllen von Formularen in medizinischen Kontexten, bei der Befolgung von Medikamentenverschreibungen und besonders in der Arzt-Patient-Interaktion (SCHILLINGER et al. 2004; Seurer und Vogt 2013), beispielsweise durch fehlendes Nachfragen (Katz et al. 2007). Erschwerend kommt hinzu, dass gezeigt werden konnte, dass Personen mit niedriger Health Literacy Scham empfinden für ihre diesbezüglich geringen Kompetenzen (Chew et al. 2004; Mancuso 2009). Dies kann zu Versuchen führen, Lese- oder Wortschatzschwierigkeiten zu verbergen (Parikh et al. 1996). Auch andere Untersuchungen konnten zeigen, dass Personen mit niedriger Health Literacy aufgrund von Verlegenheit oder gar Angst seltener klärende Fragen stellen, was die genaue Diagnose der individuellen gesundheitlichen Problemlage behindern kann (Vernon et al. 2007). Zur Sicherstellung des Zugangs zum Gesundheitswesen und zu mehr Chancengerechtigkeit in diesem Kontext ist deshalb eine sensitive Erfassung von Health Literacy entscheidend. Nachdem die Bedeutsamkeit von Health Literacy für unterschiedliche gesundheitliche Outcomes klar ersichtlich wurde, wird im folgenden Abschnitt dargestellt, wie Gesundheitskompetenzen bevölkerungsbezogen konkret verteilt sind.

2.4   Verteilung von Gesundheitskompetenz in der Bevölkerung

Niedrige Gesundheitskompetenz ist – trotz unterschiedlicher Paradigmen in der Messung und theoretischen Konzeptionalisierung – keinesfalls ein Randphänomen. Mehreren Studien zufolge gibt es auch in Ländern mit hohem Einkommensniveau einen bedeutenden Anteil von Personen mit geringer Health Literacy. Das Institute of Medicine kam in seinem etwas zu optimistisch betitelten Bericht *Health Literacy: A Prescription to End Confusion* zum Beispiel zum Schluss, dass mehr als 90 Mio. Erwachsene in den USA nicht über die notwendigen Skills verfügen, um das amerikanische Gesundheitssystem wirksam zu nutzen (Nielsen-Bohlman et al. 2004b). Im Rahmen des Adult Literacy and Life Skills Survey (ALLS) zeigte sich, dass in vielen Ländern mit hohem Einkommen weniger als die Hälfte der Bevölkerung ausreichende Health-Literacy-Levels erreicht (Soricone et al. 2007). Aktuelle Zahlen zur Prävalenz niedriger bzw. ausreichender Health Literacy in Europa liefert der European Health-Literacy-Survey (HLS-EU), der in den Jahren 2010 bis 2012 durchgeführt wurde (vgl. Abb. 2.2).

Über alle acht teilnehmenden Staaten bzw. Regionen hinweg verfügt knapp die Hälfte der Bevölkerung über eingeschränkte Health Literacy. Die höchste

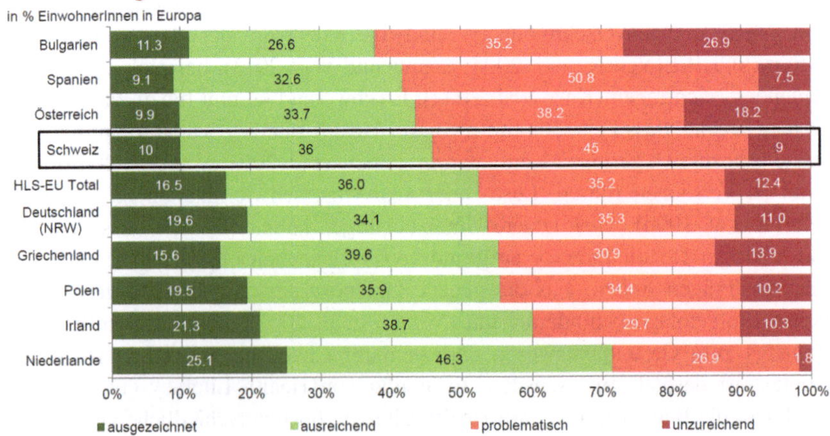

Abb. 2.2 Gesundheitskompetenz im europäischen Vergleich, zuzgl. der Schweiz

Rate eingeschränkter Health Literacy findet sich in Spanien mit 58,3 %, die niedrigste in den Niederlanden mit 28,7 % (Pelikan et al. 2012b). Die Ergebnisse für Deutschland (Nordrhein-Westfalen) weisen für 45,9 % der Bevölkerung eingeschränkte Gesundheitskompetenzen aus (Pelikan et al. 2012b; Mensing 2012).

Für die Schweiz liegt eine Studie vor, wonach die Deutschschweizer Bevölkerung über ein sehr hohes Niveau an Health Literacy verfügt: 93,6 % der untersuchten Personen weisen demnach ein angemessenes Health-Literacy-Level auf. Auffällig sind die Unterschiede zu den beiden anderen Sprachregionen: in der welschen Schweiz liegt der Anteil von Personen mit angemessener Health Literacy bei 83,2 %, in der italienischsprachigen Schweiz bei 66,7 %. Gemessen wurde Health Literacy hier mit dem S-TOHFLA, weshalb nur funktionale Health Literacy im engen Sinne abgebildet werden kann (Connor et al. 2013). Darüber hinaus gibt es eine Studie, die das HLS-EU-47-Instrument nutzt und Vergleichszahlen für die Schweiz liefert und zeigt, dass die Schweiz im Mittelfeld der europäischen Staaten liegt (siehe Abb. 2.2).

Ein weiterer groß angelegter repräsentativer Survey für Deutschland liefert ähnlich alarmierende Befunde. Auch in dieser von Doris Schaeffer und Klaus Hurrelmann verantworteten Studie verfügt im Durchschnitt weniger als die Hälfte der deutschen Bevölkerung über eine ausreichende Gesundheitskompetenz, während die andere Hälfte limitierte Health Literacy aufweisen (vgl. Tab. 2.1). Gesundheitskompetenzen wurden hier als Selbstreport mit der HLS-EU 47-Instrument gemessen. Die Ergebnisse sind noch deutlich schlechter als die des europäischen Surveys, in welchem Deutschland allerdings nur durch Teilnehmer*innen aus Nordrhein-Westfalen als Sample repräsentiert wurde.

Tab. 2.1 Health Literacy Scores* stratified by Age Groups. (Quelle: Berens et al. 2016, S. 4)

		15–29		30–45		46–64		65–99	
		%	(n)	%	(n)	%	(n)	%	(n)
Limited	Inadequate	6,8	(25)	7,0	(34)	9,4	(58)	15,2	(70)
	Problematic	40,5	(152)	40,2	(197)	45,8	(283)	51,1	(236)
Not limited	Sufficient	42,5	(159)	44,3	(217)	37,1	(229)	30,7	(142)
	Excellent	10,3	(39)	8,5	(42)	7,8	(48)	3,0	(14)
Mean**	(SD)	33,8	(6,3)	34,0	(6.0)	32,8	(6.1)	30,7	(6,0)

*Measured as perceived difficulty to perform health information tasks
**p-value from one way ANOVA: p < 0,001

Nachdem wir die Problemdimension mangelnder Gesundheitskompetenzen, gemessen mit standardisierten Instrumenten verdeutlichen konnten, ist im Folgenden genauer nach möglichen sozialen Determinanten geringer Health Literacy und dem allgemeinen Zusammenhang mit sozialen und gesundheitlichen Ungleichheiten zu fragen.

2.5   Soziale Determinanten von Health Literacy

Konsistent zeigen sich in allen zitierten Untersuchungen Zusammenhänge zwischen Health Literacy und verschiedenen soziodemografischen Variablen. Dies wirft zwangsläufig Fragen nach sozialen und gesundheitlichen Ungleichheitsverhältnissen im Gesundheitswesen auf, die unmittelbar in den gesundheitspolitischen Bereich fallen (vgl. hierzu explizit WHO 2016; vgl. als nationale Beispiele u. a. Canadian Council on Learning 2008; The Scottish Government 2014; Schaeffer et al. 2019), aber eben auch deutlich darüber hinaus weisen, etwa auf das Bildungssystem. So scheint die Gesundheitskompetenz unter anderem abzunehmen, je niedriger der Bildungsstand ist. In Kanada zeigte sich im Rahmen der ALLS zum Beispiel ein positiver Zusammenhang zwischen dem Ausbildungslevel und dem Health-Literacy-Score (Canadian Council on Learning 2007). Dieser Zusammenhang wurde in der HLS-EU-Studie bestätigt und es konnte zusätzlich ein geringeres Health-Literacy-Level mit niedrigerer sozialer Schichtzugehörigkeit und sinkendem Einkommen festgestellt werden (Pelikan et al. 2012b).

Mit steigendem Alter nimmt die Gesundheitskompetenz ab (Australian Bureau of Statistics 2006; Rudd et al. 2007; Statistics Canada und OECD 2005; Berens et al. 2016). Das Alter verstärkt sogar die Unterschiede aufgrund des Ausbildungsstands (Canadian Council on Learning 2007). Kinder und Jugendliche werden vergleichsweise selten in Health-Literacy-Studien untersucht; ein Umstand, der bereits vielfach kritisiert wurde (DeWalt und Hink 2009; Manganello 2008; Zamora et al. 2015; Bröder und Carvalho 2019; Broeder et al. 2017; Wolf et al. 2009; Yin et al. 2007). Die wenigen Studien beschränken sich in der Regel auf nicht repräsentative Stichproben. Laut deren Ergebnissen weisen zwischen einem Zehntel bis einem Drittel der Jugendlichen eingeschränkte bis ungenügende Health Literacy auf. Alexandra S. Trout und Kolleg*innen testeten Jugendliche aus einem amerikanischen Wohnheim und kamen zum Schluss, dass beinahe ein Drittel (31 %) aufgrund ihrer eingeschränkten Health Literacy Schwierigkeiten beim Verständnis grundlegender Patienteninformationen haben (Trout et al. 2014). Bei einer Untersuchung von HIV-infizierten Jugendlichen aus den USA fanden sich 20 % mit eingeschränkter Health Literacy (Navarra et al. 2014). Ein taiwanesisches Sample von Jugendlichen wies einen deutlich geringeren Anteil (9,7 %) mit niedriger Health Literacy aus. Gleichzeitig ließen sich in dieser Studie die soziodemografischen Risikofaktoren für niedrige Health Literacy bestätigen: Kamen die Jugendlichen aus Familien, die einer ethnischen Minderheit angehörten, ein niedriges Einkommen aufwiesen oder hatten die Eltern keine tertiäre Bildung, wiesen die Kinder signifikant häufiger ein niedriges Health-Literacy-Level auf (Chang et al. 2015).

Es lässt sich auch ein direkter Zusammenhang zwischen der ethnischen Zugehörigkeit und dem Health-Literacy-Level statistisch in vielen Studien nachweisen. Ethnische Minderheitengruppen sind in den USA überproportional stark von niedriger Health Literacy betroffen (Kutner et al. 2007; Vernon et al. 2007). Personen mit Migrationshintergrund weisen tendenziell niedrigere Health-Literacy-Werte auf als Personen ohne Migrationshintergrund (Abrams et al. 2009), wobei der Zusammenhang allerdings nicht in allen Studien klar nachweisbar ist (Pelikan et al. 2012b). Kann ein Zusammenhang zwischen Migrationsstatus und Health Literacy nachgewiesen werden, sind besonders Migrant*innen mit einer anderen Muttersprache als der Landessprache betroffen. Dieser Umstand lässt sich zumindest teilweise durch den Fokus der Messinstrumente auf schriftsprachliches Verständnis, die in der offiziellen Sprache des Landes angeboten werden, erklären (Australian Bureau of Statistics 2006). Innerhalb der Migrationsbevölkerung in der Schweiz haben Personen aus dem Kosovo, Personen mit niedrigem Bildungsstand, Männer und ältere Personen tendenziell geringeres Wissen darüber, bei welchen Symptomen ein Arztbesuch angezeigt ist (Ackermann Rau et al. 2014). In Deutschland wurde in einem Repräsentativsurvey zur Bestimmung des Gesundheitskompetenzlevels der Erwachsenenbevölkerung darauf verzichtet, Menschen mit Migrationshintergrund oder Zuwanderungsgeschichte eigens auszuweisen (Jordan und Hoebel 2015).

Eine Überblickarbeit über Befunde zu Health Literacy und Migration bzw. kulturellen Unterschieden fand viele Anhaltspunkte dafür, dass ein Migrationshintergrund in Zusammenhang mit geringerer Compliance, schlechteren Outcomes bei chronischen Krankheiten und seltenerer Teilnahme an Präventionsmassnahmen wie Brustkrebsscreenings, steht. Als Erklärung wird in den meisten Studien geringe Health Literacy angeführt. Diese wird unter anderem mit sehr unterschiedlichen Gesundheitsvorstellungen und -praktiken in den Herkunftsländern und sprachlichen Barrieren erklärt (Shaw et al. 2009; Levin-Zamir et al. 2017). Eine aktuelle Studie aus den USA konnte zeigen, dass Frauen aus einkommensschwachen Minderheitengruppen mit geringen Literacy und Numeracy skills über grosse Schwierigkeiten im Umgang mit Empfängnisverhütung berichten. In der Folge weist diese Population eine hohe Rate an ungewollten Schwangerschaften auf (Yee und Simon 2014). In der Schweiz wurden mehrfach erhöhte Raten von Schwangerschaftsabbrüchen bei Migrantinnen dokumentiert (Merten und Gari 2013). Unter anderem zeigte eine Untersuchung unter undokumentierten (sogenannte Sans Papier, früher pejorativ „Illegale" bezeichnete Bevölkerungsgruppen), aber gut ausgebildeten Migrantinnen, zumeist aus dem lateinamerikanischen Kulturkreis, dass 40 % der Befragten mindestens eine ungewollte Schwangerschaft erlebt hatten und beinahe die Hälfte davon eine Abtreibung vornahm (Sebo et al. 2011). In einer schwedischen Studie wurden die Health Literacy von Flüchtlingen und deren Gesundheitsstatus erfasst. Es zeigte sich, dass unter den Flüchtlingen ein hoher Anteil über geringe bis ungenügende Health Literacy verfügt (Wångdahl et al. 2015). In einer systematischen Literaturübersicht zeigte sich ein Zusammenhang zwischen dem Migrationsstatus und dem Auslassen von unterschiedlichen gesundheitlichen Präventionsmassnahmen wie Impfungen und Vorsorgeuntersuchungen. Als Hauptfaktor zur Erklärung wird unter anderem geringe Health Literacy herangezogen (Kowalski et al. 2014). Den bisherigen Korrelationen gegenüberstehend zeigt eine Studie aus Kanada, dass bei Immigranten ein negativer Zusammenhang zwischen dem Health-Literacy-Level und dem selbst berichteten Gesundheitszustand besteht. Die Autoren nehmen in der Folge an, dass eine Verbesserung der Health Literacy von Migranten zwei Ziele erreichen könnte: Eine Verbesserung der Gesundheit sowie eine Verbesserung der Kenntnisse der Landessprache (Ng und Omariba 2010).

Viele der vorgestellten Befunde unterstützen die Hypothese, dass ein Migrationshintergrund als Risikofaktor für niedrigere Kompetenzen im Bereich Health Literacy angesehen werden kann. Laut Ingleby greift diese Sichtweise jedoch zu kurz (Ingleby 2012). Er plädiert dafür, dass die Integration der Migrationsbevölkerung in westliche Gesundheitssysteme auch deren aktive Beteiligung beinhalten solle. Man müsse die Werte- und Ideensysteme der Betroffenen beim Auf- und Ausbau von Krankheitsversorgung, Kuration, Rehablilitation, Prävention und Gesundheitsförderung konsequent berücksichtigen statt Migranten mit zielgruppenspezifischen Programmen zur bloßen Assimilierung an bestehende Strukturen zu drängen. Ähnlich argumentieren Zou und Perry oder Mergenthal: Es reiche nicht aus, festzustellen, dass Migrantinnen und Migranten schwer erreichbar seien für Gesundheitsförderung aufgrund geringer Gesundheitskompetenzen und kultureller, sprachlicher sowie sozioökonomischer Barrieren (Mergenthal 2014; Zou und Parry 2012). Man müsse diese Faktoren bewusst in der Planung von Gesundheitsstrategien und -programmen berücksichtigen. In der Schweiz gibt es diesbezügliche Bestrebungen im

Rahmen des Nationalen Programms Migration und Gesundheit. Unter anderem gab das Bundesamt für Gesundheit in Zusammenarbeit mit Gesundheitsförderung Schweiz (2008) eine Anleitung zur *Migrationsgerechten Prävention und Gesundheitsförderung* heraus. Insgesamt sollten Studien zur Gesundheit und Gesundheitskompetenz von Migrantinnen und Migranten ausgewogene Erhebungen durchführen und die teils widersprüchlichen Befunde bewusst untersuchen. Es besteht eine grosse Ambivalenz durch Befunde, welche den „healthy-migrant-Effekt" unterstreichen, und solche, die Migration als gesundheitlichen Risikofaktor identifizieren, wobei nach wie vor nicht abschliessend geklärt ist, inwiefern diese unterschiedlichen Ergebnisse auch aufgrund von statistischen Artefakten zustande kommen (Razum und Spallek 2009; Spallek und Razum 2008a). Hier sei außerdem nochmals darauf hingewiesen, dass die Migrationsbevölkerung in sich keineswegs eine homogene Bevölkerungsgruppe darstellt. Wie bereits festgestellt wurde, gibt es große gesundheitliche und soziodemografische Unterschiede zwischen Migranten unterschiedlicher Herkunft. Wichtige Faktoren, welche den Zusammenhang zwischen Migration und Gesundheit beeinflussen, sind unter anderem die Beweggründe für eine Migration, das persönliche Erleben des Migrationsvorgangs, die rechtliche und soziale Lage im Aufnahmeland, der Bildungserfolg sowie die konkrete ethnische Zugehörigkeit (etwa als unterdrückte Minderheit einer nationalen Mehrheit (Kurden, Aleviten, Hazara usw) (Schenk 2007).

Wir haben in diesem Kapitel zunächst die definitorischen Schwierigkeiten, Health Literacy angemessen zu bestimmen versucht sowie von zum Teil erheblichen Messproblemen berichtet. Im weiteren Verlauf haben wir sowohl die Bedeutung von Gesundheitskompetenzen für eine Reihe gesundheitlicher Outcomes präsentiert als auch die erheblichen quantitativen Dimensionen limitierter Health Literacy nachgezeichnet. Schließlich haben wir eine Reihe von sozialen Determinanten identifiziert, die die individuellen Gesundheitskompetenzen – immer verstanden als Literacy-Tests oder als Selbstreporte – maßgeblich beeinflussen.

Im folgenden Kapitel wollen wir den Forschungsstand zu Gesundheitskompetenzen noch einmal etwas engführen auf die beiden Zielgruppen, die uns im Rahmen der Projekte ELMi und ELiS besonders interessieren: migrantische Jugendliche und migrantische Familien mit kleinen Kindern.

Health Literacy im Kindes- und Jugendalter und die Notwendigkeit von Family Health Literacy

3

Ein Überblick über die quantitative Forschungslage

Die Kindheit und die Jugend gelten allgemein und durchschnittlich als gesündeste Lebensabschnitte in der Gesamtbiografie. Dennoch ist in den letzten Jahren in der Wissenschaft und Praxis verstärkt eine Zuwendung zum Thema Kindheits- und Jugendgesundheit zu verzeichnen, weil, auch auf der Grundlage besserer Daten, immer mehr Indizien vorliegen, dass sich die gesamtgesellschaftliche soziale und gesundheitliche Ungleichheit bereits im Kindes- und Jugendalter auswirkt (vgl. hierzu etwa Inchley et al. 2016; Okan et al. 2019b): „Seit etwa 10–15 Jahren ist das Kindes- und Jugendalter stärker in den Mittelpunkt gerückt, da mehr und mehr deutlich wurde, dass sich der Einfluss des sozialen Status auf die Gesundheit bereits in jungen Jahren abzeichnet." (Lampert 2016, S. 131). Die hier angedeutete soziale Vererbung von gesundheitlichen Risiken ist normativ besonders sensibel, widerspricht sie doch offensichtlich der im Grundgesetz verankerten Idee der Gleichheit aller Individuen. Wenn aber Kinder bereits in sehr jungen Jahren durch spezifische Bedingungen des Aufwachsens, etwa durch mangelnde Ressourcenausstattung der Haushalte, eine schlechte Wohnsituation und wenig nahräumliche Entfaltungsmöglichen (RKI 2009; Ravens-Sieberer et al. 2018; Lampert und Schenk 2004; Lampert et al. 2010), signifikant häufiger von unterschiedlichen Krankheiten und/oder Risikofaktoren affiziert oder in ihrem Gesundheitspotenzial beschnitten werden, stehen diese Befunde konträr zu den Gleichheitsidealen hochindustrieller Gesellschaften und sie sind mindestens ebenso sehr eine Herausforderung für die Idee von Gesundheitsförderung und Prävention in der Bezugsdisziplin Public Health. Deutlich wird beim Gegenstandsbereich der Kindheits- und Jugendgesundheit, dass Gesundheit nicht ohne weiteres als individuelles Gut definiert werden kann (Bauer 2019a), das

© Der/die Herausgeber bzw. der/die Autor(en), exklusiv lizenziert durch Springer Fachmedien Wiesbaden GmbH, ein Teil von Springer Nature 2020
U. H. Bittlingmayer et al., *Health Literacy aus gesundheitsethnologischer Perspektive,* Gesundheit und Gesellschaft, https://doi.org/10.1007/978-3-658-30637-3_3

ausschließlich abhängig ist von dem eigenen gesundheitsorientierten Lebensstil, sondern immer auch eingebettet ist einerseits in intergenerationale Verhältnisse (Schnabel 1988, 2001a; Okan et al. 2019b), und andererseits in normative Vorstellungen von Gesundheit (Kühn 1993; Bittlingmayer et al. 2008; Schmidt 2014, 2017). Den Zusammenhängen zwischen sozialen Ungleichheiten, Familien, Kindern und Jugendlichen sowie Gesundheitskompetenzen soll im Folgenden genauer nachgespürt werden. Dabei werden wir den Forschungsstand nachzeichnen und immer wieder auf Grenzen und Lücken des durch die quantitativen Studien dominierten Forschungsfelds hinweisen.

Dabei wird in einem ersten Abschnitt genauer auf den Zusammenhang von gesundheitlichen Ungleichheiten und ihre Konsequenzen im Kindes- und Jugendalter eingegangen und neuere Befunde der Gesundheitsberichterstattung zusammengestellt (Abschn. 3.1). In einem zweiten Schritt wird dann die Gesundheitskompetenz von Jugendlichen verhandelt (Abschn. 3.2). Ferner gehen wir im weiteren Verlauf des Kapitels auf den vergleichsweise sehr geringen Forschungsstand zu Health Literacy bei Kindern ein und bringen das in Verbindung mit den im Kindesalter besonders komplexen intergenerationalen Beziehungen, die bei der Analyse kindlicher Gesundheitskompetenz kaum außer Acht gelassen werden können (Abschn. 3.3). In diesem Abschnitt werden wir auch anhand eigener Daten zur quantitativen Verteilung von Health Literacy bei elf- bis fünfzehn-jährigen Kindern aufzeigen, wieweit ein solcher standardisierter Zugang zur Gesundheitskompetenz bei Kindern und Jugendlichen insgesamt reicht. Schließlich widmen wir dem Thema der digitalen Gesundheitskompetenz von Kindern, Jugendlichen und Eltern einen eigenen Abschnitt, *einerseits*, weil es im Augenblick sehr breit diskutiert wird und andererseits, weil mit digitaler Gesundheitskompetenz bedeutsame Versprechungen einhergehen, die zur Reduktion ungleicher Gesundheitskompetenz und gesundheitlicher Ungleichheit führen sollen (Abschn. 3.4).

3.1 Kinder- und Jugendgesundheit im Zeichen familialer sozialer Ungleichheit

Das Thema soziale Ungleichheit im Kindes- und Jugendalter schlägt immer wieder hohe Wellen. Skandalisiert werden zum Beispiel Kinder in Armutslagen, die – unmittelbar gesundheitsrelevant – ohne Frühstück in die Schule gehen müssen, übergewichtig sind, sich selten sportlich betätigen und deshalb über geringe motorische Kompetenzen verfügen oder deren alltäglicher Medienkonsum bereits im Kinderalter als wesentlich zu hoch erachtet wird. Diese

Befunde werden dann mit mangelnden erzieherischen Kompetenzen – oder noch dramatischer: mit mangelndem erzieherischem Interesse – in Verbindung gebracht, unter denen die (unschuldigen) Kinder und Jugendlichen zu leiden haben. Dass Kinderarmut in aller Regel eingebettet ist in Familienarmut, wird in den Skandalisierungsdiskursen kaum ausreichend zur Geltung gebracht.

Eine Public Health-Perspektive liefert hier ein differenzierteres und empirisch gesättigteres Bild. Zwar ist das Thema Familiengesundheit insgesamt, zumindest im deutschsprachigen Raum, innerhalb von Public Health-Forschung in seiner ganzen Breite erstaunlich wenig bearbeitet, gemessen an der überragenden Bedeutsamkeit familialer Sozialisation für ein gesundes Aufwachsen (Schnabel 1988, 2001a). Aber dass die familiale Sozialisation für die individuelle Gesundheitsbiografie enorme Konsequenzen zeitigt und es deshalb fahrlässig wäre, Kinder und Jugendliche als Armutsopfer gewissermaßen zu isolieren, bestätigen innerhalb der Gesundheitswissenschaften ganz unterschiedliche Forschungsperspektiven: *Erstens* verweist die Sozialepidemiologie darauf, dass „im Kindesalter die *familiären Ressourcen* von besonders großer Bedeutung sind. Hierzu werden die soziale Unterstützung und der Rückhalt durch die Eltern gezählt sowie ein gut ausgeprägter familiärer Zusammenhalt und ein positives Familienklima" (Ravens-Sieberer et al. 2018, S. 77). Gleichzeitig wird hier die Familie aber auch als potenzieller Risikofaktor, als ein Ort möglicher Gesundheitsrisiken bestimmt, der durch die Verbesserung von Elternkompetenzen besser als Präventionsinstanz verankert werden könnte (Ravens-Sieberer et al. 2018, S. 83–85). *Zweitens* wird auch in der Perspektive der Gesundheitsförderung die Familie als ein Ort beschrieben, „der Menschen emotionalen Beistand gibt, in dem sie sich geliebt und angenommen fühlen können und in ein unterstützendes System eingebunden werden, das auch in Belastungssituationen schützen kann.[…] [Die] Familie [bestimmt] als ‚primäre Sozialisationsinstanz' […] maßgeblich die Haltung und das spätere Gesundheitsverhalten der Kinder." (Geene 2018, S. 371).

Dabei gilt es als ausgemacht, dass in der Kindheit und Jugend erworbene Verhaltensweisen, Handlungsdispositionen oder Einstellungsmuster im Lebensverlauf besonders schwer zu verändern sind, weil etwa dem französischen Soziologen Pierre Bourdieu zufolge die frühesten Erfahrungen außerordentlich umfassend und prägend sind und sich zu einem individuellen Habitus verdichten (hierzu mehr im folgenden vierten Kapitel). Deshalb ist aus der Perspektive der Kinder- und Jugendforschung auch „eine Verlängerung der in der Herkunftsfamilie eingeübten Gesundheitsmuster in das Erwachsenenalter" (Klocke 2006, S. 201) zu erwarten (ähnlich Levin-Zamir et al. 2017, S. 135).

Ferner gelten Risikomuster oder (chronische) Krankheitssymptome, die bereits im Kindes- und Jugendalter auftreten, in ihren Verläufen als gravierender als jene, die erst im Erwachsenenalter erscheinen. „Eine im Kindesalter entwickelte Adipositas stellt das Risiko einer dauerhaften, bis ins Erwachsenenalter andauernden Adipositas dar. Häufig ist der Krankheitsverlauf im Erwachsenenalter sogar noch schwerer, wenn sich die Adipositas bereits im Kindes- und Jugendalter entwickelt hat." (Krug et al. 2018, S. 4). Auch die Jugendgesundheitsforschung stellt fest, dass „die Familie das mit Abstand bedeutendste Setting für Gesundheit [ist]. Der Einfluss der familiären Umgebung bleibt nicht nur während der Adolenszenzphase bestehen, sondern zeigt sich nahezu über den ganzen Lebensverlauf – wenn auch in unterschiedlichem Ausmaß." (Richter 2008, S. 19–20). Schließlich betont auch die Forschung im Kontext der Gesundheitsberichterstattung analog: „Das Gesundheitsverhalten von Kindern wird […] zunächst vor allem durch die Herkunftsfamilie und das soziale Umfeld, in dem sie aufwachsen, beeinflusst. Die Eltern sind in ihrer Vorbildfunktion – gerade in den ersten Lebensjahren – für das Gesundheitsverhalten ihrer Kinder von wesentlicher Bedeutung." (Kuntz et al. 2018, S. 46).

Die Herausstreichung der Bedeutsamkeit familialer Sozialisation für die gesamte Gesundheitsbiografie trifft auf eine gesamtgesellschaftliche Situation in der massive soziale Ungleichheitsverhältnisse, die in Form von Ressourcenknappheit auf die Gesundheit nachwachsender Generationen Einfluss nehmen und die Familien über die Ränder der alltäglichen Bewältigungsstrategien hinaustreiben können. Dass es dabei immer um ein intergenerationales Zusammenspiel von bedenklichen Ressourcenausstattungen geht, wird aus ganz unterschiedlichen Richtungen betont. So äußert sich etwa der Ausschuss für wirtschaftliche, soziale und kulturelle Rechte des Wirtschafts- und Sozialrats der Vereinten Nationen in seiner kritischen Stellungnahme zum sechsten Bericht der Bundesrepublik Deutschland aus dem Jahr 2018 unter dem Stichwort Kinderarmut besonders deutlich zum Zusammenhang zwischen Kinder- und Familienarmut und drückt seine Besorgnis darüber aus, „dass 19,7 % der Kinder unter 18 Jahren (2,55 Mio.) in Armut leben, zumeist mit einem alleinerziehenden Elternteil oder in Familien mit zwei oder mehr Geschwistern." (Vereinte Nationen. Wirtschafts- und Sozialrat 2018, S. 6). Er bringt diesen Befund unmittelbar in Verbindung mit politischen Steuerungsinstrumenten, die für ein Ende der Kinderarmut sorgen sollen und vor allem auch den Eltern zu Gute kommen. In seiner Empfehlung formuliert das UN-Gremium:

> „Der Ausschuss empfiehlt dem Vertragsstaat [gemeint ist hier und im Folgenden die Bundesrepublik Deutschland; die Verf.], mit dem Ziel der Beseitigung von Kinderarmut kontinuierlich zu prüfen, ob die Leistungen für Kinder, einschließlich des Kindergeldes, des Kinderzuschlags und des Bildungs- und Teilhabepakets,

ausreichend sind. Er empfiehlt dem Vertragsstaat außerdem, Daten zu den Leistungen für Kinder zu erheben, einschließlich der Inanspruchnahme, sowie die notwendigen Maßnahmen zu ergreifen, um den Schwierigkeiten anspruchsberechtigter Haushalte beim Zugang zu den Leistungen entgegenzuwirken." (Vereinte Nationen. Wirtschafts- und Sozialrat 2018, S. 9–10)

Der unmittelbare Zusammenhang zwischen gesamtgesellschaftlichen Ungleichheiten und die Gesundheit bzw. Morbidität der nachwachsenden Generation wird – auf allgemeiner und abstrakter Ebene – von der Sozialepidemiologie eindrucksvoll aufgezeigt. Nach Pickett und Wilkinson (2015) lässt sich die Einkommensungleichheit in einem Land als ursächlicher Faktor für die Bevölkerungsgesundheit in all ihren Facetten bestimmen. Als Faustformel kann hier gelten: Je sozial gleicher eine hoch industrialisierte Gesellschaft ist, desto gesünder ist die Bevölkerung und desto bessere Entfaltungsmöglichkeiten hat die nachwachsende Generation. Schließlich können Wilkinson und Pickett, wie in der folgenden Abb. 3.1 illustriert, zeigen, dass *selbst das kindliche Wohlbefinden signifikant vom Ausmaß der Einkommensungleichheit in einem Land abhängt.*

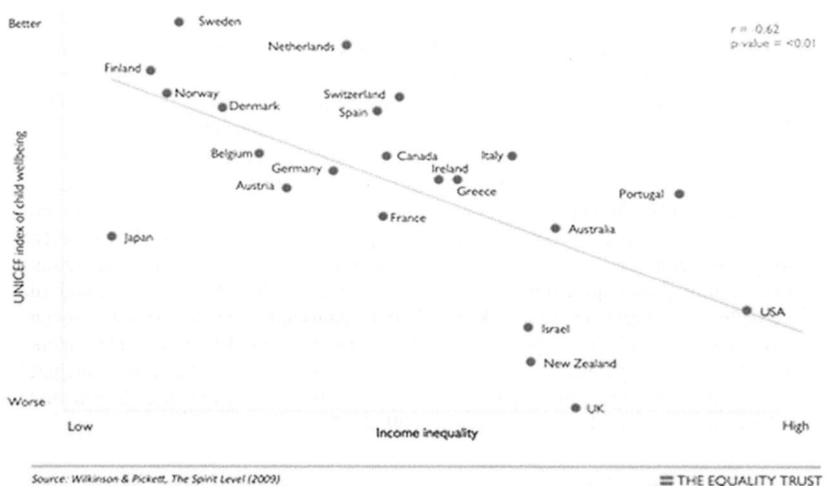

Abb. 3.1 Kindliches Wohlbefinden im Verhältnis zu Einkommensungleichheiten. (Quelle: www.equalitytrust.org.uk)

Diese empirischen Befunde über die Zusammenhänge zwischen allgemeinen sozialen Ungleichheiten und gesundheitlichen Outcomes, die bis zum kindlichen Wohlbefinden durchschlagen, sprechen aus unserer Sicht sehr deutlich gegen eine im fünften Armuts- und Reichtumsbericht der Bundesregierung formulierte Aufgabenbestimmung der Kinder- und Jugendpolitik: „Zweitens ist es Aufgabe der Kinder- und Jugend- sowie der Bildungspolitik, Kinder und Jugendliche noch besser individuell und möglichst unabhängig von den Ressourcen in ihrem Elternhaus zu fördern, um soziale Teilhabe- und Aufstiegschancen zu verbessern." (Bundesministerium für Arbeit und Soziales 2017, III). Neben dem irritierenden Fehlen der Familienpolitik bei der Auflistung der relevanten Politikfelder lassen sich – das zeigen Studien aus der Bildungs- und Public Health-Forschung seit nunmehr fünfzehn Jahren – die Gesundheits-, Bildungs-, und Lebenschancen von Kindern und Jugendlichen gerade nicht von den familialen und sozialisatorischen Bedingungen trennen, mit und unter denen sie aufwachsen (Okan et al. 2019b).

Genau das zeigt auch die spezifische kindheits- und jugendbezogene Sozialepidemiologie für Deutschland klar auf: Als allgemeine, auf empirischen Erhebungen basierende Einschätzung der unmittelbaren kindlichen Konsequenzen von Familienarmut flankiert die Gesundheitsberichterstattung des Robert Koch-Instituts die Positionen des UN-Sozialrats und die oben angeführte von Wilkinson und Pickett:

> „Einkommensarmut kann nicht nur zu Einschränkungen des Konsum- und Freizeitverhaltens der Kinder und Jugendlichen führen, sondern auch das Familienklima und das Erziehungsverhalten der Eltern ungünstig beeinflussen. Die daraus entstehenden psychosozialen Belastungen können die Heranwachsenden nachhaltig beeinträchtigen. Für Bildung als Merkmal der sozialen Lage gilt, dass sie neben der Platzierung im gesellschaftlichen Gefüge auch für die Ausprägung gesundheitsbezogener Einstellungen und Verhaltensmuster relevant ist. Aus ressourcenarmen Familien stammend, erleben Kinder und Jugendliche neben Armut häufig auch soziale Ausgrenzung, die in der Folge zu emotionaler Instabilität, Beeinträchtigung von kognitiver und sprachlicher Entwicklung sowie schulischer Leistungen und zu Verhaltensauffälligkeiten führen kann. Weitere Konsequenzen der Armut ergeben sich in Bezug auf das Wohlbefinden und die Gesundheit der Heranwachsenden: Sozial benachteiligte Kinder und Jugendliche bewerten diese seltener als sehr gut; sie weisen vermehrt gesundheitliche Beeinträchtigungen, Unfallverletzungen und zahnmedizinische Probleme auf." (RKI 2009, S. 17)

Die empirisch grundierte Einschätzung des Robert Koch-Institut, das zumindest des Linksradikalismus oder vorschnellen Skandalisierungen bislang unverdächtig ist, verweist also darauf, dass Einkommensarmut Interaktionen, Bildungschancen,

Diskriminierungserfahrungen, Beeinträchtigungen der Entwicklung sowie die psychische und körperliche Gesundheit beeinflusst. Daher ist es offensichtlich geboten, Einkommensarmut zu adressieren um die daraus entspringenden Folgen zu minimieren. Im folgenden Abschnitt wird die gesundheitliche Ungleichheit und Kindern und Jugendlichen klarer konturiert.

Befunde der deutschen Gesundheitsberichterstattung zur ungleichen Kinder- und Jugendgesundheit

Die in Deutschland in den letzten zwanzig Jahren stark ausgebaute Gesundheitsberichterstattung, die insbesondere vom Robert Koch-Institut verantwortet wird, liefert eine große Anzahl von einzelnen Indikatoren, die zeigen, dass die soziale Herkunft von Kindern und Jugendlichen einen durchschlagenden Einfluss auf die überragende Mehrzahl von Krankheitsoutcomes ausübt. Für das *Referenzjahr 2008* fassen Ulrike Ravens-Sieberer und Michael Erhart den Forschungsstand zum Zusammenhang zwischen sozialer Ungleichheit und Gesundheit im Kinders- und Jugendalter wie folgt zusammen:

> „Die Sterblichkeits- und Krankheitshäufigkeit ist bei Kindern aus niedrigen sozioökonomischen Schichten – mit Ausnahme von Allergien, Neurodermitis und Bronchitis – relativ am höchsten [...]. Kinder und Jugendliche mit niedrigen [sic!] sozio-ökonomischen Status praktizieren teilweise auch ein ungünstigeres Gesundheitsverhalten [...]. Die Kinder erleiden häufiger Verletzungen [...] und nehmen weniger an Vorsorgeuntersuchungen teil [...].[...] Kinder aus sozial benachteiligten Familien – mit Ausnahme allergischer Erkrankungen – [sind] häufiger körperlich und psychisch beeinträchtigt, [...] [konsumieren] häufiger psychoaktive Substanzen [...], [zeigen] ein schlechteres Ernährungsverhalten [...] und [sind] häufiger übergewichtig". (Ravens-Sieberer und Erhart 2008, S. 43–44).

Die Situation gesundheitlicher Ungleichheit für Kinder und Jugendliche aus statusniedrigen Soziallagen *ist seither nicht besser geworden.* In der Auswertung der ersten Welle (2009–2012) des Kindergesundheitssurveys wurde etwa festgestellt, dass sozialstatusniedrige Kinder und Jugendliche gegenüber Kindern und Jugendlichen aus mittleren und höheren Soziallagen ein erhöhtes Risiko tragen, sich selbst als nur eingeschränkt gesund zu beschreiben, psychisch auffällig zu sein, ein höheres Maß an gesundheitsabträglichen Verhaltensweisen aufzuweisen und weniger Krankheitsfrüherkennungsprogramme wahrzunehmen (Lampert et al. 2015). Dabei sind die Ungleichheiten zum Teil dramatisch – so werden bei knapp 30 % der Mädchen im Alter von 3 bis 17 Jahren aus der unteren Sozialschicht psychische Auffälligkeiten festgestellt im Unterschied zu 15,7 % der Mädchen aus mittleren und 8 % aus hohen Soziallagen. Bei den Jungen im

Alter von 3 bis 17 Jahren weisen 37 % mit niedrigem Sozialstatus, 22,1 % mit mittlerem Sozialstatus und 11,6 % mit hohem Sozialstatus psychische Auffälligkeiten auf (Lampert et al. 2015, S. 19). Die aktuellen Auswertungen der zweiten KiGGS-Welle (2014–2017) zeigen stabile soziale Ungleichheiten im Gesundheitsverhalten und bei den Gesundheitsrisiken auf: Kinder und Jugendliche mit niedrigem Sozialstatus bewegen sich weniger, essen und trinken weniger gesund und sind häufiger von Übergewicht und Adipositas betroffen (Kuntz et al. 2018).

Gesundheitliche Ungleichheit und der Migrationshintergrund von Kindern und Jugendlichen
Im Kontext der Analyse des Zusammenhangs zwischen sozialen und gesundheitlichen Ungleichheiten ist in der Gesamtschau auffällig, dass eine ungleiche Gesundheitssozialisation von niemanden ernsthaft bestritten wird, dass allerdings die Sozialepidemiologie und Gesundheitsberichterstattung nicht den Stand der soziologischen Ungleichheitsforschung aufgreift, der in den letzten gut zwanzig Jahren zunehmend die Verschränkung unterschiedlicher Herrschaftsachsen behandelt. Die unter dem Schlagwort der Intersektionalität verhandelte mehrdimensionale Ungleichheitstheorie versucht etwa die Vermittlungsformen von Geschlechterverhältnissen, ethnischen Zugehörigkeiten und Klassenverhältnissen auszuloten (Winker und Degele 2010; Hormel 2012). Diese Idee der *Vermittlung* zentraler Strukturdimensionen ist in der Public Health- und sozialepidemiologischen Forschung noch nicht vollständig durchgedrungen (vgl. hierzu ausführlicher weiten unten Kap. 4). Ein gewichtiger Indikator hierfür ist etwa die – gerade im Kontext von Kinder- und Jugendgesundheit – sichtbare Vernachlässigung der Dimension ethnischer Zugehörigkeit (z. B. bei Wallmann et al. 2012). Werden, wie in der hier vorgestellten Gesundheitsberichterstattung, die Effekte der sozialen Herkunft von Kindern und Jugendlichen in Hinblick auf Gesundheitsrisiken und Erkrankungsraten präzise erfasst, dann bleiben Zugehörigkeiten zu ethnischen Minderheiten ausgeblendet; und umgekehrt, wird Migration, Zuwanderungsgeschichte oder Migrationshintergrund in Hinblick auf gesundheitszuträgliche oder gesundheitsabträgliche Effekte untersucht, dann werden sozio-ökonomische Positionen entweder ganz außer Acht gelassen oder als Kontrollvariable oder Ko-Variate in Regressionsmodellen „modelliert".

Bei der Frage nach den gesundheitlichen Effekten eines einseitigen oder zweiseitigen Migrationshintergrundes werden dann höchst bedenkliche Gruppen von Eltern, Kindern und Jugendlichen gebildet, die nur das eine Merkmal verbindet, nicht in Deutschland geboren zu sein bzw. unter Bedingungen aufzuwachsen, in denen ein Elternteil oder beide Elternteile nicht in Deutschland geboren sind. Folgerichtig werden dann – im Unterschied zu den eindeutigeren

Befunden der sozio-ökonomischen gesundheitlichen Determinanten – etwas konfuse Resultate präsentiert. Hier ein Beispiel: „Im Zusammenhang mit anderen Prädiktoren erhöht ein niedriger oder mittlerer familiärer Wohlstand die Wahrscheinlichkeit einer geringen Lebenszufriedenheit um den Faktor 2,0 bzw. 1,4. Protektiv wirkt dagegen unter Kontrolle der anderen Faktoren, wenn die Mutter in einem anderen Land geboren wurde. Unter diesen Bedingungen sinkt das Risiko für eine geringe Lebenszufriedenheit des Kindes auf etwa den Faktor 0,6. Die Interpretation dieses überraschenden Befundes fällt schwer." (Erhart et al. 2008b, S. 152).

Die Kategorie des einseitigen oder zweiseitigen Migrationshintergrundes ist in theoretischer Hinsicht äußerst unbefriedigend und stellt als isolierte Größe und eigenständige Determinante in der soziologischen Forschung eine höchst umstrittene Konstruktion dar. Zunächst, weil mit der mittlerweile gängigen Umstellung in der Erhebungstechnik von der Bestimmung der rechtlichen Kategorie der Staatsbürgerschaft bzw. Nationalität auf die Kategorie des Migrationshintergrundes auf schwer greifbare kulturelle Differenzen rekurriert wird, ohne zu wissen ob sie überhaupt zu überwinden sind bzw. überwunden werden müssen. Zusätzlich besteht durch die Kategorie Migrationshintergrund, der primär mit kulturellen Differenzen verknüpft wird, die Gefahr einer Essenzialisierung (Emmerich und Hormel 2013; Scherr und Niermann 2012). Darüber hinaus wird in Teilen der Bildungsforschung argumentiert, dass die sozialen Bildungsungleichheiten nichts mit dem Migrationshintergrund von Kindern zu tun haben, sondern entweder als nachträgliche Legitimation für schulsysteminterne Selektionsmechanismen herangezogen werden (Gomolla und Radkte 2009; Gomolla und Radtke 2000; Hormel und Scherr 2004). Oder im Rahmen quantitativ empirischer Studien wird gezeigt, dass die statistisch signifikanten Unterschiede im Bildungserfolg von Kindern und Jugendlichen mit Migrationshintergrund maßgeblich oder vollständig verschwinden, wenn der sozio-ökonomische Status kontrolliert wird (Kristen und Dollmann 2012; Becker und Beck 2012). Aus der Perspektive von Public Health und Gesundheitsförderung sind vor allem die dekonstruktivistischen Positionen ernst zu nehmen, die davor warnen, gesellschaftliche Großgruppen statistisch zu konstruieren und von diesen Konstruktionen ausgehend wahlweise Interventionsprogramme, Zielgruppen oder allgemeine Gruppeneigenschaften zu bestimmen (Emmerich und Hormel 2013). Gleiches gilt im Übrigen auch für sozio-ökonomische Großgruppenkonstruktionen, die zunächst, wie Pierre Bourdieu das formuliert hat, Klassen auf dem Papier sind, die nicht zwingend etwas mit den Einstellungsmustern und Lebenswelten der Menschen selbst zu tun haben müssen (Bourdieu 1985).

Und dennoch stellt sich die Frage nach dem Zusammenspiel von Migrations-hintergrund, kulturellen Differenzen, Geschlechtszugehörigkeit und sozialer Klasse im Kontext des Gegenstandsbereichs Gesundheit anders als in der dis-kursmächtigen erziehungswissenschaftlichen und pädagogisch-psychologischen Bildungsforschung. Denn das Outcome ist wesentlich konkreter und direkter bezogen auf das eigene psycho-physio-soziosomatische Dasein und kulturelle Differenzen können etwa in Form von Ernährungsvorschriften unmittel-barer auf die somatische Existenz durchschlagen oder eben auch – im Fall des Alkoholverbots in spezifischen muslimischen oder buddhistischen Glaubens-interpretationen – selbst gesundheitsförderlich und präventiv ausgerichtet sein. Kulturelle Differenzen, die nachweislich existieren, können also einen unmittelbaren Effekt auf die Gesundheit von Kindern und Jugendlichen ausüben (Bittlingmayer und Sahrai 2010; Sahrai 2009). Insofern sind auch die sozialepi-demiologischen Befunde ernst zu nehmen, die spezifischen Migrantengruppen höhere Gesundheitsrisiken attestieren, wie etwa im Kontext von Zahngesundheit, Vorsorgehandeln, Übergewicht oder beeinträchtigtes psychisches Wohlbefinden (Erhart et al. 2008b, S. 158) oder aber auf der positiven Seite einen geringeren jugendlichen Alkoholkonsum nachweisen (Erhart et al. 2008b, S. 149). Und des-halb ist die Verwendung einer Variable Migrationshintergrund im Kontext von Public Health auch angezeigt, jedenfalls dann, wenn die Konstruktionsmechanis-men sozialer Gruppen nicht ausgeblendet und die Kategorien nicht essenzialisiert werden (siehe hierzu ausführlicher Kap. 4).

Diese Faktoren und Zusammenhänge führen dann allerdings zu der Frage nach der konkreten Gestaltung der Alltagspraxis, nach Lebensstilmustern und gesund-heitszuträglichen bzw. gesundheitsabträglichen Verhaltensweisen, entlang derer sich die abstrakten statistischen Strukturkategorien materialisieren. Dass die einzelnen Faktoren Alter, Geschlecht, ethnische Zugehörigkeit und soziale Klasse in Hinblick auf gesundheitsförderliche Lebensstile jeweils einen eigenständigen Einfluss ausüben, haben für Erwachsene William Cockerham et al. deutlich auf-gezeigt (Cockerham et al. 2006). Die parallele Abhängigkeit der gesundheitlichen Determinanten von unterschiedlichen Strukturdimensionen, wie sie hier postuliert wird, lässt sich auch bereits bei Kindern und Jugendlichen nachzeichnen. Andreas Klocke und Gero Lipsmeier konnten etwa in komplexen empirischen Analysen zeigen, dass sich in Hinblick auf die „Identifizierung sozialer Determinanten der Gesundheit und des Gesundheitsverhaltens […] die Variablen des familialen Binnenraums (Gespräche mit der Mutter, Familienform, Arbeitslosigkeit, Wohl-stand, Nationalität) allesamt als aussagekräftig [erweisen]". (Klocke und Lipsmeier 2008, S. 252).

Die bislang vorgestellten Befunde verweisen in Hinblick auf die Gesundheitskompetenzen von Kindern und Jugendlichen auf eine zentrale Überlegung. Die Gesundheitskompetenzen von Kindern und Jugendlichen lassen sich *nicht unabhängig* von der familialen Gesamtsituation bestimmen – die Konzeptionalisierung von Health Literacy als individuell verfügbare Kompetenz muss mindestens für das Kindheits- und Jugendalter deutlich eingeschränkt werden. Damit leiten wir über zum Forschungsstand über Health Literacy zunächst von Jugendlichen, dann von Kindern und Familien (Abschn. 3.3) im engeren Sinne.

3.2 Health Literacy von Jugendlichen

Noch im Jahr 2015, nach rund fünfzehn Jahren verstärkter internationaler HealthLiteracy-Forschung, ist zumindest in der deutschsprachigen Public Health Konsens, dass Kinder und Jugendliche als Zielgruppe für die Gesundheitskompetenzforschung bislang weitgehend vernachlässigt worden sind (Zamora et al. 2015). Der bisherige Fokus liegt klar auf der Erwachsenenbevölkerung, „less is known about the health literacy of youth" (Trout et al. 2014, S. 37), reklamiert wird vor allem ein Mangel an theoretischen Erklärungsmodellen und empirischen Daten, um die Besonderheiten kindes- und jugendspezifischer Health Literacy analysieren zu können (Zamora et al. 2015; Manganello 2008).[1] Es gibt bis heute vergleichsweise nur wenige Studien zu den Gesundheitskompetenzen von Kindern und Jugendlichen, auch sind die Zusammenhänge zwischen Health Literacy und Gesundheitsoutcomes in diesen Altersgruppen kaum bekannt (dazu unten mehr). Der erheblich ausgeweiteten empirischen Erforschung der Kinder- und Jugendgesundheit im Rahmen der weiter oben dargestellten Gesundheitsberichterstattung und Sozialepidemiologie im letzten Jahrzehnt korrespondiert also keine entsprechend ausgeweitete Gesundheitskompetenzforschung in diesen Altersgruppen (Okan et al. 2017b). Die Besonderheiten von Kindern und

---

[1]Orkan Okan, Janine Bröder und andere Kolleg*innen aus dem Bielefeder Health Literacy-Forschungszusammenhang um Ullrich Bauer und Paulo Pinheiro haben in jüngerer Zeit ein fünf- bzw. sechsdimensionales konzeptuelles Modell formuliert, mit dem die Besonderheiten von Kindern und Jugendlichen bei der Erforschung ihrer Gesundheitskompetenzen in den Blick genommen werden sollen. Das ist ein viel versprechender Ansatz, bei dem allerdings die unterschiedlichen Dimensionen stärker als bislang in ein theoretisches Verhältnis zu setzen wären; vgl. hierzu Bröder et al. (2017), Okan et al. (2019b, S. 77–79).

Jugendlichen in Hinblick auf Health Literacy, die sowohl in bio-medizinischen altersspezifischen Entwicklungsrisiken, in der sozialen Dimension in der intergenerationalen Abhängigkeitsbeziehung zu den – in aller Regel – elterlichen Bezugspersonen, als auch in der mitten im Prozess befindlichen und besonders intensiven allgemeinen Kompetenzentwicklung bestehen, werden durch eine auf Erwachsene fokussierte Health-Literacy-Forschung nicht abgebildet (Okan et al. 2017b, S. 16).

Obwohl die Erforschung der Gesundheitskompetenzen im Kindes- und Jugendalter bis heute als deutliches Forschungsdesiderat gekennzeichnet wird, liegen durchaus mittlerweile eine Reihe von Studien vor, die zumindest in einigen Bereichen die altersspezifischen Zusammenhänge von Gesundheit bzw. Krankheit und Health Literacy in diesen Altersgruppen analysieren (Bröder und Carvalho 2019). Dabei ist der Forschungsstand zu Gesundheitskompetenzen von Jugendlichen deutlich ergiebiger als der zu Kindern, insbesondere zu jüngeren Kindern (dazu unten mehr).

In einer US-amerikanischen Studie, die das Maß an verfügbarer Gesundheitskompetenz unter der besonderen Risikogruppe von Jugendlichen, die außerhalb ihrer Familien in Heimunterbringung aufwachsen, bestimmen will, wird auf der Grundlage des Newest Vital Sign-Tests die folgende Verteilung an Health Literacy beschrieben: 23 % der befragten rund 250 Jugendlichen haben eine hohe Wahrscheinlichkeit auf limitierte, 42 % haben die Möglichkeit einer limitierten und 35 % haben eine adäquate Gesundheitskompetenz (Trout et al. 2014, S. 39). In einer klugen deutschen Studie wurden im Rahmen eines vorab theoretisch definierten Samples die Gesundheitskompetenzen als vulnerabel geltender Gruppen – hier: ältere Menschen, (jüngere) Menschen mit niedrigem Bildungsgrad und geringen sozio-ökonomischen Ressourcen und Menschen mit Migrationshintergrund" (Quenzel et al. 2016b, S. 5) – untersucht. Die Studie kann zeigen, dass benachteiligte Jugendliche, hier als jugendsoziologisch übliche Altersgruppe der 15- bis 25-jährigen definiert, mit und ohne Migrationshintergrund, eine signifikant geringere Health Literacy aufweist als die durchschnittliche Bevölkerung aus Nordrhein-Westfalen (siehe Abb. 3.2). Insgesamt weisen nach den Daten von Gudrun Quenzel et al. knapp drei Viertel (73,5 %) der benachteiligten Gruppen limitierte Gesundheitskompetenzen auf. Leider werden die noch nicht volljährigen Jugendlichen in dieser Studie nicht getrennt dargestellt. Ganz andere Daten liefern Olli Paakkari und Kolleg*innen für Finnland. Im Rahmen der von der WHO initiierten Health Behavior in School-Aged Children-Studie, die seit vielen Jahren turnusmäßig Befragungen von Schülerinnen und Schüler der Klassenstufen 5, 7 und 9 umfasst, haben die Autor*innen für den finnischen Teil der Studie (für die Siebt- und Neunklässler)

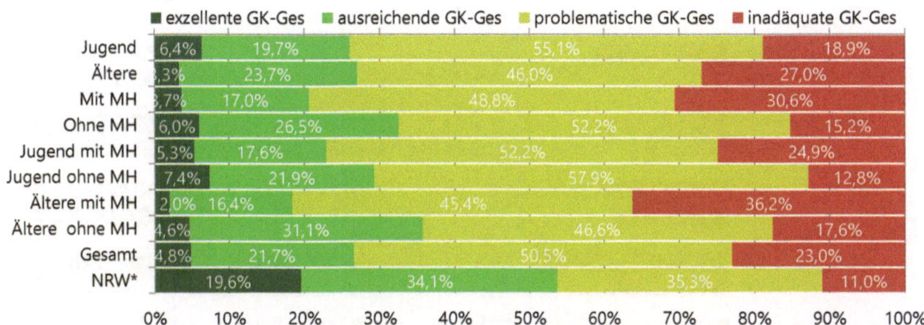

Abb. 3.2 Verteilung der Gesundheitskompetenzen (umfassend) in sozial benachteiligten Bevölkerungsgruppen im Vergleich zur Allgemeinbevölkerung. (Quelle: Quenzel et al. 2016, S. 24)

ein durchschnittlich sehr hohes Level (selbst berichteter) Gesundheitskompetenz dokumentiert. „Approximately one-third of the adolescents manifested a high level of HL, around 60 per cent had a moderate level of HL, and about one-tenth had low HL. The HL level was lower for boys than for girls, and lower for 7th graders than for 9th graders. In the total sample, the strongest explanatory variables for HL were school achievement in the first language, and educational aspirations." (Paakkari et al. 2018).

Die bislang umfassendste Studie stammt aus Österreich und basiert auf einer Repräsentativbefragung 15-jähriger österreichischer Jugendlicher (Röthlin et al. 2013). Diese Arbeit stand unmittelbar im Zusammenhang mit dem Europäischen Health-Literacy-Survey (Pelikan et al. 2012b) und verwendete zur Health-Literacy-Messung der Jugendlichen ein gegenüber der Originalbefragung nur sehr leicht verändertes Instrument (HLS-EU 47-Questionnaire). Konzeptionell arbeitet die Jugendlichenbefragung ebenfalls mit demselben umfassenden theoretischen Health-Literacy-Rahmenmodell, das im Rahmen der Hauptstudie entwickelt wurde (Sørensen et al. 2012a). Das HLS-EU-Messinstrument unterscheidet als drei relevante Bezugsebenen von Health Literacy die Krankheitsbewältigung bzw. das Versorgungsverhalten, das Präventionsverhalten und das Verhalten in Hinblick auf Gesundheitsförderung (zur substanziellen Abgrenzung von Prävention und Gesundheitsförderung vgl. Schnabel 2007b). Das Instrument erlaubt sowohl zwischen den Dimensionen Krankheitsbewältigung, Prävention und Gesundheitsförderung von Health Literacy zu unterscheiden, als auch einen Gesamtindex Health Literacy zu konstruieren. In der folgenden Abb. 3.3 werden die Ergebnisse der Jugendlichen- und Erwachsenenbefragung sowohl als Gesamtindex Health Literacy (in

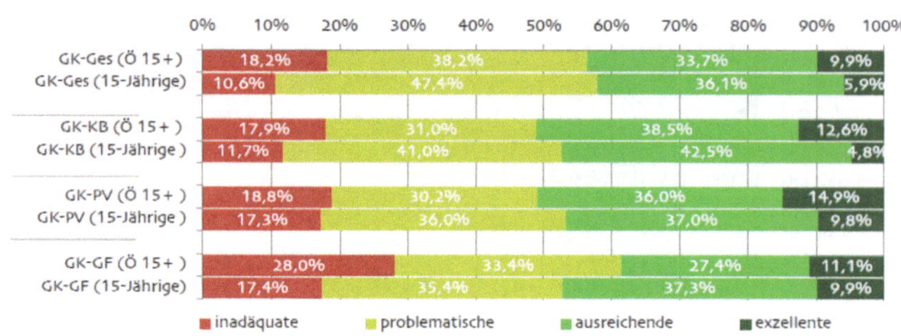

Abb. 3.3 Prozentverteilung der unterschiedlichen Levels der vier Gesundheitskompetenz-Indices für die Stichprobe der 15-Jährigen (N = 571) und der Österreich (15+)-Stichprobe (N = 1015). (Quelle: Röthlin et al. 2013, S. 40)

der ersten Reihe der Abb. 3.6) als auch in den unterschiedlichen Dimensionen (in den Reihen 2 bis 4 der Abb. 3.6) dargestellt. Sichtbar wird zunächst, dass jeweils mehr als die Hälfte der Erwachsenen und der Jugendlichen über limitierte (zusammengesetzt aus den Kategorien inadäquat und problematisch) Gesundheitskompetenzen, so die Terminologie der Autor*in, verfügen. Insgesamt ergeben sich aber *keine signifikanten Differenzen beim Ausmaß limitierter Gesundheitskompetenzen zwischen österreichischen Jugendlichen und der Erwachsenenbevölkerung.*

Allerdings sind *signifikant mehr Erwachsene* im Gesamtindex in der Kategorie *inadäquate Gesundheitskompetenzen* eingruppiert als Jugendliche. In Hinblick auf die drei Health-Literacy-Dimensionen verzeichnen Jugendliche in den Bereichen Krankheitsbewältigung und Gesundheitsförderung signifikant niedrigere Werte bei den besonders sensiblen *inadäquaten Gesundheitskompetenzen* als die erwachsene Referenzgruppe. Das könnte bedeuten, dass der Befund eines Altersgradienten im Kontext von Health Literacy sich bereits deutlich früher zeigt und nicht erst im späten Erwachsenen- bzw. Senior*innenalter (Berens et al. 2016). Die Befunde sind allerdings nicht sonderlich konsistent, sondern stark vom eingesetzten Messinstrument abhängig. In der österreichischen Studie kommt auch der Newest-Vital-Sign-Test (NVS) zur Messung der so genannten funktionalen Gesundheitskompetenz zum Tragen. Der NVS „assesses reading comprehension and numeracy by giving individuals a specially designed ice cream nutrition label and asking them six questions about the label (e.g., ‚If you eat the entire container, how many calories will you eat?').[…] Scores range from 0–6, with each question being worth 1 point. Scores of 0–1 suggest high likelihood of limited literacy, 2–3 indicate the possibility of limited literacy, and

4–6 indicate adequate literacy." (Trout et al. 2014, S. 38). Wird nun die Gesundheitskompetenz Jugendlicher und Erwachsen auf der Grundlage des NVS verglichen und nicht das HLS-EU-Instrument eingesetzt, das auch der Studie von Berens et al. zu Grunde lag, so ergeben sich umgekehrte Befunde in der österreichischen Untersuchung: „Während die 15-Jährigen durchschnittlich 3,5 Punkte erreichen, sind es in der Ö15 + Stichprobe 4,1 Punkte. Damit ist der Durchschnitt in der österreichischen 15 + Gesamtbevölkerung mehr als 17 % höher als bei den 15-Jährigen. Die Erwachsenen schneiden also beim NVS Test deutlich besser ab als die Jugendlichen." (Röthlin et al. 2013, S. 41).

Deutlich wird in der Gesamtschau der internationalen Studien, dass die prozentualen Anteile von Jugendlichen mit geringer, limitierter, ausreichender oder excellenter Gesundheitskompetenz im internationalen Vergleich erheblich differieren. Offensichtlich liegt das maßgeblich daran, dass ganz unterschiedlich – wie in der Erwachsenenbevölkerung auch – Gesundheitskompetenz gemessen wird.

Die Heterogenität der Health-Literacy-Messinstrumente bei Kindern und Jugendlichen
Die Frage der eingesetzten Instrumente ist also, das macht vor allem die österreichische Studie von Röthlin et al. erfrischend deutlich, auch im Kontext der Health Literacy von Kindern und Jugendlichen für die Beantwortung des verfügbaren Maßes an Gesundheitskompetenzen besonders sensibel. Umso mehr, weil kaum Studien vorliegen, in denen die gleichen Definitionen, Verständnisse und Instrumente genutzt werden. In einem kürzlich erschienenen systematischen Review über Instrumente zur Messung von Health Literacy bei Kindern und Jugendlichen zeigen Orkan Okan und Kolleg*innen auf, wie wenig konsistent selbst bei diesem eingeschränkten Forschungsgegenstand der Zusammenhang von Definitionen, Instrumentenentwicklung und Messung ist:

> „Each instrument used a different, study-specific understanding of health literacy, and two instruments were underpinned with a health literacy definition that was specifically developed for the instrument. In the other 13 studies, the researchers referred to different existing definitions but did not make clear whether or not these definitions were underlying their instruments, and of these, six studies referred to the definition provided by Nutbeam." (Okan et al. 2018, S. 9)

Ein anderes systematisches Review zu Definitionen und theoretischen Modellen kindlicher und jugendlicher Gesundheitskompetenz kommt zu demselben Ergebnis (Bröder et al. 2017). Im groben Überblick lassen sich drei größere Heterogenitätsdimensionen in der Bestimmung der Gesundheitskompetenz von Kindern und Jugendlichen benennen. Eine der zentraleren Differenzlinien im Kontext der

Gesundheitskompetenzen von Heranwachsenden besteht *erstens* darin – analog zu den Modellen erwachsener Gesundheitskompetenz –, ob ein enges, das heißt nur auf den Krankheitsversorgungsbereich bezogenes Verständnis von Health Literacy vorherrscht oder ob mit Health Literacy wie etwa Don Nutbeam, Ilona Kickbusch, Doris Schaeffer und Kristine Sørensen es vorschlagen, andere Handlungskontexte und Handlungsfelder (etwa Prävention und Gesundheitsförderung) mit einbezogen werden. Das wäre das *Motiv der unterschiedlichen gegenständlichen Reichweite* von Health Literacy.

Eine *zweite* wichtige Differenzierungslinie besteht darin, ob Health Literacy nur als individuelle Kompetenz und Handlungsressource verstanden wird, oder ob auch Setting- und Community-Bezüge unmittelbar in das Konzept mit einfließen (wie etwa bei St Leger 2001; Paakkari und George 2018). Das lässt sich als *Motiv der handlungstheoretischen Grundierung* von Gesundheitskompetenz bestimmen, also als Individualverhalten auf der Ebene bewusster Überlegungen und verfügbaren Informationen oder als Einbezug der Handlungskontexte und organisationalen Settings (letzteres war etwa die Stoßrichtung der „7th Global Conference on Health Promotion" 2009 in Nairobi oder der Health-Literacy-Diskussion der Weltgesundheitsorganisation; vgl. hierzu WHO 2009; WHO Europe 2013).

Und *drittens* schließlich bestehen Differenzen in der theoretischen wie empirischen Modellierung kindlicher und jugendlicher Gesundheitskompetenz darin, dass entweder nur auf funktionale Gesundheitskompetenz abgestellt wird oder aber Gesundheitskompetenz in ihrer ganzen Breite der interaktiven und kritischen Dimensionen mit in die Konzeptionalisierungen eingehen. Das könnte man als *Dimension der normativen Verankerung* identifizieren, das ein breites Spektrum von Health-Literacy-Zugängen eröffnet und durch die Pole (behavioristischer) Verhaltensregulierung (zum eigenen Besten) bezogen auf das klinische Setting bis hin zu Fragen nach dem Zusammenhang von Gesundheitskompetenz und Gerechtigkeit aufgespannt wird (Bittlingmayer und Sahrai 2019; Paakkari und George 2018; Paakkari et al. 2019a, S. 1). All diese Dimensionen und Unterscheidungskriterien sind bereits für die Bestimmung kindlicher und jugendlicher Gesundheitskompetenz höchst relevant. Wie groß dabei das inhaltliche Spektrum der Ansätze ist, veranschaulicht präzise die unten aufgeführte Tabelle „Definitionen der Gesundheitskompetenzen von Kindern und Jugendlichen" (Bröder et al. 2017, S. 5) (Tab. 3.1).

Gesundheitskompetenzen von 11- bis 15-jährigen Jugendlichen in Deutschland
Um ebenfalls für Deutschland (mit Österreich vergleichbare) Übersichtsbefunde zu generieren, haben wir eine eigene Studie durchgeführt. Hierzu haben wir

Tab. 3.1   „Definitionen der Gesundheitskompetenzen von Kindern und Jugendlichen".
Quelle: (Bröder et al. 2017, S. 5)

		Definitions of children's and young people's health literacy
		Children & Primary School Students
A	Fok und Wong [17]	The meaning of health literacy to children is defined as „to understand and act upon physical and psycho-social activities with appropriate standards, being able to interact with people and cope with necessary changes and; demands reasonable autonomy so as to achieve complete physical, mental and social well-being."
B	Brown et al. [32]	„for this study, health literacy was defined simply as the ability to understand health information and to understand that actions taken in youth affect health later in life, combined with the ability to access valid health information."
		Young people & Secondary School Students
C	Massey et al. [33]	„We take an expanded perspective of health literacy and define it as a set of skills used to organize and apply health knowledge, attitudes and practices relevant when managing one's health environment."
D	Paakkari und Paakkari [8]	„Health Literacy is defined in the following terms: Health literacy comprises a broad range of knowledge and competences that people seek to encompass, evaluate construct and use. Through health literacy competences people become able to understand themselves, others and the word in a way that will enable them to make sound health decisions, and to work on and change the factors that constitute their own and others' heath chances."
E	Wu et al. [18]	„Health literate individuals are able to understand and apply health Information in ways that allow them to take more control over their health through for example appraising the credibility, accuracy and relevance of information and acting on that information to change their health behaviours or living conditions."
F	Gordon et al. [19]	„Health Literacy is the degree to which individual's have the capacity to obtain, access, process, and understand basic health information and services needed to take appropriate health decisions and involves an ongoing process of building individual and community capacity to understand the components of health."

(Fortsetzung)

Tab. 3.1 (Fortsetzung)

Different age groups or considering a life course perspective		
G	Borzekowski (2009)	„Health literacy is not just the ability to read, rather, it is a set of skills that involve recognizing, processing, integrating and acting on information from a variety of platforms. Those between the ages of 3 and 18 can seek, comprehend, evaluate and use health information especially if materials ate presented in ways that arse age appropriate, culturally relevant, and socially supported. The development of heath literacy among children and young people can empower the vulnerable and „marginalized" group to be more engaged more productive and healthier."
H	Soellner et al. (2014)	[Translated] The working definition defines health competences (Gesundheitskompetenz) as an accumulation of skills and capabilities that someone has at one's command to be able to act in daily life and in dealing with the health system, in such a ways that positively affect one's health and well-being.
I	Mancuso (2009)	„A process that evolves over one's lifetime and encompasses the attributes of capacity, comprehension, and communication The attributes of health literacy are integrated within and preceded by the skills, strategies, and abilities embedded within the competencies needed to attain heath literacy. The outcomes of health literacy are dependent upon whether one has achieved adequate or inadequate health literacy and have the potential to influence individuals and society."
J	Nutbeam [35]	„The personal, cognitive and social skills which determine the ability of individuals to gain access to, understand, and use information to promote and maintain good health."
K	Sørensen et al. (2012)	„Health literacy is linked to literacy and entalls people's knowledge motivation and competences to access, understand, appraise and apply health information in order so make judgments and take decisions in everyday life concerning healthcare, disease prevention and health promotion to maintain or improve quality of life during the life course."
L	Zarcadoolas et al. (2005)	„Health literacy evolves over one's life corse, starting at an early age and, like most complex human competences is impacted by health status as well as demographic, socio-political, psychosocial and cultual factors." We define health literacy as the wide range of skills and, competences that people develop to seek out, comprehend evaluate and use health information and concepts to make informed choices, reduce health risks and increase quality of life."

die Messung von Gesundheitskompetenzen in eine laufende Evaluationsstudie integriert und versucht, Health Literacy von Schüler*innen der sechsten Schulklasse zu erheben.

Viele Studien verweisen darauf, dass die Schulzeit eine besonders sensible und relevante Lebensphase ist, um Life Skills und gesundheitsbezogene Kompetenzen zu erwerben (u. v. a. Wallmann et al. 2012, S. 5). Daher wurde von Lions Quest das nicht-zielgruppenspezifische, allgemeine Life Skills-Programm ‚Erwachsen werden' entwickelt, welches gleichermaßen in Gymnasien wie auch den häufig unbeachteten Hauptschulen und Förderschulen eingesetzt werden kann. Das Programm wird vom gemeinnützigen Hilfswerk der Deutschen Lions gefördert, seit mittlerweile über zwanzig Jahren deutschlandweit eingesetzt und kann als eines der verbreitesten schulischen Life Skills-Programme im gesamten deutschsprachigen Raum gelten (vgl. hierzu u. a. Kähnert 2003; Bauer 2005; Bittlingmayer und Sirch 2006; Hartung 2014; Gerdes et al. 2016; Gerdes et al. 2018; Matischek-Jauk et al. 2017). Von 2015 bis 2018 wurde eine Evaluationsforschung zur Wirksamkeitsmessung des außercurricularen Unterrichtsprogramms „Lions Quest Erwachsen werden", an der Pädagogischen Hochschule von Jürgen Gerdes, Gözde Okcu, Igor Osipov und Uwe H. Bittlingmayer durchgeführt (Gerdes et al. 2016; Osipov et al. 2017; Gerdes et al. 2018).

> „Im Rahmen [einer] Evaluationsstudie des schulischen Life Skills-Förderungsprogramms Lions-Quest ‚Erwachsen werden' wurden Schüler_innen der 5. und 6. Klassenstufe aus dem vorhandenen Schulformspektrum (von Förderschulen bis zu Gymnasien) aus sechs Bundesländern zu drei verschiedenen Zeitpunkten (vor, während und nach einer eineinhalbjährigen Interventionsphase) befragt. Die zunächst insgesamt 123 rekrutierten Projektklassen (von denen zum letzten Erhebungszeitpunkt noch 111 Projektschulen im Sample waren) wurden zufällig der Interventions- und der Kontrollgruppe zugeordnet. Begleitend wurden die Lehrkräfte der beteiligten Projektklassen, eben zu drei Zeitpunkten, zum Programm(-einsatz) befragt." (Gerdes et al. 2018, S. 2)

Insgesamt nahmen über alle drei Messzeitpunkte hinweg (N = 1672) Schüler*innen teil, davon waren N = 832 (50,1 %) Jungen und N = 831 (49,9 %) Mädchen. Im Im Erhebungszeitraum 2017 waren die teilnehmenden Schüler*innen im Durchschnitt 12,58 Jahre alt, d.h. 49,1 % waren 11 bzw. 12 Jahre 43,5 % 13 Jahre und 7,4 % 14 bzw. 15 Jahre. Es wurden Klassen aller Schulformen eingeschlossen: Gymnasium (38,7 %), Grundschulen (in Berlin und Brandbenburg gehen Grundschulen bis zur 6. Klasse) und Gesamtschulen (14,1 %), Real-, Ober-, Sekundarschulen (29,9 %), Hauptschulen (12,0 %) und Förderschulen (5,3 %) aus den sechs Bundesländern Niedersachsen, Brandenburg, Sachsen-Anhalt, Nordrhein-Westfalen, Hessen und Bayern (eine Schule aus Mannheim wurde ebenfalls in das Sample einbezogen).

Der Anteil der Schüler*innen mit Migrationshintergrund liegt bei 31,5 % und liegt in dieser Altergruppe damit etwas unter dem Bundesdurchschnitt. Lediglich 5,1 % (N = 84) der Schüler*innen gaben an im Ausland geboren zu sein. Höher ist in unserem Sample der Anteil der Schüler*innen, dessen Geburtsort des Vaters 25,4 % (N = 382) oder der Mutter 24,5 % (N = 389) im Ausland liegt. 11,3 % der Schüler*innen (N = 224) wiesen im Gesamtsample einen einseitigen Migrationshintergrund auf und 20,2 % (N = 407) der Schüler*innen einen beidseitigen Migrationshintergrund.[2]

Neben zahlreichen demographischen Daten wurden die Verfügbarkeit und die Entwicklung individueller Life Skills durch die Verwendung von gängigen psychometrischen Skalen gemessen (u. a. allgemeine Selbstwirksamkeitsüberzeugen, Empathie, kommunikative Kompetenzen). Hierbei wurden insbesondere die Bereiche soziale Kompetenzen, Selbstwertschätzung, Empathie, Emotionsregulierung und kulturelle Heterogenitätsakzeptanz erfasst (Gerdes et al. 2016) sowie *in der dritten Welle die Gesundheitskompetenz*.

Zur quantitativen Erfassung der Gesundheitskompetenz wurde auf ein Instrument zurückgegriffen, das im Rahmen des Forschungsverbundes Health Literacy in Childhood and Adolescents zur Bestimmung der Gesundheitskompetenzen bei Kindern parallel entwickelt wurde. Im Projekt MoMChild ging es um die Erarbeitung einer validen quantitativen Skala zur Messung von Gesundheitskompetenzen für Kinder im Alter von 9 bis 10 Jahren unter Rückgriff auf die HLS-EU-Skala, die von Jürgen Pelikan und anderen im Rahmen des bereits mehrfach erwähnten European Health-Literacy-Surveys entwickelt wurde.[3] Das in Bielefeld konstruierte Instrument umfasste, in einer ersten uns seinerzeit bei der Erhebung vorliegenden Fassung, insgesamt 26 Items. Diese Bielefelder Skala wurde dann in einem ausführlichen Pretest in ihrer Endversion auf 15 Items verkürzt (Bollweg et al. 2020a, in press; Bollweg et al. 2020b, in press). Weil die abschließenden Informationen zur Skalenvalidierung noch nicht vorlagen und weil wir in unserem Fragebogen nicht ausreichend Platz hatten, hatten wir uns seinerzeit entschieden, die Skala auf insgesamt 16 Items zu kürzen und die aus unserer Sicht für Schüler*innen am schwersten einzuschätzenden Items zu streichen. Nach der Validierung der Bielefelder Skala ergibt sich bei den

---

[2]Wir haben neben der allgemeinen Variable Migrationshintergrund auch die ethnische Zugehörigkeit erhoben. Die Problematik der Essentialisierung sehr heterogener Gruppen, war und ist uns bewusst.

[3]Ausführlichere Informationen zum MoMChild-Projekt, das an der Universität Bielefeld unter der Leitung von Paulo Pinheiro von Orkan Okan und Torsten Bollweg durchgeführt wurde, unter www.hlca-consortium.de.

von uns eingesetzen Items lediglich eine Schnittmenge von 10 Items, die einen Vergleich mit der Bielefelder Studie nicht sinnvoll erscheinen lassen.

Die verbliebenen 16 Items umfassen – analog zur Anlehnung an das Health Literacy Modell des HLS-EU-Q47 – Fragen zu den Fertigkeiten (finden, verstehen, beurteilen und anwenden) sowie den Bereichen Gesundheitsförderung, Krankheitsprävention, Gesundheitsversorgung ergänzt um allgemeine Fragen. Wir dokumentieren das von uns eingesetze Instrument aus Gründen der Transparenz hier einmal vollständig. Dabei wird die Health-Literacy-Skala aus den Fragen 3, 5, 7 und 8 gebildet, während die anderen Fragen die Skala flankieren.

Bis auf die zwei Fragen Nummer 1 und 6 sind in dieser Skala wie in der Abb. 3.4 des Gesamtfragebogens ersichtlich alle Fragen in einem vier-stufigen Antwortformat 1 für „sehr einfach", 2 für „eher einfach", 3 für „eher schwer" und 4 für „sehr schwer" plus der Möglichkeit „weiß nicht" präsentiert. Die erste Frage führt allgemein in die Thematik und deren Bekanntheit ein, indem die Schüler*innen eine Aussage treffen sollen, ob sie schon einmal versucht haben, über das Thema Gesundheit etwas herauszufinden mit der Abstufung Ja vs. Nein. Die Frage 6 geht einen Schritt weiter und erfragt, wie häufig der/die Schüler*in sich überlegt, ob die gehörten gesundheitsbezogenen Informationen korrekt sind mit den Antwortmöglichkeiten „(fast) nie", „selten", „manchmal", „oft", „(fast) immer" sowie „weiß nicht".

Mehr als 60 % der befragten Schüler*innen gaben an, bereits einmal versucht zu haben, etwas über das Thema Gesundheit herauszufinden (61,5 %) (N = 1012), wobei Mädchen signifikant häufiger mit Ja antworteten. Jedoch ist die Suche nach gesundheitsbezogenen Informationen allein noch kein Hinweis auf die Gesundheitskompetenz; bedeutsam ist es, die Richtigkeit der Gesundheitsinformationen einschätzen und gegebenenfalls den Inhalt zu hinterfragen. Auf die Frage „wenn du etwas über Gesundheit hörst, wie oft überlegst du dir, ob es auch stimmt?" antworten ein Viertel der Schüler*innen „selten" oder „(fast) nie".

Die Abb. 3.5 zeigt die Antwortverteilung der für die Gesundheitskompetenzskala genutzten 18 Items. Hierbei wird ersichtlich, dass meist mehr als 80 % der Befragten einschätzen, dass die gestellte Aufgabe sehr einfach oder einfach ist. Der Überblick über die Antwortvarianz illustriert also recht deutlich, dass auch in Deutschland elf- bis fünfzehnjährige Kinder bzw. Jugendliche *in der Selbsteinschätzung über ein durchschnittlich hohes Maß an Gesundheitskompetenzen bereits verfügen.*

Allerdings ist bei dieser Verteilung anzumerken, dass bei jedem Item zwischen einem Drittel und knapp der Hälfte der 6.Klässler bei den 18 Fragen die hier nicht dargestellte Kategorie „weiß nicht" angegeben hat. Damit fällt bei den komplexeren Berechnungen eine große Anzahl der Fälle heraus – die mittlerweile

1) Hast du schon einmal versucht, etwas über das Thema Gesundheit herauszufinden? *Kreuze bitte an!*

Ja
Nein

2)   Wie einfach oder schwierig ist es für dich, etwas über das Thema Gesundheit herauszufinden?
Kreuze bitte an!

sehr einfach	eher einfach	eher schwierig	sehr schwierig	weiß nicht
☐	☐	☐	☐	☐

3) Wie einfach oder schwierig ist es für dich, ...
Bitte mache in jeder Zeile ein Kreuz!

	sehr einfach	eher einfach	eher schwierig	sehr schwierig	weiß nicht
1. herauszufinden, wie du bei einer Erkältung schnell wieder gesund wirst?	☐	☐	☐	☐	☐
2. herauszufinden, was du tun kannst, damit du nicht zu dick oder zu dünn wirst?	☐	☐	☐	☐	☐
3. herauszufinden, welches Essen für dich gesund ist?	☐	☐	☐	☐	☐

Wir wollen jetzt von dir wissen, <u>wie gut du die Dinge verstehst,</u> die du über das Thema Gesundheit hörst oder liest!

4)   Das meiste was ich über Gesundheit höre oder lese, ist ...
Kreuze bitte an!

sehr einfach zu verstehen	eher einfach zu verstehen	eher schwierig zu verstehen	sehr schwierig zu verstehen	weiß nicht
☐	☐	☐	☐	☐

5) Wie einfach oder schwierig ist es für dich, ...
Bitte mache in jeder Zeile ein Kreuz!

	sehr einfach	eher einfach	eher schwierig	sehr schwierig	weiß nicht
1. zu verstehen, was der Arzt dir sagt?	☐	☐	☐	☐	☐
2. zu verstehen, warum du Impfungen brauchst?	☐	☐	☐	☐	☐

Abb. 3.4 Fragebereich Gesundheit und Gesundheitskompetenzen in der Life Skills-Evaluationsstudie; dritte Welle; Adaption nach (Bollweg et al. 2020b, in press)

3. zu verstehen, was dir deine Eltern über deine Gesundheit erklären?	☐	☐	☐	☐	☐
4. zu verstehen, warum du dich auch manchmal ausruhen musst?	☐	☐	☐	☐	☐

Überall kannst du etwas über deine Gesundheit lernen. Aber nicht alles stimmt, was man so hört oder liest! Manchmal muss man also selbst <u>beurteilen, was richtig ist</u>, und was vielleicht eher falsch ist.
  Beurteilen, das heißt:
- **entscheiden, was richtig ist oder falsch ist**
- **entscheiden, wer Recht hat**
- **entscheiden, was besser ist**

6) Wenn du etwas über Gesundheit hörst, wie oft überlegst du dir, ob es auch stimmt? *Kreuze bitte an!*

(fast) nie	selten	manchmal	oft	(fast) immer	weiß nicht
☐	☐	☐	☐	☐	☐

7) Wie einfach oder schwierig ist es für dich, ...
  Bitte mache in jeder Zeile ein Kreuz!

	sehr einfach	eher einfach	eher schwierig	sehr schwierig	weiß nicht
1. zu beurteilen, was gut und was schlecht ist, um eine Erkältung loszuwerden?	☐	☐	☐	☐	☐
2. zu beurteilen, ob es stimmt, was mit später einmal passieren kann, wenn du mit dem Rauchen anfängst?	☐	☐	☐	☐	☐
3. zu beurteilen, wie dein Wohngebiet (Nachbarschaft, Stadtteile, Straße) mit deiner Gesundheit zusammenhängt?	☐	☐	☐	☐	☐
4. zu beurteilen, wie dein Verhalten (Bewegung und Ernährung) mit deiner Gesundheit zusammenhängt?	☐	☐	☐	☐	☐

Oft reicht es nicht, nur zu wissen, was gesund ist. Sondern <u>manche Sachen muss man auch machen</u>! Wie ist das bei dir?

Abb. 3.4 (Fortsetzung)

8) Wie einfach oder schwierig ist es für dich, ...
   Bitte mache in jeder Zeile ein Kreuz!

	sehr einfach	eher einfach	eher schwierig	sehr schwierig	weiß nicht
1. zu tun, was deine Eltern dir sagen, um wieder gesund zu werden?	☐	☐	☐	☐	☐
2. im Notfall einen Krankenwagen zu rufen?	☐	☐	☐	☐	☐
3. dich daran zu halten, was du im Verkehrsunterricht gelernt hast?	☐	☐	☐	☐	☐
4. dich gesund zu ernähren?	☐	☐	☐	☐	☐
5. mitzubestimmen, ob es in der Schule gesundes Essen gibt?	☐	☐	☐	☐	☐

Abb. 3.4   (Fortsetzung)

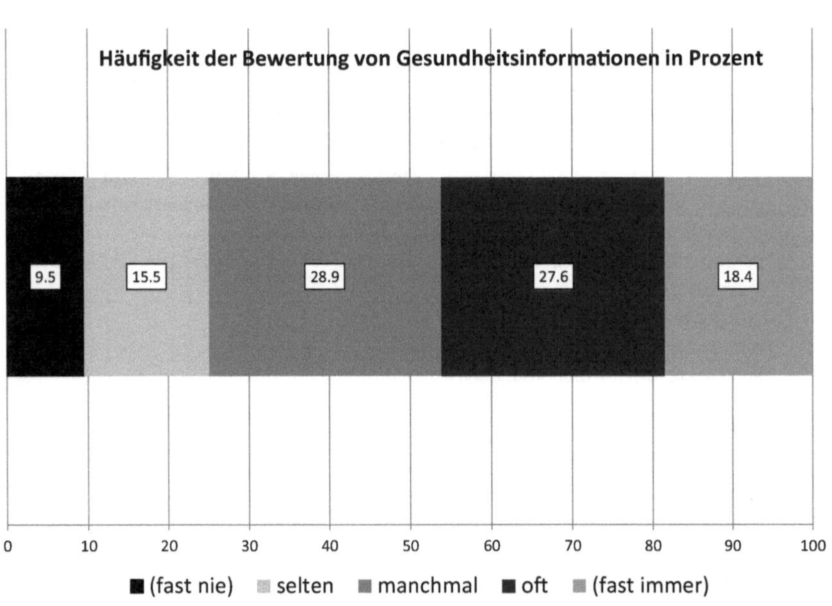

Abb. 3.5 Häufigkeit der Bewertung von Gesundheitsinformationen N = 1012. (Eigene Darstellung)

gängigen Verfahren eines Imputing fehlender Werte ist aus unserer Sicht nur sehr bedingt zielführend, weil die „weiß nicht"-Kategorie anders als traditionelle „Missing-Werte" als inhaltliche Aussage zu werten ist, die nicht durch eine der anderen inhaltlichen Kategorien einfach ersetzt werden sollte. Es sollte aber im Blick behalten werden, *dass das eingesetzte Instrument mit einiger Unsicherheit behaftet ist, die aus den Abbildungen so nicht mehr erkennbar wird.*

Um die möglichen sozialen Determinanten bei der Ausprägung von jugendlicher Health Literacy genauer zu bestimmen, wurden die einzelnen Items zunächst zu einem ungewichteten Summenscore zusammengefasst. Weil die Verfahrensweise von Jürgen Pelikan und anderen aus dem HLS-EU-Kontext beinhaltet, dass diejenigen Kinder und Jugendlichen, die die Kategorie „weiß

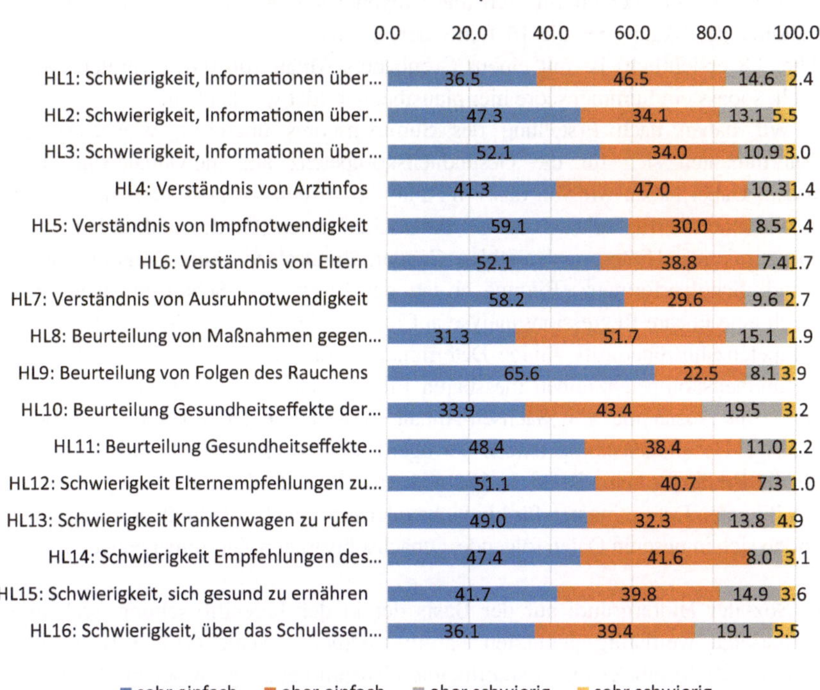

Abb. 3.6 Gesundheitskompetenz von Jugendlichen der 6.Klasse. Im Mittel nahmen N = 1529 Personen pro Frage teil, von N = 1353 (HL16) – N = 1614 (HL4). (Eigene Darstellung)

nicht" angekreuzt hatten, aus den Berechnungen auszuschließen sind, reduziert sich die Fallzahl auf etwas über 900 Kinder und Jugendliche (N = 913). Die Ausfälle weisen allerdings keine signifikanten Differenzen in Hinblick auf Migrationshintergrund, Gender und Alter im Vergleich mit der Stichprobe aus, es gibt also keinen systematischen Bias. Lediglich das Bundesland Hessen ist stärker vertreten, weil es hier weniger systematische Ausfälle bei der Schulbeteiligung gab und Gymnasien sind etwas häufiger in der Unterstichprobe (Abb. 3.6).

Der berechnete Summenscore wurde durch Rekodierung umgepolt, sodass hohe Werte auf hohe Gesundheitskompetenz schließen lassen und kann dabei Werte zwischen 16 und 64 annehmen, wobei 64 die beste Punktzahl signalisiert; das ist der Wert, der erreicht wird, wenn ein Jugendlicher bei jeder der oben abgebildeten Fragen mit „sehr einfach" antwortet. Komplementär ist 16 der Wert, der erreicht wird, wenn eine Person für sich alle Fragen als sehr schwierig einschätzt. Die Validität der Skala über die 16 Items der Gesundheitskompetenzmessung (in der Abb. 3.8 ersichtlich) ist mit einem Cronbach's Alpha von 0,877 vergleichsweise hoch, sodass ein Summenscore hier plausibel gebildet werden kann.

Wir haben nach Erstellung des Summenscores überprüft, welche sozialen Determinanten sich für die Gesundheitskompetenz auf Individualebene finden lassen. Dabei haben wir von unseren Analysen zu den sozialen Determinanten der individuellen Verfügbarkeit von Life Skills leiten lassen (Gerdes et al. 2016) und die dort virulenten Hintergrundvariablen Gender, Bundesland, Alter, Migrationshintergrund, Schulperformanz, Bildungsniveau der Eltern und Schulformzugehörigkeit durch eine lineare Regressionsanalyse auf ihre Effekte für individuelle Gesundheitskompetenz hin überprüft. Einige Determinanten für Life Skills haben auch für die Gesundheitskompetenz einen messbaren Effekt, andere hingegen wie das Bundesland (mit Ausnahme von Sachsen-Anhalt, dessen Schüler*innen über besonders niedrige Gesundheitskompetenzen verfügen), aber auch Alter (11 bis 15) spielen für die Erklärung keine Rolle. In Hinblick auf die in der Literatur häufig benannten signifikanten Determinanten für kindliche oder jugendliche Gesundheitskompetenzen finden sich in unseren Daten folgende, zunächst bivariaten Zusammenhänge:

- Sozialer Hintergrund: auf der Basis der in der Jugendforschung auch international weitläufig genutzten Family Affluence Scale (vgl. z. B. Paakkari et al. 2018) gibt es einen signifikanten Zusammenhang zwischen der sozialen Herkunft der Kinder und Jugendlichen und den selbst berichteten Gesundheitskompetenzen (Anova, p = 0,036). Kinder und Jugendliche aus den untersten Wohlstandsquartil haben die niedrigsten Werte auf der Gesundheitskompetenzskala, Kinder aus dem obersten Quartil die höchsten;

- Schulbildung des Vaters: vor allem Kindern und Jugendliche, deren Väter Abitur haben, haben höhere Werte auf der Gesundheitskompetenzskala (Anova, $p = 0{,}05$; wobei hier die Anzahl der „weiß nicht"-Antworten hoch ist, die Zusammenhänge deshalb kaum belastbar sind);
- Schulbildung der Mutter: die Richtung der Verteilung zwar analog zur Schulbildung des Vaters, das Signifikanzniveau wird aber nicht erreicht (Anova, $p = 0{,}130$; auch hier ist die Anzahl der „weiß nicht"-Antworten sehr hoch);
- eigene Zuwanderungsgeschichte: Kinder und Jugendliche mit eigener Zuwanderungsgeschichte ($N = 51$), die also im Ausland geboren sind, unterscheiden sich nicht signifikant von denen ($N = 861$), die in Deutschland geboren wurden (t-Test, $p = 0{,}653$);
- Migrationshintergrund: auch in unseren Daten zeigen sich die bereits aus der Kindheits- und Jugend-bezogenen gesundheitlichen Ungleichheitsforschung bekannten unklaren Zusammenhänge, die die generalisierte und undifferenzierte Verwendung der Variable Migrationshintergrund insgesamt infrage stellen. Kinder und Jugendliche mit einseitigem Migrationshintergrund weisen unseren Daten zufolge eine signifikant höhere Gesundheitskompetenz auf als Kinder und Jugendliche mit beidseitigem oder ohne Migrationshintergrund (Anova, $p = 0{,}033$);
- Geschlechtszugehörigkeit: auch in unserem Sample zeigt sich die mehrfach beschriebene Geschlechterdifferenz in Hinblick auf (selbst berichtete!) Gesundheitskompetenzen. Jungen schreiben sich selbst höhere Gesundheitskompetenzen zu als Mädchen (t-Test, $p = 0{,}016$)
- Schulperformanz: Schüler*innen mit besseren Schulnoten (gemessen als Index aus der Mathe-, Deutsch-, Englisch- und Sportnote) erreichen signifikant höhere Werte auf dem Summenscore, auch wenn der Zusammenhang nicht ganz linear ist (Anova, $p = 0{,}000$);
- Schulformzugehörigkeit: Zwar haben Förderschüler*innen durchschnittlich die geringsten Gesundheitskompetenzen, aber der Gesamtzusammenhang zwischen Schulformzugehörigkeit und Gesundheitskompetenz ist nicht signifikant (Anova, $p = 0{,}101$).

Überprüft man die bivariaten Zusammenhänge mit einer linearen Regression, heben sich einige Effekte auf, andere bleiben stabil. Nach unseren Daten gibt es signifikante Assoziationen zwischen der Geschlechtszugehörigkeit, dem Geburtsort des Vaters (und nicht der Mutter), den schulischen Leistungen sowie dem Wohlstandsniveau der Herkunftsfamilie, die anderen Effekte (z. B. einseitiger Migrationshintergrund) verschwinden statistisch bzw. heben sich gegenseitig auf oder sind theoretisch inkonsistent.

Angemerkt werden muss zudem, dass die Erklärungskraft der von uns berechneten Regressionsmodelle bei sehr schwachen 2,4 % (adjustiertes r-Quadrat) liegt, sodass wir davon ausgehen können, dass es weitere Determinanten gibt, die wir nicht in Blick bekommen haben.[4] Weil wegen der hohen Anzahl der „weiß nicht"-Antworten die Fallzahl eingeschränkt wurde, konnten wir nicht beliebig viele Variablen in das Regressionsmodell einfügen, sondern mussten eher schrittweise und immer wieder aussondernd vorgehen. Wir dokumentieren hier nur eines von vielen Modellen, die wir berechnet haben, zur Veranschaulichung der – aus unserer Sicht – einigermaßen auch theoretisch überzeugenden Zusammenhänge (vgl. Tab. 3.2).

Wie in der Tab. 3.2 oben in der Dokumentation der Koeffizienten erkennbar ist, gibt es die bereits angesprochene Genderdifferenz, nach der sich die Jungen höhere Gesundheitskompetenzen zuschreiben als die Mädchen. Schüler*innen, deren Väter im Ausland geboren sind, verfügen über geringere Gesundheits-kompetenzen – allerdings finden sich keine Zusammenhänge zum Geburtsort der Mutter. Das ist nicht besonders plausibel: Es dürfte sich kaum eine sozialisations-theoretische Erklärung finden lassen, die diese elterlichen Differenzen über-zeugend kommentiert.

Ferner lässt sich eine signifikante Differenz zwischen sehr guten Schüler*innen und guten Schüler*innen in Hinblick auf selbst berichtete Health Literacy bestimmen. Eine signifikante Differenz in Bezug auf selbst berichtete Health Literacy ist zwischen sehr guten und mittleren Schüler*innen zwar nicht feststellbar, aber zwischen sehr guten und schlechten Schüler*innen wieder zu bestimmen. Diese nicht-linearen Zusammenhänge sind nicht gut zu interpretieren, weil die Vorstellung des Zusammenhangs von Gesund-heitskompetenzen und individueller Schulperformanz nur im Rahmen eines kontinuierlichen Modells überzeugend ist. Schließlich lassen sich unseren Daten zufolge signifikante Differenzen angeben zwischen dem Wohlstands-niveau der Schüler*innen und den selbst berichteten Gesundheitskompetenzen. Schüler*innen aus dem untersten Wohlstandsquartil haben gegenüber allen anderen Peers die niedrigsten Werte. Wie bereits deutlich betont, sind diese signi-fikanten Zusammenhänge zwar – zumindest zum Teil – theoretisch überzeugend, aber dadurch in ihrer Aussagekraft erheblich eingeschränkt, dass zum einen der Anteil der Schüler*innen, die aus der Analyse wegen „weiß nicht"-Antworten

---

[4]Allerdings ist in vielen Studien die aufgeklärte Varianz relativ gering. In einer aktuellen litauischen Studie wird etwa eine aufeklärte Varianz von 9 % erreicht, ein Wert, der auch nicht überragend ist, aber hier unkommentiert bleibt. Vgl. hierzu Sukys et al. (2019, S. 7).

Tab. 3.2 Lineare Regression Summenscore Gesundheitskompetenz

Variables entered/removed[a]

Model	Variables entered	Variables removed	Method
1	FAS Dummy unteres vs. oberes Wohlstandsniveau, gender, Sehr gute vs. gute Schulperformanz, Country of birth father, FAS Dummy unteres Wohlstandsniv vs. untere Wohlstandsmitte, Sehr gute vs. (eher) schlechte Schulperformanz, FAS Dummy unteres Wohlstandsniv vs. Wohlstandsmitte, Sehr gute vs. mittelmäßige Schulperformanz, FAS Dummy unteres Wohlstandsniv vs. obere Wohlstandsmitte[b]		Enter

[a]Dependent variable: Gesundheitskompetenz Summenscore (16 Items)

[b]All requested variables entered

Model Summary

Model	R	R Square	Adjusted R Square	Std. Error of the Estimate	Change Statistics				
					R Square Change	F Change	df1	df2	Sig. F Change
1	,190[a]	,036	,024	6,822	,036	2,926	9	705	,002

[a]Predictors: (Constant), FAS Dummy unteres vs. oberes Wohlstandsniveau, gender, Sehr gute vs. gute Schulperformanz, Country of birth father, FAS Dummy unteres Wohlstandsniv vs. untere Wohlstandsmitte, Sehr gute vs. (eher) schlechte Schulperformanz, FAS Dummy unteres Wohlstandsniv vs. Wohlstandsmitte, Sehr gute vs. mittelmäßige Schulperformanz, FAS Dummy unteres Wohlstandsniv vs. obere Wohlstandsmitte

(Fortsetzung)

Tab. 3.2 (Fortsetzung)

Variables entered/removed[a]

Model	Variables entered	Variables removed	Method

ANOVA[a]

Model		Sum of squares	df	Mean square	F	Sig
1	Regression	1225,653	9	136,184	2,926	,002[b]
	Residual	32.812,073	705	46,542		
	Total	34.037,726	714			

[a]Dependent variable: Gesundheitskompetenz Summenscore (16 Items)

[b]Predictors: (Constant), FAS Dummy unteres vs. oberes Wohlstandsniveau, gender, Sehr gute vs. gute Schulperformanz, Country of birth father, FAS Dummy unteres Wohlstandsniv vs. untere Wohlstandsmitte, Sehr gute vs. (eher) schlechte Schulperformanz, FAS Dummy unteres Wohlstandsniv vs. Wohlstandsmitte, Sehr gute vs. mittelmäßige Schulperformanz, FAS Dummy unteres Wohlstandsniv vs. obere Wohlstandsmitte

Coefficients[a]

Model		Unstandardized coefficients		Standardized coefficients	t	Sig
		B	Std. Error	Beta		

(Fortsetzung)

Tab. 3.2 (Fortsetzung)

Variables entered/removed[a]

Model	Variables entered				Variables removed	Method
1	(Constant)	48,975	1,558		31,434	,000
	Gender	1,050	,518	,076	2,028	,043
	Country of birth father	1,437	,615	,092	2,338	,020
	Sehr gute vs. gute Schulperformanz	−1,530	,707	−,102	−2,165	,031
	Sehr gute vs. mittelmäßige Schulperformanz	−,678	,728	−,046	−,931	,352
	Sehr gute vs. (eher) schlechte Schulperformanz	−1,892	,923	−,094	−2,050	,041
	FAS Dummy unteres Wohlstandsniv vs. untere Wohlstandsmitte	2,825	1,047	,149	2,699	,007
	FAS Dummy unteres Wohlstandsniv vs. Wohlstandsmitte	1,918	,994	,119	1,929	,054
	FAS Dummy unteres Wohlstandsniv vs. obere Wohlstandsmitte	2,524	,988	,167	2,554	,011
	FAS Dummy unteres vs. oberes Wohlstandsniveau	3,408	1,067	,202	3,195	,001

[a]Dependent variable: Gesundheitskompetenz Summenscore (16 Items)

ausgeschlossen wurde, groß ist und dass die erklärte Varianz des Regressionsmodells sehr gering ist. Deutlich wird aber auch in unserer Studie, dass sich die überwiegende Mehrzahl der Schüler*innen (zumindest diejenigen, die nicht einmal „weiß nicht" angekreuzt haben) für gesundheitskompetent hält.

Die von uns gefundenen Prädiktoren für Gesundheitskompetenz finden sich auch in anderen Untersuchungen wieder. Eine aktuelle litauische Studie beispielsweise kommt zu vergleichbaren Prädiktoren, die allerdings anders operationalisiert werden, vgl. hierzu weiter unten − Gesundheitskomptenzen: „Analysis demonstrated that gender, grade, and family affluence were significant predictors of HL. School achievement was also significant predictor of HL." (Sukys et al. 2019, S. 7).[5]

Wir haben in einem letzten Schritt zur Vergleichbarkeit mit der österreichischen Studie (Röthlin et al. 2013), die hier dem allgemeinen Vorgehen des EU-Health-Literacy-Surveys folgt (Pelikan et al. 2012b), die gekürzte Version der Health-Literacy-Skala des MoMChild-Projekts dichotomisiert und die Gesundheitskompetenz der Jugendlichen in verschiedenen Bereichen erfasst. Folgt man der Einteilung der Gesundheitskompetenz-Skala in drei Gruppen in der österreichischen Referenzstudie (Röthlin et al. 2013) haben unseren Daten zufolge:

- *79,5 % der Jugendlichen eine ausreichende Gesundheitskompetenz;*
- *16,4 % eine problematische und*
- *lediglich 4,1 % eine inadäquate Gesundheitskompetenz*

Diese Befunde sind aber, wie hier verdeutlicht werden sollte, einerseits wegen hoher „Weiß-nicht"-Anteile in den Antworten der Jugendlichen nur vorsichtig zu interpretieren und andererseits immer bezogen auf das hier eingesetzte Messinstrument. Eine aktuelle litauische Studie bei Siebt- bis Zehntklässlern etwa kommt auf der Grundlage eines von Lena Paakkari und Kolleg*innen entwickelten Kurzinstruments (Paakkari et al. 2016) zu vollkommen anderen

---

[5]Darüber hinaus hat die litautische Forschungsgruppe, die im Rahmen der international anerkannten Health Behavior in School-Aged Children-Studien eingebunden waren, noch untersucht, ob an Schulen durchgeführte gesundheitsfördernde und präventive Maßnahmen Auswirkungen auf das individuelle Health-Literacy-Niveau haben, mit durchaus positiven Konsequenzen: „Among variables related to a perceived school focus on healthy lifestyle promotion, only the prevention of bullying was a significant predictor of HL. School-based health promotion events held in the previous three months were also a significant predictor of HL." (Sukys et al. 2019, S. 7).

Einschätzungen. Das Instrument stellt andere Schwerpunkte wie etwa Critical Health Literacy und Demokratieorientierung in den Mittelpunkt und ist deshalb insgesamt, obwohl sie nur 10 Items umfasst, erheblich anspruchsvoller als die HLS-EU-Kurzversion, die wir genutzt haben. „The HL instrument used contains ten items related to theoretical and practical knowledge, critical thinking, self-awareness, and citizenship." (Sukys et al. 2019, S. 5). In Litauen werden auf dieser Grundlage über alle Altersgruppen hinweg etwa 12 % niedrige, etwa 70 % moderate und etwa 17 % hohe Gesundheitskompetenz attestiert (Sukys et al. 2019).

Es gibt nach der Dichotomisierung der Items[6] in Hinblick auf signifikante Unterschiede in der Gesundheitskompetenz massive Verschiebungen, die mit der geringeren Differenzierung und den insgesamt sehr hohen Werten zu tun haben. Ein entsprechend gebildeter Faktor Gesundheitskompetenz hat zur Folge, dass beinahe alle auf der Health-Literacy-Vierer-Skala gefundenen Zusammenhänge unter das Signifikanzniveau fallen. Wir wollten abschließend den österreichischen Befund von Röthlin und Kolleg*innen replizieren, dass Gesundheitskompetenz, wie sie in den verbreiteten Instrumenten gemessen wird, vom formalen Schulbildungsniveau abhängig ist.[7] Deshalb haben wir zunächst überprüft, ob die Schulformzugehörigkeit mit dem individuellen Health-Literacy-Niveau zusammenhängt. Tatsächlich korrespondiert die Schulformzugehörigkeit auf den ersten Blick erwartungskonform mit dem Gesundheitskompetenzniveau der Schüler*innen. Die nachfolgende Tabelle und Abbildung illustrieren die Verteilung der Gesundheitskompetenz entlang der Schulformzugehörigkeit (Abb. 3.7; Tab. 3.3).

---

[6]Wir haben die Fälle mit Weiß-nicht-Antworten exkludiert und 1 für eine negative Antwort sowie 2 für eine positive Antwort gesetzt, so dass höhere Skalenwerte mit höherer selbst berichteter Gesundheitskompetenz einhergehen. Der Range über alle 16 Items der Health-Literacy-Skala reicht damit von 16 bis 32.

[7]In der Studie von Wallmann et al. (2012), in der das Gesundheitswissen („Faktenwissen zur Gesundheit in den Teilbereichen Ernährung, Vorsorge, Freizeit und Körperwissen) nordrhein-westfälischer Siebtklässler durch ein Gesundheitsquiz ermittelt wurde, sind ebenfalls höchst signifikante Schulformdifferenzen in den abgefragten Bereichen Ernährung und Körperwissen sowie Vorsorge und Freizeit. Über alle Bereiche schneiden Gymnasiast*innen am besten und Hauptschüler*innen am schlechtesten ab (mit einer Ausnahme, bei der Realschüler*innen noch schlechter waren; Förderschulen wurden nicht berücksichtigt). Allerdings gab es überhaupt keine Geschlechterdifferenzen, was in Hinblick auf die restliche Gesundheitskompetenzforschung einigermaßen überraschend ist.

Tab. 3.3 Anova – Dichotomisierter Summenscore Health Literacy in Abhängigkeit von der Schulformzugehörigkeit

	N	Mean	Std. Deviation	Std. Error	95 % Confidence interval for mean		Minimum	Maximum
					Lower bound	Upper bound		
Gymnasium	377	30,20	2,423	,125	29,96	30,45	16	32
Grund- und Gesamtschule	136	30,36	2,286	,196	29,97	30,75	21	32
Real-, Ober-, Sekundarschule	253	29,62	2,614	,164	29,29	29,94	20	32
Hauptschule	123	29,85	2,322	,209	29,43	30,26	23	32
Förderschule	29	28,72	3,250	,604	27,49	29,96	19	32
Total	918	29,97	2,495	,082	29,81	30,13	16	32

	Sum of Squares	df	Mean Square	F	Sig
Between groups	119,453	4	29,863	4,879	,001
Within groups	5587,693	913	6,120		
Total	5707,146	917			

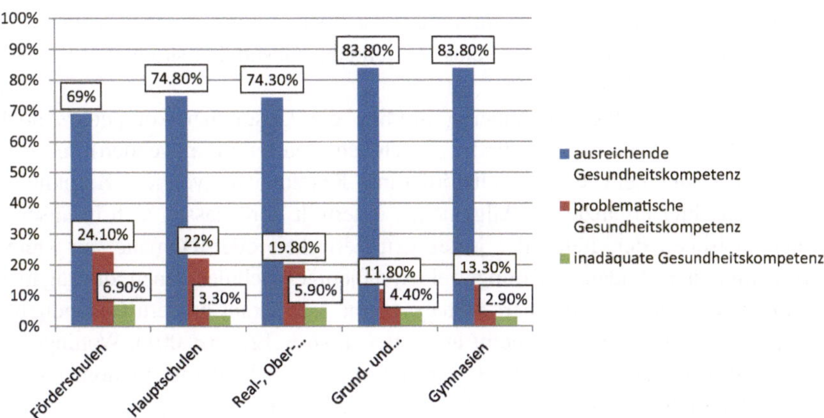

Abb. 3.7 Gesundheitskompetenzen nach Schulformzugehörigkeit; N = 918. (Eigene Darstellung)

Wenn – wie in der österreichischen Referenzstudie – der Zusammenhang entlang der drei genutzten Kategorien zur groben Bestimmung individueller Gesundheitskompetenzen dargestellt werden, ergibt sich das folgende Bild (vgl. Abb. 3.7). Zwar lässt sich eine – mehr oder weniger – lineare Abhängigkeit zwischen der Schulformzugehörigkeit und den jeweiligen Anteilen an ausreichenden, problematischen oder inadäquaten selbst berichteten Gesundheitskompetenz konstatieren. So geben etwa Gymnasiast*innen und Schüler*innen der Gesamtschulen[8] mit deutlich über 80 % an, über ausreichende Gesundheitskompetenzen zu verfügen, und das im Durchschnittsalter von 12 Jahren. Förderschüler*innen fallen hier zwar deutlich ab, aber selbst bei ihnen geben noch knapp 70 % an über ausreichende Gesundheitskompetenzen zu verfügen, während es bei Hauptschüler*innen knapp drei Viertel sind.

Die Korrelationen sind zwar bivariat signifikant (Chi-Sqaure: 16,107; df 8; p = 0,041), allerdings liefert die Schulformzugehörigkeit in multivariaten Berechnungen gegenüber den bereits dargestellten Determinanten keine signifikante weitere Aufklärung und die Effekte verschwinden hinter den anderen

---

[8]Wir haben auch im Bundesland Brandbenburg erhoben, das zusammen mit Berlin eine sechsjährige Grundschule installiert hat. Grundschulen gelten als echte Gesamtschulen, deshalb werden die Kategorien hier zusammengespielt.

Zusammenhängen. Wir können mithin auf der Ebene multivariater Berechnungen die Schulformabhängigkeit der selbst berichteten Gesundheitskompetenzen von Sechstklässlern nicht bestätigen.

Während schließlich in anderen Studien die Gesundheitskompetenz noch in die vier Fertigkeiten (z. B. finden, verstehen, beurteilen, anwenden) und drei Domänen (Allgemein, Gesundheitsförderung, Krankheitsprävention, Krankheitsbehandlung hier ergänzt um ‚Allgemein') unterteilt wird, lassen sich in unseren Daten zwischen den Items der jeweiligen Fertigkeit oder Domäne nur kleine Korrelationen auffinden. Allerdings zeigen diejenigen Schüler*innen, die angaben sich über Gesundheit informiert zu haben, eine signifikant bessere Gesundheitskompetenz als jene, die mit ‚nein' antworteten. ($\rho = ,122$, $p < ,001$). Wohingegen die Häufigkeit der (kritischen) Bewertung der Gesundheitsinformationen nicht mit der Gesundheitskompetenz in Zusammenhang steht.

Insgesamt repliziert unsere Studie den österreichischen Befund (Röthlin et al. 2013), dass Schüler*innen sich im Rahmen eines Selbstreports als sehr gesundheitskompetent einschätzen. Inwieweit mit dieser im Durchschnitt überaus positiven Selbsteinschätzung aber viel gewonnen ist, werden wir weiteren Verlauf ausführlicher diskutieren.

Effekte jugendlicher Health Literacy
Weil im Rahmen der Hauptstudie Gesundheitskompetenzen nicht im Mittelpunkt standen, haben wir auch keine Batterie von möglichen Outcome-Variablen erhoben, auf die Health Literacy im Jugendalter positiv Einfluss nehmen könnte. Wir wollten lediglich überprüfen, ob der Selbstreport der Gesundheitskompetenzen im Zusammenhang steht mit dem selbst eingeschätzten Gesundheitszustand – mit den Antwortmöglichkeiten „sehr gut", „gut", „mittelmäßig", „schlecht", „sehr schlecht" und „weiß nicht". Nach Ausschluss der „weiß nicht-Antworten" ergibt ein Mittelwertvergleich hochsignifikante Differenzen in der angenommenen Richtung: Je besser der angegebene Gesundheitszustand, desto höher der Mittelwert auf der Gesundheitskompetenzskala, desto höher also die individuelle Health Literacy (siehe Tab. 3.4). Ein S-N-K post hoc-Test ergab signifikante Mittelwertdifferenzen über alle drei Kategorien der selbst berichteter Gesundheitskompetenz.[9]

---

[9]Ohne dass wir das an dieser Stelle weiter verfolgen können, wäre eine Analyse des Zusammenhangs von allgemeinen Life Skills und selbst berichteten Gesundheitskompetenzen viel versprechend.

Tab. 3.4 Zusammenhang zwischen Health Literacy und allgemeinem Gesundheitszustand

Momentaner Gesundheitszustand

	N	Mean	Std. Deviation	Std. Error	95 % Confidence interval for mean		Minimum – sehr gut	Maximum – sehr schlecht
					Lower bound	Upper bound		
inadäquate Gesundheits-kompetenzen	35	2,77	,973	,164	2,44	3,11	1	5
problematische Gesundheits-kompetenzen	147	2,16	,836	,069	2,03	2,30	1	4
ausreichende Gesundheits-kompetenzen	715	1,82	,882	,033	1,76	1,89	1	5
Total	897	1,92	,903	,030	1,86	1,98	1	5

ANOVA

Momentaner Gesundheitszustand

	Sum of squares	df	Mean square	F	Sig
Between groups	40,680	2	20,340	26,352	,000
Within groups	690,049	894	,772		
Total	730,729	896			

Allerdings muss darauf hingewiesen werden, dass wir nichts über die Wirkrichtung der Effekte aussagen können: ob also ein besserer Gesundheitszustand zu höherer Health Literacy führt oder umgekehrt, eine höhere Health Literacy zu einem besseren Gesundheitszustand muss auf der Grundlage unserer Daten offen bleiben. Die Ambivalenzen in der theoretischen Konzeptionalisierung stellt auch eine starke Studie von Leena Paakkari und Kolleg*innen heraus (Paakkari et al. 2019b). Auf der Grundlage von repräsentativen Daten über elf-, dreizehn- und fünfzehnjährige finnische Schüler*innen, die im Rahmen der Health Behavior in School-Aged Childen erhoben und ausgewertet wurden, haben Leena Paakkari und Kolleg*innen auf der Basis von Pfadmodellen überprüft, ob Health Literacy von Jugendlichen als eigenständige Determinante individueller gesundheitlicher Outcomes oder als Mediator für dahinter liegende strukturelle Ungleichheiten fungiert. Nach ihren Berechnungen ist beides der Fall:

> „We tested whether among adolescents HL [gemeint ist Health Literacy; d. V.] is an *independent* factor explaining health outcomes, and also whether it *mediates* the association between the structural stratifiers and the health outcomes. Both hypotheses were confirmed. HL was found to be an independent factor explaining disparities in health. Thus, higher HL was related to positive health outcomes, and its role persisted after the structural stratifiers (school achievement, educational aspiration, family affluence scale, age and gender) were added to the model. HL also served as a partial mediator. The role of HL as a mediator seemed to be stronger in relation to the perceived heath indicators (i.e. self-rated health, alertness, self-esteem, life-satisfaction and multiple health complaints) than it was to health behaviors.[…] The mediating role was clearest in relation to school-related factors (i.e. school achievement and educational aspiration), and to all the other health indicators except smoking. Poor school achievement is connected to a lower level of HL, and hence to poorer health outcomes." (Paakkari et al. 2019a, S. 4).

Die Gleichzeitigkeit von Determination und Mediation von Effekten der Gesundheitskompetenz auf Gesundheitseinstellungen und Gesundheitsverhalten ist empirisch sauber bestimmt, kann aber in theoretischer Hinsicht nicht zufriedenstellen. Diese Widersprüchlichkeit in den Zusammenhängen zwischen Gesundheitskompetenzen und gesundheitsbezogenen Outcomes ist gerade für die Altersgruppen der Kinder und Jugendlichen und mehr oder weniger unabhängig von den Messmethoden häufiger anzutreffen. In einer großen Repräsentativstudie von Schüler*innen aus Taiwan gibt es zwar auch nach Kontrolle sozio-demographischer Variablen Zusammenhänge zwischen individueller Gesundheitskompetenzen 11- und 12-jähriger Kinder und Über-, bzw.- Untergewicht, aber die statistisch signifikanten Zusammenhänge folgen keiner klaren

Richtung: „After controlling for sex, ethnicity, self-rated health status and health behaviors, being in the highest quartile of heath literacy was associated with lower likelihood of being either underweight or obese. However, higher health literacy was associated with higher likelihood of being overweight than having normal weight." (Shih et al. 2016, S. 4).

Die besondere Stärke der Studie von Paakkari und Kolleg*innen liegt aber darin, darauf hinzuweisen, dass das theoretische Verständnis von Gesundheitskompetenz noch nicht besonders weit reicht und es nach wie vor eher empirisch-induktiv angelegt ist. Insgesamt konzentrieren sich die meisten Studien darauf, den Impact ungleicher individueller Gesundheitskompetenz auf Gesundheitsverhalten oder direkte Gesundheitsoutcomes zu bestimmen.

Hier zeigen Studien, dass bereits im frühen Alter das Ausmaß an Health Literacy für die persönliche Gesundheitsbiografie relevant sein könnte. In einem systematischen Review wurde aufgezeigt, dass niedrige Health Literacy bei Jugendlichen mit erhöhtem Risikoverhalten assoziiert ist und mit insgesamt erhöhtem gesundheitsabträglichen Verhalten einhergeht (De Walt nd Hink 2009). Komplementär hierzu hat eine taiwanesische Untersuchung gezeigt, dass bei Schülerinnen und Schülern der sechsten Klasse mit steigendem Health-Literacy-Level die Risikobereitschaft abnimmt und eine Stärkung gesundheitsförderlicher Verhaltensweisen beobachtbar ist (Liu et al. 2014: zit nach dem online verfügbaren Abstract). Ferner wies eine Interventionsstudie einen positiven Effekt von verbesserter Health Literacy auf die Selbstwirksamkeit bei Jugendlichen nach (Robinson et al. 2008). Gesundheitskompetenzen kommen hier demnach ein protektives Gewicht zu, dass sie gerade im Kindes- und Jugendalter zu einem Schlüsselkonzept der Gesundheitsförderung machen könnte. (Okan et al. 2017b).

Die vorliegenden Studien zu Health Literacy im Jugendalter, so lässt sich der quantitative Forschungsstand zusammenfassen, identifiziert einerseits auf der Grundlage von Selbstreporten bei Jugendlichen eine höhere Gesundheitskompetenz als bei Erwachsenen – das zeigen unsere eigenen Daten wie auch die Daten aus Österreich. Diese hohen Werte würden wir zunächst als hohes jugendliches *gesundheitliches Selbstbewusstsein* interpretieren, zumal dann, wenn in Betracht gezogen wird, dass bei anderen Messverfahren der Gesundheitskompetenz Erwachsene besser abschneiden. Als gesichert kann der Einfluss jugendlicher Gesundheitskompetenz auf verschiedene gesundheitsbezogene Verhaltensmerkmale (v. a. Ernährung oder Risikoverhalten), subjektbezogene Kompetenzen und Life Skills (z. B. Selbstwirksamkeit) und mindestens teilweise auch auf gesundheitliche Outcomes beschrieben werden. Nachdem der Forschungsstand zur Gesundheitskompetenz im Jugendalter dargestellt wurde, wird im folgenden Abschnitt genauer auf Health Literacy von Kindern und deren Familien eingegangen.

3.3   Health Literacy von Kindern und Family Health Literacy

In Hinblick auf die Erforschung von Child Health Literacy gibt es einen großen Konsens in Public Health, Medizinforschung und Sozialepidemiologie: der Forschungsstand bei Kindern ist äußerst dürftig (Maier und Felder-Puig 2017). Ätiologie, Genese und Ausprägung kindlicher Gesundheitskompetenz sind kaum bekannt (Okan et al. 2015, S. 930). Wie bereits mehrfach erwähnt ist das durchaus überraschend, bedenkt man die Bedeutung insbesondere sehr früher Verhaltensausprägungen für den späteren gesundheitsrelevanten Lebensstil, die ja der allgemeinen Regel folgt, je früher sich eine gesundheitsabträgliche Verhaltensweise oder eine Krankheit etabliert, um so schlimmer sind die Konsequenzen (Okan 2019b). Gesundheitsbezogene Einstellungen und Gesundheitsverhalten „formed during childhood greatly predict adult health patterns. For example, children's food preferences and media behaviors are significantly related to being overweight or at risk for obesity in adulthood." (Borzekowski 2009, S. 287).

Dass allerdings überhaupt die Gesundheitskompetenz nicht nur von Jugendlichen, sondern auch von Kindern und kleinen Kindern *direkt* und nicht nur indirekt über die Eltern adressiert wird, ist selbst eine erklärungsbedürftige Größe, gehört doch zum klassischen Kindheitsbild die massive Abhängigkeit von älteren Bezugspersonen, vor allem von den Eltern und Erziehungsberechtigten, denen ein überragender Einfluss auf die Gesundheit der Kinder zugeschrieben wird. Gerade im Kontext von gesundheitsabträglichem Verhalten während der Schwangerschaft wird dieses Motiv virulent, wenn etwa die Mutter raucht oder Alkohol trinkt oder eine andere enge Bezugsperson (Vater, Stief-/Adoptiv-/Pflegevater, Lebensgefährte, Onkel, Tante usw.) in der Nähe der Mutter Tabak konsumiert und so die Mutter (und den Fötus) zum Passivrauchen verdammt. Diese Konzeptionalisierung der Kindheit folgt der Idee, dass Kinder ganz besonders schützenswerte und ganz besonders vulnerable Wesen sind, denen am besten damit gedient ist, dass Erwachsene sich in ihrem Interesse verhalten – dazu gehört natürlich auch die Durchsetzung von Verboten, die (mittel- und langfristig) zu gesundheitsabträglichen Zuständen führen oder führen könnten wie ein zu großer Konsum von zuckerhaltigen Getränken oder Süßigkeiten.

Gleichwohl transportiert der Begriff der kindlichen Gesundheitskompetenz mehr als die hier kurz angedeuteten paternalistischen Perspektiven auf Kindheit, die das Kind als vergleichsweise passiven Rezeptor umliegender Sozialisationsbedingungen bestimmt. Kindliche und auch frühkindliche Health Literacy transportiert zumindest eine weitere Bedeutung, die damit einhergeht, dass in den Sozialwissenschaften die Vorstellungen von Kindheit deutlich an Dynamik gewonnen und Modelle einfacher Prägung, wie sie in der Sozialisationsforschung klassisch von Talcott Parsons ausbuchstabiert worden sind, in den Hintergrund getreten sind (Bröder und Carvalho 2019). Stattdessen werden Kinder theoretisch als aktive Gestalter der eigenen Umwelt – im Gegensatz zu inkompetenten, noch nicht fertigen erwachsenen sozialen Akteuren – in der Kindheitsforschung konzeptionalisiert (Alanen 1988; Bründel und Hurrelmann 1996; Bühler-Niederberger 2010; Andresen und Möller 2019). Direkt übertragen wird dieses subjektorientierte Verständnis früher Kindheit auf die Health-Literacy-Forschung im deutschsprachigen Kontext etwa in der Bielefelder Forschungsgruppe zu Gesundheitskompetenzen (vgl. z. B. Okan 2019b; Bröder und Carvalho 2019; Okan et al. 2015; Pinheiro et al. in press). Dieses aktive Verständnis von Kindheit schwingt also mit, wenn man bereits sehr jungen Kindern die Fähigkeit zuschreibt, eigene gesundheitszuträgliche Entscheidungen zu treffen (Rubene et al. 2015): „Health literacy skills should be encouraged at a very young age.[…] even the youngest child is able to gain the necessary skills on a path toward health literacy. Those between the ages of 3 and 18 can seek, comprehend, evaluate, and use health information, especially if materials are presented in ways that are appropriate, culturally relevant, and socially supported." (Borzekowski 2009, S. 287, 288).[10]

Die Vorstellung von kindlicher Gesundheitskompetenz wird darüber hinaus konsequent mit der Dimension des Empowerment in Verbindung gebracht (Rubene et al. 2015, S. 334–335). Diese Verlinkung von Health Literacy und Empowerment wurde bereits von Don Nutbeam in seinem klassischen Beitrag eingeführt und entfaltet (Nutbeam 2000). Aber im Kontext kindlicher Gesundheitskompetenz wird in dieser Richtung auf eine ausgleichende, kompensatorische Wirkung verwiesen – Lena Paakkari und Kolleg*innen schreiben Health Literacy

---

[10]In jüngerer Zeit ist hierzu das Konzept des Child Well-Being entwickelt und umfassender empirisch verfolgt worden. Dabei geht es explizit darum, die individuellen Handlungsräume von Jugendlichen und Kindern genauer auszuloten. Angeschlossen wird in dieser Forschung dabei „kindheits- und jugendtheoretische Annahmen zum Subjektstatus Heranwachsender, an die kritischen Debatten zu sozialen Positionierungen von Kindern und Jugendlichen sowie [an] […] Machtungleichgewichten zwischen Kindern und Erwachsenen" Andresen und Möller (2019, S. 16) Eine künftige Zusammenführung dieses Forschungsstranges mit kindlicher, jugend- und familienbezogener Health-Literacy-Forschung scheint viel versprechend.

eine unmittelbar moralische Dimension zu, weil zumindest potenziell die kompensatorische Dimension von Gesundheitskompetenz dazu führen kann, dass gesellschaftliche Gleichheit maßgeblich gestärkt wird (Paakkari und George 2018, S. 3; Paakkari et al. 2019a, S. 1).

Diese eher gerechtigkeitstheoretischen und kindheitssoziologischen Erwägungen sind äußerst plausibel, haben aber den Schönheitsfehler, dass es kaum möglich ist, bei zwei-, drei- oder vierjährigen Kindern das Maß an individueller Health Literacy überhaupt und schon gar nicht präzise zu messen. Es besteht große Uneinigkeit darüber, „ab wann Kinder und Jugendliche Verantwortung für ihre Gesundheit übernehmen können bzw. ab wann gesundheitsrelevantes Lernen stattfindet." (Maier und Felder-Puig 2017, S. 9). Ein sehr ehrgeiziges Projekt unter dem Titel MoMChild, das wir im vorherigen Kapitel bereits vorgestellt haben, hat die Health-Literacy-Skala des European Health-Literacy-Surveys für neun- bis zehnjährige Kinder adaptiert und ein validiertes Instrument vorgelegt, das aktuell in einer größer angelegten Studie getestet wird (Bollweg et al. 2020a, in press; Bollweg et al. 2020b, in press). Nach unserer eigenen Studie hat aber mindestens ein Drittel durchschnittlich 12-jähriger Schüler*innen (siehe Abschn. 3.2) die Fragen nicht beantworten können. In der KiGGS-Studie des Robert Koch-Instituts werden zwar auch drei- bis zehnjährige Kinder einbezogen. Aber befragt werden hier die Eltern der Kinder, die den Fragebogen ausfüllen, erst ab dem elften Lebensjahr wird Kindern bzw. Jugendlichen zugetraut, über die eigene Gesundheit selbst zu berichten. Insgesamt ergibt sich gerade beim Selbstreport von Kindern über spezifische Gesundheitsfragen wie etwa ästhetisches Körperempfinden immer die Gefahr, dass eher allgemeines Selbstbewusstsein und Selbstwertgefühl und weniger Gesundheitskompetenz im engeren Sinne gemessen wird, ohne dass das angemessen ausgewiesen wird. In der Forschungsliteratur wird immerhin ein Befund genannt, der die Gesundheitskompetenzen von Kindern mit einem Krankheitsoutcome unmittelbar in Verbindung bringt: Niedrige Health Literacy bei Kindern scheint mit einem höheren Body Mass Index (BMI) in Verbindung zu stehen (Sharif und Blank 2010).

Allerdings ist eine ausschließliche Adressierung kindlicher Gesundheitskompetenz nicht sonderlich plausibel, denn „in order to reach children, we had to engage with many different categories of adults – teachers, parents, school principals and administrators, educational officials and health professionals, and policy makers in local and national government" (Sijthoff 2014, S. 73). In diesem Sinne *ist die Erzielung hoher (früh-)kindlicher Gesundheitskompetenz also immer ein Zusammenwirken und in der gemeinsamen Verantwortung von Familie, Bildungsinstitutionen, Krankheitsversorgungssystem, Massenmedien oder sogar religiösen Vorschriften* (Rubene et al. 2015, S. 335). Eine analytische Isolierung von Kindern bzw. von deren Gesundheitskompetenz wirkt weltfremd. Deshalb ist eine Bestimmung kindlicher Gesundheitskompetenz, ohne die Berücksichtigung der elterlichen Bezugspersonen nicht zu erreichen. Bei der Beschäftigung mit der Gesundheit und den Gesundheitskompetenzen von Kindern wird also stets zwingend auf intergenerationale Verhältnisse verwiesen (vgl. hierzu etwa Brady et al. 2015).

Gerade die Analyse intergenerationaler Verhältnisse wird aber in der Literatur in aller Regel so angegangen, dass die den Kindern theoretisch attestierte Aktivität und Autonomie eingezogen wird und die messbaren Effekte elterlicher Health Literacy auf die Outcomes kindlicher Krankheitsfaktoren angegeben werden. Zunächst gilt im Allgemeinen hohes mütterliches Bildungsniveau als wichtiger Prädiktor für hohe kindliche Gesundheitskompetenz (Okan et al. 2017b, S. 11). Im Vordergrund steht aber der mittlerweile gut dokumentierte Zusammenhang von niedriger Health Literacy bei den Eltern – präziser stehen in der Regel Mütter im Fokus –und dem Gesundheitszustand oder dem Gesundheitsverhalten bei deren Kindern.

So konnte gezeigt werden, dass niedrige Health Literacy bei der Mutter mit einem niedrigeren Geburtsgewicht ihres Babys assoziiert ist (Forbis et al. 2002; Yin et al. 2007). Mütter mit niedrigen Gesundheitskompetenzen stillen ihre Kinder seltener und über einen kürzeren Zeitraum (Speer 2017, S. 16). Mütter mit niedriger Health Literacy nehmen gesundheitliche Präventionsangebote für sich und ihre Kinder seltener in Anspruch und haben Schwierigkeiten, Anweisungen zur Medikation ihres Kindes korrekt zu verstehen und zu befolgen (Sanders et al. 2009; Yin 2017). Verfügen die Eltern von Kindern mit einer chronischen Krankheit über niedrige Health-Literacy-Levels, geht dies oft einher mit einem schlechteren Krankheitsmanagement beim Kind (Ross 2001; DeWalt et al. 2007). Kinder von Eltern mit niedriger Health Literacy sind seltener krankenversichert,[11] weisen häufiger unbehandelte Gesundheitsprobleme auf und haben seltener einen zuständigen Kinderarzt (Sanders et al. 2005; Miller et al. 2010). Gleichzeitig suchen Eltern mit niedriger Health Literacy mit ihren Kindern die ärztlichen Notfalleinrichtungen, ohne einen tatsächlichen Notfall vorliegen zu haben, signifikant häufiger auf, zumindest in den Vereinigten Staaten. Michael Speer – wie klassisch Don Nutbeam – verweist zunächst auf den sehr engen Zusammenhang zwischen den Schriftsprachkompetenzen und den Gesundheitskompetenzen, zwischen

---

[11]Dieser Zusammenhang bezieht sich auf die U.S.A.; er ist im Kontext von Health Literacy allerdings einigermaßen absurd, denn es ist schon davon auszugehen, dass auch (sehr) schulbildungsferne Eltern wissen, dass eine Krankenversicherung für sich und ihr(e) Kind(er) sinnvoll ist. Wird dieser Zusammenhang ernsthaft vertreten, ist das ein Beleg dafür, dass Health Literacy an die Stelle der Diskussion um Armut und sozialer Ungleichheit tritt und brutale Defizite in der Krankenversorgung kompetenztheoretisch verklärt.

Literacy und Health Literacy. Von dieser engen Verbindung ausgehend beschreibt er die Zusammenhänge zwischen niedriger mütterlicher Gesundheitskompetenz und Neugeborenen- bzw. frühkindlicher Versorgung und zieht das folgende umfassende Resümee: „Low parental literacy [als wichtigster Prädiktor für Health Literacy in den versorgungsorientierten Messungen; d. V.] affects almost every aspect of newborn and infant care, including breastfeeding, use of the emergency room, medication administration, and participation in social welfare programs." (Speer 2017, S. 16). Auf dieser Grundlage ist eine der gängigen Forderungen, die kindliche Gesundheitskompetenz dadurch zu verbessern, dass man die elterlichen bzw. die häufiger genannten mütterlichen Gesundheitskompetenzen stärkt (Maier und Felder-Puig 2017, S. 38).[12]

Genau an dieser weitgehend konsensuellen Schnittstelle der Bedeutsamkeit der elterlichen bzw. mütterlichen Gesundheitskompetenzen für die kindliche (Gesundheitskompetenz-)Entwicklung ergeben sich aber zwei Schwierigkeiten. *Erstens* bleibt die sozialisationstheoretische und -praktische Frage der konkreten Gesundheitskompetenzübertragung, wie sie in den Familien alltäglich stattfindet, weitgehend im Dunkeln. Diese Einschätzung ist international weitegehend anerkannt: „Es besteht in diesem Zusammenhang […] noch weiterer Forschungsbedarf, um festzustellen, wie genau Gesundheitskompetenz von den Eltern an ihre Kinder weitergegeben wird, um effiziente Programme und Maßnahmen entwickeln zu können." (Maier und Felder-Puig 2017, S. 38). Und weiter: „The impact of parental health literacy and the health outcomes of young children is a poorly studied area." (Speer 2017, S. 15), *Zweitens* wird zwar die Bedeutung des kindlichen Sozialisationskontextes hervorgehoben und immer wieder auf die lebensweltliche, milieuspezifische oder kontextspezifische Dimension gerade von kindlichen Gesundheitskompetenzen hingewiesen, aber genau diese Dimensionen spielen dann, wenn es um die Stärkung elterlicher Gesundheitskompetenzen gehen soll, gar keine Rolle mehr. Stattdessen wird vom innerfamilialen Handlungskontext gewissermaßen gesundheitsinterventionistisch auf eine Setting-Perspektive umgeschaltet, die hier im Sinne der guten Erreichbarkeit vulnerabler Gruppen in ihren Settings als vielversprechend gilt. Ein gutes Beispiel ist der deutsche Nationale Aktionsplan Gesundheitskompetenz (NAG),

---

[12]Das ist natürlich nicht ganz konsequent argumentiert, weil die Grundlage des engen Zusammenhangs (in standardisierten Mesungen) von Literacy und Health Literacy zunächst zu einer massiven allgemeinen Bildungsinitiative und Stärkung des Literacy-Niveaus von Müttern führen müsste. Dieser bildungspolitische Schritt wird aber selten explizit gezogen. Wie problematisch andererseits diese bildungsgestützte Argumentationsgrundlage ist, thematisieren wir ausführlich im nächsten Kapitel.

dessen progressives Moment Gesundheitskompetenz nicht auf den Krankheits-versorgungsbereich einzufrieren, dann durch eine sehr starke Fokussierung auf Bildungsinstitutionen umgelenkt wird.

Der NAG unterscheidet vier Handlungsfelder, drei davon sind im klinisch-medizinisch-versorgungstechnischen Bereich verortet, der vierte Bereich signalisiert unter dem Stichwort *„Gesundheitskompetenz in allen Lebens-welten fördern"* einen lebensweltlich-milieuspezifischen Zugang. Unter diesem Stichwort sind dann die folgenden Passagen als Handlungsorientierung und -empfehlung zu finden:

„Was ist zu tun?"
Gesundheitskompetenz fest in den Bildungs- und Lehrplänen von Kindertages-stätten, Grundschulen, weiterführenden Schulen, Hochschulen, Jugendbildungs- und beruflichen Ausbildungseinrichtungen sowie in der Erwachsenenbildung verankern.

Projektwochen zur Gesundheitskompetenz in Kindertageseinrichtungen, Schulen und anderen Bildungseinrichtungen durchführen und Gesundheit lang-fristig möglichst als Schulfach etablieren, auf jeden Fall aber als fächerüber-greifenden Querschnittsaspekt verbindlich in den Unterricht integrieren.

Erste Hilfe verbunden mit psychischer, pflegerischer und medizinischer Beratung in Form der Schulgesundheitspflege institutionell in den Erziehungs- und Bildungsinstitutionen verankern.

Mitarbeiter von Erziehungs- und Bildungseinrichtungen durch Weiterbildungen in die Lage versetzen, gezielt zur Förderung der Gesundheitskompetenz beizu-tragen" (Schaeffer et al. 2019, S. 31).

Der Lebensweltbegriff wird zunächst aufgegriffen, um auf die Bedeut-samkeit des familialen Handlungskontexts aufmerksam zu machen und anschließend in den Handlungsempfehlungen und -strategien umformatiert.[13] Von einer *direkten Adressierung familialer Lebenswelten* zur Stärkung elterlicher

---

[13]Raimund Geene macht darauf aufmerksam, dass die Familie im Sinne der WHO kein Setting ist, obwohl sie gerade auch in Public Health relativ oft als solches bezeichnet wird; vgl. Geene 2018 Das hängt allerdings stark davon ab, wie genau der Setting-Begriff gefasst ist. In unserem Zusammenhang ist Familie vor allem eine überragende gesundheitliche Sozialisationsinstanz und lässt sich insofern unproblematisch mit dem Setting-Begriff verbinden, als die Familie die Lebenswelt von Kinder und Jugendlichen unmittelbar repräsentiert, überindividuell konzeptionalisiert ist und als besonders vielver-sprechender Bereich von Public Health- und Gesundheitskompetenzsteigerungsinterventionen gelten kann.

Gesundheitskompetenz, mit der ja eine positive Übertragung auf die kindliche Gesundheitskompetenz verbunden sein soll, wird auf eine *indirekte Beeinflussung in Bildungssettings* durch Gesundheitskompetenzprogramme in Kindergärten, Kindertageseinrichtungen oder Schulen umgestellt. Diese etwas merkwürdige und nicht offen thematisierte Umstellung im Nationalen Aktionsplan Gesundheitskompetenz ist kein Einzelfall, sondern liefert eine spezifische Systematik. So taucht etwa in der ansonsten starken HBSC-Studie von Matthias Richter et al. das Wort jugendliche Lebenswelten lediglich im Titel des Buches auf (Richter et al. 2008). Auch die starke Perspektive von Lena Paakkari und Shanti George zu den ethisch-moralischen Dimensionen der Gesundheitskompetenz enden im Klassenzimmer (Paakkari und George 2018, S. 3–4). Und selbst eine kindheitsorientierte Empowermentperspektive auf kindliche Gesundheitskompetenzen adressiert ein gesundheitskompetentes Kind vorrangig im Rahmen von schulischer Gesundheitsbildung, obwohl die Bedeutung der elterlichen Rahmungen explizit benannt werden (Rubene et al. 2015). Die folgende vor über zehn Jahren getroffene Einschätzung von Dana Borzekowski ist deshalb aus unserer Sicht noch heute topaktuell: „Although recommended initiatives to improve health literacy often include primary and secondary teachers, nurses, and librarians, the populations with whom these professionals work are hardly mentioned." (Borzekowski 2009, 284).

Es ergibt sich also in Hinblick auf kindliche und frühkindliche Gesundheitskompetenzen das Bild, dass Kindern sehr früh eine eigenständige Gesundheitskompetenz zugetraut wird, die aber vom elterlichen und außerelterlichen Sozialisationsgefüge maßgeblich abhängig bleibt. Obwohl die Bedeutung der Eltern und vor allem die häufig besonders herausgestrichene Bedeutung der Mütter für die kindliche Gesundheitskompetenz allseits Zustimmung findet, werden dann zur Stärkung elterlicher Gesundheitskompetenz nicht die Familien direkt, sondern die Bildungssettings als Vermittlungsinstanzen adressiert (analog wird die Lage in einem guten aktuellen Forschungsüberblick in Österreich beschrieben Maier und Felder-Puig 2017, S. 25). Das familiale Geschehen im Zusammenhang mit der sozialisatorischen Entstehung von Gesundheitskompetenz bleibt eine Black Box und der unabweisbar intergenerationale Zusammenhang von kindlicher und elterlicher Gesundheitskompetenzentwicklung wird analytisch auseinander dividiert. Vielversprechend wäre ein Konzept wie Family Health Literacy, das von Beginn an intergenerationale Perspektiven entwickelt,[14] aber eine ausgearbeitete Theorie und ein entwickeltes

---

[14]Im Unterschied zur parental health literacy, die wieder auf eine einseitige Gerichtetheit der einfachen Übertragung von elterlicher Gesundheitskompetenz auf das Kind verweist und die autonome Entwicklung von Kindern ausklammert.

Konzept von Family Health Literacy liegen (noch) nicht vor (vgl. hierzu etwa Levin-Zamir et al. 2017; Rosenbaum et al. 2007).[15] Das massive Spannungsfeld zwischen der Betonung der *Bedeutung familialer Kontexte* für die Entwicklung kindlicher Gesundheitskompetenz *und deren gleichzeitiger Ausblendung* ist eines der zentralen Ergebnisse unserer bisherigen Analyse des Forschungsstandes.

Nachdem in diesem Kapitel die vorrangig auf quantitative Studien fußende Literatur zur gesundheitlichen Ungleichheit und zu Health Literacy im Kindes- und Jugendalter vorgestellt und diskutiert wurde, wollen wir im letzten Kapitel-abschnitt noch auf ein Thema eingehen, das mit Kindheit und Jugend spezifisch verbunden ist und das als u. a. digitale Gesundheitskompetenzen gefasst werden kann.

3.4   Kinder- und Jugendgesundheit und digitale Gesundheitskompetenz

Das Thema der digitalen Gesundheitskompetenzen ist aus der Health-Literacy-Forschung und -Debatte nicht wegzudenken und nimmt einen kontinuierlich prominenteren Stellenwert ein. Gerade in Hinblick auf die Gesund-heitskompetenz von Kindern und Jugendlichen spielt die sogenannte eHealth Literacy deshalb eine besonders zentrale Rolle, weil die heranwachsende Generation seit den frühen 2000er Jahren als „digital natives" beschrieben wird, also als eine Generation, die gewissermaßen mit Geburt in die technischen Möglichkeiten und Errungenschaften des Internet und seiner digitalen Weiter-entwicklungen einsozialisiert wird.[16] Bereits bei Kindern und Jugendlichen sind

---

[15]Auch wenn darauf hinzuweisen ist, dass in den vorliegenden Arbeiten zu Family Health Literacy primär die Eltern und das bzw. ein Kind betrachtet, jedoch das Lernen durch und von den Erlebnissen der Geschwisterkind(er) bislang unbeachtet bleibt. Insofern mangelt es dem Konzept Family Health Literacy etwas an einer realistischen Vorstellung von Family.

[16]Im Laufe der letzten fünfzehn Jahre hat sich eine größere Anzahl von Begriffsvorschlägen ausgebreitet: so finden sich nebeneinander die Begriffe eHealth Literacy (klassisch: Norman und Skinner 2006), Media Health Literacy (z. B. Levin-Zamir et al. 2011), Electronic Health Literacy (z. B. Seçkin et al. 2016), Digital Health Literacy (z. B. Del Giudice 2017) oder noch spezifischer Internet Health Literacy (z. B. Robinson und Graham 2010) und Mobile Health Literacy (z. B. Vaz 2017). Für die Zwecke dieser Studie werden wir die feinen Verästelungen dieser Begrifflichkeiten, die ohnehin zu einem guten Teil der Aufmerksamkeitsökonomie wissenschaftlicher Produktion geschuldet ist, nicht weiter ver-folgen, sondern die gängigen Begriffe eHealth Literacy oder als deutsche Übertragung digitale Gesundheitskompetsenzen nutzen.

digitale Medien ein alltäglicher Begleiter. Der Grund, warum wir dem Konzept digitaler Gesundheitskompetenzen einen eigenen Abschnitt einräumen, bezieht sich neben der diskursiven Präsenz des Themas darauf, dass kindliche (und damit familiale!) und jugendliche Lebenswelten vom Internet und den notwendig angeschlossenen Nutzungsgeräten Smartphone, Tablett usw. mehr oder weniger vollständig durchdrungen sind. Für Deutschland und Schweiz gelten, dass die Frage nach dem Zugang ins Internet für Jugendliche, aber auch immer früher für Kinder, nicht mehr problematisch ist: „Unabhängig vom Verbreitungsweg haben heute alle jungen Menschen mehr oder weniger uneingeschränkten Zugang zum Internet. Und dabei hat sich die Einbindung in den Alltag 2018 nochmals verstärkt. 91 % der Zwölf- bis 19-Jährigen sind täglich im Netz unterwegs – im Vergleich zum Vorjahr eine erneute Steigerung (2017: 89 %, 2016: 87 %). Zum zweiten Mal in Folge sind Mädchen (93 %) zu einem etwas höheren Anteil täglich online als Jungen (90 %), deutlich abgeschwächt haben sich die Unterschiede im Altersverlauf." (mpfs – Medienpädagogischer Forschungsverbund Südwest 2018, S. 31). Für die Schweiz gelten diese Befunde analog. „Der ‚Zugang‘ zum Internet ist für die Jugendlichen […] weniger fassbar und zu einer Selbstverständlichkeit geworden." (Suter et al. 2018, S. 74).

Digitale Medien ermöglichen einen Zugang in die unbeschränkte digitale Welt, die ihnen Möglichkeiten zur Unterhaltung, Interaktion und Information bereitstellen. Darunter sind zahlreiche gesundheitsbezogene Angebote zu finden. Im Unterschied zu früheren Zeiten ist also im Zeitalter des Internets auch für Kinder und Jugendliche weniger das prinzipielle Problem die Informationsknappheit und Informationsbereitstellung als vielmehr die präzise Informationssuche und die angemessene Informationsbewertung, wodurch jedoch zur ohnehin komplexen Thematik individueller Gesundheitskompetenz ein weiteres Komplexitätsniveau hinzutritt. Denn Studien weisen darauf hin, dass Kinder und Jugendliche verschiedenste Fähigkeiten aufweisen müssen, um einen adäquaten Umgang mit digitalen Gesundheitsinformationen realisieren zu können. Darunter werden nicht nur Fähigkeiten subsumiert, die auf die immer komplexeren technischen Zugänge, die mit neuen Medien verbunden werden und die auf die gezielte Suche nach Informationen abstellen. Deutlich darüber hinaus wird auch die Frage des *Gehalts* und der *Verlässlichkeit der Informationen* und die subjektive Fähigkeit, die Verlässlichkeit einschätzen zu können, als zentrale eHealth Literacy-Kompetenzdimension diskutiert. Wichtig ist in diesem Zusammenhang vor allem das Motiv eines Endes der Informationsknappheit.

> „The ongoing health literacy crisis is not caused by lack of information. Information abounds in much of today's world – including for adolescents and children – as a

consequence of globalization and the technology that supports rapid development of the internet and media. Children make use of the internet at increasingly younger ages, with a recent study from Finland revealing that 81 % of the children aged seven to eight are allowed to use internet at home, and one third does so daily. Neither is the crisis about skills required to gain access to information, as was the case in the late twentieth century when information was limited, not easily available and took different forms. Now, in contrast, the internet's exponential development in a globalized world requires skills to use effectively an abundance of health information and to distinguish between information of varying quality through comparison, classification and assessment of credibility." (Paakkari und George 2018, S. 5).

Neben dem Ende der Informationsknappheit scheint hier ein zweites, für eHealth Literacy von Kindern und Jugendlichen bedeutsames Motiv auf. Im Kindes- und Jugendalter verschränken sich offensichtlich individuelle Gesundheits- kompetenzen und (kritische) Medienkompetenzen sehr stark miteinander (so argumentieren etwa Borzekowski 2009, 284; Bröder et al. 2017, S. 15).

Definitionen von eHealth Literacy
Dass Medienkompetenzen eine solch bedeutsame Rolle zugesprochen wird für die Aufrechterhaltung von Gesundheit, für gesundheitszuträgliches Verhalten und die Grundlegung eines Healthy Lifestyles bereits im Kindes- und Jugend- alter, verdeutlicht sich auch an den einschlägigen Definitionsversuchen von eHealth Literacy (und deren Synonymen). Die drei am häufigsten verwendeten Definitionen stammen von Eng, Eysenbach sowie Norman und Skinner. Eng führt bereits zu Beginn der Health-Literacy-Debatte eine kurze, sehr nahe an gängigen allgemeinen Health-Literacy-Konzepten angelehnte Definition ein, die digitale Gesundheitskompetenzen bestimmt als „the use of emerging information and communication technology, especially the Internet, to improve or enable health and health care" (Eng 2001, S. 15) Hingegen fasst Eysenbach digitale Gesund- heitskompetenz erheblich weiter, verortet ehealth als interdisziplinäres Feld und führt es weit über den Gebrauch von gesundheitsbezogenen Informationen hinaus:

„ehealth is an emerging field in the intersection of medical informatics, public health and business, referring to health services and information delivered or enhanced through the Internet and related technologies. In a broader sense, the term characterizes not only a technical development, but also a state-of-mind, a way of thinking, an attitude, and a commitment for networked, global thinking, to improve health care locally, regionally, and worldwide by using information and communication technology". (Eysenbach 2001, e20)

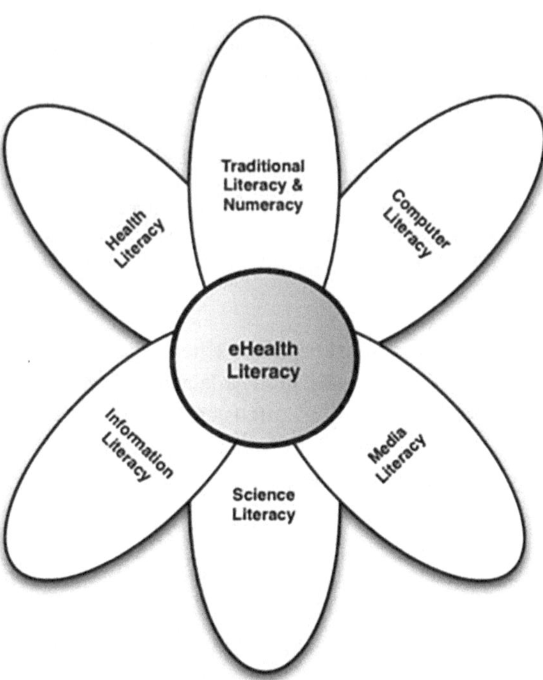

Abb. 3.8 ehealth literacy lily model. (Quelle: Norman und Skinner 2006, S. 3)

Die bis heute diskursbestimmende Arbeit und auch Definition stammt von Norman und Skinner, die eHealth Literacy nicht nur abstrakt bestimmt, sondern auch konkret operationalisiert haben. Sie beschreiben digitale Gesundheitskompetenz „as the ability to seek, find, understand, and appraise health information from electronic sources and apply the knowledge gained to addressing or solving a health problem" (Norman und Skinner 2006, S. 2). Sie konkretisieren digitale Gesundheitskompetenz weiter und kreierten mit dem Lily Modell einen bis heute häufig verwendeten Standard in der Bestimmung von eHealth Literacy (vgl. Abb. 3.8).

In diesem Modell werden sechs basale analytische und kontext-spezifische Fähigkeiten zu einem integrierten Kompetenzmodell angeordnet. Unter den analytischen Kompetenzen werden- wie in der Abb. 3.8 ersichtlich wird – die Traditional Literacy & Numeracy, sie beziehen sich auf das formale

Bildungsniveau, Lese- und Rechtschreib- und mathematische Fähigkeiten und die Informations- und Media Literacy, sie beziehen sich auf die bereits anwendungsorientierten Kompetenzen, die auf den Umgang mit Informationen und neuen Medien abzielen, subsumiert. Über diese Dimensionen hinaus, gehen als Kontext-spezifische bzw. Kontext-sensitive Kompetenzen ferner direkte Nutzer*innenkompetenzen ein, die als *Computer Literacy* verstanden werden. Stark ist der Einbezug von *Scientific Literacy*, der sich auf ein umfassendes Verständnis von Wissenschaft, inklusive seiner soziologischen Implikationen beruft. Diese Kompetenz ist äußerst voraussetzungsreich gefasst: „For those who do not have the educational experience of exposure to scientific thought, understanding science-based online health information may present a formidable challenge. Science literacy places health research findings in appropriate context, allowing consumers to understand how science is done, the largely incremental process of discovery, and the limitations – and opportunities – that research can present." (Norman und Skinner 2006, S. 6). Aus unserer Perspektive ist keineswegs klar, ob alle, die im wissenschaftlichen Feld beschäftigt sind, über diese Kompetenzdimension selbstverständlich verfügen. Die letzte Dimension ist *Gesundheitskompetenz*, die recht orthodox verstanden wird als der Vollzug wohl informierter individueller Gesundheitsentscheidungen.

eHealth Literacy als soziale Praxis
Das Lily-Model ist mittlerweile auch substanziell in die Kritik geraten. So wurde zum Beispiel die handlungstheoretische Grundlegung als zu Individuum-zentriert bemängelt. Insbesondere Gilstad arbeitet die subjektbezogene Verkürzung heraus. Er schlägt in diesem Zusammenhang vor, weitere Kompetenzen wie kontextbezogene und kommunikative Kompetenzen einzubeziehen und erweitert das Lily-Modell um den sozio-kulturellen sowie situationalen Kontext. Gildstad zufolge beeinflussen gerade soziale Faktoren wie gesellschaftliche Normen, Glaubenshorizonte und geteilte Vorstellungen sowie sozial geteilte Werte maßgeblich die Nutzung digitaler Gesundheitsangebote (Gilstad 2014; analog argumentiert etwa Bautista 2015, S. 38).

Gerade die Betonung der sozialen und kulturellen Dimensionen der Technologienutzung (Levin-Zamir et al. 2017) hat die Diskussion seit Norman und Skinner weitergeführt und zu einer umfassenderen Definition digitaler Gesundheitskompetenzen geführt, die erheblich deutlicher auf die soziale Einbettung individueller Techniknutzung abhebt. John Robert Batista liefert die folgende bislang umfassendste Definition digitaler Gesundheitskompetenz: „eHealth literacy involves the interplay of individual and social factors in the use of digital technologies to search, acquire, comprehend, appraise, communicate and apply health information in all contexts of healthcare with the goal of maintaining or improving the quality of life throughout the lifespan." (Bautista 2015, S. 43).

Die Betonung der sozialen Einbettung von Techniknutzung ist gerade für eine gesundheitsbezogene Verwendung etwa von Smartphones im Kindes- und Jugendalter aus unserer Sicht besonders bedeutsam, weil sie darauf aufmerksam macht, dass die populäre Vorstellung eines einsamen Nutzers bzw. einer einsamen Nutzerin so nicht stimmt. Zunächst ist die Vorstellung zurückzuweisen, dass das Internet die Bedeutung der Peer-Sozialisation überflügelt, weil eben unter den aktuellen Sozialisationsbedingungen die Peersozialisation von Kindern und Jugendlichen selbst eine digitale Dimension aufweist (Suter et al. 2018). Ferner ist die Perspektive einsamen Nutzungsverhaltens deshalb eine grobe Verkürzung, weil die digitale Kommunikation zwischen Kindern und zwischen Jugendlichen keineswegs substitutiv wirkt, sondern als selbstverständlicher Bestandteil aktueller Kommunikation – häufig genug zeitgleich – neben die face-to-face-Kommunikation tritt.

Neben den verschiedensten kontextuellen Bedingungen innerhalb der Peergroup steht das Medienverhalten von Kindern und Jugendlichen zudem mit den soziokulturellen Bedingungen innerhalb der Familie in Zusammenhang. Hier spielt der Migrationshintergrund zumindest für Schweizer Jugendliche eine bedeutsame Rolle: Schweizer Jugendliche ohne Migrationshintergrund unternehmen signifikant seltener regelmäßig etwas mit ihren Familie (25 %) als in der Schweiz wohnhafte Jugendliche mit Migrationshintergrund (36 %) (Suter et al. 2018, S. 16). Diese signifikante Differenz ist aber mit Vorsicht zu genießen, weil in beiden Fällen die klare Mehrheit der Jugendlichen täglich bzw. mehrmals die Woche mit ihren Familien Zeit verbringt. Wichtig ist diese Differenz dennoch, weil sie auf die Bedeutung gemeinsam geteilter Werte und Normen im familialen, kindlichen und jugendlichen Sozialisationsprozess verweist, entlang derer distinktionsrelevante Unterscheidungsmerkmale angelagert sind, in die die individuelle Techniknutzung selbst eingebettet ist. Und deutet auf etwas hin, das wir in allen drei qualitativen Fallstudien vorstellen werden, dass zumindest für die von uns begleiteten (jungen) Menschen Familie die bedeutsamste Handlungsressource nicht nur kindlicher, sondern selbst im Kontext jugendlicher Gesundheitssozialisation darstellt.

Insgesamt ist es im Kontext der kindlichen Techniknutzung sehr wahrscheinlich, dass im Kindesalter die von den Eltern erlaubte digitale Nutzungszeit innerhalb der Peergroup als Autonomiemaß verhandelt wird und die Frage des frühen eigenen Handybesitzes ein solides Distinktionsmaß darstellt. Die Welt der Jugendlichen wiederum ist dermaßen durchdrungen vom Smartphone und der vollständigen Erreichbarkeit, dass es begründungsbedürftig ist, sich dem als Jugendlicher entziehen und ein analoges oder zumindest eingeschränkt digitales

Leben führen zu wollen (es ist nicht unwahrscheinlich, dass es irgendwann eine solche analoge Gegenbewegung unter privilegierten Jugendlichen geben wird). Das Motiv der sozialen Einbettung leitet schließlich unmittelbar über zum Verhältnis von digitalen Gesundheitskompetenzen und sozialer Ungleichheit.

eHealth literacy und das Verhältnis zu sozialer und gesundheitlicher Ungleichheit
Wie es oftmals der Fall ist, wird mit der Einführung neuer Technologien die Hoffnung auf Verbesserung aktueller Missstände verbunden oder darauf hingewiesen, dass sich durch die neuesten technischen Entwicklungen die Gräben sozialer Ungleichheiten eher noch vertiefen. In einer umfassenden Literaturrecherche haben wir gefunden, dass sich der Fokus der Frage nach dem Verhältnis sozialer und digitaler Ungleichheiten im Kontext von Gesundheit in den letzten fünfzehn Jahren, zumindest in hochindustrialisierten Ländern, verschoben hat. Bis in die Mitte der 2000er Jahre wurde noch die Frage nach dem *Zugang* in den Mittelpunkt digitaler Ungleichheit, gesundheitsbezogen oder nicht, gestellt. Die soziale Ungleichheit wurde als ungleicher Zugang zu den Optionsräumen des Internet operationalisiert (vgl. hierzu etwa Klein 2008; Cleppien und Kutscher 2004; Kutscher und Otto 2010).

Dieser Fokus hat sich mittlerweile deutlich verschoben. Für die Situation der digitalen Durchdringung jugendlicher Lebenswelten in Deutschland zeigt die aktuelle JIM-Studie, dass 97 % der Jugendlichen das Internet benutzen, 80 % der Jugendlichen im Alter zwischen 12–19 Jahren täglich online sind, 12 % zweimal pro Woche (mpfs – Medienpädagogischer Forschungsverbund Südwest 2018). Ähnliche Ergebnisse kommen bei der James-Studie für die Schweiz heraus. So verfügen 100 % der Haushalte über einen Handy, 97 % über einen Internetzugang (Suter et al. 2018, S. 18), auch wenn die Verfügbarkeit über Geräte insgesamt (z. B. Besitz Tablet im Haushalt) nach sozioökonomischen Status der Familie signifikant variiert (Suter et al. 2018). Auch Paakkari und George (2018, S. 5) referieren darauf, dass das digitale Eintrittsalter eines zumindest teilweisen autonomen Umgangs mit dem Internet in immer früheren Phasen der Kindheit erfolgt. Im Kontext digitaler Ungleichheiten wird deshalb seit Mitte der 2000er Jahre von der Frage nach technischem Access auf die Frage des inhaltlichen Zugangs und der Frage des konkreten Nutzungsverhaltens umgestellt. Ungleichheitsgenerierend soll sich mithin die Nutzung selbst auswirken (vgl. hierzu z. B. Klein 2016).

In dieser Richtung kommen ganz unterschiedliche Dimensionen sozialer und in der Konsequenz gesundheitlicher Ungleichheit zur Geltung. Nur kurz darauf hingewiesen sei an dieser Stelle, dass in den zentralen deutschsprachigen Referenzstudien für die Internetnutzung von Jugendlichen – die JIM-Studie und die JAMES-Studie – das Thema Gesundheit keine Rolle spielt. In der aktuellen JIM-Studie (mpfs – Medienpädagogischer Forschungsverbund Südwest 2018) taucht das Wort Gesundheit nicht einmal auf, in der JAMES-Studie genau einmal, in Verbindung mit einem angenommenen, aber nicht dargelegten Anstieg jugendlicher Gesundheitskompetenzen im Rahmen der Bedeutungszunahme von Healthy Lifestyles (Suter et al. 2018, S. 74). *Die Verknüpfung von Medienpädagogik, Gesundheitswissenschaften und Health-Literacy-Forschung ist, so scheint es uns zumindest, noch sehr weit am Anfang.*

Im Zusammenhang mit dem nunmehr in aller Regel problemlos vorhandenen Internetzugang von Kindern und Jugendlichen geht es in Hinblick auf Gesundheitskompetenz dann vorrangig darum, ob Kinder oder Jugendliche auch in der Lage sind, die Informationen, die sie auf Internetseiten finden, zu dekodieren und den Sinn der Informationen zu begreifen. Henna Kim und Bo Xie zeigen in einer systematischen Literaturarbeit, dass sich die Leserlichkeit des Inhalts, und die Benutzerfreundlichkeit als wesentliche Barrieren für den Zugang und den Gebrauch von online-angebotenen Gesundheits-Informationen darstellen (Kim und Xie 2017). Mit diesem Fokus rückt mitten im Anwendungsfeld digitaler Gesundheitskompetenzen die konventionelle Literacy von Kindern und Jugendlichen wieder deutlicher nach vorne und damit etwa in Deutschland auch die Frage der (unseres Wissens noch nicht erforschten) schulformspezifischen Effekte digitaler Gesundheitskompetenz. Die weiter oben (Abschn. 3.2) vorgestellten Befunde zur Abhängigkeit des individuellen Health-Literacy-Levels (auf der auf 16 Items gekürzten und dichotomisierten Bielefelder Skala) von der Schulformzugehörigkeit bei elf- bis fünfzehnjährigen Jugendlichen sind ein Hinweis in dieser Richtung.

Eine weitere ungleichheitsrelevante Dimension ergibt sich paradoxerweise aus einer erhöhten Nutzungsdauer digitaler Angebote. Hier geht es insbesondere um die Zeit, die Kinder und Jugendliche mit dem Spielen digitaler Spiele, inzwischen in der Regel online und weltweit, verbringen. Das kann auf spezialisierte Spielekonsolen, die mittlerweile längst mit dem Internet verbunden sind oder an einem normalen PC, Laptop oder internetfähigen Fernseher, erfolgen. Es liegen eine Reihe von Studien vor, die darauf hinweisen, dass Kinder und Jugendliche mit niedrigem sozialem Status im Durchschnitt deutlich mehr Zeit vor Bildschirmen (Screen-Time) verbringen als Kinder und Jugendliche aus Mittel- und Oberschichten. Je höher dabei die Screen-Time, desto höher das Ausmaß körperlicher Inaktivität. Eine besonders intensive Nutzung der digitalen Welt im Kindes- und Jugendalter wird dann mit dem pathologischen Befund der Internetsucht in Verbindung gebracht, die sicherlich am anderen Ende der anvisierten eHealth

Literacy steht. Die WHO hat bereits Spiel- und Internetsucht (internet addiction, gaming disorder, pathological internet use oder compulsive internet use sind die häufig genannten englischsprachigen Begriffe) in den neuen Krankheitskatalog ICD 11 mit aufgenommen (siehe hierzu z. B. WHO 2019). Allerdings ist aus unserer Sicht an dem schnell transportierten Bild vom übermäßigen Konsum digitaler (oder klassisch auch analoger: Daily Soaps im Fernsehen etc.) Medien der heranwachsenden Generation – vorzugsweise der unteren sozialen Klassen, auch wenn diese natürlich nicht allein betroffen sind – erhebliche Vorsicht angeraten, weil sie mit einer Reihe von impliziten normativen Vorstellungen über Ideen des guten (gesundheitsorientierten) Lebens verbunden sind, die selbst zu hinterfragen sind (Bittlingmayer und Ziegler 2012; Schmidt 2017; Kühn 1993).

Schließlich ist die klassische verteilungsbezogene Ungleichheitsdimension zu nennen, in der es um die sozial ungleiche Verteilung digitaler Gesundheitskompetenzen geht. Hier ist der Forschungsstand nicht sehr ausgebaut. Eine der wenigen aufwendigen Studien stammt aus Israel und untersucht die Verfügbarkeit der so bezeichneten *Media Health Literacy* von 11-, 13-, und 15-jährigen Jugendlichen. Insbesondere wurden in dieser Studie die Korrelationen von Media Health Literacy – einem Konstrukt, das aus dem Nutbeamschen Verständnis von Health Literacy und dem Konzept Media Literacy zusammengesetzt ist – und Dimensionen des Gesundheitsverhaltens untersucht (Levin-Zamir et al. 2011). Das Forscher*innenteam um Diane Levin-Zamir stellte zunächst fest, dass Mädchen und dass Kinder mit einer gebildeten Mutter (mehr als 15 Jahre formale Bildung) über hohe Media Health Literacy verfügen. Allerdings findet die Forscher*innengruppe, anders als in vielen Studien zu erwachsenen Gesundheitskompetenz, keine Zusammenhänge zwischen Media Health Literacy und der ethnischen Zugehörigkeit, dem Immigrationsstatus, dem sozio-ökonomischen Status oder selbst dem Gesundheitszustand (Levin-Zamir et al. 2011, S. 330). Das könnte allerdings an der Spezifizität des Media Health Literacy-Konstrukts liegen. Neben Levin-Zamir befassen sich lediglich Wharf Higgins und Begoray (2012) intensiver mit Critical Media Health Literacy und adressieren hierbei die drei Bereiche skill set, empowerment und competency of engaged citizenship. Überhaupt ist die Messung digitaler Gesundheitskompetenz noch nicht sonderlich weit fortgeschritten, was zum Teil daran liegt, dass die verfügbaren Messinstrumente noch vergleichsweise wenig entwickelt sind, wenn es darum geht, die komplexere soziale Einbettung der Nutzung digitaler Medien einzufangen und mit der Perspektive einer Critical (Media) Health Literacy zu verbinden. Die folgende Vorstellung der wenigen verfügbaren Instrumente offenbart eine große Anzahl von Lücken.

Tab. 3.5   eHEALS scale reliability and factor analysis. (Quelle: Norman et al. 2006)

Item	Factor loading	Mean item-total correlation
Q1: I know how to find helpful health resources on the Internet	,77	,68
Q2: I know how to use the Internet to answer my health questions	,79	,70
Q3: I know what health resources are available on the Internet	,77	,68
Q4: I know where to find helpful health resources on the Internet	,84	,76
Q5: I know how to use the health information I find on the Internet to help me	,81	,73
Q6: I have the skills I need to evaluate the health resources I find on the Internet	,72	,63
Q7: I can tell high quality from low quality health resources on the Internet	,65	,55
Q8: I feel confident in using information from the Internet to make health decisions	,60	,51
Variance accounted for = 56 %		
Coefficient alpha = ,88		

Die Messung von eHealth literacy

Zur Messung von eHealth Literacy liegen aktuell nur wenige Instrumente vor, allem voran die 8-Items umfassende „eHEALS" (eHealth Literacy Scale), mit der Norman und Skinner ihr eigenes eHealth Literacy-Modell operationalisiert haben.

> „The eHealth Literacy Scale (eHEALS) has been developed to address the need to assess eHealth literacy for a wide range of populations and contexts. The eHEALS is a self-report tool that can be administered by a health professional and is based on an individual's perception of her or his own skills and knowledge within each measured domain. The instrument is designed to provide a general estimate of consumer eHealth-related skills that can be used to inform clinical decision making and health promotion planning with individuals or specific populations." (Norman et al. 2006, e47)

Die von Norman und Skinner entwickelte Skala ist die vermutlich am häufigsten eingesetzte Skala zur Messung von eHealth Literacy, zumindest im internationalen Kontext: „Although there has been limited research, Norman and

Skinner's model of eHealth Literacy (Lily model) and the eHealth Literacy Scale (eHEALS) are most frequently used in studies to evaluate eHealth Literacy." (Chung und Nahm 2015, S. 152). Die vergleichsweise kurze Skala zur Messung von eHealth Literacy umfasst die folgenden konkreten Fragen (Tab. 3.5).

Die Antwortmöglichkeiten der eHEALS umfassen eine fünfstufige Lickert-Skala, die von „stimme überhaupt nicht zu" bis „stimme voll und ganz zu" („strongly disagree" – „strongly agree") reichen. Die Häufigkeit des Einsatzes der eHEALS steht aus unserer Sicht in kaum einem sinnvollen Verhältnis zu der mit dem Konzept digitaler Gesundheitskompetenz angeschnittenen Komplexität. Sie wird allerdings bis heute als adäquates Instrument zur Messung digitaler Gesundheitskompetenzen eingeschätzt (so etwa Kim und Xie 2017, S. 1078).

Ein anders ansetzendes Vorgehen zur Bestimmung von digitalen Gesundheitskompetenzen erfolgt über die Messung eines „Web Performance Tests". Bis heute werden ganz unterschiedliche Screening-Instrumente eingesetzt, um die individuelle eHealth Literacy zu bestimmen – dabei existiert aber noch kein Instrument, das digitale Gesundheitskompetenzen umfassend im Sinne des vollen Umfangs von Kompetenzen, die im Kontext des Gegenstandsbereichs digitaler Gesundheitskompetenzen involviert sind, abzubilden vermag (Kim und Xie 2017, S. 1078). Nach unserem Kenntnisstand existiert insbesondere kein quantitatives Instrument, das die digitalen Gesundheitskompetenzen als *soziale Praxis* erfasst, weder bei Erwachsenen, noch bei Kindern und Jugendlichen. Das ist deshalb ein ernsthafterer Mangel, weil, wie oben bereits angedeutet, die Vorstellung einsamer Techniknutzung mit den kindlichen und jugendlichen Lebenswelten nur sehr bedingt etwas zu tun hat. Dieser Mangel verweist auf ein systematischeres Problem innerhalb der konzeptionellen und empirischen Health Literacy- und eHealth-Literacy-Forschung, die mit der handlungstheoretischen Grundlegung in aller Regel subjektorientierter Gesundheitsentscheidungen und der implizit verwendeten kognitivistischen Grundierung zu tun hat. Wir werden deshalb im folgenden Kapitel etwas systematischer die Limitationen der bisher vorgestellten Zugänge entfalten und eine *alternative Perspektive auf die Erforschung von Health Literacy bei Kindern und Jugendlichen* vorstellen.

Health Literacy von Jugendlichen und Familien aus gesundheitsethnologischer Perspektive. Eine theoretische Rahmung

4

Nachdem wir in den beiden vorangegangenen Kapiteln den aktuellen Stand zur Health-Literacy-Forschung im Kontext gesundheitlicher Ungleichheiten aufgezeigt haben, geht es nunmehr in diesem Kapitel darum, einen Perspektivwechsel zu vollziehen, der uns angesichts der überwiegenden Mehrzahl der vorgelegten empirischen Studien angezeigt erscheint. Diesen Perspektivwechsel gilt es allerdings zunächst vorzubereiten. Deshalb werden wir zunächst mit einer Kritik der empirischen Gesundheitskompetenzforschung einsteigen, um dann theoretische Ausgangspunkte für eine gesundheitsethnologische Gesundheitskompetenzforschung zu entwickeln (Abschn. 4.1). In einem zweiten Schritt werden wir gerechtigkeitstheoretische und ungleichheitssoziologische Ansätze und Argumente vorstellen, die uns für diesen Kontext relevant erscheinen (Abschn. 4.2). Erst im dritten Schritt zeichnen wir eine differenztheoretische Variante jugendlicher Health-Literacy-Forschung nach und bestimmen zentrale Dimensionen (Abschn. 4.3). Erst nach diesen vorbereitenden Schritten stellen wir abschließend unser Verständnis einer angemessenen theoretischen Rahmung der Gesundheitskompetenzforschung vor und beschreiben unsere Position als Dialektik von Differenz und Defizit (Abschn. 4.4).

4.1 Kritik der (empirischen) Health-Literacy-Forschung von Jugendlichen, Kindern und Familien

Die vorrangig quantitativ empirisch orientierte Gesundheitskompetenzforschung hat ihre Stärken darin zu zeigen, dass es auf der Grundlage unterschiedlicher Fragebogeninstrumente sozial ungleich verteilte Gesundheitskompetenzen gibt und gerade die ganz unterschiedlichen vulnerablen oder marginalisierten gesellschaftlichen Gruppen häufig auch schlechtere Werte auf den eingesetzten Skalen besitzen (Robards et al. 2018). Damit werden die aus den aktuellen gesellschaftlichen Verhältnissen resultierenden, empirisch sichtbaren Defizite in den gruppenspezifischen Verteilungen von wichtigen gesundheitsrelevanten Handlungsressourcen sehr klar aufgezeigt und benannt (z. B. Pelikan et al. 2012b; Robert Koch-Institut (RKI) 2015; RKI 2016; WHO Europe 2013). Darüber hinaus hat die quantitative Health-Literacy-Forschung, sehr analog zur Erforschung des so genannten Funktionalen Analphabetismus in der Erwachsenenbevölkerung, für eine massenmediale Aufmerksamkeit vor allem dadurch gesorgt, dass eine verhältnismäßig große Anzahl der Erwachsenen- oder zum Teil auch der jugendlichen Bevölkerung als Personen gekennzeichnet wurden, die nur über eingeschränkte Gesundheitskompetenz verfügen. In europäischen Ländern wie etwa Bulgarien, Österreich oder Spanien ist die Mehrheit der Bevölkerung von eingeschränkter Gesundheitskompetenz betroffen, in Deutschland, Polen oder Estland sind es immerhin über 40 % (auf Grundlage der HLS-EU-47-Skala; Pelikan et al. 2012). In asiatischen Ländern wie Afghanistan ist sogar die überwiegende Mehrheit der Bevölkerung betroffen (Harsch et al. in press).

Diese Erzeugung massenmedialer Aufmerksamkeit hat – und das ist sicher positiv zu bewerten – zu nationalen Programmen zur Stärkung der Gesundheitskompetenz in der Bevölkerung geführt. So hat etwa die Regierung Schottlands bereits 2014 einen Nationalen Aktionsplan zur Stärkung der Gesundheitskompetenz veröffentlicht, der umfassende gesundheitsbezogene Aktionsprogramme aufgelegt hat (The Scottish Government 2014). In Deutschland ist jüngst ebenfalls ein Nationaler Aktionsplan Gesundheitskompetenz ins Leben gerufen worden, allerdings nicht als Regierungsprogramm, sondern auf Initiative von Doris Schaeffer und Ullrich Bauer von der Universität Bielefeld, Klaus Hurrelmann von der Hertie School of Governance und des Bundesverbandes der Allgemeinen Ortskrankenkassen (Schaeffer et al. 2019). Diese groß angelegten Initiativen wären ohne die repräsentativen Surveys in acht europäischen Ländern, die im Zusammenhang mit dem von der Europäischen Union geförderten Projekt

Health Literacy in Europe durchgeführt worden sind (Pelikan et al. 2012b; Sørensen et al. 2012b; WHO Europe 2013), nicht zustande gekommen und das Thema Health Literacy längst nicht so ein bedeutsames Thema im Bereich der empirischen Gesundheitsforschung, wie es heute der Fall ist.[1]

Allerdings haben diese Studien auch Kehrseiten und Schwächen, die mit den theoretischen und empirischen Zugängen zum Thema Health Literacy zu tun haben. Die Ausdehnung der Gesundheitskompetenzforschung von den engen klinischen Anwendungsfeldern auf Gesundheitsförderung und Präventionsverhalten, das heißt auf den nicht-klinischen Bereich des Alltagsverhaltens basierte auf der Einsicht, dass „die erfolgreiche Aufrechterhaltung von Gesundheit die Summe vieler alltäglicher Urteile und Aktivitäten außerhalb eines Krankenhauses oder eines ambulanten Arztzimmers ist." (Chinn 2011, S. 61; eigene Übersetzung). Die Ausdehnung des Geltungsbereichs von Gesundheitskompetenz wurde aber methodisch damit erkauft, dass in den Testverfahren von den einfachen Sprachtests, wie sie im klinischen Setting verwendet wurden (v. a. TOFHLA, REALM, NVS), auf einen Selbstreport der Interviewten umgestellt wurde. Selbstaussagen, aus denen dann Kompetenzmessungen generiert werden, sind in hohem Maße von Unsicherheiten durchsetzt, von Über- oder Untertreibungen oder von der Einschätzung erfahrungsferner Handlungsräume (vgl. auch Speer 2017, S. 16).[2] Das wird *erstens* daran deutlich, dass sich Jugendliche ein gegenüber der Erwachsenenbevölkerung selbst deutlich höheres Maß an Gesundheitskompetenz attestieren. Und *zweitens* daran, dass sich chronisch erkrankte Menschen ein deutlich niedrigeres Maß an Gesundheitskompetenz als der Durchschnitt zuschreiben (Schaeffer et al. 2016), und dies, obwohl davon

---

[1]Die enorme Popularitätssteigerung der Gesundheitskompetenzforschung hat aber auch mit dem hartnäckigen Gerücht zu tun, dass eine niedrige Health Literacy im Gesundheitssystem enorme Kosten verursacht. Im Policy-Paper Health Literacy – the solid facts, herausgegeben von der Europäischen Direktion der WHO findet sich etwa der Hinweis, dass eingeschränkte Gesundheitskompetenz mit Kosten von 8 Mrd. US$ einhergehen; WHO Europe (2013, S. 8) Diese gesundheitsökonomischen Zahlen sind eher gefühlt als ernsthaft gemessen und bilden aber eine wichtige Komponente der Förderung von health literacy weltweit. Zumindest in hoch industrialisierten Ländern sind die Kosten durch die eingesetzte Intensivgerätemedizin in den letzten Lebensmonaten so deutlich höher, dass die möglichen Kosten niedriger Gesundheitskompetenz dagegen nicht ernsthaft ins Gewicht fallen.

[2]Wie bereits weiter oben ausgeführt, wird auch bei so genannten objektiven Messungen wie TOFHLA oder REALM nicht angenommen, dass diese Instrumente biasfrei sind; vgl. Nguyen et al. (2017).

auszugehen ist, dass Menschen mit einer chronischen Erkrankung über größere Erfahrung im Gesundheitssystem verfügen und sich in aller Regel mit ihrer Erkrankung alltäglich auseinander setzen müssen.

Kritik der einsamen informierten Gesundheitsentscheidung
Neben den prinzipiellen Messproblemen subjektiver Kompetenzzuschreibungen (und der Testfairness objektiver Performanzmessungen) ist an den Hintergrundmodellen von Health Literacy die Wahl der handlungstheoretischen Grundierung diskussionswürdig. Das Konzept der Gesundheitskompetenz ist nicht nur aus dem Korsett der korrekten Aussprache von medizinischem Vokabular sowie des klinischen Navigierens und angemessener Compliance befreit worden, sondern hat auch immer weitere Bereiche und Handlungsfelder mit eingeschlossen. Dabei haben die Definitionen einen immer komplexeren Zuschnitt angenommen – vorläufiges Endergebnis der Komplexität in der Bestimmung allgemeiner Gesundheitskompetenz ist das integrative und häufig zitierte Modell aus dem European Health-Literacy-Survey. Die oben bereits zitierte Definition von Kristine Sørensen et al. lautet:

„Health literacy is linked to literacy and entails people's knowledge, motivation and competences to access, understand, appraise, and apply health information in order to make judgments and take decisions in everyday life concerning healthcare, disease prevention and health promotion to maintain or improve quality of life during the life course." (Sørensen et al. 2012a, S. 3)

Diese umfassende Definition ist mit einem komplexen theoretischen Modell von Gesundheitskompetenz verbunden, das in der folgenden Abb. 4.1 dargestellt wird. Dieses Modell gilt aktuell als eine Art internationales Standardmodell (z. B. Duong et al. 2017), das weiter appliziert wird, etwa auf das Kindes- und Jugendalter (Bollweg et al. 2020a, in press).

Das formale Rahmenmodell umfasst Großdimensionen und Handlungsfelder wie Partizipation, Empowerment, Gleichheit, Nachhaltigkeit oder soziale und ökologische Determinanten, aber es ist *erstens* nicht klar entwickelt, wie diese Dimensionen und Ebenen konkret ineinandergreifen. Dazu bedürfte es einer gesellschaftstheoretischen Verankerung, die aber vollständig fehlt. Und es bleibt *zweitens,* wie der überwiegende Teil von Health-Literacy-Konzeptionalisierungen, im Kern eingebettet in ein rationalistisches Handlungsmodell.[3] Seit Nutbeams berühmter

---

[3]Nur am Rande sei erwähnt, dass ausgerechnet im breit diskutierten Konzept der Gesundheitskompetenz bis heute der Gesundheitsbegriff selbst sehr unbestimmt bleibt. Es gibt kaum vernünftige und klare theoretische Verankerungen; vgl. hierzu ausführlicher Saboga-Nunes et al. (2019).

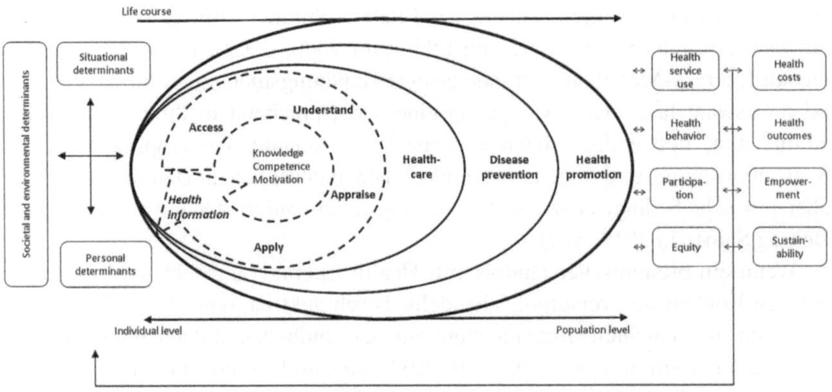

Abb. 4.1 Integriertes Modell von Gesundheitskompetenz. (Quelle: Sørensen et al. 2012a, S. 9)

Definition von Health Literacy bedeutet Gesundheitskompetenz vorrangig eine aus Sicht von Public Health ‚richtige' Informationsbearbeitung, die dann in angemessenes Gesundheitshandeln mehr oder weniger automatisch überführt wird. Dieses Verständnis prägt nicht nur die als Health-Literacy-Screeningverfahren eingesetzten Lese-, Schreib- und Mathematiktests, sondern auch das integrierte Gesundheitskompetenzmodell von Kristine Sørensen et al. und einer Reihe von anderen Definitions- und Messvorschlägen wie zum Beispiel „The Calgary Charter on Health Literacy Scale" (Pleasant et al. 2018), das ebenfalls seinen Ausgangspunkt von der *subjektiven* Wahrnehmung von Gesundheitsinformationen nimmt, um durch die Anwendung von Gesundheitsinformationen dann in eine *normativ* als angemessen beschriebene gesundheitsförderliche Handlung zu gelangen. Dieses Grundverständnis, das charakteristisch für die Mehrzahl der Gesundheitskompetenzforschung ist, lässt sich als *kognitivistischer Rationalismus* beschreiben.

Problematisch daran ist aus einer soziologischen und handlungstheoretisch informierten Perspektive, dass Menschen in ihrem Alltag den meisten Teil der Zeit nicht intensiv darüber nachdenken, welche Handlungsoptionen ihnen in einer gegebenen Situation zur Verfügung stehen, die Vor- und Nachteile abwägen und sich dann für die angemessenste – etwa die gesundheitsförderlichste – Variante entscheiden (Bittlingmayer und Bauer 2007b). Der für die Gesundheitskompetenzforschung bis heute typische kognitivistisch-rationalistische Zugang hat mit seiner frühen Übertragung breit angelegter Literacy-Studien (im Erwachsenenalter) auf den Gesundheitskontext zu tun (Nutbeam 2000, 2009). Dieses den meisten Health-Literacy-Modellen zugrunde gelegte Handlungsmodell der rationalen Wahl oder Auswahl lässt sich zwar gut in eine – entsprechend in ihrer theoretischen Komplexität notwendig erheblich reduzierte – quantitative empirische (Large Scale-)Forschung übertragen, mit alltäglichen menschlichen Handlungen hat es aber nur sehr bedingt etwas zu tun (analog argumentiert der jüngst erschienene Beitrag Samerski 2019, S. 7).

Wenn ein breiteres Verständnis von Health Literacy angelegt wird, das nicht auf den Kontext des Versorgungshandelns beschränkt ist, dann liefert keines von sechzehn untersuchten Instrumenten zur Gesundheitskompetenzmessung von Kindern im Zeitraum von 1980 bis 2011 eine umfassende und übergreifende Messung kindlicher Health Literacy – so das Fazit eines systematischen Reviews (Ormshaw et al. 2013, S. 450). Gerade für Kinder und Jugendliche gilt, dass sie sich in schwer überschaubaren Sozialisationskontexten befinden, die ihre gesamte Persönlichkeit durchstrukturieren, und Konsequenzen haben unter anderem für „Umgangsformen, Vorlieben, Lebensstil, Sprechweise, Geschmack, Gewohnheiten im Denken, Fühlen und Handeln." (Hehlmann et al. 2018, S. 86). Menschliche Handlungsweisen lassen sich mit der Habitustheorie Pierre Bourdieus (Krais und Gebauer 2002) oder mit der Agency-Theorie von Mustafa Emirbayer und Ann Mische (Emirbayer und Mische 1998) als *tief in soziale Kontexte eingebettete Verhaltensweisen* beschreiben, die bestimmten *Handlungsroutinen, Regelmäßigkeiten und Vorlieben* folgen, die *nicht jeden Tag zur Disposition stehen,* und die nicht allein bereits deshalb ins Wanken geraten, weil eine Person zufällig eine Gesundheitsinformation wahrnimmt, also etwa selbst liest, persönlich erzählt oder in der Straßenbahn auf dem Bildschirm präsentiert bekommt. Ohne an dieser Stelle in die Habitustheorie Bourdieus oder die soziologische Handlungstheorie eintauchen zu wollen (vgl. hierzu weiterführend etwa Lenger et al. 2013; Rieger-Ladich und Grabau 2017; Hehlmann et al. 2018, S. 85–89; Sperlich 2016; Bauer 2012b), so meinen wir doch mit Blick auf soziologische Grundtheoreme festhalten zu können, dass das kognitivistisch-rationalistische Modell von Gesundheitskompetenz, häufig auch als health informed decision-making bezeichnet, und seine quantitativ-empirische Umsetzung mit einigen gewichtigen Problemen behaftet sind, und zwar insbesondere dann, wenn es um Kinder und Jugendlicher einerseits sowie soziale Benachteiligung andererseits geht (vgl. hierzu auch den starken Beitrag Bauer 2019b).

Die (unterschätzte) Bedeutung des Handlungskontextes für Gesundheitskompetenz

Innerhalb der Health-Literacy-Forschung ist insgesamt ein starkes Spannungsverhältnis auszumachen zwischen der häufigen Betonung der Bedeutsamkeit von Handlungskontexten (z. B. in Okan et al. 2017b, S. 11, 14–15; Bröder et al. 2017, S. 20; Paakkari und George 2018, S. 4; Chinn 2011, S. 62) und der überwiegenden Anzahl von Messverfahren, die bei der individuellen Verfügbarkeit von Kompetenzen im Rahmen einer informierten gesundheitsförderlichen Entscheidungsfindung stehen bleiben. Die Ahnung von der Bedeutung des Handlungskontextes führt zu einer vergleichsweise häufig formulierten Gefahr, Gesundheitskompetenzen nur auf individuelle Fähigkeiten und Kompetenzen zu beziehen, aber es erfolgt keine systematische Konsequenz, Handlungskontexte in die Erforschung von Gesundheitskompetenz selbst zu integrieren. Das Spannungsverhältnis zwischen der Verfügbarkeit individueller Kompetenzen und überindividuellen Handlungskontexten lässt sich selbst an den für absolut basal gehaltenen Schriftsprach- und Mathematikkompetenzen dingfest machen. Janine Bröder et al. sind der Einschätzung, dass „[m]ost articles recognize that health literacy requires being able to read, write, fill out a form or comprehend a text." (Bröder et al. 2017, S. 14).

Aber selbst die Notwendigkeit von Schriftsprachkompetenzen für Gesundheitskompetenz hängt unmittelbar vom Handlungskontext ab. Denn es ist in einem Land wie Afghanistan oder Pakistan mit sehr hohen Analphabetismusquoten keineswegs ausgemacht, dass literacy und numeracy zu den notwendigen Voraussetzungen hoher Gesundheitskompetenz zählen (Harsch et al. in press). Auf den Einwand, dass es sich bei den Health-Literacy-Modellen vorrangig um Modelle handelt, die auf hoch industrialisierte Gesellschaften abzielen, obwohl sie ja als generalisierte Gesundheitskompetenzmodelle gelten, lässt sich mühelos entgegnen, dass über Flüchtlings- und Migrationsbewegungen, aber auch durch Schulverweigerung und (zugeschriebener) Lern- oder geistiger Behinderung (Feuser 2017; Mürner und Sierck 2013; Bittlingmayer und Sahrai 2019) so genannte (funktionale) Analphabet*innen in großer Anzahl unter uns leben.[4]

Das Problem der individuellen Messung von Gesundheitskompetenz und das inhärente Modell des einsamen, aber möglichst informierten

---

[4]Eine immer wieder zitierte Zahl ging jahrelang von 7,5 Mio. funktionalen Analphabet*innen aus; vgl. hierzu Grotlüschen und Riekmann (2012); mittlerweile soll die Zahl der funktionalen Analphabet*innen rückläufig sein und sich, Pressemitteilung zufolge, „nur noch" auf 6,2 Mio. belaufen.

Gesundheitsentscheiders, wird in Hinblick auf Handlungskontexte auch dann virulent, wenn es etwa um Abwägungs- und Verhandlungsprozesse innerhalb von Familien geht. „In some recent research undertaken in Pakistan, male heads of households are usually responsible for making any health related decisions that have financial implications. This complexity brings to light the question of ‚whose health literacy' is the most important and relevant to actions? In the case of Pakistan, there might be a very health literate wife, but if her husband is the one making the decisions, it is his health literacy that ultimately influences how she engages with health actions and services." (Levin-Zamir et al. 2017, S. 135). Es wäre nicht nur töricht anzunehmen, dass diese von Diane Levin-Zamir et al. geschilderte Situation in Deutschland nicht vorkommt, weil wir das Patriarchat überwunden haben. Diese Situation, in der es um asymmetrische Handlungsmacht in Hinblick auf gesundheitsrelevantes Verhalten geht, lässt sich auch auf alltägliche Situationen von Kindern und Jugendlichen übertragen, die mit erwachsenen Haushaltsvorständen zusammenleben und neben den informellen Sozialisationsprozessen auch direkte Handlungseinschränkungen für Kinder und Jugendliche aussprechen – in der Regel, das sei zugestanden, um im Rahmen spezifischer Erziehungsvorstellungen Schaden von ihnen abzuwenden.

Ein etwas anders gelagertes, aber für individuelles Gesundheitshandeln nicht weniger bedeutsames Beispiel ist das Handeln in Gleichaltrigengruppen. Die soziologische Jugendforschung hat die Jugendphase häufig als einen mehr oder weniger rigorosen Ablösungsprozess von den Eltern beschrieben mit dem Ziel der Steigerung der individuellen Autonomie und der Befreiung von elterlichen Restriktionen (wir werden in den Fallstudien später sehen, dass dieses Bild problematisch ist; siehe Kap. 6 und 7). Unbestritten ist aber, dass es in der Jugendphase zunächst um die Sicherstellung von Freundschaft und gegenseitige Akzeptanz geht (Richter 2005, S. 55–57; Hurrelmann und Quenzel 2012, S. 143– 171). Die damit verbundenen Anerkennungsprozesse und die Angst vor Missachtungserfahrungen führen zu einem situativ beachtlichen Gruppendruck der Freundschaftsclique, der mit den eigenen Präferenzen und Vorlieben, sollten sie von der Gruppenmeinung abweichen, in Einklang zu bringen ist. Wenn etwa als Nachmittagsbeschäftigung das sicherlich kaum gesundheitsförderliche Shisha-Rauchen ansteht, dann wird die Einsicht eines oder einer Jugendlichen, der oder die sich vergegenwärtigt, dass es sich um eine möglicherweise gesundheitsabträgliche Freizeitgestaltung handelt, vermutlich wenig Gehör finden und die Person – trotz besseren Wissens – nicht riskieren wollen, den Spott der Gruppe auf sich zu ziehen.

Diese wenigen Beispiele, die die Bedeutsamkeit von Handlungskontexten und die Einbettung individuellen Handelns in soziale Einheiten wie Familien, Bildungsinstitutionen oder Peergruppen plausibel machen sollen, zeigen an, dass

die bisher üblichen Messungen individueller Gesundheitskompetenz die Kontextbedingungen von alltäglichen Entscheidungsprozessen nicht einfangen können.

Gesundheitskompetenz und die Eindimensionalität der Ungleichheitsbestimmung
Ein zweites, systematisches Problem gerade der ungleichheitsorientierten Gesundheitskompetenzforschung liegt in ihrer Eindimensionalität im Zusammenhang
mit der Konzeptionalisierung sozialer bzw. gesundheitlicher Ungleichheiten. Die
zum Einsatz kommenden Health-Literacy-Messinstrumente bestimmen ein mehr
oder weniger adäquates oder eben limitiertes Maß an individueller Gesundheitskompetenz mit der progressiven gesundheitspolitischen Absicht, die Personen mit
geringer Health Literacy angemessen zu empowern. In diesem Grundmodell ver-
steckt sich die immanente Schwierigkeit der so genannten Defizitkonstruktion
spezifischer, statistisch produzierter Gruppen. Etwas grob formuliert folgt der
Mechanismus einem spezifischen Muster: Zunächst wird zur individuellen
Kompetenzmessung eine methodische Asozialisierung von Menschen vollzogen, die
wie gezeigt von den überaus relevanten Handlungskontexten abstrahiert. In einem
zweiten Schritt werden dann auf der Grundlage avancierter statistischer Verfahren
Effekte und Korrelationen einzelner Variablen oder zusammengefasster Skalen
bestimmt – und dann zum Beispiel mit Gesundheitskompetenz in Verbindung
gebracht – und mit sozialen Determinanten abgeglichen (vgl. hierzu die Abb. 4.2 als
eine willkürliche von einer sehr großen Anzahl möglicher Illustrationen).

Das führt dann zu Aussagen wie: Akademiker*innen haben ein höheres Maß
an Gesundheitskompetenz, (wahlweise männliche oder weibliche) Kinder und
Jugendliche mit türkischem Migrationshintergrund haben ein erhöhtes Risiko,
übergewichtig oder adipös zu sein oder es wird ausgeführt, dass (autochthone)
männliche Jugendliche sich selbst ein höheres Maß an Gesundheitskompetenz als
die weiblichen Jugendlichen zuschreiben. In einem letzten, in der Regel implizit
vollzogenen Schritt, werden dann aus den statistischen Korrelationen erhöhten
Risikos oder geringerer Kompetenzen unter der Hand Gruppenkonstruktionen
mit spezifischen Gruppeneigenschaften erzeugt, die dann türkische Kinder und
Jugendliche als übergewichtig, schulbildungsferne bzw. sozio-ökonomisch
unterprivilegierte Gruppen als wenig gesundheitskompetent oder Mädchen als
zurückhaltend in der Einschätzung ihrer eigenen Kompetenzen beschreiben.
Dieser *doppelte Konstruktionsprozess von methodischer Individualisierung
und anschließender Gruppenkonstruktion* besitzt alle Merkmale eines radikalen
Konstruktivismus, der aber selten mit quantitativ-statistischer Sozialforschung in
Verbindung gebracht wird.

Aber auch ohne einen Prozess der Essenzialisierung von Gruppeneigenschaften
ist eine Konzeptionalisierung einer eindimensionalen Gesundheitskompetenzskala,

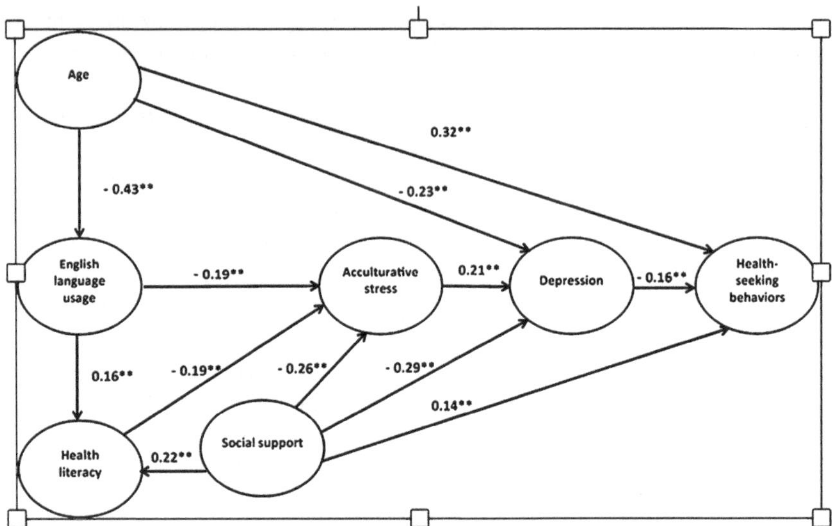

Abb. 4.2 Der Zusammenhang von Health Literacy, Social Support und Akkulturations-stress; Maneze et al. 2016; zit.n. Levin-Zamir et al. 2017, S. 140

die am Ende in Gruppen von Menschen mit exzellenter, ausreichender, problematischer und inadäquater Health Literacy zu unterscheiden vermag, zu einfach, weil sie weder den *unterschiedlichen* Bedeutungshorizonten und Sinn-setzungsprozessen „realer sozialer Gruppen" im Zusammenhang mit Gesundheit, wie sie in den unterschiedlichen sozialen Großgruppen an der Tagesordnung sind, nicht oder nur unzureichend zur Kenntnis nehmen noch der Mehrdimensionali-tät von Ungleichheitsstrukturen und -prozessen angemessen begegnen kann. Wir wollen im folgenden Abschnitt etwas genauer fassen, woraus diese Mehr-dimensionalität besteht und was wir mit ihr in den Blick nehmen wollen.

4.2 Anmerkungen zur Mehrdimensionalität von Ungleichheit aus soziologischer und philosophischer Perspektive

Die Mehrdimensionalität von Ungleichheitsverhältnissen ist zunächst in der Soziologie sozialer Ungleichheit (I) und mehr oder weniger parallel und unabhängig in der Gerechtigkeitstheorie bzw. Politischen Theorie (II) breiter diskutiert worden. Die folgenden Ausführungen haben nur exemplarischen Charakter – eine detaillierte Nachzeichnung der breiten gerechtigkeitstheoretischen bzw. ungleichheitssoziologischen Diskurse und vielfältigen Positionen und ihre jeweiligen Verästelungen oder Weiterentwicklungen ist hier nicht zu leisten. Es geht für unsere Zwecke insbesondere darum, die Notwendigkeit einer differenztheorischen Perspektive zu begründen und diese für Public Health und Gesundheitskompetenz genauer zu entfalten. Darüber hinaus soll verdeutlicht werden, dass die Beschäftigung mit sozialen Ungleichheitsverhältnissen theoretisch enorm anspruchsvoll ist, selbst wenn man glaubt, dass hier ein reines Faktensammeln weiterhelfen könnte (eine solche vergleichsweise brutal positivistische Idee in Public Health findet sich etwa in Prüss-Üstün et al. 2006, S. 41; zur normativen Komplexität der Ungleichheitsforschung vgl. Zinn 2008). Der Blick auf die Erforschung von Ungleichheitsverhältnissen und Gerechtigkeitsmaßstäben soll helfen, eine gegenüber der Defizitperspektive komplementäre Differenzperspektive auszuloten.

(I) Bereits in den 1970er Jahren hat Pierre Bourdieu eine vertikale von einer horizontalen Herrschaftsachse in Hinblick auf unterschiedlich funktionierende Herrschaftsformen differenziert und Formen symbolischer Herrschaft präzise beschrieben (Bourdieu 1982b; Bourdieu und Passeron 1973; vgl. hierzu auch die Beiträge in Schmidt und Woltersdorff 2008), die sich insbesondere durch ihre Nähe zu den offiziellen Bildungsinstitutionen auszeichnet. In den 1980er und 1990er Jahren hat die deutsche Ungleichheitssoziologie und Sozialstrukturanalyse die Existenz und Kontinuität von sozialen Ungleichheiten sehr breit diskutiert. Dabei ging es zunächst darum, dass vertikale soziale Ungleichheitsverhältnisse nicht mehr entlang klassischer sozialer Großgruppen wie Schichten und Klassen empirisch beschrieben werden können, bis hin zu der These, dass die soziale Herkunft sich nicht mehr sonderlich stark auf die individuelle Biografie auswirkt (einschlägig hierzu Beck 1986; kritisch hierzu z. B. Vester et al. 2001). Diese These wurde nicht nur innerhalb des ungleichheitssoziologischen Diskurses,[5] sondern gerade auch durch die Gesundheitswissenschaft und Sozialepidemiologie stark in Zweifel gezogen (Elkeles und Mielck 1997).

---

[5]Wichtig scheint noch der Hinweis, dass die Problematisierung der sozialstrukturanalystischen Kategorien von Klasse und Schicht ein Spezifikum des deutschen Ungleichheitsdiskurses der 1980er und 1990er Jahre ist. In den angloamerikanischen und frankophilen Sprachräumen sowie in Spanien oder Portugal wurde die Existenz und Bedeutsamkeit dieser gesellschaftlichen Großgruppen nicht in Frage gestellt.

Eine andere Linie verfolgte die Unterscheidung in horizontale und vertikale Ungleicheitsstrukturen (Kreckel 1993). Horizontale Ungleichheiten sollten sich vor allem an so genannten „askriptiven", also zugeschriebenen Merkmalen wie die Geschlechterzugehörigkeit oder die ethnische Herkunft festmachen, die sich anders als das verfügbare monatliche Einkommen nicht ohne Weiteres in eine klare lineare Hierarchie bringen lassen. In diese Richtung argumentierten Ungleichheitsforscher*innen, die weniger aus der Sozialstrukturanalyse und ihren inhärenten Schicht- und Klassentheorien heraus auf die Gesellschaft blickten, sondern aus der feministischer Perspektive oder aus der Perspektive des Post-kolonialismus bzw. der Migrationsforschung. Auch hier wurden massive soziale Ungleichheiten identifiziert, ohne dass diese Ungleichheiten zwingend mit dem verfügbaren ökonomischen Kapital zusammenhängen mussten. Diskutiert wurde ab den 1990er und 2000er Jahren dann insbesondere das *theoretische und empirische Verhältnis der unterschiedlichen Ungleichheitsdimensionen* (Rademacher und Wiechens 2001; Krönert-Othman und Lenz 2002; Souza 2008). Ein zentraler Gesichtspunkt all dieser Ansätze war die Einbettung empirischer Ungleichheitsverhältnisse entlang ihrer unterschiedlichen Dimensionen in allgemeinere Theorien über Herrschaft und Macht (Young 1996; Bourdieu und Passeron 1973). Aktuell wird relativ häufig auf den Ansatz der Intersektionalität als Hintergrundtheorie oder auch empirieleitende Rahmung verwiesen, in der es ebenso um die Verschränkung unterschiedlicher Herrschaftsdimensionen in ihren jeweiligen konkreten empirischen Verhältnissen geht (grundlegend für den deutschen Sprachraum Winker und Degele 2010).

Es sollte durch diese Ausführungen deutlich geworden sein, dass sich gesundheitliche Ungleichheiten kaum entlang einer einzigen Dimension aufspannen lassen und solche Versuche offensichtliche Verkürzungen realer gesellschaftlicher Verhältnisse sind. Es ist nicht übertrieben festzustellen, dass die häufige Verwendung des Begriffs soziale Ungleichheit in der Public-Health-Forschung im Widerspruch steht zu seiner theoretischen Durchdringung und der Begriff häufig empiristisch und oberflächlich bleibt. Noch komplexer wird das Motiv sozialer Ungleichheiten, wenn der Bezug zum Thema Gerechtigkeit hergestellt wird.

(II) In der Politischen Theorie sind mit der bis heute fundamentalen und lesenswerten Studie von John Rawls „Theory of Justice" moralphilosophische Grundfragen ebenfalls in den 1970er Jahren nah an die ungleichheitstheoretische Frage der gerechten Verteilung von Gütern und Dienstleistungen (in der Terminologie Rawls': Grundgüter) gerückt worden (Rawls 1979). Die Gerechtigkeitstheorie von John Rawls ist in den 1980er und 1990er Jahren sehr breit und kontrovers diskutiert worden und mündete am Ende in die sogenannte Kommunitarismusdebatte, in der – kurz gesagt – eine der zentralen Fragestellung war, inwieweit die theoretische Konstruktion eines rawlsschen Individuums, von Charles Taylor etwa als Atomismus charakterisiert (vgl. hierzu Taylor 1995), mit empirischen Individuen überhaupt kompatibel sind und inwieweit die begründungstheoretischen Zusammenhänge nach Gerechtigkeit (vor allem in der Figur der „Original Position") für konkrete Menschen in den Zwängen und Opportunitätsstrukturen ihrer Lebenswelten überhaupt relevant sind (vgl. zum Beispiel die Kritiken in Bellah et al. 1985; Taylor 1996).

Für unsere Überlegungen zur *Mehrdimensionalität ungleicher Gesundheitskompetenz* sind aus der bis heute äußerst lehrreichen Debatte um den Kommunitarismus (Honneth 1994) einige Argumente und eine Weiterentwicklung des Rawlsschen Ansatzes (wobei das unter echten Rawls-Fan umstritten ist, inwieweit es sich hier überhaupt um Weiterentwicklungen handelt) bedeutsam.

Erstens hat John Rawls mit seiner umfassenden Gerechtigkeitstheorie, die er in den Kontext liberalistischer, und damit freiheitlicher Theorieansätze verankert wissen will, einen in Hinblick auf einen mehrdimensionalen Begriff ungleicher Gesundheitskompetenz überragend wichtigen Punkt, der gerade im Kontext möglicher Empowerment-orientierter Interventionen besonders virulent ist. Rawls radikalisiert gewissermaßen die Vorstellung, dass jedes Individuum ein fundamentales Recht hat, seine eigene Konzeption des guten Lebens zu verfolgen und dass der Staat bzw. staatliche Institutionen hier kein Durchgriffsrecht besitzen, unabhängig davon, ob so ein Eingriff gesundheitsförderlich wäre oder nicht (eine unmittelbare Übertragung der Rawls'schen Gerechtigkeitstheorie auf den Gesundheitsbereich liefert Daniels 2008; vgl. hierzu auch ausführlicher Bittlingmayer und Ziegler 2012). Der Staat muss sich gegenüber den Vorstellungen des guten Lebens der einzelnen Individuen also neutral verhalten und Ressourcen, Güter und Dienstleistungen zur Verfügung stellen, die es den Individuen ermöglichen, ihre Konzeption des guten Lebens nachhaltig zu verfolgen (immer kantisch vorausgesetzt, sie schadet in ihrer Realisierung keiner anderen individuellen Konzeption des Guten).

An diese Überlegungen setzt *zweitens* der sogenannte Capabilities-Approach von Amartya Sen und Martha Nussbaum an, die sich beide in ihren jeweiligen Varianten als Weiterentwicklungen des Rawls'schen Ansatzes verstehen und in derselben Tradition des Politischen Liberalismus verankern. Spannend ist in diesem Zusammenhang zunächst der Hinweis des Sozialisations- und Jugendforschers Heiner Keupp, dass der Capability-Ansatz große Analogien und Kompatibilitäten zum salutogenetischen Ansatz Aaron Antonovskis aufweist (Keupp 2012, S. 24–30). Darüber hinaus erwähnenswert ist, dass Amartya Sen sehr explizit eine Gerechtigkeitstheorie entwickelt hat, die auf dem Konzept *komplexer Gleichheit* aufbaut. Der einfache, wie überzeugende Ausgangspunkt ist dabei, dass die individuell verfügbaren Handlungsressourcen nicht den zentralen Maßstab für Gerechtigkeit abgeben, sondern dass Handlungsressourcen wie Einkommen, Vermögen oder Bildungstitel nur *Mittel zum Zweck* sind, die selbst gesetzten Ziele eines guten Lebens verfolgen und umsetzen zu können (z. B. formuliert in Sen 2010, S. 282). Wenn ein solcher Perspektivwechsel in der Verteilungsgerechtigkeit von verfügbaren Handlungsressourcen auf die Verwirklichungschancen von realen Handlungsfreiheiten vollzogen wird, kommt die Heterogenität von Menschen und die Heterogenität ihrer Bedürfnisse besser in den Blick. Sens und Nussbaums Grundgedanke ist, dass Menschen unterschiedlich umfangreiche Handlungsressourcen benötigen, um dieselbe Handlungsfreiheit genießen zu können. Sens Standardbeispiel bezieht sich auf den Bereich der Individualmobilität: Damit etwa eine Person, die im Rollstuhl sitzt, das gleiche Ausmaß an Mobilität (verstanden als realisierte Handlungsfreiheit) umsetzen kann, braucht die Person deutlich mehr Handlungsressourcen, um diese Freiheit verwirklichen zu können, nämlich von A nach B zu gelangen, als eine Person, die nicht im Rollstuhl sitzt. Eine Gleichverteilung von Ressourcen – oder in der Rawlsschen Terminologie: Grundgüter – würde also, trotz guter Absicht, mit sozial ungleichen Konsequenzen für die Handlungsfreiheit für Individuen mit unterschiedlichen Bedarfen einhergehen (vgl. hierzu Pauer-Studer 1999, S. 18).[6]

Während Sen aber die Bestimmung dessen, was für die Menschen Handlungsfreiheit konkreter darstellen soll, bewusst offen lässt, liefert Martha Nussbaum eine Liste mit Capabilities, die für alle Menschen gelten soll und die eine umfassende Darstellung zu sein beabsichtigt, „was ein Leben auszumachen scheint, das wir als menschliches Leben betrachten" (Nussbaum 1999, S. 49). In der folgenden Box ist die Liste mit Capabilities abgebildet, mit der Nussbaum versucht, eine allgemeine Theorie des guten Lebens zu bestimmen (Tab. 4). Die Liste ist mittlerweile mehrfach ergänzt, breit diskutiert und auf Gesundheit als Gegenstandsbereich übertragen worden (vgl. u. a. Bittlingmayer und Ziegler 2012, S. 52–64). Es geht uns hier aber weniger um eine Diskussion von Nussbaums Theorie des guten Lebens, sondern um die Heterogenitätsdimensionen, die in der Liste selbst zu finden sind.

---

[6]Ähnlich gelagert ist die Idee der Chancengleichheit, die dem neoliberalen und neokonservativen Kosmos entspringt und in Hinblick auf Arbeitsmarkt- und Sozialpolitik, aber auch in Hinblick auf Gesundheitspolitik eine heute sehr wesentliche Rolle spielt. Wie Thomas Nagel, einer der wichtigsten und des Linksradikalismus unverdächtigen Gegenwartsphilosophen nüchtern festhält, „[zieht] Chancengleichheit ungleiche Ergebnisse nach sich.[…] Die Hauptfrage über die Ungleichheiten lautet: Welche Arten von *Ursachen* der Ungleichheit sind unrecht? […] Welche *Methoden* des Eingreifens in die Ungleichheit sind legitim." Nagel (1990, S. 66, 68).

Tabelle 4.4: Liste der Grundfähigkeiten des Menschen nach Martha Nussbaum (1999, S. 57–58)

1.   *Leben*: Fähig zu sein, ein Leben von normaler Länge zu leben; nicht vorzeitig zu sterben oder vor jenem Zeitpunkt, an dem das Leben so reduziert ist, dass zu leben es nicht mehr wertvoll erscheint.

2.   *Körperliche Gesundheit*: Fähig zu sein, über eine gute Gesundheit – inklusive der Reproduktionsfähigkeit – sowie über angemessene Ernährung und Unterkunft zu verfügen.

3.   *Körperliche Integrität*: Fähig zu sein zur ungehinderten Ortsveränderung, zur Sicherheit vor Gewalt – einschließlich der Vergewaltigung und Gewalttätigkeit in der Familie –, zur freien Befriedigung sexueller Bedürfnisse – sowie zur freien Wahl in Bezug auf die Fortpflanzung.

4.   *Sinne, Vorstellungen und Gedanken*: Fähig zu sein, die Sinne zu gebrauchen und zu denken, Ausdrucksmöglichkeiten zu besitzen, lustvolle Erfahrungen zu haben und unnötigen Schmerz zu vermeiden. Die Gelegenheit zu haben, den eigenen Verstand in einer Weise anzuwenden, die durch die Garantien der freiheitlichen Äußerungen der politischen und künstlerischen Rede sowie der freien Religionsausübung geschützt werden.

5.   *Gefühle*: Fähig zu sein, emotionale Bindungen zu Gegenständen und anderen Menschen einzugehen und die Möglichkeit zur Entwicklung der eigenen Gefühle zu haben. Die Möglichkeit umfasst Formen der menschlichen Gemeinschaftsbildung, von denen sich nachweisen lässt, dass sie für die Gefühlsentwicklung wesentlich sind.

6.   *Praktische Vernunft*: Fähig zu sein, sich eine Vorstellung vom Guten zu bilden und sein eigenes Leben daraufhin in kritischer Reflexion zu planen.

7.   a. *Zugehörigkeit*: Fähig zu sein, für und mit anderen Menschen zu leben und für sie Sorge zu tragen. Fähig zu sein, sich in die Situation eines anderen hineinzuversetzen. b. *Zugehörigkeit*: Fähig zu sein, über eine soziale Basis für Selbstrespekt zu verfügen und frei von Demütigungen zu leben.

8.   *Andere Lebewesen*: Fähig zu sein zu einer Beziehung zur Welt der Natur.

9.   *Spiel*: Fähig zu sein, zu spielen, zu lachen und zur Erholung.

10.   a. *Politische Kontrolle über die eigene Umwelt*: Fähig zu sein, an politischen Entscheidungen teilzuhaben, die das eigene Leben betreffen. Das Recht auf freie Rede und freie Assoziation zu besitzen.

        b. *Materielle Kontrolle über die eigene Umwelt*: Die Möglichkeit zu haben, über Eigentum zu verfügen. Das Recht besitzen, eine Beschäftigung auf Gleichheitsgrundlage zu erlangen; frei zu sein von Verfolgungen und Beschlagnahmungen.

Zwar bleibt Nussbaums eigene Übertragung gesellschaftsinstitutioneller und gesundheitspolitischer Konsequenzen, die sich aus ihrer eigenen Liste ergeben, eigentümlich blass:

> „Erforderlich sind ein umfassendes Gesundheitssystem, gesunde Luft und gesundes Wasser, Sicherheit für Leben und Besitz, und der Schutz der Entscheidungsfreiheit der Bürger in bezug auf wichtige Aspekte ihrer medizinischen Behandlung. Erforderlich sind eine ausreichende Ernährung und eine angemessene Unterkunft, und diese Dinge sind so zu gestalten, daß die Bürger ihre Ernährung und ihrer Unterkunft nach ihrer eigenen praktischen Vernunft regeln können. (Das würde zum Beispiel bedeuten, daß das Schwergewicht auf Gesundheitserziehung, Aufklärung über Drogen usw. gelegt würde.) Erforderlich ist der Schutz der Fähigkeit der Bürger, ihre sexuellen Aktivitäten nach ihrer eigenen praktischen Vernunft und freien Entscheidung zu regeln. (Auch hier würde die Förderung von Aufklärungsprogrammen wohl eine entscheidende Rolle spielen)." (Nussbaum 1999, S. 60–61)

Nussbaum hat offensichtlich wenig Gespür dafür, dass zumindest in Hinblick auf Gesundheit und gesundheitliche Ungleichheiten Aufklärungsprogramme gerade unterprivilegierten sozialen Gruppen kaum zugute kommen. Aber Nussbaum hat demgegenüber eine klare Vorstellung, dass Menschen ihre Capabilities-Liste in der Handlungspraxis ganz unterschiedlich konkretisieren und ganz unterschiedliche Vorstellungen des guten Lebens entwickeln. Sie kann hier an Rawls anknüpfen und ihn deutlich präzisieren, indem sie das Feld der möglichen lebensstilrelevanten Differenzierungen zumindest abstrakt umreißt.

Erheblich konkreter ist die Diskussion um die Idee des guten Lebens, die gegen den abstrakten Individualismus in der Tradition des Politischen Liberalismus (v. a. John Rawls, Michael Sandel; Ronald Dworkin; Amartya Sen; Martha Nussbaum) konturiert wird. Die bereits in den Ansätzen aus dem Spektrum des Politischen Liberalismus angelegte und in ihrer normativen Dimension als berechtigt hervorgehobene Heterogenität wird von den Kritiker*innen noch einmal stärker in Stellung und mit einer Kritik der Vorstellungswelten (zu) abstrakter gesellschaftlicher Institutionen in Verbindung gebracht. Gegen die Idee, dass gesellschaftliche Institutionen gleichermaßen neutral alle individuellen Konzeptionen des guten Lebens unterstützen und absichern sollen, formuliert die kommunitaristische Kritik an den liberalistischen Gerechtigkeitstheorien eine analoge Kritik, wie wir sie hier gegenüber dem rationalistischen Kognitivismus, der aus unserer Sicht den meisten theoretischen Gesundheitskompetenzmodellen zugrunde liegt, formuliert haben (siehe oben unter Abschn. 4.1). Die Kritik bezieht sich darauf, dass die in der Rawlsschen Theorie der Gerechtigkeit eingebaute Konzeptionalisierung von Menschen als rationalen, bewussten, kontextfreien und in diesem Sinne personal ahistorischen Entscheidungsmaschinen möglicherweise für eine widerspruchsfreie Begründung von Gerechtigkeitsnormen weiterführt, allerdings an der Konzeptionalisierung empirischer Subjekte weitgehend vorbeigeht. Das ist natürlich äußerst bedeutsam, wenn es um ein angemessenes Verständnis von Gesundheitshandeln geht. Ohne den

Kommunitarismus hier ausführlicher ausbreiten zu wollen, geht es im Spektrum kommunitaristischer Positionen wesentlich darum, *vorhandene kulturelle Heterogenitäten, die sich durch die Zugehörigkeit zu verschiedenen sozialen Großgruppen ergeben, wahr- und damit ernst zu nehmen.*

Etwas zugespitzt lässt sich deshalb formulieren, dass sich mit den Ansätzen des Politischen Liberalismus die Defizite in der Verteilungsgerechtigkeit von Gegenwartsgesellschaften konkretisieren und dingfest machen lassen, sie aber gegenüber den konkreten Handlungen sozialer Akteure gleichzeitig zu abstrakt bleiben. Die Stärke kommunitaristischer Positionen ist, den Blick auf die in konkreten sozialen Zusammenhängen befindlichen Individuen zu lenken und die Vorstellung zu korrigieren, dass Entwürfe des guten Lebens individuelle (atomistische) Projekte darstellen.

Für die Übertragung in die Gesundheitswissenschaften im Allgemeinen und in die Gesundheitskompetenzforschung im Besonderen bedeutet das bislang Entwickelte vor allem, dass vorherrschende (Kompetenz-)Defizitperspektiven mit Blick auf die ungleichen Ressourcenausstattungen ergänzt werden müssen um eine Perspektive, die *erstens* andere, stärker symbolisch verhandelte Ungleichheiten mit einbezieht, *zweitens* die sozialen Rahmungen individueller Lebensentwürfe berücksichtigt und *drittens* kulturelle Heterogenitäten wahr- und ernst nimmt. Das theoretisch-konzeptionelle Einholen dieser Dimensionen erfordert deshalb aus unserer Sicht die Einnahme einer gegenüber der Defizitperspektive komplementären Differenzperspektive, die in den Gesundheitswissenschaften bereits vorhanden, aber selbst mit ganz unterschiedlichen Positionen verknüpft ist. Die Anknüpfungspunkte und Konkretisierungen der Differenzperspektive in Public Health wollen wir im nächsten Abschnitt entfalten.

4.3   Die Differenzperspektive als Überwindung der Defizitperspektive?

Anders als die starken sozialepidemiologischen Defizitperspektiven setzen Positionen an, die sich im Kontext des Paradigmas der *Gesundheits*wissenschaften verorten (Schnabel 2007a). Das *positive* Paradigma, Gesundheit *statt* Krankheit, das über die Kritik an einer medizinischen bzw. medizinpolizeilichen Sicht auf die Welt, wie sie etwa in den Studien von Michel Foucault ausgeführt wurden, hinausgeht, lässt sich zweifach fundieren.

Erstens hat in mehreren Grundsatzpapieren die WHO eine positive Beschreibung von Gesundheit vorgelegt, die nicht nur auf umfassendes individuelles Wohlbefinden, sondern auch auf gesamtgesellschaftliche Strukturen abhebt und Gesundheit etwa an die individuelle Gestaltbarkeit der eigenen Lebenswelt koppelt (Saboga-Nunes et al. 2019). Das von der WHO verfochtene Gesundheitskonzept ist, sofern man es theoretisch ernst nimmt, durchaus radikal. Liegen gesellschaftliche Strukturen vor, die die Potenziale der sozialen Akteure erheblich einschränken, dann kann von einer gesunden Gesellschaft, ganz unabhängig von der durchschnittlichen Lebenserwartung, nicht mehr gesprochen werden (so argumentiert bereits Marcuse 1968, S. 7–11). Das hat Konsequenzen für die theoretische Bewertung des individuellen Risikoverhaltens oder der Gesundheitskompetenzdefizite, welche gegenüber belastenden gesellschaftlichen Strukturen wesentlich abgeschwächter ins Gewicht fallen, als in den medizinorientierten oder sozialepidemiologischen Studien.

Zweitens sind die Arbeiten von Aaron Antonovsky maßgeblich, auf den der Paradigmenwechsel von der Analyse von Krankheit hin zur Analyse von Gesundheit zurückgeht (Antonovsky 1987; BZgA 2001). Sein Konzept der Salutogenese untersucht Bedingungen, unter denen Menschen ihre Gesundheit bewahren können, seien sie nun im medizinischen Sinne krank oder nicht, oder verfügen sie über ein hohes oder ein niedriges Maß an Health Literacy (vgl. zum Zusammenhang zwischen Health Literacy und Salutogenese Saboga-Nunes et al. 2019). Entscheidend für die Konstituierung einer Differenzperspektive in den Gesundheitswissenschaften ist im Rahmen der WHO-Dokumente und der Salutogenese Antonovskys die konsequente Hinwendung zu den individuellen Handlungsressourcen, die Gesundheit erhalten oder fördern.

Es ist der explizite Anspruch einer gesundheitswissenschaftlichen bzw. salutogenetischen Perspektive, den üblichen Defizitblick, wie er auch im Mainstream der Gesundheitskompetenzforschung eingeschweißt ist, zu überwinden. Auch die Verfügung über geringe Gesundheitskompetenz lässt sich aus einer klassischen Risikofaktorlogik verstehen und nachzeichnen. Der salutogentische Ansatz beschreitet aber einen anderen Weg: Aus einer salutogenetischen Sichtweise sind die sozialen Akteure *vorrangig als Träger von individuellen Handlungsressourcen* zu konzeptionalisieren, an die salutogenetisch angesetzt werden kann. Wichtiger als die Analyse riskanter oder uninformierter Verhaltensweisen ist die Untersuchung von subjektiven Handlungskompetenzen, deren Vorhandensein prinzipiell allen sozialen Akteuren zugeschrieben wird.

Bedeutsam an dieser scheinbar nur kleinen Differenz ist zunächst für eine angewandte oder praxisbezogene Wissenschaft wie Public Health vor allem, dass die prinziepielle Ausrichtung der Gesundheitskompetenzprogramme und Public-Health-Interventionen sich nachhaltig unterscheidet, je nachdem, ob es darum geht, riskante Verhaltensweisen abzustellen, die im Kontext einer im Paradigma medizinorientierter Risikofaktorforschung verbleiben, oder ob es darum geht, sich auf die Erweiterung bereits vorhandener Stärken und Handlungsressourcen zu konzentrieren und dann auf *indirekte, nicht determinierbare Effekte* für eine verbesserte individuelle Gesundheit zu hoffen (konkretisiert etwa im so genannten Life-Skills-Ansatz) (maßgeblich hierzu Schnabel 2007a). Die Salutogenese ist nach WHO und Antonovsky darauf programmiert, auf die Stärkung von individuellen Handlungsressourcen abzielen, die als Generalisierte Widerstandsressourcen etikettiert werden und die sich mit klassischen sozialpsychologischen Handlungsressourcen wie Selbstvertrauen, Selbstwertgefühl oder Stärkung internaler Kontrollüberzeugungen stark überlagern (Antonovsky 1997; BZgA 2001). Die Hinwendung zu immer schon positiv verfügbaren individuellen Kompetenzen und Handlungsressourcen ist in Public Health die direkte Konsequenz der Versuche, die eingeschriebene Defizitorientierung der medizinischen Profession zu überwinden. Allerdings lassen sich innerhalb von Public Health durchaus unterschiedliche Varianten unterscheiden, mit denen einer Defizit-Perspektive begegnet werden kann. Diese sollen nunmehr genauer dargestellt werden.

Drei Varianten einer differenztheoretischen Perspektive in Public Health
Auf der Grundlage der Negation der Defizitorientierung lassen sich grob drei Varianten unterscheiden. Die erste Variante, die gewissermaßen als eine direkte Negation der Defizitperspektive betrachtet werden kann, lässt sich als konsequente Ressourcenorientierung bezeichnen. Sie verweist auf die strikte Hinwendung zu einer ressourcenorientierten Sichtweise auf soziale Akteure. Wie bereits oben angedeutet, stehen im Kontext einer Ressourcenorientierung keine devianten oder irrationalen Lebensstile, sondern die Ressourcenbasis, die jedem sozialen Akteur zur Verfügung steht, im Vordergrund. *Soziale Akteure* werden *als Kompetenzträger* ganz unterschiedlicher Kompetenzen konstruiert, die in verschiedenen Bereichen ihrer Lebenswelt, der Ausbildung, der Berufs- und Arbeitswelt oder der Familie zum Tragen kommen. Als gesundheitserhaltende Kompetenzen gelten subjektbezogene Kompetenzen wie ein hohes Selbstwertgefühl, viel Selbstvertrauen oder internale Kontrollüberzeugungen, also die Vorstellungen, durch eigenes Handeln etwas in der Welt in die gewünschte Richtung bewirken zu können oder der von Antonovsky entwickelte Kohärenzsinn, der ein möglichst hohes Maß aufweisen soll.

An die Stelle einer unmittelbaren Defizitorientierung tritt eine positivere Deutung, denn jeder Mensch, so könnte man leicht überpointieren, gilt als Träger von Handlungskompetenzen, nur in einem Fall sind die Handlungskompetenzen schon voll zur Ausbildung gelangt, im anderen Fall benötigen sie noch gesundheitsfördernde Interventionen, um den sozialen Akteuren selbst auch angemessen zu Bewusstsein zu gelangen und weiterentwickelt zu werden.

Die direkte Ressourcenorientierung muss insgesamt als eine eher schwache Variante der Differenzperspektive bezeichnet werden, weil sie letztlich derselben Logik verhaftet bleibt wie die Defizitperspektive, wenn auch die sozialen Akteure nunmehr nach ihren Handlungsressourcen positiver abgebildet werden. Aber die Sortierung derjenigen, die über viel gesundheitserhaltende bzw. -fördernde Handlungsressourcen und Kompetenzen verfügen gegenüber denjenigen, die über wenig Handlungsressourcen und Kompetenzen verfügen, ist homolog zu der Sortierung aus einer Defizitperspektive. Denn sobald gesundheitliche Ungleichheiten oder eine ungleiche Ausstattung mit Gesundheitskompetenzen ins Spiel kommen, müssen auch innerhalb einer Kompetenzorientierung kompetentere von weniger kompetenteren sozialen Akteuren unterschieden werden. Auch wenn sich der Blick konsequent auf die individuellen Handlungspotenziale richtet, gelingt es offensichtlich den Angehörigen bestimmter sozialer Milieus, ethnischer Gruppen oder älteren Menschen seltener einen positiven Gesundheitszustand aufrecht zu erhalten als anderen, zum Beispiel, weil sie weniger Präventionsangebote nutzen oder sich häufiger gesundheitsabträglich verhalten (Bauer 2005: Kap. 1). Auch aus der Perspektive der Ressourcenorientierung lassen sich mithin in einfacher Analogie ebenso defizitäre Lebensstile festschreiben wie die in der Defizitperspektive eingeschriebenen, sofern die Lebenspraxis der Individuen nicht gesundheitsorientiert vollzogen wird. In Hagen Kühns noch immer beeindruckender Studie wird etwa aus der zutreffenden Kritik am umfassenden Risikofaktorenmodell und am identifizierten Healthismus in den Vereinigten Staaten am Ende eine umfassende Defizitbeschreibung von ressourcenschwachen sozialen Akteuren:

> „Zusammenfassend gesagt, unterscheiden sich die sozialen Klassen und Schichten durchgängig durch den Grad der Restriktivität der Lebensverhältnisse im ganz umfassenden, die Subjektivität, den Habitus und die Bedingungen einschließenden […] Sinne: So besitzt der Lebensstil eines Universitätsprofessors weit mehr Freiheitsgrade als der des Automobilarbeiters. Letzterer hat restriktivere Arbeitsverrichtungen, sein Einkommen ermöglicht ihm nur eine kleine Wohnung, weniger Reisen, seine geringere Bildung (z. B. Fremdsprachen) behindert Chancenwahrnehmungen usw. Darum ist der Habitus, der in den oberen Schichten angeeignet wird, nicht nur ‚anders‘, er ist auch flexibler […]. Das Verhalten ist weit weniger festgelegt. Es besteht ein größeres Potenzial an Verhaltensreserven." (Kühn 1993, S. 111–112).

Bedeutsam an diesem Zitat ist, dass auch aus einer gesundheitsorientierten, medizin- und risikofaktorkritischen Perspektive als Konsequenz ein Defizitblick folgen kann, der die Hinwendung zu einer konsequenten Ressourcenorientierung abschwächt. Der pauschale Zuschreibung, dass der Habitus eines

Universitätsprofessors flexibler ist als ein Unterschichtshabitus muss in Hinblick auf verhaltensorientierte Gesundheitskompetenz etwa der signifikant höhere Alkoholkonsum höherer Sozialschichten entgegen gehalten werden. Diese Vorstellung scheint nicht nur wesentlich zu grob, sondern schließt von einer Knappheit an Handlungsressourcen auf eine eingeschränkte Komplexität des individuellen Verhaltens kurz – ein Kurzschluss, der gerade im Kontext verfügbarer Gesundheitskompetenzen durchaus problematisch ist.

Die *zweite Variante der Differenzperspektive* geht noch ein Stück weiter und postuliert, dass deutlich mehr als ein einziges Verständnis von Gesundheit und Krankheit existiert. Sie lässt sich als kulturanthropologische Variante der Differenzperspektive bezeichnen (Stollberg 2001, S. 19–24). Soziale Akteure haben nicht nur *unterschiedliche* Kompetenzen und Ressourcen in Hinblick auf die Aufrechterhaltung ihres Wohlbefindens und ihrer Gesundheit. Sie besitzen *auch unterschiedliche Vorstellungen über das, was sie unter Gesundheit und Krankheit überhaupt verstehen.*

In einem kultur- und länderübergreifenden Vergleich ist dieser Punkt unmittelbar einsichtig. Wenn etwa Krankheit als Beleidigung der Götter oder Erzürnen der Ahnen verstanden wird, die durch professionelle Schamanen besänftigt werden müssen, hat diese Perspektive wenig gemeinsam weder mit dem medizinisch-biopsychologischen noch mit dem salutogenetischen Blick. Aus der ethnologischen Perspektive ist damit das westlich-moderne industrielle und medizinprofessionelle Sinnsystem Krankheit bzw. Gesundheit nur eines von vielen und damit kein unproblematischer Ausgangspunkt, von dem aus Defizite in den Lebensstilen oder in der Ressourcenausstattung mit universaler Geltung festgeschrieben werden könnten (Evans-Pritchard 1988).

Die kulturanthropologische Variante geht allerdings über den abstrakten kulturvergleichenden Ansatz dann hinaus, wenn sie auf die eigene Gesellschaft selbst bezogen wird (vgl. Reichmayr 2003: Kap. 3). Die „Ethnologie der eigenen Gesellschaft" wie sie in der Tradition der US-amerikanischen Ethnomethodologen (vgl. hierzu klassisch Garfinkel 1967; Goffman 1980, 1996, 2008; vgl. als guten Einstieg auch Mullins 1981) und in den Schriften Pierre Bourdieus zum Ausdruck kommen (Bourdieu 1979, 1982b, 1987), sind hier maßgeblich. Folgt man dieser Perspektive, dann wird klar, dass auch *innerhalb von modernen Gesellschaften ganz unterschiedliche Konzepte von Krankheit und Gesundheit vorherrschen.* Die Differenz in den Gesundheits- und Krankeitsvorstellungen der sozialen Akteure innerhalb einer Gesellschaft folgt mit hoher Wahrscheinlichkeit den gängigen Strukturierungsprinzipien westlicher Gegenwartsgesellschaften – Geschlecht/Gender, Klasse, Ethnizität (vgl. als guten theoretischen Überblick Rademacher und Wiechens 2001) –, auch wenn hier ein erheblicher

Forschungsbedarf zu konstatieren ist. Vergleichsweise besser theoretisch konzeptionalisiert, aber noch immer wenig empirisch erforscht sind in den Gesundheitswissenschaften geschlechtsspezifische Differenzen etwa in Hinblick auf geschlechtsvermittelte Körperkonzepte oder gesundheitsbezogene Kompetenzprofile, die über eine Defizitperspektive (etwa in der Lebenserwartungen von Männern und Frauen) hinausgehen (vgl. hierzu etwa Butler 2001; Bourdieu 2005; Gugutzer 2004, S. 124–130; mit direktem Bezug zu Public Health Kolip 1997, 2000; Kuhlmann und Kolip 2008; Kolip et al. 2013; Babitsch 2009).

Weniger bekannt und erforscht sind Differenzen (nicht Defizite!) in Hinblick auf *klassen- bzw. milieuspezifische Gesundheits(kompetenz)-, Krankheits- oder Körperkonzepte.* Das bekannteste Beispiel einer solchen Differenz ist sicher die Studie von Paul Willis (1979), die im Kontext der Cultural Studies entstanden ist und darauf verweist, dass ein bestimmter Lebensstil im Jugendalter, der aus einer Perspektive der Gesundheitsförderung und Prävention sicher nicht umfassenden Zuspruch gewinnt (starker Alkohol- und Tabakkonsum, riskante Verhaltensweisen) im Kontext auf die Vorbereitung für die später körperlich sehr belastenden Arbeitsverhältnisse Funktionalität und damit Legitimität beanspruchen kann. Abgehoben wird hier also darauf, dass es je nach der klassenkulturellen Position im sozialen Raum unterschiedlich anschlussfähige Gesundheitskompetenzkonzepte gibt, die sich in unterschiedlichen somatischen Kulturen niederschlagen (vgl. hierzu Boltanski 1976; Kolip 1997; siehe auch den Abschnitt weiter unten). Die aus der Perspektive der Gesundheitsförderung eher bedenklichen Praktiken werden aus dieser Differenzperspektive zunächst neutraler als individuell und sozial sinnhafte Verhaltensweisen gefasst. Die Studie von Willis, die hier nicht eigens diskutiert werden soll (vgl. hierzu den starken Sammelband von Dolby und Dimitriadis 2004), lässt sich als ein besonders gutes Beispiel verstehen, dass je nach der klassenkulturellen Position der sozialen Akteure differente Körper- und Gesundheitskonzepte „alltagstauglich" und eben deshalb auch sinnhaft sein können (vgl. als allgemeinen theoretischen Bezugsrahmen Schütz und Luckmann 2003; vgl. zum Zusammenhang Wissen, Sinn und Sozialisation Grundmann et al. 2003; Grundmann et al. 2006; vgl. die Beschreibungen der Körperkonzepte, Körperhaltungen, Ernährungsweisen etc. in Bourdieu 1982b).

Die *ethnizitätsspezifische Differenzperspektive* schließlich verweist darauf, dass nicht zuletzt im Zuge von Massenmigration im Zwanzigsten Jahrhundert eine große Anzahl sozialer Akteure mit unterschiedlichen kulturellen Hintergründen in die Kernländer westlich-kapitalistischer Gesellschaften eingewandert sind (vgl. u. v. a. Treibel 2003; Han 2016; Lange und Polat 2010).

Nach neueren Befunden des Mikrozensus ist mittlerweile davon auszugehen, dass nicht mehr – so die frühere Standardzahl – 10 % der Haushalte in Deutschland einen Migrationshintergrund aufweisen, sondern über 20 %, womit die Beschäftigung mit migrations- bzw. ethnizitätsspezifischen Differenzen aus einer gesundheitswissenschaftlichen Perspektive auf einen bedeutsamen Teil der Wohnbürger in Deutschland abzielt. Für Deutschland gilt, dass der Großteil der Migrant*innen infolge europäischer und eurasischer Arbeits- und Binnenmigration nach Deutschland eingewandert ist. Das führt zu einem Nebeneinander von ätiologischen Verständnissen. So lassen sich in einem deutsch-griechischen oder deutsch-türkischen Vergleich erhebliche Differenzen im Gesundheits- und Krankheitsverständnis postulieren. Beispielsweise ist der „Böse Blick" unter griechischen oder türkischen Migrant*innen in Deutschland anders als bei der autochthonen Bevölkerung ein normaler Bestandteil alltäglicher ätiologischer Erklärungen von Kopfschmerzen und anderer allgemeiner Beschwerden. Eine konsequente Differenzperspektive würde dieses ätiologische Modell ernst nehmen und als Bestandteil kultureller Verarbeitung von spezifischen körperlichen Zuständen verstehen. Die Erforschung derartiger Differenzen ist allerdings erst ganz am Anfang. Insgesamt ist über ethnizitätsspezifische Differenzen von Gesundheits- und Krankheitsvorstellungen wie auch von der Existenz ethnizitätsdifferenter Gesundheitskompetenz innerhalb von industriellen Gegenwartsgesellschaften kaum etwas bekannt – im Unterschied etwa zu den verstärkt erhobenen sozialepidemiologischen ethnizitätsspezifischen Erkrankungswahrscheinlichkeiten (Razum 2006).

Die *dritte Variante der Differenzorientierung* argumentiert aus einer normativitätskritischen Perspektive und wendet sich gegen die starken standardisierenden Effekte, die mit einer Defizitperspektive auf Gesundheit und Gesundheitskompetenz verbunden sind. Kritisiert wird einerseits aus einer prinzipiellen medizinkritischen Perspektive der vereinheitlichende Blick, der jede Verhaltensweise und jeden Lebensstil sozialer Akteure nach dem Erkrankungsrisiko bewertet. Der medizinische Blick wird postmodern dekonstruiert und als ein Blick dekodiert, der Herrschaft ausübt (Foucault 1988, S. 55). Diese Perspektive enthält sicher noch kaum ausgeschöpftes Potenzial gerade für die anwendungsorientierte Gesundheitswissenschaft und ist mit einem hohen Maß an Radikalität ausgestattet (Brunnett 2009). Denn die dekonstruktivistische Arbeit erledigt sich nicht nur mit der Archäologie des medizinischen Blicks, sondern kann ebenfalls auf die standardisierenden (und sicher gut gemeinten) Empowermentprogramme bezogen werden, die im Rahmen von Public Health aufgelegt werden. So wie – nach Foucault – auf der Grundlage willkürlicher Symptome „Kranke" oder „Verrückte" diskursiv konstruiert werden, um die bürgerliche Vernunft in hellem Licht erstrahlen zu lassen, so werden auch Empowermentbedürftige durch die präventiven oder gesundheitsfördernden Programme erst erzeugt oder zumindest mit erzeugt. Dieses Argument wird nicht durch den Verweis auf eine Evidenzbasierung erledigt, denn gerade die Praxis der Evidenzbasierung dürfte dieser Perspektive als Teil des erzeugenden Konstruktionsaktes erscheinen (vgl. zur Kritik an der Evidenzbasierung aus der Perspektive der Aktionsforschung Wright 2016).

Die dritte Variante richtet sich damit gegen Standardisierungen im Allgemeinen und standardisierenden Defizitkonstruktionen im Besonderen und macht geltend, dass etwa die genuine Vorstellung gesundheitsabträglichen Verhaltens oder der systematischen Ignoranz von bestimmten sozialen Akteuren gegenüber präventiven Angeboten einen Herrschaftsblick zementiert, der *differente* rationale (Gegen-)Entwürfe (ich geh zum Arzt, wenn ich krank bin, nicht vorher usw.) gar nicht zur Kenntnis nimmt oder als deviant, irrational etc. abwertet. Gerade diese Analogie zwischen Krankheit oder fehlender Gesundheitskompetenz (Defizit) und Devianz (verstanden und definiert als normativ bedenkliche oder rechtlich unter Strafe gestellte Praktiken) steht im Zentrum der dritten Variante.

Die Stärke dieser Variante besteht insbesondere darin, auf die mit Herrschaftsmechanismen verwobenen diskursiven Konstitutions- und Konstruktionsakte etwa des Kranken, des Empowermentbedürftigen oder in unserem Kontext des mit nur wenig Gesundheitskompetenz ausgestatteten Individuums aufmerksam zu machen. In gewisser Hinsicht ist diese Perspektive deshalb auch anschlussfähig an die oben kurz angedeuteten gerechtigkeitstheoretischen Überlegungen aus dem Spektrum des Politischen Liberalismus, auch wenn die theoretische Grundierung ziemlich konträr ist. Damit wird auch auf ein Moment hingewiesen, dass in den anwendungsorientierten Gesundheitswissenschaften selten zur Sprache kommt: Die Angebote gesundheitsfördernder oder präventiver Kurse, die zur Erhöhung der (bevölkerungsweiten) Gesundheitskompetenz führen sollen, schaffen sich zumindest teilweise ihre eigene Nachfrage, vor allem bei bildungsnahen oder bildungsgewohnten Gruppen und teilen die soziale Welt im Anschluss an die Bereitschaft, (freiwillig) an Kursen teilzunehmen in präventionswillige und präventionsunwillige soziale Akteure ein. In dieser Einteilung ist immer schon inhärent, dass diejenigen sozialen Gruppen, die bislang noch nicht erreicht oder angesprochen werden konnten, in Zukunft als besonders wichtige Zielgruppen beliebiger Maßnahmen in den zugreifenden Blick geraten. Dabei werden dann aber in der Regel unterprivilegierte Gruppen als schwer erreichbar etikettiert, während andere, noch deutlich schwerer erreichbare Gruppen wie Superreiche, Bundeswehrsoldat*innen im Auslandskriegseinsatz oder Parlamentarier nicht erwähnt werden, obwohl ihre Teilnahmequoten noch deutlich unter den unterprivilegierten Gruppen liegen dürften. Eine durchgezogene Differenzperspektive wäre hier erheblich vorsichtiger, weil sie das Spektrum dessen, was als individuelle Konzeption des Guten gilt, nicht durch Vorab-Standardisierungen eingeschränkt wissen will.

Aber so stark die (auch erkenntnistheoretisch) skeptischen Argumente einer solchen diskurstheoretischen oder dekonstruktivistischen Perspektive etwa bei der Analyse der Konstruktion von sozialen Gruppen, der standardisierten Vorstellung gesundheitsförderlichen Verhaltens oder den Defizitkonstruktionen der gängigen Gesundheitskompetenzmodelle auch sind, sie finden doch immer wieder eine gewissermaßen objektive Grenze an den ungleichen Mortalitätsraten unterschiedlicher gesellschaftlicher Großgruppen wie etwa sozialen Schichten, Männern im Unterschied zu Frauen oder ethnischen bzw. Minderheitengruppen. Eine radikalkonstruktivistische Variante, die beispielsweise aus einem herrschaftskritischen Impuls heraus Alkoholismus nicht als Problem, sondern schlicht als einen alternativen Lebensentwurf im Rahmen einer differenten Konzeption des Guten betrachtet, muss die ganz materiellen Bezüge einer verkürzten Lebensdauer und der Belastung der sozialen Beziehungen mit einbeziehen, um nicht selbst ideologisch zu werden. Und genau in diesem *Spannungsfeld zwischen symbolischer Herrschaft durch Healthismus* (Kühn 1993; Bittlingmayer und Bauer 2007b; Schmidt 2017) *und materieller gesundheitlicher Ungleichheit, zwischen differenten Lebensentwürfen und defizitären Ressourcenausstattungen muss auch die Gesundheitskompetenzforschung aus unserer Sicht agieren, wenn ein angemessenes Verständnis gesundheitlicher Ungleichheiten auch im Kontext oder in Gestalt von ungleicher Gesundheitskompetenz erreicht werden soll.* Im folgenden Abschnitt, der das Kapitel abschließt, werden wir unsere Perspektive auf die Gesundheitskompetenzforschung genauer bestimmen.

4.4   Die Dialektik von Defizit und Differenz als theoretische Rahmung der Gesundheitskompetenzforschung

Wir haben in diesem Kapitel bislang eine immanente Kritik der Defizit-orientierten Gesundheitskompetenzforschungsperspektive entlang der gängigsten Messungen und Modelle geliefert und gezeigt, dass die Sortierung von Menschen bzw. Kindern, Jugendlichen und Familien entlang einer einzigen linearen Kompetenzdimension problematisch ist (Abschn 4.1). Wir haben dann die Theorien und Perspektiven der Ungleichheitssoziologie und Gerechtigkeitstheorie in aller Kürze vorgestellt, die auf die Komplexität und Mehrdimensionalität von sozialen

Ungleichheitsverhältnissen verweisen. Darüber hinaus haben wir darauf verwiesen, dass insbesondere vor dem Hintergrund der Pluralität von Konzeptionen des guten Lebens mit mehr als einer Variante gelingender Lebensentwürfe, sondern vielmehr mit einer enormen Heterogenität von unterschiedlich gewichteten Capabilities als Bestandteile von Entwürfen des guten Lebens zu rechnen ist (Abschn. 4.2). Die Berücksichtigung einer Differenzperspektive innerhalb der Gesundheitskompetenzforschung kann, so haben wir weiter ausgeführt, mit unterschiedlichen Theoriesträngen in Verbindung gebracht werden, die unterschiedlich stark und unterschiedlich radikal Differenzen *an die Stelle* von Defizit- und empirischen Ungleichheitsverhältnissen setzen. Der Mehrdimensionalität sozialer Ungleichheitsverhältnisse muss in der Gesundheitskompetenzforschung ebenso angemessen Beachtung gezollt werden wie der Heterogenität und Differenzen von Vorstellungen eines guten Lebens, so unser bislang entwickeltes Kernargument.

Die Berücksichtigung kultureller Heterogenität im weitesten Sinn und symbolischer Herrschaftsdimensionen ist, so unsere weitergehende These, aus konzeptionellen und theorieimmanenten Gründen weder innerhalb der im Rahmen des Versorgungshandelns dominanten schriftsprachlichen Performanztests (REALM, TOHFLA usw.) noch der mittlerweile breit eingesetzten psychometrischen Health-Literacy-Skalen auf der Basis von Selbstberichten und -einschätzungen (HLS-EU-47-Skala, HELMA, The Calgary Charter on Health Literacy scale usw.) ernsthaft leistbar. Gerade wenn ein weites Verständnis von Gesundheitskompetenz zugrunde gelegt wird, wie es etwa in den aktuellen umfassenden Gesundheitskompetenzmodellen üblich ist, sind die quantitativen empirischen Messungen nicht in der Lage, die implizit adressierten Handlungsdimensionen einzuholen. Wir können hier noch einmal auf das Fazit des systematischen Literaturreviews zur präzisen Messung der Gesundheitskompetenz von Kindern und Jugendlichen von Michael Ormshaw und anderen verweisen, die in ihrer Studie resümieren: „When this broader view of health literacy is considered, it is clear that none of the 16 selected studies provided a comprehensive assessment of health literacy" (Ormshaw et al. 2013, S. 450).

In den mittlerweile kaum noch überschaubaren Beiträgen schlägt sich dieser Aspekt in einer zunehmenden Anzahl von Publikationen nieder, die die Bedeutsamkeit des sozialen Kontexts, in die eine gesundheitskompetenzrelevante Einstellungen (seltener Handlung) eingebettet sind, und in der Betonung der Differenz von Einstellungen und Handlungen hervorheben (z. B. Chinn 2011, S. 65; Okan et al. 2017b, S. 11–16; Paakkari und George 2018 passim; Wharf Higgins et al. 2009; Bröder et al. 2017, S. 20–21; Levin-Zamir et al. 2017). Es ist allerdings kein Zufall, dass die Rufe nach der verstärkten Berücksichtigung des Kontexts vor allem aus dem Spektrum konzeptioneller und theoretischer Beiträge stammen und vergleichsweise selten in empirischen Studien unmittelbar Eingang finden und umgesetzt werden. Ein seltenes Beispiel ist die empirische Forschung von Uta Papen, die ihr Forschungsinteresse auf die Bedeutung des Handlungs- und Bedeutungskontexts innerhalb des Anwendungsbereichs von Gesundheitskompetenz ausgerichtet hat. Papen zufolge ist Gesundheitskompetenz nicht als eine isolierte Kompetenz (skill) vernünftig verstehbar, sondern als eine unmittelbar in soziale Kontexte eingebundene Praxis: „health literacy is always situated" (Papen 2009, S. 28). In einer Studie, die sowohl eine große Anzahl Interviews (N = 45) als auch ethnografische Feldforschung ausgewählter Interviewpartner*innen (N = 6) umfasste, konnte Papen aufzeigen, dass Menschen mit geringen Schriftsprachkompetenzen (in der Regel wegen einer kürzlich erfolgten Migration) im Feld des Versorgungshandelns nicht angemessen beschrieben und verstanden werden, wenn sie aufgrund ihrer geringen Literacy auf ein Defizit ihrer Health Literacy festgelegt werden. Sie plädiert für eine Sicht auf Gesundheitskompetenzen, die stärker einer strikt ressourcenorientierten Perspektive folgt, denn „it is important to see that patients, including those commonly represented as having limited basic skills, are not without resources when it comes to dealing with the literacy and language demands of health care settings." (Papen 2009, S. 26). Die Beobachtung konkreter Handlungen innerhalb von Handlungskontexten liefert fast notwendig eine Sicht auf soziale Akteure als Personen, die in der Regel in der Lage sind, widerständig oder affirmativ, auf jeden Fall aber aktiv in Handlungskontexten zu agieren.[7] Eine solche Forschung verschiebt denn auch

---

[7]Zu unterscheiden von der direkten Beobachtung von Handlungen sind Versuche, soziale Kontexte als Hintergrundvariable für die Erklärung des individuellen Health-Literacy-Levels zu bestimmen oder in die Operationalisierung von quantitativen Health-Literacy-Messungen zu integrieren. Tetine Sentell und andere legten vor kurzem ein Review der quantitativen Evidenz des sozialen Kontextes für die Bestimmung von Health Literacy vor, das 34 Studien untersucht: „We found three distinct perspectives on the intersection between health literacy and social context. Most common (n = 23) were studies measuring an *association* between individual health literacy and individual social capital, social support, or social engagement, particularly whether social support varied by health literacy and/or if this relationship mediated health outcomes. Another group of studies (n = 6) took the perspective that being health literate by *definition* included social context, inclusing access to and/ or use of social support as a domain in individual health literacy assessment. Five studies considered the social context of health literacy as an independent *property* measured beyond the individual level." Sentell et al. (2017, S. e41). Obwohl aber der soziale Kontext in den 34 ausgewerteten Studien im Mittelpunkt stand, wurde der reale Handlungskontext in keiner einzigen Studie adressiert, sondern die Operationalisierungen und Messungen von Gesundheitskompetenz erfolgen entlang der üblichen Messinstrumente.

den Analysefokus von der Messung spezifischer Skills hin zu den übergreifenden Sinnsetzungsformen der Subjekte innerhalb von Handlungskontexten und Handlungserfordernissen (vgl. hierzu auch Okan et al. 2017b, S. 17).

Der zweite für unsere eigene Studie zentrale Aspekt in der Analyse von Uta Papen, der in einer jüngst veröffentlichten ähnlich gelagerten Studie weiter bestätigt wird (Samerski 2019), wird auf den ersten Blick auch in einer Vielzahl anderer Publikationen in unterschiedlicher Richtung benannt. Wiederkehrend formuliert wird die Kritik am individualistischen Bias der Gesundheitskompetenzkonzepte und orthodoxen Messmethoden (Chinn 2011; Bröder et al. 2017). In kritisch orientierten Arbeiten über Health Literacy, insbesondere über Health Literacy von Kindern und Jugendlichen, wird darauf hingewiesen, dass die organisationale Einbettung relevanter ist als die individuellen Fertigkeiten und Fähigkeiten. Gerade, wenn es um die Idee des Empowerments durch Gesundheitskompetenzförderung geht, kommen überindividuelle und formale Strukturen und Handlungsfelder wie Schulen, Kindergärten/Kindertagesstätten oder Organisationen wie Sportvereine in den Blick, die der individuellen (und familialen) Gesundheitskompetenzentwicklung vernünftige Leitplanken zur Verfügung stellen sollen (Paakkari 2015; St Leger 2001; Chinn 2011; Paakkari und George 2018; Wharf Higgins et al. 2009). In dieser Variante wird vor allem darauf hingewiesen, dass die Organisationen die individuellen Handlungsmöglichkeiten massiv prägen und deshalb – in Analogie zur klassischen Setting-Perspektive der Gesundheitswissenschaften – die organisationalen Strukturen in Hinblick auf die Maximierung der Gesundheitskompetenzentwicklung verändert werden sollten. In eine ähnliche Richtung zielen die jüngsten Hinweise und Überlegungen, Gesundheitskompetenzentwicklung in der Praxis stärker mit Community- bzw. Stadtteil-bezogenen Interventionen zu verzahnen und dem Community-Level deutlich mehr Bedeutung zuzusprechen (z. B. Levin-Zamir et al. 2017; Okan et al. 2017b).

Die für unsere eigene Studie unmittelbar anschlussfähige Perspektiven von Uta Papen (2009) und von Silja Samerski (2019) gehen allerdings über die Erinnerung der Bedeutung formaler oder überindividueller Handlungskontexte in spezifischer Weise hinaus. Papen kritisiert weniger die zu individualistische Analyseperspektive, sondern vielmehr die gesamte Vorstellung eines singulären – in der Terminologie Taylors: atomistischen – Individuums, das über jeweils individuelle Fähigkeiten und Fertigkeiten verfügt. Papen zufolge bezeichnet Gesundheitskompetenz keine individuelle, sondern eine „shared ressource frequently achieved collectively by groups of people, for example families.[…] One of the most common strategies […; von Menschen mit eingeschränkter

Literacy; die Verf.] was to draw on others who could help them with the literacy tasks involved in dealing with ill health. They drew on family members, friends and neighbors as literacy mediators." (Papen 2009, S. 19, 27). Das bedeutet, dass die Messung auf der Ebene eines individuell auszufüllen Selbstreports oder eines schriftsprachlichen Performanztests keine realistische Einschätzung des Handlungsrepertoires von einzelnen Personen darstellt, seien es nun Erwachsene, Kinder oder Jugendliche. Diese systematische Verkürzung ist bereits für das Handeln im Versorgungsbereich von Papen und Walters herausgearbeitet worden (Walters und Papen 2008). Umso mehr hat eine Perspektive, die nicht von isoliertem individuellem Handeln ausgeht, sondern von dessen notwendiger sozialer, institutioneller und situativer Einbettung Berechtigung, wenn das Gesundheitskompetenzkonzept über das Versorgungshandeln hinaus auf lebensweltliche Bereiche übertragen wird.

In den beiden hier vorgestellten Referenzstudien werden die problematischen theoretischen und konzeptionellen Grundlegungen des Mainstreams der Health-Literacy-Forschung klar benannt. Sie haben methodisch deshalb einen anderen Weg eingeschlagen und vorrangig qualitative, halb-standardisierte Interviews durchgeführt, von denen aus beide Studien auf die Alltagspraktiken schließen. Papen hat zusätzlich ethnografische Forschung durchgeführt und 6 Personen vor allem im Versorgungsfeld begleitet. Wenn die von uns entfaltete Argumentation bis hierhin zumindest ansatzweise zutreffend ist, dann besteht ein bedenklicher Mangel an Studien, die die Handlungskontexte analysieren, in denen Gesundheitskompetenzen *in actu* in alltagspraktischem Handeln transformiert werden. Das erfordert ethnografisch angelegte Begleitungen, die möglichst in den lebensweltlichen Umgebungen – im Wohnumfeld, im außerinstitutionellen Alltag, in gruppenspezifischen Zusammenkünften oder in familialen Interaktionen – erfolgen sollten, um das Zusammenspiel aus individueller Handlung, Opportunitätsstrukturen und Handlungsrestriktionen, sozialer Einbettung und sozialer Rahmung präziser auszuloten als es mit standardisierten Instrumenten möglich wäre.

Mit den Projekten ELMi und ELiS haben wir versucht, diese Perspektiven einzuholen. Dabei sind wir nicht dem Trugschluss aufgesessen, dass wir die nunmehr gegenüber der Fragebogen-Forschung richtige und bessere Gesundheitskompetenzforschung entwickeln und durchführen. Wie wir oben bereits gesehen haben, arbeiten wir selbst mit standardisierten Befragungen, um ein Maß für die ungleiche Verteilung von individuellen Handlungsressourcen darstellbar zu machen. Wir wollten vielmehr im Rahmen von Grundlagenforschung genauer eruieren, *was wir genau sehen, wenn wir in (methodisch) anderer Weise schauen.* Eine ethnografisch angelegte Rekonstruktion der Handlungsräume – in unseren Studien: von jugendlichen Flüchtlingen aus Afghanistan, von Jugendlichen mit türkischem Migrationshintergrund in Deutschland und von lateinamerikanischen Migrantenfamilien mit kleinen Kindern in der Schweiz – ist selbst für eine theoretisch gut informierte praxeologische oder praxistheoretische Perspektive eine große Herausforderung.

Theoretisch-konzeptionell ist in diesem Zusammenhang noch einmal das weiter oben ausgebreitete Spektrum von Differenz und Defizit von großer Bedeutung, das wir in unseren Studien als ein dialektisches im Sinne Theodor W. Adornos negativer Dialektik fassen.[8] Das bedeutet *erstens* eine Konzentration auf die Analyse von Vermittlungsprozessen weit auseinanderliegender und zum Teil widersprüchlicher Ausgangsmotive und *zweitens* die Aufrechterhaltung eines durch zwei konträre Begriffe maßgeblich initiierten Spannungsverhältnisses, ohne die vorschnelle Auflösung zu einem der beiden Pole (vgl. hierzu auch Müller 2011), bei vollem Bewusstsein, dass beide Pole in ihrer begrifflichen Reinheit Ideologien darstellen, sobald sie aus dem Spannungsverhältnis extrahiert und herausgelöst werden. Konkret bedeutet das für das Zusammenspiel von Defizit und Differenz, dass in Hinblick auf Gesundheitskompetenzen damit zu rechnen ist, dass in der Tat in den unterschiedlichsten Bereichen und Handlungsfeldern Defizite – in unterschiedlicher Wahrscheinlichkeit bei unterschiedlichen Akteursgruppen – dingfest zu machen sind, deren Ignorierung eine falsch verstandene Idee von Solidarität mit handlungsschwächeren und unterprivilegierten Personen und Gruppen nahelegen würde. Defizite, wie sie sich etwa im Spektrum individueller oder familialer Handlungsressourcen – entlang von Einkommen, Bildungsressourcen oder eben auch Schriftsprach- und Gesundheitskompetenzen – ausdrücken, sind zwingend als solche sichtbar zu machen. Das ist die eigenständige und nicht ersetzbare Berechtigung einer Perspektive, die die ungleiche Verteilung von Handlungsressourcen analysiert.

Problematisch wird es aber dann, wenn Individuen oder Personengruppen ausschließlich auf eine defizitäre Ressourcenausstattung festgelegt werden. In diesem Fall werden all die verfügbaren individuellen und gruppenbezogenen Handlungsressourcen und Kompetenzen, die nicht Teil einer in der Regel spezifischen Messung waren ausgeblendet und die Spontaneität und Kreativität menschlichen Handelns ganz prinzipiell unterschlagen (Joas 1996). Die Einnahme

---

[8]Wir wollen hier keine ausführliche Betrachtung des Dialektikbegriffs anstrengen, sondern verweisen auf die jüngere einschlägige Literatur, in der der Begriff der Dialektik vernünftig ausgearbeitet ist. Maßgeblich sind aus unserer Sicht die Studien Ritsert (1997); Müller (2011); Ritsert (2017); vgl. auch den instruktiven Beitrag Holzer (2019); sowie natürlich die Ausgangsarbeit von Adorno 1966.

einer Differenzperspektive ist auch deshalb notwendig, weil eine Gesundheits-kompetenzforschung nicht ohne Weiteres die wissenschaftlichen Konstruktionen von hoch und niedrig kompetenten Subjekten blind übernehmen darf ohne Gefahr zu laufen, inhärenten symbolischen Herrschaftsverhältnisse einfach zu reproduzieren und damit die kritische Sichtbarmachung spezifischer Kompetenz-gefälle im Rahmen des Defizitansatzes zu konterkarieren. Diese symbolischen Herrschaftsverhältnisse bestehen zum Beispiel darin, dass Personen mit niedriger Literacy und/oder niedriger Gesundheitskompetenz abgesprochen wird, ebenso komplex zu denken und zu handeln wie „high scorer". Ferner darin, dass eine unreflektierte Defizitperspektive stets einer meritokratischen Verteilungslogik Vorschub leistet, die am Ende der Begründungskette die unterschiedlichen hohen Gehälter und die daraus resultieren unterschiedlich hohen Handlungsressourcen mit den unterschiedlichen individuellen Kompetenzen erklärt und damit zugleich legitimiert – ein schlichter Zirkelschluss. Ein eng anliegendes Parallelproblem, das mittlerweile auch häufiger in der Health-Literacy-Literatur auftaucht (etwa in Okan et al. 2017b; Paakkari und George 2018; Bittlingmayer und Sahrai 2019) besteht schließlich darin, dass strukturelle Probleme und gesamtgesellschaft-liche Ungerechtigkeiten als individuelle Kompetenzunterschiede umformatiert werden (Bittlingmayer 2016). Damit wird fast notwendig ein „blaming the victim"-Begleitprozess installiert, der die Verantwortlichkeiten für strukturelle Benachteiligungen einfach umdreht.

Aus all den hier nur kursorisch ausgeführten Gründen ist also insgesamt eine Defizitperspektive aus unserer Sicht zwingend mit einer Differenz-perspektive zu *vermitteln,* die Wert legt auf die Identifikation von vorhandenen Ressourcen und Kompetenzen und die in der Tradition einer salutogenetischen oder kritisch-pädagogischen Perspektive steht. Die Einnahme einer Differenz-perspektive steht dabei zunächst für die Wahrnehmung und Akzeptanz kultureller Differenzen im weitesten Sinn (vgl. hierzu auch den starken Sammelband von Schmidt 2014). Mit einer solchen Perspektive lassen sich nicht mehr bruchlos eindimensionale Verhaltenshinweise propagieren, noch die Konstruktion eines einzigen vernünftigen gesundheitsorientierten Lebensstils aufrechterhalten. Die in den Lebenswelten verfolgten Lebensentwürfe sind dabei *prinzipiell* als gleich-rangige zu werten und die Konzeptionen des guten Lebens von Individuen, Familien oder sozialen Gruppen zu achten und zu respektieren. Damit rückt eine verstehende und eine eher rekonstruktiv vorgehende Strategie in Hinblick auf vor-handene und in der Alltagspraxis relevant werdende Gesundheitskompetenzen stärker in den Mittelpunkt.

Die Stärkung einer Differenzperspektive hat aber selbst ihre Grenzen. Zunächst ist bewusst zu halten, dass das Verhältnis zwischen Defiziten in den

Handlungsressourcen und Differenzen in den Lebensentwürfen und Handlungsstrategien nicht symmetrisch ist. Hier gilt nach wie vor, dass die sozialen Strukturen gegenüber der überragenden Zahl der Gesellschaftsmitglieder eine Präponderanz, eine klare Vorherrschaft, ausübt. Die Nachzeichnung von verfügbaren Handlungsressourcen unterprivilegierter Gruppen sollte nicht den komplementären Fehler begehen und am Ende der Differenzkonstruktion ein autonomes, ehemals unterprivilegiertes Subjekt zu konstruieren. Darüber hinaus wäre es töricht, die in den Alltagspraktiken und Lebensstilen inhärenten symbolischen Hierarchien und Herrschaftsverhältnisse (nach wie vor maßgeblich hierzu Bourdieu 1982) dadurch aushebeln zu wollen, dass durch Gesundheitskompetenzforschung die Akzeptanz und Anerkennung der Lebenspraktiken benachteiligter sozialer Gruppen nachhaltig angehoben wird. Das verkennt die Schärfe existierender symbolischer Klassenkämpfe, die nicht mit Hinweisen auf die prinzipielle Gleichrangigkeit differenter Lebensstile still gestellt werden kann.

Aus dem bisher Gesagten lassen sich für die von uns verfolgte Erforschung der alltäglichen Rahmungen der Gesundheitskompetenzen Jugendlicher mit Migrationshintergrund bzw. Fluchterfahrung und Migrantenfamilien mit kleinen Kindern einige zentrale Orientierungsmarken formulieren:

1. Wir betreten mit der ethnografischen Erforschung von Gesundheitskompetenzen von migrantischen Jugendlichen und migrantischen Familien als eingebettete soziale Praktiken außerhalb der klassischen institutionellen Beobachtungssettings wie das Versorgungshandeln oder den Bildungsinstitutionen Neuland (mindestens) in der (deutschsprachigen) Gesundheitskompetenzforschung.
2. Wir verfolgen dabei eine dialektische Perspektive zwischen Differenz und Defizit, die vorrangig in der Tradition der Salutogenese versucht, die vorhandenen Handlungsressourcen und -kompetenzen zu identifizieren, ohne jedoch die strukturellen und situativen Barrieren zu übersehen, denen die von uns ethnografisch begleiteten Personen ausgesetzt sind.
3. Dabei geht es uns nicht darum, die beste Gesundheitskompetenzforschung aller Zeiten zu etablieren, sondern vor allem darum, genauer auszuloten, was überhaupt in den Blick gerät, wenn man Personen über mehrere Monate begleitet und versucht, die vorhandenen Kompetenzen, Handlungskontexte, Opportunitätsstrukturen und Handlungsbarrieren präziser zu bestimmen.

Im folgenden Kapitel stellen wir unsere methodische Herangehensweise vor, bevor dann die einzelnen Case-Studies im Mittelpunkt stehen.

Die ethnographische Erforschung von Health Literacy: Anmerkungen zur Methodik

5

Die vorherigen Kapitel haben ausführlich aus einer theoretischen Perspektive und auf breiter Literaturgrundlage dargelegt, wie Gesundheitskompetenz verstanden werden kann, welche Operationalisierungen (mit welchen Stärken und Schwächen) vorliegen, welche Ungleichheiten auftreten (können), welche Relevanz den Eltern, der Familie und der Peer-Sozialisation zukommt. Dabei haben wir die theoretischen Überlegungen einer sinnvollen Gesundheitskompetenzforschung bis zur negativen Dialektik Adornos aufgeführt. Ein solcher, aus unserer Sicht allemal notwendiger theoretischer Vorbau erzeugt zwingend eine massive Fallhöhe, wenn es darum geht, diese ganzen Perspektiven empirisch einzuholen. Wir können ganz offen zugeben, dass uns das in den folgenden Kapiteln kaum gelingen wird, dass wir aber glauben, mit unseren Fallstudien dazu beitragen, die theoretischen Erwägungen und die empirische Erforschung der Gesundheitskompetenz von Jugendlichen und Familien mit kleinen Kindern einander anzunähern.

In Hinblick auf den Zusammenhang zwischen Gesundheitskompetenzen und alltäglichem Gesundheitshandeln von Jugendlichen und Eltern mit kleinen Kindern haben wir festgehalten, dass es weithin an Kenntnissen mangelt, über die Entwicklung von Gesundheitskompetenz und deren Gebrauch im Alltag. Die Sichtbarmachung von sozialen Einflüssen, von individuellen Sinnsetzungsvorgängen und Bedeutungszuschreibungen existieren stets nur in ihren sozialen und kontextuellen Bezügen. Diese genauer zu beobachten und offen zu legen war das Ziel unserer Forschung. Deshalb lag die Wahl einer ethnographischen Forschungsagenda als Methode nahe, die diese theoretische Überlast aufnehmen kann. In diesem Kapitel werden wir zunächst knapp auf die Bedeutung der Ethnographie in Public Health-Forschung und Gesundheitskompetenzforschung

U. H. Bittlingmayer et al., *Health Literacy aus gesundheitsethnologischer Perspektive,* Gesundheit und Gesellschaft, https://doi.org/10.1007/978-3-658-30637-3_5

eingehen (Abschn. 5.1) und im weiteren Verlauf das methodische Rüstzeug dieses Forschungszugangs darstellen (Abschn. 5.2). Daraufhin werden wir die drei Forschungsprojekte kurz vorstellen (Abschn. 5.3), ehe wir die konkreten Forschungsabläufe und den Forschungsprozess, inklusive der Schwierigkeiten und aufbauenden Modifikationen, skizzieren (Abschn. 5.4).

5.1   Ethnographische Forschung in Public Health und Gesundheitskompetenzforschung

Wenn Gesundheitskompetenz als soziale Praxis mit ihren familiären Bezügen in ihrem sozialen Kontext (in den Schriften von Street, Papen, Santos genauer entfaltet) verstanden wird, dann wird rasch ersichtlich – wie in den vorher vorgestellten Studien –, dass die quantitative Vorgehensweise Grenzen aufweist. Wenn wir in einer differenztheoretischen Perspektive davon ausgehen, dass komplexe Handlungsressourcen bei allen Subjekten vorhanden sind, dann sind statistische Relationen wichtig um gröbere Trends vor allem auch im Kontext gesundheitlicher und gesundheitskompetenzbezogener Ungleichheiten sichtbar zu machen. Aber weder wird damit etwas über das Zusammenspiel von Dispositionen, Vorstellungen und Handlungen eines einzelnen Individuums (oder kleinerer Minderheitengruppen) etwas ausgesagt, noch ist es möglich, den Handlungskontext in seiner strukturellen und situativen Komplexität sichtbar zu machen.

Deshalb sind für unsere Herangehensweise und theoretischen Überlegungen methodische Verfahren angemessener, die die Subjektivität von Individuen, ihre Selbstdeutungen und Erklärungsmuster ernstnehmen. Hierfür ist das gesamte Arsenal qualitativer Forschungsmethoden zu nutzen. Durch den Einsatz von qualitativen Befragungstechniken wie etwa das narrative (vgl. z. B. Rosenthal und Loch 2002) oder leitfadengestützte Interview (vgl. z. B. Helfferich 2019) können die Perspektive und die Deutungen der Zielgruppe (oder der Expert*innen) sichtbar gemacht und zur Geltung gebracht werden.

Es existiert andererseits eine strukturelle Grenze von Interviews. Sie besteht darin, dass sie nur explizit zugängliches Wissen und die subjektive Interpretation eigener Einstellungen, Präferenzen oder Handlungen umfassen. Dadurch wird zwar die Subjektivität von Menschen, die als Teil des Forschungsgegenstands betrachtet wird, berücksichtigt. Allerdings sollte der Subjektstatus im Rahmen sozialwissenschaftlicher Forschung nicht überzogen werden, denn so reflektiert – unabhängig von der formalen Schulbildung! – Menschen auch sind, niemand ist sich selbst gegenüber vollständig transparent. Das zeigt nicht nur die psychoanalytisch orientierte Forschungstradition, die hierfür den Begriff der (tief liegenden) Charakterstruktur geprägt hat, sondern auch die phänomenologische Tradition, die zeigt, dass zum Beispiel die subjektiven Relevanzsetzungen in aller Regel nicht bewusst, sondern durch Sozialisation und Vorerfahrungen prädisponiert erfolgen. So halten Theodor W. Adorno, Else Frenkel-Brunswik, Daniel J. Levinson und R. Nevitt Sanford in ihrer Einleitung zu den Studien zum autoritären Charakter die subjektiven Anteile einer Handlung und die strukturellen Rahmungen in einem Spannungsverhältnis und konzeptionalisieren den – zum Teil unbewussten – Charakter eines Individuums als Organisationsprinzip von eigenen Meinungen, Wertvorstellungen und Präferenzen und mit Blick auf subjektive Handlungen als Potenzialität (vgl. hierzu Adorno 1973, S. 1–10). Mehr oder weniger analog, wenn auch nicht auf psychoanalytischer Grundlage, argumentiert Alfred Schütz, dass die Bewusstheit von Individuen einigen konstitutiven Einschränkungen folgt und der reflexive Blick auf die eigenen Verhaltensweisen möglicherweise zur Aufklärung der spezifischen Genese dieser oder jener Meinung oder Verhaltensweise führt, aber nicht an die Konstitutionsbedingungen der Genese selbst heranreicht (Schütz 1971).

Diesen Einschränkungen in der Selbsttransparenz von Subjekten wollen in der Regel rekonstruktive Verfahren begegnen. Das aus unserer Sicht stärkste Verfahren ist die von Ulrich Oevermann entwickelte objektive Hermeneutik, die von ihm selbst als rekonstruktionslogisches Verfahren einsortiert wird. Oevermann zufolge besteht die Grundlage der objektiven Hermeneutik „in der Authentizität einer in sich integralen Ausdrucksgestalt, deren rekonstruierbare latente Sinnstruktur gültig die Fallstruktur einer Lebenspraxis verkörpert, die ihrerseits so expliziert werden kann, daß die den Bildungsprozeß dieses Einzelfalls bestimmende Fallstrukturgesetzlichkeit zum Vorschein gebracht wird, die die Fallstruktur dieses Einzelfalls sowohl als allgemeinen Typus generiert als auch als Variante einer Fallstruktur, die die Lebenswelt oder das Milieu kennzeichnet, zu der dieser Einzelfall gehört." (Oevermann 2010, S. 9). Mit anderen Worten werden durch eine spezifische Verfahrenstechnik die strukturellen Rahmungen sichtbar gemacht, die den Subjekten selbst nicht zwingend bewusst sind, und die aus subjektiven Einzelfällen *Exemplare von etwas* im Sinne von Repräsentationen bestimmter Strukturlogiken werden lassen. Oevermann liefert eine auf dem theoretischen Fundament der adornitischen Sozialforschung aufbauende Methode und zielt auf die Sichtbarmachung von Strukturen ab, die jedes Subjekt in allen seinen Handlungen und seinen Äußerungen durchstrukturieren. Oevermann selbst beschreibt sein methodisches Vorgehen prägnant in einem bis heute wenig beachteten Aufsatz:

„Die Rekonstruktion der objektiven Bedeutungsstruktur einer konkreten Äußerung beginnen wir im Rahmen der objektiven Hermeneutik damit, daß wir zunächst Geschichten über möglichst vielfältige, kontrastierende Situationen erzählen, die konsistent zu einer Äußerung passen, ihre Geltungsbedingungen pragmatisch erfüllen. Im nächsten Schritt werden diese erzählten Geschichten, die implizite gedankenexperimentelle Konstruktionen darstellen, explizit auf ihre gemeinsamen Struktureigenschaften hin verallgemeinert, die in ihnen zum Ausdruck kommen, und im dritten Schritt werden diese allgemeinen Struktureigenschaften mit den konkreten Kontextbedingungen verglichen, in denen die analysierte Äußerung gefallen ist." (Oevermann 1983, S. 236–237)

Stark an diesem spezifischen rekonstruktiven Verfahren ist ohne Zweifel, dass die strukturellen Rahmungen individuellen Handelns sorgfältig entfaltet werden. Für unsere Zwecke ist allerdings ein Verfahren, dass die Strukturrekonstruktion auf die Analyse von Interviewmaterial eingrenzt, nicht ganz optimal, obwohl das Spannungsverhältnis von individuellen Freiheitsgraden, subjektiven Kompetenzen und objektiven (Herrschafts-)Strukturen in Oevermanns objektiver Hermeneutik aus unserer Sicht optimal bearbeitet wird.

Gesundheitskompetenzen als soziale Praxis – methodische Zugänge
In Hinblick auf die Erforschung der Gesundheitskompetenzen von Kindern und Jugendlichen *als soziale Praxis* schien uns ein Verfahren der direkten Beobachtung von Handlungen besonders vielversprechend, nicht zuletzt, weil die Kommunikationsmuster von kleinen Kindern und Jugendlichen etwas spezifisch sind. Für eine Konzeptionalisierung von Gesundheitskompetenz als sozialer Praxis ist es deshalb aus unserer Sicht unersetzlich die Kinder und Jugendlichen in ihrer Lebenswelt zu begleiten und für die Rolle von Gesundheit und Gesundheitskompetenz die relevanten Bedeutungen- und Sinnsetzungsvorgänge nachzuzeichnen. Das wird methodisch in aller Regel als ethnografische Studie gefasst.

Um bewusste und unbewusste Interaktionen und Bedeutungen über einen langen Zeitraum erfassen, beschreiben und verstehen zu können, sind – wie in Kap. 4 entfaltet – andere Herangehensweisen als Fragebogenforschung und statistische Modellierung indiziert. Eine probate Forschung hierfür muss somit in der „natürlichen", lebensweltlichen bzw. milieuspezifischen Umgebung stattfinden, das Erkenntnisinteresse durch eine Exploration der Prozesse verfolgt werden und sie muss sich durch eine Offenheit im Erforschen des Phänomens und nicht im Testen einer vorabgefassten Hypothese auszeichnen (Hammersley und Atkinson 2007). Und sie darf sich nicht nur auf die Erhebung und Analyse von Interviews kaprizieren, so wichtig Interviews (und Gespräche) im Forschungsprozess selbst auch sind. Dieses Vorgehen und diese Perspektive finden sich in der ethnographischen Forschung unmittelbar wieder. Einschlägige ethnographische Studien haben die Möglichkeiten ausgelotet, die Lebensweisen und Lebenswelten differenzierter zu beleuchten und die Sinnsetzungsprozesse und Handlungsformen aus der Perspektive der Teilnehmenden selbst zu analysieren und zu rekonstruieren.[1]

Jedoch kann die Ethnographie nicht nur dazu dienen Menschen und Phänomene detailliert zu beschreiben, sondern kann auch für die Planung von Interventionen bedeutsam sein. Bspw. haben auch im medizinischen und Gesundheitsbereich internationale ethnographische Studien u. a. der Medizinethnologie wertvolle Beiträge zur Verbesserung des Behandlungs- und Heilungserfolges geleistet, indem sie aufzeigten, wie Entscheidungen und Verhaltensweisen durch vielfältige Bedingungen beeinflusst sind und adäquat adressiert werden können. Seit einigen Jahren wurde auch in den Gesundheitswissenschaften die ethnografische Forschung (wieder-)entdeckt (vgl. hierzu u. a. Papen 2009; Dilger und Dohrn 2016; Samerski 2019).

Obwohl die Gesundheitsethnologie und die Nutzung ethnographischer Zugänge international eine durchaus gängige Forschungspraxis ist, ist sie in Deutschland bislang kaum entwickelt, im Kontext von Health-Literacy-Forschung führt dieser Ansatz ein Schattendasein. Insbesondere für Personengruppen, die als hoch-risikobehaftet und „schwer erreichbar" gelten, können – wie die vorhandenen ethnographischen Studien zu Personen mit Migrationshintergrund und/oder Fluchterfahrung zeigen werden (vgl. Kap. 6, 7, und 8) – ethnographische Forschungsdesigns als komplexe und erkenntnisreiche Ansätze beschrieben werden, die die Lebenssituation, die Entscheidungsfindungsprozesse, die Suche und Nutzung von gesundheitsbezogenen Informationen und ihre Transformation in konkretes Handeln sowie die Rolle des sozialen Umfeldes, erfassen. Im Folgenden wollen wir mögliche Ansätze und Traditionslinien einer gesundheitsbezogenen ethnographischen Forschung kurz erläutern.

5.2   Ansätze einer gesundheitsbezogenen ethnographischen Forschung

Ethnografische Ansätze zur Erforschung von Gesundheitskompetenzen bei Familien mit jungen Kindern und Jugendlichen können sich auf unterschiedliche Traditionen in der Medizin- und Gesundheitsethnologie beziehen. Bezugspunkte

---

[1]Noch immer lesenswerte Referenzstudien sind etwa Paul Willis' „Learning to Labor" oder Annette Lareaus „Unequal Childhood"; Willis 1979; Lareau 2003.

wären etwa der historische Partikularismus von Franz Boas, der die emische Perspektive bei der Interpretation von kulturellen Praktiken betont, also den Vorrang subjektiver Sinnsetzungen vor den Objektivierungen des Forschers bzw. der Forscherin. Der zweite Bezugspunkt ist der Funktionalismus, der durch die Arbeiten von Bronislaw Malinowski, einem der Gründerväter moderner ethnografischer Forschung, repräsentiert und tief in die soziologischen Standardargumentationen (etwa über Talcott Parsons) eingewandert ist. Die Grundidee ist, dass alle kulturellen Praktiken eine übergreifende Funktion erfüllen, die zur Reproduktion der Gesamtkultur dient, ohne dass das für den Forscher/die Forscherin noch für das Subjekt selbst erkennbar sein muss. Im Kontext sozialwissenschaftlicher Forschung argumentiert Paul Willis in der bereits erwähnten Studie analog, dass die Rebellion gegen die Bildungsinstitutionen von Kindern und Jugendlichen aus der Arbeiterklasse und ihre gegenkulturelle Betonung von (männlicher) körperlicher Stärke die sozialisatorische Funktion übernimmt, die jungen Männer auf die wahrscheinliche körperlich anstrengende Berufsbiografie als Hafenarbeiter vorzubereiten (Willis 1979; vgl. hierzu auch Dolby und Dimitriadis 2004; Willis 2004). Allgemeiner formuliert, gesundheitsabträgliches Verhalten kann, so merkwürdig das für eine Public Health-Perspektive ist, durchaus funktional sein, etwa um in der jugendlichen Peergroup Anerkennung zu erhalten (vgl. hierzu auch Grundmann et al. 2006).

Schließlich liefert die interpretative Anthropologie von Clifford Geertz, der mit seiner Methodik der dichten Beschreibung einen besonderen Fokus auf die sozialen Rahmungen selbst simpelster individueller Handlungen legt und argumentiert, dass eine große Kenntnis des Forschungsfeldes notwendig ist, um Handlungen und Äußerungen in den rechten Kontext zu stellen. Alle drei Traditionen beinhalten für unsere Perspektive wertvolle Anknüpfungspunkte. In Hinblick auf die empirische Forschung selbst richten wir uns nach einem zusammengestellten Katalog aus, der folgende Merkmale der ethnographischen Forschung zusammenfassend darlegt (im Anschluss an Hammersley und Atkinson 2007):

- Menschen werden in ihrer alltäglichen Lebenswelt erforscht („Naturalismus");
- „everything is data" – alles wird als Datenmaterial angesehen und einbezogen; als Daten gelten sowohl selbst erhobene Daten (wie Feldnotizen, Interviews), bereits vorliegende Daten (Dokumente, Artefakte, Tagebücher), als auch „unsystematisch" zusammengetragene Daten und Informationen, die auch aus WhatsApp-Gruppen, Chat-Verläufen usw. als weiteren zunehmend wichtigen Daten aus dem digitalen Universium bestehen können;

- die Datengewinnung ist verglichen mit anderen Forschungsmethoden ‚unstrukturiert' sowohl im Ablauf als auch in den Interpretations-Kategorien, die sich der zu erforschenden Gruppe anpassen;
- (nur) eine kleine Anzahl an Fällen wird erforscht, jedoch sehr detailliert und in die Tiefe gehend;
- die Analyse der Daten umfasst sowohl die Interpretation von Bedeutungen, Funktionen, Folgen von menschlichem Verhalten und institutionellen Praktiken in einem gegebenen weiten Kontext.

Folglich wird die Bedeutung der offenen Vorgehensweise bei der Exploration der sozialen und kontextuellen Bedingungen von familialen und jugendlichen Gesundheitskompetenzen sowie der hierfür relevanten Interaktionen für die Gewinnung eines komplexen und theoretisch fundierten Verständnisses – das die subjektiven Verständnisse und Gesundheitshandlungen sowie den Zusammenhang dieser mit den kontextuellen Bedingungen inkludiert – stark betont. Maßgeblich für unser Erkenntnisinteresse ist die Methodik der dichten Beschreibung von Clifford Geertz, die eine umfassende Beschreibung und Analyse der Kontextbedingungen nahelegt (Geertz 2015). Wir versuchen dem in unseren Fallstudien dadurch gerecht zu werden, dass wir die gesellschaftlichen (diskursiven) Rahmungen einleitend darstellen, etwa die Situation der Bevölkerung mit türkischen Wurzeln in Deutschland oder typische Bedingungen lateinamerikanischer Immigration in die Schweiz. Im Folgenden stellen wir die konkrete Vorgehensweise in den Forschungsprojekten etwas genauer vor.

5.3 Forschungsprojekte und die Bestimmung der Zielgruppen

Im Rahmen der hier vorgestellten Forschungsprojekte ging es einerseits darum, durch direkte Teilnahme in der Lebenswelt der Jugendlichen oder Familien, gesundheitsbezogene Handlungsprozesse zu beobachten, Erkenntnisse zu generieren und ein tieferes Verständnis der Zusammenhänge zwischen ethnischer Herkunft, Gesundheitsverhalten und Kompetenzen, neuen sozialen Medien/Social Media und gesundheitlicher Ungleichheit in der Pubertät oder der kindlichen Sozialisation zu erhalten (ELMi-Projekt).[2] Eine methodische Vorentscheidung

---

[2]Der vollständige Name des ELMi-Projekts lautet: eHealth Literacy und Gesundheit von Minoritäten: Eine ethnographische Untersuchung zum gesundheitsbezogenen Nutzen von neuen Medien unter benachteiligten Jugendlichen mit türkischem und afghanischem Migrationshintergrund.

war dabei im ELMi-Projekt, dass wir untereinander befreundete Jugendliche rekrutieren wollten, weil typische außerinstitutionelle Alltagssituationen von Jugendlichen in (kleinen) Gruppen stattfinden und Freundschaft auch mit einem vernünftigen Maß an Sicherheit gegenüber einer Hochschulforschung verbunden sein sollte; einen einzelnen Jugendlichen hingegen ethnographisch zu begleiten, wäre aus unserer Sicht begründungsbedürftig und würde die empirisch fehlgeleitete Idee einer gesellschaftlichen Individualisierung für allzu bare Münze nehmen.

Zum anderen wollten wir die sozialisationstheoretisch gelagerte Frage nach elterlichen Gesundheitskompetenzen und ihre Relevanz für die Gesundheitskompetenzentwicklung kleiner Kinder genauer untersuchen, um die intergenerationalen Übertragungsformen der Kompetenzentwicklung zu bestimmen. Die Zielgruppe waren Familien mit kleinen Kindern aus Lateinamerika, die in der Schweiz wohnhaft sind (EliS-Projekt).[3] Es soll hier bereits erwähnt werden, dass dieses Forschungsziel nur bedingt erreicht werden konnte, weil die Studie durch personellen Weggang vorzeitig beendet werden musste.

Im ELMi-Projekt bestimmten wir aus einer ungleichheitstheoretischen Perspektive ohne diese Kategorien im Vorfeld allzu sehr zu fixieren vorab die Zielgruppen entlang der Ungleichheitsdimensionen soziale Herkunft, ethnische Zugehörigkeit und geschlechtliche Zugehörigkeit im Sinne eines intersektionalen Ansatzes (Winker und Degele 2010). Wir haben diese verschränkten Ungleichheitsdimensionen als Designvariablen festgelegt und sozial benachteiligte, weibliche und männliche Jugendliche nicht-deutscher ethnischer Zugehörigkeit in den Blick genommen. Im EliS-Projekt wurde die Zielgruppe analog theoretisch vorab festgelegt und auf Familien mit kleinen Kindern fixiert, die aus Lateinamerika in die Schweiz eingewandert sind. Auf der Grundlage erster Erkenntnisse wurde für diese Gruppe nicht das Kriterium der ökonomischen sozialen Benachteiligung als starkes Kriterium in Anschlag gebracht, sondern eher auf den jeweiligen Aufenthaltsstatus bezogen, weil dies für die Zielgruppe eine relevante und tragende Rolle spielte.

Da wir im Rahmen der Zielgruppenbestimmung auf ethnische Zugehörigkeiten rekurriert haben, wollen wir noch einige Bemerkungen vorwegschicken, um Missverständnissen vorzubeugen. Prinzipiell vertreten wir einen

---

[3]Der vollständige Name des EliS-Projekts lautet: Ethnography of Health Literacy as Social Practice. Gesundheitliche Ungleichheiten, Gesundheitsförderung und Health Literacy bei lateinamerikanischen Familien in der Schweiz: Eine gesundheitsbezogene explorative ethnographische Studie.

sozialkonstruktivistischen (aber keinen radikalkonstruktivistischen!) Ansatz in Hinblick auf die Strukturkategorie Ethnizität (vgl. hierzu z. B. Rademacher und Wiechens 2001). Obwohl wir Menschen (auch) anhand ihrer ethnischen Zugehörigkeit ausgewählt haben, verstehen wir mithin Ethnizität nicht im Sinne einer kulturellen Essenz, sondern als Sozialisationsrahmen (so verstehen wir den Milieuansatz von Michael Vester und Kolleg*innen; vgl. hierzu Vester et al. 2001; Bauer und Vester 2015). Dieser Sozialisationsrahmen *kann* situativ bedeutsam sein, *kann* für die kindliche oder jugendliche Identitätsentwicklung eine zentrale Rolle spielen, in der Regel immer in Abhängigkeit von der sozialen Umwelt, und zu einer eindeutigen Positionierung innerhalb einer Minderheit führen, muss es aber nicht. Es wäre fatal, Jugendliche der dritten oder vierten Generation auf die kulturelle oder ethnische Herkunft ihrer (Ur-)Großeltern festlegen zu wollen. Zugleich wäre es ebenfalls merkwürdig, bestehende kulturelle Differenzen gesellschaftlicher Großgruppen zu ignorieren, die etwa aus unterschiedlichen Glaubensvorstellungen, Ernährungsgewohnheiten und gruppenspezifischen Tabus bestehen. Weil Migrantenpopulationen oder ethnische Minderheiten immer wieder in sozialepidemiologischen Studien geringere Gesundheitskompetenzen bescheinigt bekommen, haben wir diese Ungleichheitsdimension explizit berücksichtigt. Bei der Auswahl der ethnischen Herkunft waren die Sprachkompetenzen der Forscher*innen das entscheidende Kriterium. Entsprechend den verfügbaren Sprachkompetenzen Türkisch, Spanisch und Dari (Dari-Persisch) wurden Jugendliche mit türkischem Migrationshintergrund, Familien aus Lateinamerika sowie Jugendliche aus Afghanistan als Zielgruppen bestimmt. Dabei waren die Forscher*innen für die Gruppe der Jugendlichen aus Afghanistan und der Türkei selbst aus der jeweiligen ethnischen Gruppe. Die Forscherin für die Ethnographie in lateinamerikanischen Familien in der Schweiz war zwar Schweizerin, jedoch mit sehr guten Sprachkompetenzen, einen persönlichen Bezug zu Lateinamerika und guter Vernetzung zur lateinamerikanischen Community in der Schweiz.

Ferner haben wir einen geschlechtsspezifischen Zugang bei der Zielgruppenbestimmung gewählt, einerseits auch hier aufgrund der sozialepidemiologischen Erkenntnisse, da viele Studien zeigen, dass sich weibliche und männliche Jugendliche voneinander unterscheiden (vgl. u. v. a. Kolip et al. 2013). Wir haben die Geschlechtszugehörigkeit der Forscher*innen mit den Zielgruppen verknüpft. Weil bei jugendlichen Zielgruppen erwartbar war, dass es vonseiten der Eltern gerade bei der Erforschung der Alltagspraktiken von Mädchen durch einen jungen Forscher erhebliche Bedenken gibt, haben wir die Ethnografie gleichgeschlechtlich angelegt. Das heißt konkret, dass eine weibliche Forscherin Mädchen bzw. Mütter mit (Klein-)Kindern und dass ein männlicher Forscher Jungen im Alltag begleitet hat.

Im Kontext der Relevanz sozialer Praktiken, die im Rahmen unserer Studie stärker als die kompetenztechnische Individualausstattung im Mittelpunkt stand, ging es in der Ethnografie schließlich darum, ein Gespür für das soziale Umfeld der Familien und Jugendlichen zu bekommen. Jugendliche sind, wie zuvor erwähnt, immer Teil eines größeren Netzwerks bestehend aus sozialen Beziehungen und losen Kontakten, welches sowohl Familie, Freunde, Schule als auch weitere Freizeitkontakte einschließt. Obwohl der Hauptfokus auf den Jugendlichen und Familien mit kleinen Kindern lag, so lassen sich die Zielpersonen als Repräsentat*innen der Zielgruppen nicht getrennt von ihren sozialen Bezügen in ihrer realen Lebenswelt beschreiben, und ihre Meinungsbildungsprozesse, Sinnsetzungsvorgänge und Verhaltensweisen sind nur im Lichte der Einbettung in ihren sozialen Kontext zu verstehen. Wir haben hier eine Strategie der „Ent-Individualisierung" verfolgt, indem wir unsere Forschung als Milieustudien angelegt haben. *Übergreifendes Ziel war es, die Handlungskontexte sichtbar zu machen, Einblicke in die sonst verschlossenen Black Boxes Familie oder Peergroup zu erhalten und der Intergenerationalität von Health Literacy nachzuspüren.*

Hierzu fokussierten wir uns auf drei dem Forscher*innen-Team zugängliche Gruppen, mussten jedoch im Verlauf der Projektphase einige Adaptionen vornehmen, die den üblichen feldspezifischen Restriktionen und Schwierigkeiten bei der Rekrutierung geschuldet waren. In den zwei Projekten ELMi sowie im schweizerischen Schwesterprojekt ELiS haben wir in den Jahren 2016 und 2017 die oben benannten Zielgruppen über einen Zeitraum von bis zu neun Monaten begleitet.

Im ersten Teilprojekt von ELMi begleitete Zeynep Islertas zwei weibliche Jugendliche mit türkischem Migrationshintergrund über neun Monate in ihrer Freizeit und in unterschiedlichen Settings. Die Gruppe der Menschen mit türkischem Migrationshintergrund stellt die größte Gruppe von in Deutschland lebenden Migrantenpopulationen dar und beläuft sich auf 14,4 % der insgesamt 19,3 Mio. Menschen mit Migrationshintergrund. Eine große Anzahl Jugendlicher mit türkischem Migrationshintergrund lebt bereits in dritter (je nach Zählung teilweise auch vierter) Generation in Deutschland und ist signifikant häufiger einer eher sozio-ökonomisch niedrigen und prekären Schicht zuzuordnen. Anders als theoretisch vorab festgelegt, war es nicht möglich, weibliche Jugendliche mit türkischem Migrationshintergrund aus der Haupt- oder Förderschule zu gewinnen. Zu groß waren die kulturelle Distanz und die symbolische Barrieren an einem universitären Forschungsprojekt mitwirken zu wollen, sodass in der Studie eine Realschülerin und eine Gymnasiastin begleitet wurde.

Im zweiten ELMi-Teilprojekt begleitete Elias Sahrai Jugendliche aus Afghanistan. Die in Deutschland ansässige Bevölkerung afghanischer Herkunft lässt sich vereinfacht in drei Gruppen einteilen. Die erste Gruppe besteht aus Menschen, die vor der sowjetischen Invasion geflohen sind, die zweite Gruppe aus Menschen, die vor den Taliban fliehen mussten und die dritte Gruppe aus den nach 2014 nach Deutschland im Zuge der so genannten Flüchtlingskrise erst kürzlich eingewanderten Afghan*innen. Die in den 1980 bis 2000er nach Deutschland zugewanderte afghanische Minderheit galt (und gilt bis heute) als eine vorbildlich sozial integrierte Gruppe, die auch im Kontext des Bildungserfolgs gut dasteht. Wir wollten im Zuge des Projekts männliche Jugendliche aus den ersten beiden Gruppen gewinnen. Das ist nicht gelungen, obwohl wir alle erdenklichen Rekrutierungsstrategien (Moscheebesuche, Incentives usw.) genutzt haben. Stattdessen haben wir – für uns eher überraschend – männliche afghanische Jugendliche aus der dritten Gruppe für die Studie gewinnen können. Diese haben eine eigene Zuwanderungsgeschichte und eine erst kürzlich geglückte Flucht hinter sich, sodass die verfügbaren Gesundheitskompetenzen von Fluchterfahrungen oder einem problematischen Aufenthaltsstatus maßgeblich beeinträchtigt sein können (dazu in der Fallstudie in Kap. 7 mehr).

Die Gruppe der afghanischen Asylsuchenden ist deshalb auch immer wieder im Fokus massenmedialer Aufmerksamkeit, weil Afghanistan in der Lesart der politischen Entscheidungsträger*innen im Unterschied zu anderen Bürgerkriegsländern wie bspw. Syrien, Irak oder Somalia, deren Asylsuchende aktuell eine hohe Bleibewahrscheinlichkeit haben, nicht als Bürgerkriegsland eingestuft wird. Menschen aus Afghanistan erhalten meist nur eine auf wenige Monate ausgestellte Duldung und in letzter Zeit wurden wiederkehrend medienwirksam inszenierte Abschiebungen nach Afghanistan vorgenommen. Dieser problematische Aufenthaltsstatus aktueller afghanischer Asylsuchender ist vermutlich ebenfalls ein wichtiger Einflussfaktor jugendlicher Gesundheitskompetenzen. Auf der anderen Seite ist über Health Literacy von geflüchteten Jugendlichen nahezu nichts bekannt (vgl. als eine der ganz seltenen Studien Wångdahl et al. 2015, 2018). Deshalb sind am Ende männliche jugendliche Asylbewerber begleitet worden, in dem klaren Bewusstsein, dass die Forschung stärker explorativen Charakter annehmen würde.

Im schweizerischen EliS-Projekt schließlich waren ursprünglich Familien mit kleinen Kindern aus Kolumbien als Zielgruppe vorgesehen, weil ein vergleichsweise guter Feldzugang zur kolumbianischen Community zur Verfügung stand und Menschen mit kolumbianischen Migrationshintergrund die drittgrößte lateinamerikanische Einwanderergruppe in die Schweiz darstellt (Bundesamt für Statistik 2019). Auch hier erwies es sich aber trotz intensiver und mehrmonatiger Rekrutierungsphase als besonders schwierig, nur kolumbianische Familien für eine Teilnahme am EliS-Projekt zu überzeugen. Deshalb wurde die Zielgruppe auf Menschen aus ganz Lateinamerika ausgedehnt. Dieses so nicht geplante Vorgehen wurde durch Felderfahrungen selbst angeregt, weil sich Menschen aus unterschiedlichen süd- und mittelamerikanischen Ländern aufgrund ihrer geringen Anzahl in der Schweiz selbst homogenisierend als „Latino-Gemeinde" beschreiben. Das konstituierende Kriterium ist – neben dem Katholizismus – die gemeinsame Erstsprache Spanisch, vor deren Hintergrund die nationalstaatlichen Differenzen in Süd- und Mittelamerika in der Schweiz *zunächst* zurücktreten. In dem abschließenden Abschnitt des Methodenteils beschreiben wir den technischen Forschungsverlauf, bevor in den nächsten Kapiteln die Fallstudien im Einzelnen vorgestellt werden.

5.4   Rekrutierung

Bevor die ELMi-Studie durchgeführt wurde, legten wir eine detaillierte Skizze des Forschungsprojekts der Ethikkommission einer großen baden-württembergischen Universität zur Begutachtung vor. Das Votum der Ethikkommission war positiv (der Bescheid erfolgte im April 2016), keine rechtlichen oder ethischen Bedenken wurden angemeldet. Um die Forschungsfelder zu explorieren, wurden zum Beispiel im ELMi-Projekt nicht nur die üblichen umfangreichen Literaturrecherchen, sondern auch Interviews mit Expert*innen aus der Kinder- und Jugendhilfe sowie Interviews und Fokusgruppen mit Jugendlichen durchgeführt.

Um einen Einblick in außerinstitutionelle jugendliche Lebenswelten zu erhalten, wurden Expert*innen der offenen Jugendarbeit, vor allem Sozialarbeiter*innen aus Jugendzentren, nach ihrer Perspektive u.a. auf aktuelle Jugendkulturen, die Rolle von Jugendzentren, Charakterisierung der jugendlichen Besucher*innen, wiederkehrende Freizeitaktivitäten mit den Jugendlichen, Gesundheitsverhalten, -verständnis und beeinflussende Faktoren, gesundheitsbezogene Angebote und der Nutzung neuer Medien, befragt. Weiterhin wurden Einzelinterviews und Fokusgruppen-Diskussionen mit Jugendlichen mit und ohne Migrationshintergrund unter anderem hinsichtlich deren Verständnisse von Gesundheit, Alltagsbewältigungsstrategien, Vorgehen bei Gesundheitsfragen, Rolle des Schulunterrichts, Nutzung von Internet und sozialen Medien, durchgeführt.

Um das Untersuchungsfeld im Rahmen des ELMi-Projekts zu explorieren, Zugang zum Feld gewinnen und Jugendliche rekrutieren zu können, wurde eine große Bandbreite von Maßnahmen und Rekrutierungsstrategien genutzt. Hierunter fielen unter anderem die Einladung erfahrener ethnologischer Feldforscher oder die Erstellung einer städtischen Youth-Map zur Sichtbarmachung von Orten, an denen sich Jugendliche aufhalten. Es wurde natürlich auch auf das gängige Repertoire zurückgegriffen und mehrsprachige (Deutsch-Türkisch; Deutsch-dari) Informationsflyer und Plakate erstellt. (siehe die im Anhang dokumentierten Flyer). Die Flyer für die Rekrutierung von männlichen afghanischen Jugendlichen wurden beispielsweise in asiatischen Supermärkten und Restaurants sowie (in einer späteren Rekrutierungsphase) in Asylbewerberunterkünften an afghanische Familien verteilt. Ferner wurde der Zugang über Gatekeeper aus der Sozialen Arbeit, dem Bildungsbereich und der Religionsgemeinschaft gesucht. Im Rahmen des Rekrutierungsprozesses konkret angesprochen wurden beispielsweise Sozialpädagog*innen aus Jugendzentren, Ansprechpartner*innen verschiedener sozialer Einrichtungen, Schulsozialarbeiter*innen, Schulleitungen, Koordinator*innen der Lehrkräfte für den türkischen Sprachunterricht, Ansprechpartner*innen deutsch-türkischer Elternvereine, Imame unterschiedlicher Moscheen. Schließlich wurden die bestehenden Netzwerke der Forschenden genutzt, um sowohl über das Projekt zu informieren als auch potenzielle Teilnehmende zu rekrutieren.

Erfolgreich war die Rekrutierung der türkischen Mädchen durch die Vermittlung von Personen, die in Moscheegemeinden aktiv sind. Am Ende ergab sich die erfolgreiche Rekrutierung von und der Kontakt zu den afghanischen Flüchtlingen jeweils durch eine Person, die ehrenamtlich in der Flüchtlingshilfe tätig ist.

Im Projekt ELiS wurden ebenfalls unterschiedliche Strategien angewendet, um Teilnehmende für die Durchführung der Interviews zu bekommen. Es wurden verschiedene Settings ausgemacht, in denen sich lateinamerikanische Migrant*innen aufhalten und dorthin Kontakt aufgenommen. Es wurden Flyer und Informationsbriefe an verschiedenen Orten verteilt, bei denen davon ausgegangen wurde, dass sich dort Migrant*innen aus Lateinamerika aufhalten. (siehe den Deutsch-Spanischen Projektflyer im Anhang).

Um die Redundanzen zwischen einem ausgelagerten Methodenkapitel und den drei Fallstudien nicht zu groß werden zu lassen, werden weitere methodische Details in den Fallstudien verhandelt und aufgegriffen. In den folgenden drei Kapiteln soll also die Frage konkret beantwortet werden, was wir nach einer Konversion des methodischen Blickes genau gesehen haben.

Teil II
Fallstudien

Gesundheitsverständnis und Gesundheitskompetenzen von zwei Mädchen mit türkischem Migrationshintergrund

6

> *„Deutschland ist das beliebteste Einwanderungsland Europas. "*
>
> *(OECD 2018)*

6.1 Einleitung

Dass Deutschland ein Einwanderungsland ist, kann beispielhaft durch verschiedene historische Ereignisse in der Bundesrepublik aufgezeigt werden.

So ist hierbei an erster Stelle die Förderung der Arbeitsmigration nach dem zweiten Weltkrieg zu nennen. Die Bundesrepublik unterzeichnete mit der Türkei und sieben weiteren Ländern zwischen den Jahren 1955 und 1968 verschiedene Anwerbeabkommen, um den wirtschaftlichen Herausforderungen im Land begegnen zu können. Bereits 1964 wurde hierzu der millionste Gastarbeiter in Deutschland aufgenommen (Seifert 2012). Durch den demographischen Wandel ist Deutschland seit einigen Jahren erneut auf Arbeitskräfte aus dem Ausland angewiesen. So kündigte der damalige Bundeskanzler Gerhard Schröder bereits im Jahr 2000 während der internationalen Computermesse CeBIT an, eine deutsche Greencard einzuführen, um ausländische Expert*innen auf dem Gebiet der Informationstechnologien mit möglichst geringem bürokratischem Aufwand ins Land holen zu können (Brodmerkel 2017). Achtzehn Jahre später – im Jahr 2018 – wird Deutschland von der Organisation für wirtschaftliche Zusammenarbeit und Entwicklung als das beliebteste Einwanderungsland Europas beschrieben. Hierbei wird betont, dass die Mehrheit der Zuwanderer*innen Arbeitsmigrant*innen aus Europa darstellen (OECD 2018).

Die wirtschaftlich stabile Bundesrepublik weist im Jahr 2017 eine Bevölkerungsgröße von etwa 82 Mio. Personen auf. Wird die Bevölkerungszusammenstellung näher angesehen, kann festgehalten werden, dass 23,6 % der Bevölkerung einen Migrationshintergrund besitzen. Personen mit türkischem Migrationshintergrund stellen hierbei, vor Personen aus Polen und Russland, die größte Gruppe der Bevölkerung mit Migrationshintergrund in Deutschland dar (Bundeszentrale für politische Bildung 2018).

Trotz der wirtschaftlichen Stabilität und den gut ausgebauten Sozial- und Versorgungssystemen im Land, stehen verschiedenen Bevölkerungsgruppen in der Bundesrepublik nicht die gleichen Lebensbedingungen zur Verfügung. So sind rund 14 % der Bevölkerung einem Armutsrisiko ausgesetzt. Unter Kindern und Jugendlichen liegt dieser Anteil sogar bei 17 % (Lampert und Koch-Gromus 2016). Personen mit Migrationshintergrund in Deutschland sind dabei häufiger als die einheimische Bevölkerung in Deutschland von einem niedrigen sozioökonomischen Status betroffen (Lokhande 2016; Nold 2010).

In sozialepidemiologischen Studien wird der Zusammenhang zwischen den skizziert „sozialen Ungleichheiten" (Hradil 2012) und der Gesundheit der Bevölkerung skizziert (siehe hierzu ausführlich Kap. 2). Die Mehrheit der vorliegenden Studien zeigt, dass ein niedriger sozioökonomischer Status mit einem schlechteren Gesundheitszustand, einem höheren Risiko für körperliche und psychische Erkrankungen sowie mit funktionellen Einschränkungen in der Alltagsgestaltung und Beeinträchtigung der gesundheitsbezogenen Lebensqualität einhergeht (Lampert und Koch-Gromus 2016; Lampert und Kroll 2010).

Zusätzlich zu den ökonomischen und sozialen Bedingungen sowie dem Bildungsstatus, die mit der Gesundheit in Zusammenhang stehen, wird die Abhängigkeit der Gesundheit vom Geschlecht einer Person diskutiert. So weisen geschlechterdifferenzierte Untersuchungen im Gesundheitsbereich sehr deutlich auf Unterschiede im Gesundheits- und Krankheitsverhalten, in den Krankheitsprofilen und Lebensbedingungen zwischen Männern und Frauen hin (Ministerium für Arbeit, Soziales, Gesundheit, Frauen und Familie Brandenburg 2018; Regitz-Zagrosek 2018; Babitsch et al. 2017).

Gesundheit der türkischen Migrantenbevölkerung

Festzustellen ist bei der Betrachtung der Studien, die den Zusammenhang von Gesundheit und den gesundheitsrelevanten Rahmenbedingungen von Personen beziehungsweise Bevölkerungsgruppen in Deutschland darstellen, dass ein Vergleich zwischen der Gesundheit von Autochthonen und den Personen bzw. Bevölkerungsgruppen mit Migrationshintergrund sowie ein Vergleich innerhalb der „Gruppe mit Migrationshintergrund" vorgenommen wird. Hierbei werden Personen mit türkischem Migrationshintergrund als besonders vulnerabel beschrieben (Lampert und Koch-Gromus 2016; Knipper und Bilgin 2009). Ihnen wird ein niedrigerer ökonomischer Status, Bildungsstatus und häufiger defizitäre soziale Bedingungen im Vergleich zur autochthonen Bevölkerung in Deutschland wie auch im Vergleich zu den in Deutschland lebenden Personen aus Italien, Spanien und Portugal attestiert (Bundeszentrale für politische Bildung und Statistisches Bundesamt 2016). Zusätzlich werden sie als eine „schwer zu erreichende Gruppe" für Gesundheitsförderprogramme deklariert. So berichten Borde und Blümel (2015) davon, dass Gesundheitsförderprogramme Personen mit Migrationshintergrund seltener erreichen als die autochthone Bevölkerung in Deutschland.

Bestärkt wird die beschriebene gesundheitsbezogene Vulnerabilität der Personen mit türkischem Migrationshintergrund zudem durch die jüngsten quantitativen Health-Literacy-Studien. Diese Studien illustrieren, dass Personen mit Migrationshintergrund ein niedriges Health-Literacy-Level aufweisen und folglich beim Suchen, Finden und Bewerten von Gesundheitsinformationen und bei der Umsetzung bzw. beim Transfer von neu erworbenen gesundheitsbezogenen Erkenntnissen in ihren Alltag mit Schwierigkeiten konfrontiert sind (Horn et al. 2015; Messer et al. 2015; Quenzel et al. 2016a).

Qualitative Forschungsarbeiten zu Health Literacy sowie Studien zum Health-Literacy-Level von migrantischen Kindern und Jugendlichen sind dagegen kaum auffindbar. So wird das Health-Literacy-Level der Kinder und Jugendlichen innerhalb der vorhandenen Studien in aller Regel von den Eltern abgeleitet und der Zusammenhang des Health-Literacy-Levels einer Person mit dem Gesundheitsverhalten, gesundheitlichen Outcomes und dem Gesundheitsstatus dargestellt. Relevant und notwendig sind aber nach Faltermaier und Kolleg*innen (1998b) zusätzlich zu den quantitativen Vorgehensweisen im empirischen Gesundheitsbereich qualitativ angelegte Studien, da ein Großteil des gesundheitsrelevanten Alltagshandelns durch das nicht oder kaum bewusste Zusammenspiel unterschiedlicher sozialisatorischer Einflüsse geprägt ist. So handelt es sich beim (Gesundheits-)Verhalten eher um soziale Praktiken als um bewusstes Verhalten. Zusätzlich dazu berichten Johnson und Kolleg*innen (2011), dass die komplexen Zusammenhänge zwischen Health Literacy und dem Gesundheitsverhalten beziehungsweise den gesundheitlichen Outcomes besser durch qualitative Studiendesigns dargestellt und verstanden werden können.

Innerhalb der qualitativ angelegten Jugendgesundheitsstudie „ELMi" (eHealth Literacy and minority health), die durch das Bundesministerium für Bildung und Forschung gefördert wurde, wurde dieser Empfehlung eines qualitativen Forschungsdesigns gefolgt. Zwei weibliche Jugendliche mit türkischem

Migrationshintergrund und ihr soziales Umfeld wurden über neun Monate ethnographisch begleitet, um verstehen und beschreiben zu können wie Gesundheit in ihrem Alltag gelebt wird, welchen Sinnsetzungsvorgängen sie hierbei nachgehen und welche Rolle Neue Medien (Holly 2000) in ihren gesundheitsrelevanten Alltagshandlungen einnehmen. Zentrale Ergebnisse werden in diesem Kapitel dargestellt und diskutiert.

Um die Zielgruppe und die gesundheitsrelevanten Rahmenbedingungen, die sie vorfinden, in der Gesamtgesellschaft Deutschlands einordnen zu können, wird im ersten Schritt (Abschn. 6.2) – ohne dass Vollständigkeit reklamiert wird – ein geschichtlicher Aufriss gegeben, wie über die Gastarbeiter*innen aus der Türkei und ihre Gesundheit in den 1970er Jahren berichtet wurde. Folgend werden in Abschn. 6.3 aktuelle Daten und gesundheitsbezogene Erkenntnisse zu dieser Bevölkerungsgruppe in Deutschland präsentiert. Nach der Skizzierung des sozialepidemiologischen Forschungsstandes wird im nächsten Abschn. 6.4. auf Ergebnisse der ethnographisch-salutogenetischen Jugendgesundheitsstudie von weiblichen Jugendlichen mit türkischem Migrationshintergrund in Deutschland eingegangen. Hierbei wird der Zusammenhang ihrer Gesundheit mit ihrer Lebenswelt (Thiersch 2012) beschrieben, indem auf die politische Situation, die sozioökonomischen Rahmenbedingungen, die sozialen Netzwerke und die lebensweltlichen Settings (Weltgesundheitsorganisation 1986; Altgeld 2004a), eingegangen sowie die Rolle der Neuen Medien in ihrem gesundheitsbezogenen Alltagshandeln skizziert wird. Anschließend werden die dargestellten Ergebnisse in dem Abschn. 6.5 mit den bereits vorliegenden Studien in Zusammenhang gebracht und diskutiert.

6.2   Der „Gastarbeiter" … und seine Gesundheit

„Man hat Arbeitskräfte gerufen, und es kommen Menschen" (Max Frisch 1965)

Deutschland hat die Arbeitsmigration in der Vergangenheit gefördert und weist mittlerweile eine lange Geschichte als Zuwanderungsland auf. Der Grund hierfür ist unter anderem die Anzahl der im Krieg getöteten Bürger*innen und der dadurch resultierende Wegfall von Arbeitskräften, die für den Wiederaufbau der Bundesrepublik benötigt wurden. Zudem spitzte sich der Arbeitskräftemangel durch den „Wirtschaftsboom", der nach dem zweiten Weltkrieg in der Republik bis heute sprichwörtlich ist, zu. Um die positiven wirtschaftlichen Entwicklungen

nach dem zweiten Weltkrieg nicht abflachen zu lassen und den starke Wirtschafts-
wachstum auf Dauer zu stellen, wurden zusätzliche Arbeitskräfte im Ausland
rekrutiert. So schloss die damalige Regierung unter Konrad Adenauer am 20.
Dezember 1955 mit Italien das erste Anwerbeabkommen ab. Es folgten Verträge
mit Griechenland und Spanien (1960), der Türkei (1961), Marokko und Süd-
korea (1963), Portugal (1964), Tunesien (1965) und dem ehemaligen Jugoslawien
(1968). Die Initiativen hierfür gingen vom Anwerbe- wie auch Bewerberland aus:
Deutschland brauchte Personen, die in der Hochkonjunktur die Bundesrepublik
mit ihrer Arbeitskraft unterstützten und die Länder, mit denen ein Anwerbeabkommen abgeschlossen wurde, waren durch gesellschaftliche und wirtschaftliche Umbrüche, hohes Bevölkerungswachstum und starke Unterbeschäftigung
gekennzeichnet, welches im Inland zu einen hohen „Auswanderungsdruck"
führte (Brodmerkel 2017; Luft 2014; Seifert 2012). Die türkische Regierung
versprach sich durch das Abkommen mit der Bundesrepublik zusätzlich zu der
Entlastung des eigenen Arbeitsmarktes dringend benötigte Deviseeinnahmen
sowie einen Modernisierungsschub durch zurückkehrende Gastarbeiter*innen,
die sich entsprechende Qualifikationen angeeignet haben würden. So sollte aus
der Sicht des Herkunftslandes sowie der Bundesrepublik die Beschäftigung zeitlich begrenzt bleiben (Brodmerkel 2017; Gieler 2017; Hunn 2005; Luft 2014;
Seifert 2012). Zwischen 1961 und 1973 gingen mehr als zweieinhalb Millionen
Bewerbungen in die Bundesrepublik aus der Türkei ein. Jede*r Vierte von
ihnen, rund 625.000 Menschen wurden in der Republik aufgenommen. Die ausländischen Arbeitskräfte, wurden zumeist im Bergbau, sowie in der Metall- und
Textilindustrie tätig. So wurden sie in Arbeitsfeldern eingesetzt, die geringe
Qualifikationsanforderungen stellten (Gieler 2017; Luft 2014; Seifert 2012).

Ende der 60er Jahre änderte sich in der Bundesrepublik die wirtschaftliche Situation – eine Rezession setzte ein. Als die Wirtschaftskrise 1973 ihren
ersten Höhepunkt erreichte, stoppte Deutschland die Anwerbung von Gastarbeiter*innen. Gleichzeitig hatten viele Firmen ein starkes Interesse daran,
die eingearbeiteten Arbeitskräfte nicht zu entlassen, sodass viele ausländische
Arbeitskräfte die Familien nachholten und sich auf einen Daueraufenthalt ein-
richteten. Auch entgegen der ursprünglichen Planung seitens der Bundesrepublik
und der Türkei bezüglich der Rückführung türkischer Arbeitsmigrant*innen, entschied sich die Mehrheit der in Deutschland lebenden Personen mit türkischem
Migrationshintergrund gegen eine Rückkehr in das Herkunftsland (Brodmerkel
2017; Gieler 2017; Hunn 2005; Luft 2014; Seifert 2012).

Wenn die Ankommenden als Gastarbeiter*innen bezeichnet wurden, dann waren damit auch Erwartungen verbunden, die einen Bezug zur Gesundheit dieser Menschen hatten oder haben. So sollte durch die bereits in den Anwerbeländern durchgeführten Gesundheitsuntersuchungen sichergestellt werden, dass ausschließlich junge, gesunde Arbeiter*innen nach Deutschland kamen (Razum et al. 2011). Eine akute körperliche Krankheit und Beeinträchtigungen der Arbeitsfähigkeit sollte mit bestimmten diagnostischen Verfahren ausgeschlossen werden. So befasste sich das deutsche Gesundheitssystem vor allem mit dem körperlichen Gesundheits- bzw. Krankheitszustand der Gastarbeiter*innen. Psychische Erkrankungen wurden wegen fehlenden zeitlichen Ressourcen und Herausforderungen bei der Diagnostik und Therapie vernachlässigt (Knipper und Bilgin 2010).

Gastarbeiter*innen litten in der Bundesrepublik häufig unter sogenannten psychosomatischen Erkrankungen, die sich durch körperliche Symptome wie Rücken-, Gelenk- und Muskelschmerzen und/oder in Magen-Darmerkrankungen äußerten, ohne dass organpathologische Ursachen nachgewiesen werden konnten. So registrierten Häfner und Mitarbeiter (1977) in einer der ersten systematischen Studien zur psychischen Erkrankungen von Gastarbeiter*innen, dass ein Viertel der untersuchten Gastarbeiter*innen drei Monate nach ihrer Einwanderung und ein Drittel nach 18 Monaten psychisch erkrankten. Dabei gingen die anfänglich vorherrschenden depressiven Syndrome fast ausschließlich in psychosomatische Beschwerdebildern über.

Zudem wurde in den 1970ern über ein „Gastarbeiterulcus" diskutiert. Hierbei wurde ein Zusammenhang zwischen dem Auftreten von Geschwüren in Magen und Zwölffingerdarm und dem Migrationshintergrund der jeweiligen Patient*innen herzustellen versucht, da Gastarbeiter*innen unverhältnismäßig häufig unter dieser Erkrankung litten, bei der sich insbesondere psychosomatische Krankheitstheorien als Erklärungsmodelle anboten (Hartl und Pürgyi 1975; Horn und Herfarth 1978). Zur Erklärung wurden damals unter anderem psychosoziale Belastungen infolge einerseits der soziokulturellen „Entwurzelung" als Folge der Trennung von der „Heimat" und dem zurückgebliebenen sozialen Umfeld und andererseits die soziale Isolierung im „Gastland" und die Schwierigkeiten bei der „Akkulturation" in einer Gesellschaft mit fremder Sprache sowie fremden Kommunikations- und Wertesystem diskutiert (Bilgin et al. 1988; Böker 1977; Häfner et al. 1977). Mit der Entdeckung einer bakteriellen Ursache und der Entwicklung entsprechender Therapieansätze in den 1980er Jahren geriet das migrationsbezogene psychosomatische Deutungsmuster jedoch weitgehend in den Hintergrund, obwohl der Zusammenhang zwischen psychischer Belastung und Magen-Darm-Erkrankungen nicht widerlegt wurde (Leiß 2001).

Bei einer rückblickenden Betrachtung der Debatten in den 1970er Jahre wird deutlich, dass von den Gastarbeiter*innen keine „Integration" in die deutsche Gesellschaft erwartet wurde, sondern allenfalls eine „partielle Anpassung" für die Dauer des Gastaufenthaltes. Dies schien auch aus ärztlicher Sicht geboten, um die krankmachenden Folgen einer „Entwurzelung" zu vermeiden, zumal die sprachliche und kulturelle Barriere zwischen der Bevölkerung und den Gastarbeiter*innen als „relativ hoch" angesehen wurde. Zudem wurde zu dieser Zeit darauf hingewiesen, dass aufgrund einer derartigen Situation auf Dauer erhebliche soziale und vor allem auch psychische Probleme für die Gastarbeiter*innen zu erwarten sein würden, unter denen insbesondere deren in Deutschland geborene Kinder zu leiden hätten (Häfner et al. 1977; Riedesser 1973; Knipper und Bilgin 2009).

6.3 Menschen mit türkischem Migrationshintergrund in Deutschland – Daten und Fakten

Im Jahr 2016 hatten 18,6 Mio. der insgesamt 82,4 Mio. Einwohner in Deutschland einen Migrationshintergrund. 69,6 % dieser Personen stellten hierbei die erste und bereits 31,4 % die zweite oder dritte Generation dar. Sie weisen im Vergleich zur ersten Generation keine eigenen Migrations- bzw. Zuwanderungserfahrungen auf (Bundeszentrale für politische Bildung 2018).

Gefolgt von Personen aus Polen, Russland und Italien stellten Personen mit türkischem Migrationshintergrund mit 15,1 % der 18,6 Mio. Personen, die keinesfalls als eine homogene Gruppe betrachtet werden kann, die größte Gruppe mit Migrationshintergrund in der Bundesrepublik dar (Bundeszentrale für politische Bildung 2018).

Wird die Altersstruktur der Gesamtbevölkerung Deutschlands näher betrachtet, so ist festzustellen, dass die durch den Rückgang der Geburten und die steigende Lebenserwartung verursachte Veränderung eine der größten gesellschaftspolitischen bzw. gesundheitspolitischen Herausforderungen in Deutschland darstellt. So waren 2016 in der Bundesrepublik 17,5 Mio. Personen 65 Jahre alt und älter. Die Anzahl der unter 18-jährigen belief sich zur selben Zeit auf 13,3 Mio. Personen (Statistisches Bundesamt 2019, 2018b).

Folglich wird die Frage nach der Zukunft des Gesundheitssystems in Deutschland vor dem Hintergrund des demographischen Wandels und der steigenden

Erkrankungszahlen diskutiert (Peters et al. 2010). Durch altersbezogene Veränderungen in der Gesamtbevölkerung werden laut Peters und Kolleg*innen die sogenannten Volkskrankheiten und die Prävalenz besonders kostenintensiver Erkrankungen wie Arthrose, Demenz, Krebserkrankungen oder Niereninsuffizienz bis 2050 steigen. Auch der Genderaspekt ist innerhalb gesundheitspolitischer Vorgänge nicht zu vernachlässigen. So ist laut Babitsch und Kollegen (2017) ein Unterschied zwischen Männern und Frauen in Bezug auf das Gesundheitsverhalten, gesundheitlicher Outcomes und Gesundheitsstatus zu beobachten. Weibliche Personen stellen in Deutschland einen etwas größeren Anteil der Gesamtbevölkerung als Männer dar. 2016 leben 41,8 Mio. Frauen und 40,7 Männer in der Bundesrepublik (Statistisches Bundesamt 2018a). Wird ausschließlich die Bevölkerungsgruppe mit Migrationshintergrund in Deutschland angesehen, kann festgehalten werden, dass sie im Vergleich zur autochthonen Bevölkerung eine jüngere Gruppe darstellen und mit zwei Prozent einen leichten Männerüberschuss aufzeigen (Woellert und Klingholz 2014).

Zusätzlich zum Gender und zum Alter stehen der Bildungsstatus, die ökonomischen und sozialen Bedingungen, sowie der Umgang mit Neuen Medien in Zusammenhang mit der Gesundheit von Personen beziehungsweise Bevölkerungsgruppen in Deutschland (Lampert und Kroll 2010; Lampert und Koch-Gromus 2016; Horn et al. 2015). Im nachfolgenden Abschnitt wird auf das (formale) Bildungsniveau der Gesamtbevölkerung beziehungsweise der Personen mit türkischem Migrationshintergrund in Deutschland eingegangen, bevor auf die weiteren gesundheitsrelevanten Aspekte wie der sozioökonomische Status und der Rolle der Neuen Medien im (gesundheitsbezogenen) Alltag eingegangen wird.

6.3.1   Schul- und Berufsbildung

Internationale Vergleichsstudien wie PISA (Programme for International Student Assessment) und IGLU (Internationale Grundschul- Lese- Untersuchung) zeigen, dass in Deutschland der Bildungserfolg und die Bildungschancen stark von der sozialen Herkunft beziehungsweise dem Migrationshintergrund abhängen. So scheint ein wichtiger Indikator für den sozioökonomischen Status von Kindern der Bildungsabschluss der Eltern zu sein (Bundeszentrale für politische Bildung und Statistisches Bundesamt 2016; Statistisches Bundesamt 2016; Schulze und Preisendörfer 2013).

Ausländische Jugendliche weisen im Durchschnitt eine deutlich schlechtere Schulbildung als Einheimische auf (Bundesministerium für Arbeit und Soziales 2005; Organisation for Economic Co-operation and Development 2018; Britz 2007; Schulze und Preisendörfer 2013). Doch gibt es auch Unterschiede zwischen den verschiedenen Migrantengruppen und ihrem Bildungsstatus in Deutschland. Ein vergleichsweise hohes Bildungsniveau weisen Personen mit polnischem oder russischem Migrationshintergrund auf. Die Bildungsindikatoren für Personen mit türkischem Migrationshintergrund haben sich seit 2005 leicht verbessert, sie erreichen jedoch nicht den Durchschnitt aller Migrant*innen oder der Einheimischen. Den aktuellen statistischen Angaben ist zu entnehmen, dass 35,5 % der Personen mit türkischem Migrationshintergrund einen Hauptschulabschluss aufweisen. Nur 11,8 % besitzen ein Fachabitur oder die allgemeine Hochschulreife (Statistisches Bundesamt 2018c). Demgegenüber erwerben nur 27,7 % der autochthonen Bevölkerung einen Hauptschul- und 32,1 % einen Fachhochschul- oder Hochschulabschluss (Statistisches Bundesamt 2018d).

Werden die Bildungsparameter von Erwachsenen mit Migrationshintergrund in Deutschland heute näher betrachtet, ist festzustellen, dass 68 % der Personen mit türkischem Migrationshintergrund im erwerbsfähigen Alter, die in der Zeit des Anwerbeabkommens nach Deutschland zogen, bis heute keinen beruflichen Abschluss und 33 % keinen Schulabschluss aufweisen können. Ein ähnliches Bild zeigt sich auch bei den Personen aus der Türkei, die nach dem Anwerbestopp, meist im Rahmen des Familiennachzugs, nach Deutschland kamen (Bundeszentrale für politische Bildung und Statistisches Bundesamt 2016). Eine mögliche Erklärung für dieses „niedrige" Bildungsniveau kann die Einwanderungsgeschichte der türkischen Migrantengruppe sein: die Bevölkerungsgruppe, die sich aus der Türkei für die Migration nach Deutschland entschied, setzte sich aus Personen zusammen, die im Herkunftsland unter wirtschaftlich und kulturell schlechten Bedingungen lebten (Herburger 2010). Zudem fanden in Deutschland für die Gastarbeiter*innen, die in ihren Arbeitsfeldern und Arbeitsstätten integriert wurden, keine systematischen Schulungen statt, sodass die Sprachkenntnisse, die aus heutiger einhelliger Sicht für die Chance auf eine Weiterbildung und für eine erfolgreiche soziale Integration als notwendig erachtet werden, nicht erworben werden konnten (Maier 2012; Sauer 2007). Des Weiteren glaubten Migrant*innen nach Zuzug der Familienangehörigen oder auch die in Deutschland neu geborene zweite Generation wie auch die Mehrheitsgesellschaft, dass die Sprachprobleme sich durch Einbindung der Kinder in das deutsche Schulsystem von selbst lösen würden (Goldberg und Sauer 2003). Der Grund hierfür war, dass die Eltern dem deutschen Bildungssystem der Sprachförderung eine besondere Bedeutung beimaßen, türkische Eltern also der deutschen Schule ein hohes Maß an Vertrauen entgegenbrachten und von ihr einen maßgeblichen eigenständigen Beitrag zur eigenen sozialen Integration erwarteten (Sahrai 2010a; Deutsches Institut für Internationale Pädagogische Forschung 2016; Bittlingmayer und Bauer 2007a).

6.3.2 Haushaltsstruktur und das Haushaltseinkommen

Dem Ergebnis des Mikrozensus 2009 zufolge stellen 28,4 % aller Familien in Deutschland den Anteil an Familien mit Migrationshintergrund dar. Dabei bilden die Familien, in denen mindestens ein Familienmitglied einen türkischen Migrationshintergrund aufweist mit 21 % den höchsten Anteil innerhalb der Familien mit Migrationshintergrund (Statistisches Bundesamt 2010). Familien mit Migrationshintergrund weisen im Vergleich zu einheimischen Familien „traditionellere Familienbindungen" auf, in der die Ehe mit Kindern die dominierende Form des familiären Zusammenlebens darstellt. So sind alternative Lebensformen (wie etwa nicht verheiratete heterosexuelle oder aber auch gleichgeschlechtliche Paare) mit Kindern sowie Ein- bis Zweipersonenhaushalte eher selten auffindbar (Bundesministerium für Familie, Senioren, Frauen und Jugend 2009; Uygun-Altunbaş 2017).

Geschätzt wird, dass etwa zwei Drittel der Familien mit Migrationshintergrund in einem Haushalt mit einem oder zwei Kindern leben, worin sie sich von deutschen Familien nicht unterscheiden. Allerdings liegt die Zahl der Familien mit drei oder vier Kindern bei 20 %, während dieser Anteil bei den Familien ohne Migrationshintergrund bei 12 % liegt. Wird nach der Herkunft der Familien mit Migrationshintergrund unterschieden, ist festzustellen, dass die Quote bei türkischen Ehepaaren mit drei oder vier Kindern, im Vergleich zu anderen Migrantengruppen überdurchschnittlich hoch ist (Bundesministerium für Familie, Senioren, Frauen und Jugend 2009).

Zwischen dem Pro-Kopf-Einkommen von Menschen mit und ohne Migrationshintergrund ist ein deutlicher Unterschied zu beobachten. So weisen 26 % der Menschen mit Migrationshintergrund ein monatliches Nettoeinkommen von weniger als 500 € im Monat auf. Bei der autochthonen Bevölkerung in Deutschland beläuft sich diese auf 17 %. Sechs Prozent mehr Einheimische Bevölkerung mit Migrationshintergrund verfügen über ein monatliches Nettoeinkommen von 1300 bis 2600 € (32 % im Unterschied zu 26 %). Nur drei Prozent der Menschen mit Migrationshintergrund verdienen 2600 bis 4500 € im Monat.

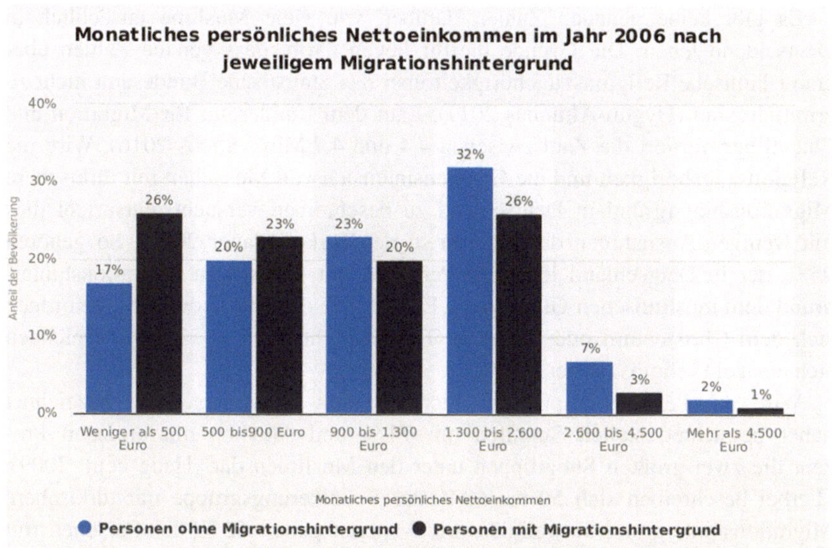

Abb. 6.1   Statistisches Bundesamt: Monatliches persönliches Nettoeinkommen im Jahr

Hierbei beläuft sich die Differenz zwischen der autochthonen Bevölkerung und der Personen mit Migrationshintergrund auf vier Prozent (siehe Abb. 6.1) (Statistisches Bundesamt 2018e).

6.3.3   Religiosität/Glauben

Dass die Religiosität und/oder der Glaube einer Person in Zusammenhang mit ihrer Gesundheit stehen kann, wird durch zahlreiche Studien belegt. Hierbei wird wiederholend beschrieben, dass die Religiosität/der Glaube einer Person als ein gesundheitsförderlicher Aspekt betrachtet werden kann (Klein und Albani 2007; Hefti 2010; Reich 2003). In den einzelnen Studien wird an dieser Stelle auf den Zusammenhang von einzelnen Aspekten der Gesundheit und der Religiosität einer Person eingegangen und darauf hingewiesen, dass eine holistische Exploration des Zusammenhangs für die Behandlung von Krankheiten dienlich sein kann (Klein und Albani 2007).

Es gibt keine genauen Zahlen darüber, wie viele Muslime tatsächlich in Deutschland leben. Die Gründe hierfür liegen darin, dass genaue Zahlen über eine islamische Religionszugehörigkeit über das Statistische Bundesamt nicht zu ermitteln sind (Uygun-Altunbaş 2017). Laut dem Bundesamt für Migration und Flüchtlinge variiert die Zahl zwischen 4,4 und 4,7 Mio. (Stichs 2016). Wird die Religionszugehörigkeit und die Glaubensintensität von Menschen mit türkischem Migrationshintergrund in Deutschland zu beschreiben versucht, entspricht dies mit wenigen Ausnahmen der Struktur in der Türkei (Sauer 2007). So gehören 95 % der in Deutschland lebenden Personen mit türkischem Migrationshintergrund dem muslimischen Glauben an. Etwa 1,5 % dieser Personengruppe ordnen sich dem Christentum oder anderen Glaubensrichtungen zu. 2,5 % bezeichnen sich als nicht religiös (Sauer 2007).

Wird die Personengruppe, die sich als dem Islam zugehörig bezeichnet näher betrachtet, stellen Sunniten mit 74 % und Aleviten mit dreizehn Prozent die zwei größten Subgruppen unter den Muslimen dar (Haug et al. 2009). Hierbei beschreiben sich 50 bis 60 % der Bevölkerungsgruppe mit türkischem Migrationshintergrund als religiös. Im Weiteren geben 62 % der Personen mit türkischem Migrationshintergrund an, dass die Religion im täglichen Leben für sie wichtig bis sehr wichtig sei. Die Mehrheit definiert sich zudem nicht nur formal dem Islam zugehörig, sondern auch emotional. Wird der Genderaspekt hierbei näher betrachtet, sprechen sich Frauen eher als Männer für die Religionsverbundenheit aus (Sauer 2007).

Diese groben Zahlen zeigen, dass Religion *im Durschnitt* in der muslimischen Bevölkerung im Allgemeinen und in der türkischen Bevölkerung im Besonderen einen anderen Stellenwert einnimmt als das Christentum in seinen beiden Hauptrichtungen für die Mehrheit der deutschen Bevölkerung. Wie sich weiter unten zeigen wird, ist der Islam auch bei den beiden an der Studie teilgenommenen weiblichen Jugendlichen sowohl im Alltag als auch für ihr konkretes Gesundheitsverhalten äußerst relevant und stellt ein Orientierungsrahmen für ihre Alltagshandlungen dar, die in ihrer türkisch-muslimischen Lebenswelt nicht legitimationsbedürftig ist.

6.3.4   Das Internet als Informationsplattform

Gesundheitsinformationen sind für einen Großteil der Weltbevölkerung über verschiedenste Medien zugänglich. Es existieren Fernsehsender, diverse Radiostationen oder aber auch Webseiten, die sich ausschließlich mit gesundheitsbezogenen

Themen befassen (Kryspin-Exner und Stetina 2009). Gesundheitsbezogene Webseiten gehörten hierbei schon früh zu den meist genutzten Seiten im Internet (Wilson 2002). Etwa drei Viertel der erwachsenen Personen in den USA nutzen das Internet um Gesundheitsinformationen zu erhalten und der Großteil davon hält die Benutzung des Internets für ein hilfreiches Instrument, um gesundheitsbezogene Entscheidungen zu treffen (Horrigan und Rainie 2006). Auch in Deutschland wird die vorhandene Hardware in den Haushalten dafür genutzt um gesundheitsbezogene Informationen einholen zu können. So berichten Zschorlich und Kolleg*innen (2015) davon, dass Frauen mittleren Alters mit einem höheren Bildungsstand und einem höheren Einkommen am häufigsten im Internet nach Gesundheitsinformationen suchen. Aber nicht nur im Alltag der Erwachsenen, sondern auch der Jugendlichen nehmen elektronische Gesundheitsinformationen eine sehr große Rolle ein. Wartella und Kolleg*innen (2016) berichten davon, dass diese Bevölkerungsgruppe die ihnen zugänglichen internetfähigen Medien dafür nutzt, um Informationen zu den Themen Wellness/Lifestyle, Sexualität, Schwangerschaft, Fitness, Ernährung, Piercing/Tatoos und zum Thema Haut zu erhalten. Zusätzlich zu den hierbei verwendeten GesundheitsApps werden verschiedene Webseiten präferiert. Hierbei sind nicht ausschließlich die online gestellten schriftlichen Informationen für die Jugendlichen interessant. Das Internet wird auch als eine direkte Kommunikationsplattform mit Gesundheitsexpert*innen und anderen Betroffenen betrachtet (Zschorlich et al. 2015). Werden Studienergebnisse zur Internetnutzung von Jugendlichen mit türkischem Migrationshintergrund in Deutschland näher angesehen, kann festgehalten werden, dass sie große Schnittstellen zu den Verhaltensweisen und Nutzungsformen autochthoner Jugendlichen aufzeigen. So beschreibt die quantitativ angelegte Studie von Trebbe und Kolleg*innen, dass Jugendliche mit türkischem Migrationshintergrund das Internet als eine Kommunikations- und Unterhaltungsplattform sowie als eine Informationsquelle nutzen (Trebbe et al. 2010). Empirische Erkenntnisse darüber, ob die Zielgruppe das Internet auch dafür nutzt, um Gesundheitsinformationen zu erhalten, sind aber kaum auffindbar.

6.3.5   Gesundheit von Personen mit türkischem Migrationshintergrund in Deutschland

Menschen mit Migrationshintergrund sind eine heterogene Gruppe hinsichtlich dem Herkunftsland, Wanderungsmotiven, ethnischem und kulturellem Hintergrund, sozioökonomischem Status und Gesundheitsverhalten (Razum et al. 2008;

Knipper und Bilgin 2010). Die Heterogenität ist darüber hinaus auch innerhalb der verschiedenen Migrantengruppen festzustellen. So ist es schwierig bis unmöglich von beispielhaft „den Italienern", „den Türken" oder „den Russen" zu sprechen.

Aus forschungstechnischen Gründen wird in vielen Gesundheitsstudien eine quantitative Vorgehensweise präferiert. Innerhalb dieser wird die Gesundheit von Menschen mit und ohne Migrationshintergrund sowie zwischen den Migrantengruppen verglichen (siehe hierzu auch Kap. 3). Hierbei wird fast einheitlich resümiert, dass Menschen mit Migrationshintergrund im Vergleich zur einheimischen Mehrheitsbevölkerung erhöhte Gesundheitsrisiken, häufiger ein „inadäquates" oder „risikobehaftetes" Gesundheitsverhalten sowie schlechtere gesundheitliche Outcomes aufweisen. Als Erklärung wird hierfür nicht allein die Migration herangezogen, sondern auch die Umstände einer Migration und die Lebens- und Arbeitsbedingungen von Menschen mit Migrationshintergrund in Deutschland (Razum et al. 2008). Zusätzlich zu den genannten verhältnisorientierten Begründungen werden verhaltensorientierte Erklärungen, wie etwa eine geringere körperliche Aktivität oder ein niedriges Health-Literacy-Level angeführt und der Zusammenhang mit dem Gesundheitsstatus diskutiert (Razum et al. 2008; Horn et al. 2015; Messer et al. 2015; Quenzel et al. 2016a). Im nachfolgenden werden einige zielgruppenspezifische Erkenntnisse kurz umrissen.

„Türkische Familien sind zu dick" (Daniel 2009) lautet die Überschrift eines Artikels in den Medien. Aber nicht nur der öffentliche Diskurs macht auf die Prävalenz und Folgen von Übergewicht und Adipositas in der Gesamtbevölkerung aufmerksam und beschreibt Personen mit türkischem Migrationshintergrund als besonders vulnerabel. Mehrfach wird in den vorhandenen Studien dargelegt, dass die Body-Mass- Index-Werte von Frauen mittleren und höheren Alters mit Migrationshintergrund über denen der einheimischen Frauen in Deutschland liegen (Razum et al. 2008; Statistisches Bundesamt 2007, 2010). Gerade Frauen mit türkischem Migrationshintergrund werden hierbei als gefährdete Personengruppen beschrieben, die häufig eine Adipositas und einen niedrigen Wert an „gutem Cholesterin" dem sogenannten HDL-Wert aufzeigen und somit einem hohen Risiko ausgesetzt sind, an einer koronaren Herzerkrankung zu leiden (Razum et al. 2008). Aber nicht nur bei den erwachsenen Frauen mit türkischem Migrationshintergrund ist häufig Übergewicht oder Adipösität zu beobachten. Auch Kinder und Jugendliche mit türkischem Migrationshintergrund in Deutschland werden bereits als signifikant häufiger von Übergwicht oder Adipösität betroffen beschrieben (Zwick et al. 2011).

Zusätzlich zu der Beschreibung der physischen Gesundheit liegen aktuell auch zahlreiche Studien vor, die sich mit der psychischen Gesundheit von Menschen mit türkischem Migrationshintergrund auseinandersetzen. Bei der Erklärung der Prävalenz der psychischen Erkrankungen werden der sozioökonomische Status und die Staatsangehörigkeit herangezogen. So berichten Schouler und Kollegen (2015) davon, dass der sozioökonomische Status und die wahrgenommene Diskriminierung mit der psychischen Gesundheit in Zusammenhang stehen können. Als besonders gefährdet werden in ihrer Studie Personen mit polnischer, vietnamesischer und türkischer Staatsangehörigkeit genannt.

In einem weiteren Bericht wird ein geringer sozioökonomischer Status von Frauen mit türkischem Migrationshintergrund in der ersten und zweiten Generation mit einer großen emotionalen Stressbelastung in Zusammenhang gebracht (Bromand et al. 2012). Neben dem sozioökonomischen Status wird der Einfluss der Staatsangehörigkeit auf die psychische Gesundheit diskutiert. Merbach und Kollegen (2008) beschreiben die Staatsangehörigkeit als einen möglichen Prädiktor für Depression und Angst. Soziale Probleme und Ängstlichkeit führen zudem laut Bermejo und Kollegen (2010) zu psychischen Belastungen bei derselben Bevölkerungsgruppe in Deutschland. So scheinen Frauen mit türkischem Migrationshintergrund laut eines Bundesgesundheitssurveys eine erhöhte Prävalenz psychischer Störungen aufzuzeigen.

Zusätzlich zum Gesundheitsstatus wird in den gesundheitsbezogenen Studien auf das Gesundheitsverhalten eingegangen. So wird dargelegt, dass erhöhte psychische Belastungen und ungünstigere Lebensbedingungen gerade bei Jugendlichen aus Familien mit Migrationshintergrund in einem höheren Maß zu riskanten Verhaltensweisen, wie zum Beispiel Alkohol- und Zigarettenkonsum sowie Drogen- und Arzneimittelmissbrauch führen können (Walter et al. 2007). Von der Drogenproblematik am meisten betroffen scheinen Migranten aus der Türkei und Russland zu sein (Walter et al. 2007). Bezogen auf den Alkoholkonsum ist zu erwähnen, dass neu Zugewanderte weniger Alkohol trinken als in Deutschland geborene und aufgewachsene Jugendliche mit türkischem Migrationshintergrund (Schouler-Ocak et al. 2015). Der Alkoholkonsum von Jugendlichen mit Migrationshintergrund und der autochthonen Jugendlichen gleicht sich aber mit der Länge der Aufenthaltsdauer an. Werden weibliche und männliche Jugendliche miteinander verglichen, so ist festzuhalten, dass weibliche Jugendliche mit Migrationshintergrund weniger Alkohol trinken als männliche Jugendliche mit demselben Migrationshintergrund und den weiblichen autochthonen Jugendlichen (Schouler-Ocak et al. 2015). Als Erklärung für den geringeren Konsum von Alkohol weiblicher Jugendlicher mit türkischem Migrationshintergrund wird die Religionszugehörigkeit herangezogen (Brettschneider et al. 2015; Boos-Nünning und Siefen 2005).

Zusätzlich zum Alkohol- und Zigarettenkonsum wird, über die Prävalenz vom suizidalen Verhalten und eine psychische Morbidität berichtet. Innerhalb dessen wird skizziert, dass ein erhöhtes Suizidversuchsrisiko bei jungen Frauen mit türkischem Migrationshintergrund in Deutschland im Vergleich zu den autochthonen Altersgenossen festzuhalten ist (Schouler-Ocak et al. 2015; Razum et al. 2008; Montesinos et al. 2010).

6.3.6   Der Forschungsstand im zusammenfassenden Überblick

Zahlreiche quantitative Studien belegen, dass die sozioökonomischen Bedingungen und das Geschlecht mit dem Gesundheitsverhalten, gesundheitlichem Outcome und Gesundheitsstatus eines Individuums in Zusammenhang stehen. So beschreiben Studien, dass Personen mit einem „hohen" sozioökonomischen Status eine „bessere" Gesundheit aufzeigen als Personen die „schlechtere" ökonomische und soziale Bedingungen vorfinden und einen niedrigen Bildungsstatus verfügen. Bei der Darstellung der Gesundheit innerhalb der Gesamtbevölkerung Deutschlands werden „Bevölkerungsgruppen" miteinander verglichen. Hierbei wird dargelegt, dass Personen mit Migrationshintergrund schlechteren Rahmenbedingungen ausgesetzt sind und folglich häufiger eine schlechtere Gesundheit aufzeigen als die autochthone Bevölkerung. Personen mit türkischem Migrationshintergrund werden an dieser Stelle als besonders vulnerabel beschrieben. Diese defizitäre verhältnis- und verhaltensorientierte Darstellung von Gesundheit in den quantitativen Studien lässt die Frage aufkommen, ob Personen mit Migrationshintergrund und besonders Personen mit türkischem Migrationshintergrund, keine oder grundsätzlich deutlich weniger gesundheitsrelevante Ressourcen besitzen oder diese mit quantitativen Methoden nicht greifbar sind. Nachfolgend werden ausgewählte Ergebnisse aus einer ethnographisch und salutogenetisch angelegten Milieustudie zu Health Literacy von weiblichen Jugendlichen mit türkischem Migrationshintergrund dargestellt.

6.4 Ethnographische Milieustudie zu Health Literacy – am Beispiel von weiblichen Jugendlichen mit türkischem Migrationshintergrund in Deutschland

Der analytische Zugriff innerhalb der Ethnographie bezieht sich auf den Bereich gelebter und öffentlich praktizierter Sozialität, der zwischen den Mikrophänomenen der Interaktionsanalyse und dem Makrophänomen der Sozialstrukturanalyse komplexer Gesellschaften angesiedelt ist (Breidenstein et al. 2015). Die unmittelbaren Einheiten der Ethnographie begrenzen sich demnach nicht auf die Individuen, sondern erstrecken sich auf Situationen, Szenen und Milieus in denen der Alltag der Individuen – in einer eigenen Ordnung und Logik – stattfindet. Die zentrale Prämisse des methodischen Zuschnittes der Ethnographie stellt das persönliche Aufsuchen von Lebenswelten dar, um angemessene Daten – erzielt durch die Beobachtung *der* und die Interaktion *mit* den „Beobachtungsgegenständen" in ihrer „natürlichen Umwelt" – über das authentische Verhalten von Individuen in ihren Lebenswelten gewinnen zu können (vgl. Breidenstein et al. 2015). Um diese Eigenarten im Zusammenhang mit der Gesundheit von weiblichen Jugendlichen mit türkischem Migrationshintergrund in Deutschland verstehen und beschreiben zu können, wurden zwei weibliche Jugendliche – Leyla und Meryem – in ihren Lebenswelten ethnographisch begleitet.

Die ethnographische Begleitung, die eine Dauer von neun Monaten und einen Gesamtstundenumfang von 220 h aufzeigt, erfolgte zu den Zeiten und an den Orten, die die Jugendlichen präferierten. So wurde versucht die Lebenswelt der Jugendlichen zu explorieren und die Verzerrung der sozialen Praktiken (Reckwitz 2003) im Alltag, die hierbei bereits durch die Präsenz der Ethnographin hervorgerufen werden kann (Breidenstein et al. 2015), so gering als möglich zu halten. Um die Verzerrungen während der ethnographischen Begleitung so minimal als möglich zu halten, wurde zudem in den Interaktionen mit den Jugendlichen und ihrem sozialen Umfeld die Kommunikationsform nach Sokrates (Stavemann 2008) gewählt. So hielt sich die Forscherin mit eigenen Meinungen zurück und versuchte die beobachtbaren gesundheitsrelevanten sozialen Praktiken der Jugendlichen und die dahinter liegenden Sinnsetzungsvorgänge zu verstehen und zu beschreiben.

Werden die Settings, die innerhalb der neun Monate von den Jugendlichen mit der Ethnographin aufgesucht wurden, dargestellt, lassen sich drei Kategorien abbilden. Der größte zeitliche Anteil kann dem Setting „Privathaushalt"

zugeschrieben werden. Diese Kategorie fasst die Wohnungen, in der die Jugendlichen und ihre Familienangehörigen wohnhaft sind, zusammen. Zudem kam es
in der ethnographischen Begleitung zu dem Wunsch der Jugendlichen, zu sehen,
wie die Ethnographin lebt. So subsumiert die Kategorie „Privatwohnung" nicht
ausschließlich die Zeit, die in den Wohnungen, in denen die Jugendlichen mit
ihren Familien wohnhaft sind, verbracht wurden, sondern auch die Zeiteinheiten
in der Wohnung der Ethnographin. 70 h wurden im Setting „Moschee" und 50 h
„außerhalb", das bedeutet in halböffentlichen oder öffentlichen Räumen wie in
Cafés, Parks und Einkaufszentren, verbracht (siehe Abb. 6.2).

Um die Lebenswelten der weiblichen Jugendlichen adäquat verorten und die
verhältnisorientierten Aspekte beschreiben zu können, wird nachfolgend auf die
„transnationale Diaspora" (Halm 2009), die sich durch die Zuwanderung der
Personen aus der Türkei nach Deutschland entwickelte und innerhalb dessen
soziale, kulturelle und politische Elemente aus der Türkei sich mit den in der
Republik vorzufindenden Elementen vermischten und somit beide Gesellschaften
und politische Systeme sich gegenseitig beeinflussen, eingegangen. Nach
dieser Beschreibung, die die interstaatliche Beziehung zwischen der Türkei und
Deutschland skizziert und folglich primär die *politische Situation* innerhalb der
Lebenswelt der Jugendlichen beschreibt, werden darauf aufbauend *die Settings
und die sozialen Netzwerke,* die einzeln Anteile der wahrgenommenen Lebenswelten der Jugendlichen darstellen, abgebildet. Bei der Veranschaulichung dieser
gesundheitsrelevanten Bedingungen wird zugleich die Bedeutung dieser Aspekte
innerhalb der gesundheitsrelevanten Alltagshandlungen von Leyla und Meryem
skizziert. Zudem wird die Rolle der Medien in Bezug auf Gesundheitsentscheidungen und -handlungen der Jugendlichen abschließend dargestellt.

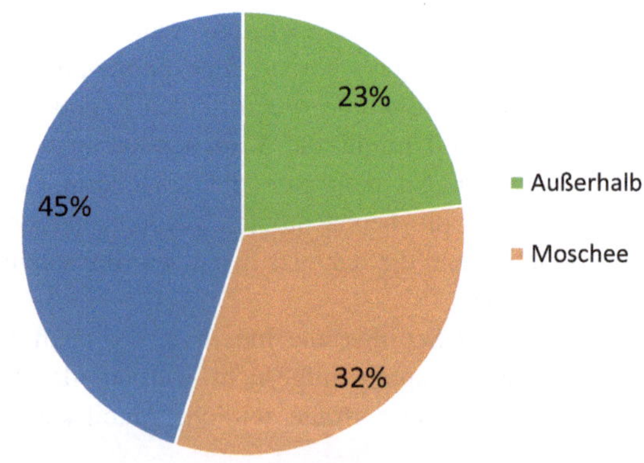

Abb. 6.2 Prozentuale Aufteilung der Gesamtstunden auf die Settings, in der die ethnographische Begleitung stattgefunden hat; N = 220 Beoabchtungsstunden

Mit dieser Vorgehensweise wird anvisiert ein holistisches Verständnis der gesundheitsrelevanten Zusammenhänge der Mikro- und Makrophänomenen im Alltag von weiblichen Jugendlichen mit türkischem Migrationshintergrund in Deutschland adäquat beschreiben und die Sinnsetzungsvorgänge innerhalb ihrer Gesundheitshandlungen nachvollziehbar machen und verstehen zu können.

6.4.1 Der politische Diskurs über die Türkei in der Lebenswelt von Leyla und Meryem

Bevor eine Darstellung der deutsch-türkischen Beziehungen erfolgt, müssen diese definiert werden. Es kann sich dabei um Kontakte zwischen den „Deutschen" und den „Türken" handeln oder aber auch um Kontakte zwischen Deutschland und der Türkei (Lüdke 2017). Mit dieser Unterscheidung wird versucht die Komplexität des „deutsch-türkischen" Verhältnisses zu entzerren, indem jeweils entweder der Schwerpunkt auf die „öffentlichen" oder „politischen" Kontakte gelegt wird. Trotz dieses Versuchs einer Entzerrung kann nicht davon ausgegangen werden, dass beide „Typen" von Kontakten nicht miteinander zusammenhängen beziehungsweise sich nicht gegenseitig beeinflussen.

Innerhalb dieses Abschnittes wird die „Beziehung" zwischen beiden Staaten kurz umrissen, ohne, dass eine holistische Darstellung erzielt wird. Angelehnt an den amerikanischen Philosophen und Schriftsteller Santyana (1863–1952) der behauptete, dass *„wenn jemand die Vergangenheit nicht kennt, die Gegenwart nicht verstehen und folglich die Zukunft nicht gestalten kann"*, wird zu Beginn die „Beziehung" zwischen der Türkei und Deutschland in der Vergangenheit skizziert bevor auf den aktuellen Diskurs eingegangen wird.

Das deutsch-türkische Verhältnis gestern…
Sobald versucht wird den ersten Kontakt zwischen beiden Staaten ausfindig zu machen, entstehen Definitionsschwierigkeiten: Denn was ist unter Deutschland und der Türkei zu verstehen? Ist unter „Deutschland" bereits das „Heilige Römische Reich Deutscher Nation" zu fassen oder erst das seit 1871 bestehende Reich und seine Nachfolgerstaaten? Für die „türkische Seite" stellt sich weiterhin die Frage, ob das legal seit 1923 bestehende Osmanische Reich als „Türkei" oder als „Alte Türkei" bezeichnet werden soll, oder ob es sich bei diesem Begriff im engeren Sinne um die im Oktober 1923 proklamierte Türkische Republik handelt (Lüdke 2017).

Vielfach wird belegt, dass sich die „interstaatliche Beziehung" bis zum 17. Jahrhundert wesentlich mit kriegerischen Auseinandersetzungen beschreiben lässt. Der erste Kontakt zwischen der „Türkei" und „Deutschland" lässt sich zeitlich ins 11. Jahrhundert verorten. So kam das Sultanat der Rum-Seldschuken während des ersten Kreuzzuges mit dem Heiligen Römischen Reich Deutscher Nationen in Kontakt (Jaspert 2013). Unter den weiteren „Zusammenkünften" sind bis zum 17. Jahrhundert, die kriegerische Auseinandersetzung während der Eroberung Konstantinopels im Jahr 1453 und die Belagerung Wiens im Jahre 1529 und 1683 zu nennen (Neubauer 2011).

Gegen „Türken" wurde zu dieser Zeit nicht „nur" eine kriegerische Auseinandersetzung gestartet, weil sie als Personen betrachtet wurden, die sich einer anderen Nation zuordneten (Neubauer 2011). Die Religion und somit der Islam spielte hierbei eine besondere Rolle: *„Es ist neben einer militärischen Bedrohung vor allem das kulturell-religiös Andere und Fremde des Islams, das den Westen ängstigt und vereint, obwohl oder gerade weil das westliche Wissen über den Islam, zu dieser Zeit gering ist und vor allem die eigenen Vorurteile und Ängste wiederspiegelt"* (Walter 2008, S. 43). So kam es in der öffentlichen Wahrnehmung zu einer weitgehenden „Gleichsetzung der Türken mit dem Islam" was laut Andrea Polaschegg nicht verwunderlich ist, *„die Türken [sind]das erste und für längere Zeit einzige muslimische Volk […], mit dem man in den deutschen Ländern in Berührung kam, wobei die zahllosen Polemiken und Kampfschriften der Kirchen gegen die heidnischen Türken ihr übrigens zur Verbindung der beiden Konzepte beitrugen"* (Polaschegg 2005, S. 127). Diese Gleichsetzung blieb über viele Jahrhunderte hinweg konstant, was sich beispielsweise auch in der Namensgebung der Koranübersetzungen von David Friedrich Megerlin aus dem Jahr 1772 als „Die türkische Bibel" zeigt (Megerlin 1772).

Trotz der Wahrnehmung der diversen „Differenzen" zwischen den „Deutschen" und den „Türken" wurde zwischen den beiden Staaten im 19. Jahrhundert eine politische, militärische und wirtschaftliche Zusammenarbeit eingegangen. So unterhielt Preußen seit dem Wiener Kongress 1815 Beziehungen zum osmanischen Reich (Neubauer 2011). Im Weiteren erklärt Wilhelm II während eines Staatsbesuchs „in einer pathetischen Rede die Freundschaft Deutschlands zur islamischen Welt" (Schneiderheinze 2004; Neubauer 2011).

Zudem gingen Deutschland und das Osmanische Reich, während des ersten Weltkriegs, der zwischen 1914 bis 1918 in Europa, im Nahen Osten, in Afrika, in Ostasien geführt wurde und an dem unter anderem Deutschland, Österreich-Ungarn, das Osmanische Reich und Bulgarien als wichtige Kriegsbeteiligte betrachtet wurden, eine Waffenbrüderschaft ein (Bayaz 2002).

Eine weitere bedeutsame Rolle innerhalb der deutsch-türkischen Beziehungen spielt die Aufnahme deutscher Exilant*innen durch den türkischen Staat zwischen 1933 und 1945. So stellte die Türkei während der nationalsozialistischen

Herrschaft, die während des Zweiten Weltkrieges lange Zeit neutral blieb, einen Zufluchtsort für viele deutsche Wissenschaftler*innen und Künstler*innen dar (Neubauer 2011). Nach dem Krieg knüpfte die Bundesrepublik in den 50er Jahren des 20. Jahrhunderts an ihre Beziehung zur Türkei wieder an und es entstand „auf Grundlage politischer, wirtschaftlicher und sicherheitspolitischer Zusammenarbeit die gegenseitige Gewissheit einer verlässlichen Partnerschaft" (Hesse und Steinbach 2002). 1961 wurde folglich als ein bedeutsamer Ausdruck dieser verlässlichen Partnerschaft das Anwerbeabkommen abgeschlossen.

Das deutsch-türkische Verhältnis heute…
Heute weisen beide Staaten weiterhin einige Schnittstellen auf. So sind sie gemeinsam Mitglieder des Europarates, der Organisation für Sicherheit und Zusammenarbeit in Europa, der Organisation für wirtschaftliche Zusammenarbeit und Entwicklung sowie der North Atlantic Treaty Organization. Somit stehen sie nach wie vor in politischer, wirtschaftlicher und sicherheitspolitischer Zusammenarbeit sowie in einer gewissen „gegenseitigen Abhängigkeit".

Eine ausschlaggebende Bedeutung für die Türkei scheint Deutschland im Rahmen der Verhandlungen zum Beitritt in die Europäische Union zu haben. Ein möglicher Beitritt der Türkei in die Europäische Union ist seit der Gründung der Europäischen Wirtschaftsgemeinschaft in der Diskussion. Bereits 1999 wurde ihr der Status einer offiziellen Beitrittskandidatin zuerkannt. Noch heute hat die Türkei aus Sicht der anderen Vertragsstaaen die vom Europäischen Rat als Voraussetzungen beschriebene „Anpassung der politischen, ökonomischen und rechtlichen Standards an das EU-Regelwerk" nicht erreicht.[1] In den türkischen Massenmedien dominieren Darstellungen, dass gerade Deutschland diese Beitrittsbestrebungen immer wieder blockiere (Kazim 2014). Diese Wahrnehmung wird auch dadurch verstärkt, dass die Bundesrepublik als „Stellvertreterin Europas" betrachtet wird, die es als Bezugspunkt bei den Beitrittsverhandlungen speziell zu adressieren gilt (Incesu 2014).

Im Gegenzug lässt sich die Bedeutung der Türkei für Deutschland anhand des Flüchtlingsabkommens zwischen der Europäischen Union und der Türkei bildhaft darstellen: Seit der Syrien-Krise beschäftigt sich die Europäische Union und besonders Deutschland mit der daraus resultierenden Flüchtlingsfrage. Vor

---

[1]Das ist deshalb ein sehr sensibles Thema, weil im Zuge der Osterweiterung Staaten eine EU-Mitgliedschaft zugesprochenen bekommen haben, die als autokratisch und sicher nicht demokratischer als die Türkei einzuschätzen sind.

allem seit 2015 ist die anhaltende Fluchtbewegung aus den Kriegs- und Krisengebieten eines der beherrschenden Themen in den Gipfeltreffen und Krisengebieten geworden. In Deutschland wird wiederholt kontrovers über dieses Thema diskutiert und berichtet. Der Türkei wird bei der Kontrolle oder Minderung der Flüchtlingswanderung eine Schlüsselrolle zugeschrieben. Dafür wurden zahlreiche Gipfeltreffen zwischen Vertreter*innen der Europäischen Union und der Türkei, aber auch speziell zwischen Deutschland und der Türkei organisiert. Im Ergebnis wurde 2016 in Brüssel ein Abkommen über die Rückführung von Geflüchteten zwischen der Europäischen Union und der Türkei unterzeichnet. Demnach ist die Türkei verpflichtet, alle Flüchtlinge, die über die Türkei nach Griechenland und in die Europäische Union gelangen, wieder zurückzunehmen. Im Gegenzug soll die Europäische Union gemäß dem Verhältnis „eins zu eins" syrische Flüchtlinge aus der Türkei aufnehmen und in die europäischen Mitgliedsstaaten verteilen. Zudem wurde vereinbart, dass die Europäische Union in den nachfolgenden Jahren der Türkei insgesamt sechs Milliarden Euro für die Ausgaben bei der Unterbringung und Versorgung von Flüchtlingen zur Verfügung stellt. Explizit für die Türkei bzw. der Bevölkerung in der Türkei bedeutete das, dass nach einer Prüfung der Voraussetzungen ab Juni 2016 für türkische Staatsbürger*innen die Visafreiheit für die Europäische Union gelten soll (Keskin 2017). Somit zeichnete sich mit diesem Abkommen die Eröffnung weiterer Kapitel der bislang stockenden Verhandlungen über die Mitgliedschaft der Türkei in der Europäischen Union ab.

Durch dieses Abkommen wird unter anderem erhofft, die illegale und unkontrollierte Bewegung der Flüchtlinge maßgeblich zu reduzieren, den Geschäften so genannter Schlepperbanden ein Ende zu bereiten und Menschenhandel zu unterbinden (Keskin 2017). Diese Vereinbarung stieß aber auch auf manche Kritik. So vom UN- Sonderberichterstatter Peter Sutherland: „„*collective deporations without having regard to the individuals rights of those who claim to be refugees are illegal*" (Gayle 2016). Eine Meinung, die Spiegel-Online Kommentator Maximilian Popp (2016) teilte und noch hinzufügte:" „*[Es] hat das Problem mit den Flüchtlingen vom Zentrum Europas in die Peripherie verschoben*". Zudem scheint die starke Flüchtlingsbewegung, bei der 2015 rund eine Million Menschen von Deutschland aufgenommen wurden, dazu geführt zu haben, dass die rechtsradikalen, rechtspopulistischen oder neofaschistischen Parteien in Deutschland und anderen EU-Mitgliedsstaaten einen starken Zulauf erhielten. Bei den Landtagswahlen vom 13. März 2016 in Baden-Württemberg erzielte die rechtspopulistische Partei „Alternative für Deutschland" (AFD) beachtliche Erfolge. Doch nicht nur in Deutschland, auch in Frankreich, in den Niederlanden, Österreich und in Schweden sind Parteien erfolgreich, die sich stark gegen den Islam und gegen Flüchtlinge positionieren und damit einen sichtbaren Einfluss auf die Diskurse um gelingende Integration ethnischer Minderheiten haben (Keskin 2017). Diese Rahmenbedingungen können unmittelbare Konsequenzen für die Selbstbeschreibungen, Handlungsformen oder Interaktionsmuster etwa Kopftuch-tragender Jugendlicher, die gemäß diesen Diskursen nicht mit den normativen Vorstellungen der Mehrheitsgesellschaft vereinbar sind und dadurch unter Legitimationsdruck gelangen können, haben.

Neben den Verhandlungen zum Umgang mit Geflüchteten prägten weitere Ereignisse in der jungen Vergangenheit die Beziehung zwischen beiden Ländern. So etwa die „Böhmermann-Affäre" im März 2016, die Kritik rund um den Putschversuch im gleichen Jahr, die Ereignisse auf der zentralen Gedenkfeier an den vor 25 Jahren stattgefundenen Brandanschlag in Solingen sowie die zahlreichen verhinderten Auftritte von türkischen Politikern in Deutschland vor den Wahlen in der Türkei, die von der deutschen Regierung zumindest teilweise verboten wurden.[2] Insbesondere vor dem Hintergrund der im Artikel fünf des Grundgesetzeses geregelten Meinungsfreiheit, bieten diese angeführten Ereignisse Raum für kontroverse Diskussionen.

Weiterhin kann die Verzahnung der „politischen" und „öffentlichen" Debatten an den vielfältigen Beschreibungen der türkischen Bevölkerung auf politischer Ebene skizziert werden. Bezugnehmend auf die jüngsten Wahlen in der Türkei äußerte Cem Özdemir, der ehemalige Bundesvorsitzende der Partie „Die Grünen", dass die Personen mit türkischem Migrationshintergrund in Deutschland, die für Recep Tayyip Erdoğan stimmen, ihre Ablehnung gegen die liberale Demokratie ausdrücken würden. Er sehe Schnittstellen zum Verhalten von den Mitgliedern der rechtspopulistischen Partei „Alternative für Deutschland" (Tagesschau.de 2018). Bundesjustizminister Heiko Maas beschreibt dagegen „die Türken" auf der zentralen Gedenkfeier in Solingen als „Teil unseres Landes" (TRT Deutsch 2018). Die Motive, die die politischen Akteure zu verschiedenen Zeitpunkten zu diesen, sich gegenseitig ausschließenden Beschreibungen motivieren, sollen hier nicht weiter vertieft werden.

Dass aber innerhalb dieser „nationalen" Debatte auch heute noch die Religion in den massenmedial inszenierten politischen Diskussionen eine fundamentale Rolle spielen, ist kaum zu bestreiten. Auf vielfältige, sich teilweise massiv widersprüchliche Weise, nimmt der Islam eine prominente Stellung in der politischen Arena ein. So wurde in Baden-Württemberg der „Islamunterricht"

---

[2]Von den 1,445 Mio. Personen mit türkischem Migrationshintergrund, die eine Berechtigung haben, die eigene Stimme bei den Wahlen in der Türkei abzugeben, sind 717.992 wählen gegangen (Diemand 2017; Önder 2018).

als Modellprojekt 2006 eingeführt, in Niedersachsen wurde der islamische Religionsunterricht 2013 nach fast zehnjährigem Modellversuch zum Regelfach ausgebaut, Hessen führte 2013 den islamischen Religionsunterricht genauso ein und eine erste Islamlehrer-Generation wird in Gießen für Grundschulen und in Frankfurt für weiterführende Schulen ausgebildet. In Baden-Württemberg wurde eines der ersten Institute für islamische Theologie 2006 an einer Pädagogischen Hochschule in Freiburg eingerichtet (Mediendienst Integration, 2018). Neben diesen eher „inkludierenden" Maßnahmen, werden auch eher „exkludierende" Stimmen laut, wenn etwa Parteien wie die Christlich-Soziale-Union Bayern und die „Alternative für Deutschland" postulieren, dass der Islam nicht zu Deutschland gehöre (Alternative für Deutschland 2018; CSU 2018).

Aus dieser Skizzierung der interstaatlichen Beziehung wird deutlich, dass die deutsch-türkischen Beziehungen aktuell nicht spannungsfrei und die Motive innerhalb der Interaktionsprozesse nicht einfach zu verstehen sind. Primär werden innerhalb dieser Debatten sogenannte „Differenzen" und „Defizite" betont, die auf das „Nationale" oder das „Religiöse" – ohne dass deutlich wird, was darunter zu verstehen ist – zurückgeführt werden. Diese primär auf der politischen Ebene geführten Debatten können die Lebensgestaltung der Bürger*innen innerhalb der Republik beeinflussen. Werden die Lebenswelten von Leyla und Meryem diesbezüglich näher betrachtet, kann festgestellt werden, dass es innerhalb der Stadtbevölkerung mit türkischem Migrationshintergrund – vor allem dann, wenn die deutschen Medien kritisch über die Regierung in der Türkei berichten – das Risiko für eine öffentlich-politische Polarisierung steigt. Innerhalb der alltäglichen Lebensführung und möglicher gesundheitsrelevanter Konsequenzen konnten zwar keine unmittelbaren Zusammenhänge bei den begleiteten weiblichen Jugendlichen festgestellt werden, die politische Lage in der Türkei und Deutschland sowie die soziale Integration oder Exklusion im Einwanderungsland wurden im Alltag der Jugendlichen dennoch ab und an zum Gesprächsthema.

6.4.2 Die sozioökonomischen Rahmenbedingungen innerhalb der Lebenswelt von Leyla und Meryem

Der *Großstadt*[3], in der die weiblichen Jugendlichen mit türkischem Migrationshintergrund und ihre Familien wohnhaft sind, wird durch den Sitz von Konsulaten und Honorarkonsulaten verschiedener europäischer Staaten eine zunehmende

---

[3]Aus Datenschutzgründen wird dieser Abschnitt nicht mit Quellen belegt.

Bedeutung für das Zusammenwachsen Europas zugesprochen. Die von der Grünen Bundespartei regierte Stadt, zählt zu einem Wirtschaftszentrum und zu den Städten in Deutschland mit „hohen Zukunftschancen".

So ist der Anteil der Erwerbstätigen, darunter werden alle Personen subsumiert, die als Arbeitnehmer*innen oder als Selbstständige beziehungsweise als mithelfende Familienangehörige eine auf wirtschaftlichen Erwerb ausgerichtete Tätigkeit ausüben, zwischen 2005 und 2016 um ca. 20 % und der Anteil der sozialversicherungspflichtig Beschäftigten zwischen 20 und 30 % gestiegen. Die Arbeitslosenquote hat zwischen 2011 und 2016 leicht zugenommen und beträgt 2016 im Jahresdurchschnitt ungefähr sechs Prozent.

Wird die „Gruppe der Personen, die nicht erwerbstätig sind", näher betrachtet, ist in der Stadt, deren Bevölkerung aus 50 % Frauen besteht, seit 2005 eine Stabilität innerhalb des Geschlechterverhältnisses zu verzeichnen. 2016 lag der Anteil der männlichen bei knapp 60 und der Anteil der weiblichen Arbeitslosen bei knapp 40 %. Hierbei sinkt in der Stadt, in der der Anteil der Personen mit Migrationshintergrund bei 30 % liegt und Personen mit türkischem Migrationshintergrund nach Personen aus Italien und Rumänien die drittgrößte „Gruppe" darstellen, seit 2012 kontinuierlich der Anteil der einheimischen Bevölkerung ohne ein Beschäftigungsverhältnis. Im Gegenzug ist der Anteil der arbeitslosen Ausländer*innen im gleichen Zeitraum gestiegen.

Wird das Alter der „Nicht-Erwerbstätigen" näher betrachtet, kann festgehalten werden, dass der Anteil der 55jährigen und Älteren in den letzten elf Jahren um ungefähr acht Prozent gestiegen ist. Dem gegenüberstehend ist die Gruppe der nicht Erwerbstätigen 25jährigen oder jüngeren Personen in der gleichen Zeit um rund zwei Prozent gesunken. So sind 2016 rund 5 % der 25jährigen und Jüngeren nicht erwerbstätig.

In der Großstadt, deren Einwohner*innen ein Durchschnittsalter von 40 Jahren aufzeigt und die unter 18-jährigen einen Anteil von rund 20 % darstellen, kann zudem festgehalten werden, dass die Mehrzahl der Haushalte „Einpersonenhaushalte" darstellen. Haushalte mit fünf oder mehr Personen sind vergleichsweise seltener auffindbar. In ungefähr ein Viertel der Haushalte leben Kinder.

Wird die Religionszugehörigkeit der Stadtbevölkerung zu beschreiben versucht, ist festzuhalten, dass rund 60 % der Bevölkerung sich dem Christentum zuordnen und sich hiervon ungefähr 35 % als katholisch und 20 % als evangelisch beschreiben. Ungefähr 40 % der Stadtbevölkerung sind entweder konfessionslos oder ein Mitglied anderer Konfessionen oder Religionen. So sind mehrere islamische Organisationen unterschiedlicher Herkunft und religiöser

Ausrichtung sowie mehrere Synagogen und buddhistische Zentren in der Stadt auffindbar.

*Die **Familien von Leyla und Meryem*** sind in dieser Stadt wohnhaft. Leyla, 16 Jahre alt, lebt mit ihren Eltern und einem jüngeren (13) und einem älteren Bruder (19) zusammen. Sie strebt das Abitur an und möchte anschließend Lehramt studieren. Der Vater, der vor 31 Jahren mit den eigenen Eltern nach Deutschland immigriert ist, ist 43 Jahre alt. Er ist in einer Firma als Arbeitnehmer beschäftigt. Die Firma, in der er tätig ist, wird von Leyla als ein Betrieb beschrieben „in der verschiedene Geräte zusammengebaut werden". Die Mutter lebt seit 23 Jahren in Deutschland. Sie ist heute 41 Jahre alt und als Reinigungskraft tätig. Leylas jüngerer Bruder strebt den Schulabschluss der Mittleren Reife an. Der ältere Bruder hat nach dem Hauptschulabschluss Angebote des Übergangssystems (Schultheis 2014) besucht und ist auf der Suche nach einem Ausbildungsplatz. Leyla ist mit ihrer Kernfamilie (Fuchs-Heinritz 2013) in einer Vierzimmerwohnung wohnhaft. Außer der Kernfamilie leben Onkel und Tanten sowie Cousinen und Cousins väterlicherseits in Deutschland. Die Großeltern väterlicher sowie mütterlicherseits, sowie Tanten, Onkel, Cousinen und Cousins mütterlicherseits leben in der Türkei.

Meryem, die ebenfalls 16 Jahre alt ist, wohnt mit ihrer Mutter (43), ihrem Bruder (18) und mit der Oma mütterlicherseits in einer Drei-Zimmer-Wohnung. Der Vater (44), der in Deutschland geboren und aufgewachsen und als Bauarbeiter tätig ist, ist nach einer Scheidung vor 10 Jahren wieder zu seiner Mutter, die in einer anderen Stadt in Deutschland wohnhaft ist, gezogen. Die Mutter von Meryem, die in der Türkei geboren ist, ist mit den eigenen Eltern nach Deutschland immigriert und hat im Alter von 20 Jahren den Vater von Meryem in Deutschland geheiratet. Heute ist sie als Reinigungskraft tätig. Meryem, die das Abitur anstrebt, möchte Medizin oder Pädagogik studieren. Der Bruder strebt ebenfalls das Abitur an. Auch von Meryem sind außer Mutter, Vater, Bruder und den Großmüttern mütterlicher und väterlicherseits auch Onkel, Tanten, Cousinen und Cousins in Deutschland wohnhaft. Aber auch hat sie Verwandte, die in der Türkei leben.

Meryem und Leylas Familien sind sich durch die Moscheegemeinde, die beide Familien besuchen, bekannt. Die Mütter sind laut den Jugendlichen gute Freundinnen. Bei der Darstellung ihres Beziehungsnetzwerks nach Beushausen (2012) teilten Leyla und Meryem der Ethnographin gegenüber mit, dass die wichtigen Abschnitte ihrer Lebensgestaltung in den Settings Privatwohnung, Moschee und Schule stattfinden und nannten Personen, die sie in diesen Settings antreffen und für sie bedeutsam sind. Gleichzeitig unterscheiden sich die Netz-werke bei beiden Freundinnen markant, sowohl in ihrer Struktur als auch in der Interpretation der Netzwerkkarte selbst. So stellen für Leyla die Familien-angehörigen, Personen aus der Schule, Personen aus der Moschee und Freunde ihr subjektiv wahrgenommenes und der Forscherin präsentiertes soziales Netz-werk dar, wobei die Mutter, der Klassenlehrer und Freunde mit demselben Migrationshintergrund von Leyla als die wichtigsten Personen beschrieben wurden. Zwar setzt sich auch für Meryem das soziale Netzwerk aus Familien-angehörigen, Personen aus der Schule, Personen aus der Moschee und Freunden zusammen. Aber die Einträge bei Meryem sind deutlich sparsamer. Als die wichtigsten Personen wurden von Meryem die Mutter und Freundinnen mit dem-selben Migrationshintergrund skizziert. (siehe Abb. 6.3).

Die Zusammenhänge zwischen den sozioökonomischen Bedingungen und der Gesundheit der weiblichen Jugendlichen mit türkischem Migrationshintergrund beziehen sich auf soziale Bedingungen sowie religiös/kulturelle Normen und Werte, die in Zusammenhang mit der Gesundheit der Jugendlichen stehen. Hierbei nehmen die von den Jugendlichen als „wichtig" beschriebene Personen sowie die Settings, in denen sie ihren Alltag gestalten, einen bedeutsamen Stellenwert ein.

Im Nachfolgenden werden Auszüge aus den qualitativen Erkenntnissen dar-gestellt, um den Zusammenhang der sozialen Bedingungen und der Gesundheit von Leyla und Meryem aufzeigen zu können.

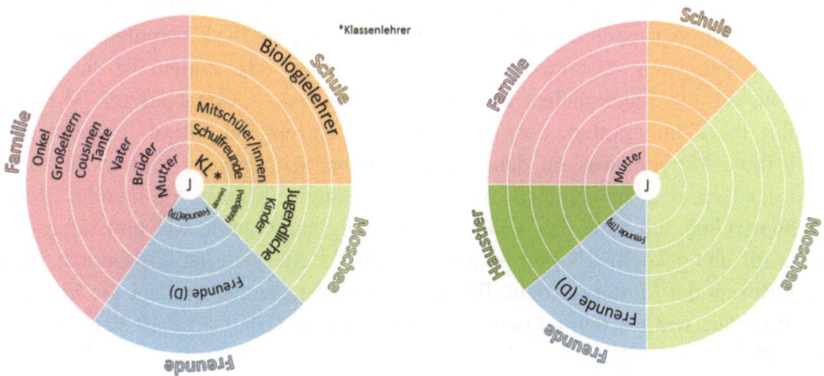

Abb. 6.3 Beziehungsnetzwerk von Leyla Beziehungsnetzwerk von Meryem

6.4.3   Gesundheitsrelevante Bedeutung des sozialen Netzwerks und der religiös/kulturellen Normen und Werte im Alltag der Jugendlichen

Eine überragende Bedeutung wird von den Jugendlichen der Familie und hierbei vor allem den Eltern zugeschrieben. So antwortet Leyla auf die Frage: „Was meinst Du, welche Personen sind für dich wichtig?" mit

> *„Also natürlich erst mal Familie, meine Mutter, mein Vater und meine Geschwister, so was. Also die sind so im Vordergrund natürlich (…). Also meine Mutter, also erst mal meine Eltern, die haben mich ja aufgezogen, haben mir vieles beigebracht. Und ich weiß nicht, die Mutter- und Vaterrolle, die unterscheiden sich ja wieder. Aber beide sind für mich genauso wichtig (…). Also Mama ist wichtig, wenn ich so Fragen habe zur Gesundheit und Haushalt und Papa bei so schulische Fragen und so allgemeine Fragen"* (Islertas 28.06.2016, Zeilen: 189–207).

Für Meryem nimmt ausschließlich die Mutter innerhalb ihrer Familie eine besondere Rolle ein. Die gesundheitsbezogene Bedeutung der Mutter für Leyla und Meryem lässt sich weiter ausdifferenzieren. So ist sie neben einem 1) „Ansprechpartner" bei Gesundheitsfragen, 2) die Person, die das gesundheitsrelevante Verhalten der eigenen Kinder basierend auf den eigenen Kenntnissen kontrolliert und reguliert sowie den Gesundheitszustand dieser bewertet. Ein Gesprächsausschnitt mit Leylas Mutter skizziert diese Rolle deutlich: „Ich muss zurzeit aufpassen, dass meine Söhne nicht zu viel essen. Ich stoppe sie manchmal und meine, ‚du hast schon einiges gegessen, ich glaube das reicht'. Die beiden Jungs bekommen gerade beide einen Bauch. Leyla ist zwar korpulent, aber sie isst am wenigsten" (Islertas 27.08.2016, Zeilen 31–34). Zudem ist sie 3) die Person, die die Jugendlichen anleitet. Während eines Gespräches mit Meryem erfährt die Ethnographin, dass sie nach dem Rezept der Mutter gekocht hat: „Ich frage Meryem was sie denn gemacht habe, seit dem die Mutter, die Oma und der Bruder gegangen sind, ob sie sich gelangweilt habe. Sie meinte: „Nein nicht wirklich, ich habe die Wohnung ein wenig aufgeräumt, war einkaufen und habe für uns gekocht. Es gibt Spätzle mit Pilzen. Meryem hat das Gericht nach dem Rezept der Mutter gekocht. Bevor die Mutter gegangen ist, habe sie Meryem noch erklärt wie sie beim Kochen vorgehen müsse (Islertas 08.10.2016, Zeilen 48–52);

Die Mutter ist schließlich auch 4) die Person, die die gesundheitsbezogene Pflege für das eigene Kind übernimmt. Die Ethnographin erfährt, dass Meryem vor einem gemeinsamen Tag wegen der Menstruation an Schmerzen gelitten hat und die Mutter sie versorgt hat: *„Auf die Frage, ob sie Schmerztabletten genommen habe, antwortet Meryem mit nein, sie nehme keine Schmerztabletten bei dieser Angelegenheit. Die Mutter habe Meryem eine Wärmeflasche gegeben und sie gut zugedeckt"* (Islertas 10.07.2016, Zeilen 65–70).

Freundinnen mit demselben Migrationshintergrund, die auch in die Kategorie der „wichtigsten Personen" zugeordnet worden sind, stellen für Leyla zusätzlich zur Mutter Ansprechpartnerinnen bei gesundheitsbezogenen Fragen dar. So werden sie bei „jugendspezifischen" gesundheitsbezogenen Fragen präferiert: *„Ja, ja zum Beispiel so jetzt vor allem in der Pubertät oder so, sind manche Fragen vielleicht peinlicher und da fragt man eher so Freunde, die vielleicht auch schon Erfahrung damit hatten"* (Islertas 28.06.2016, Zeilen 288–290). Meryem erwähnt im Gegensatz zu Leyla Freundinnen nicht als Ansprechpartnerin bei Gesundheitsfragen.

Die Freundinnen mit demselben Migrationshintergrund stehen aber für Leyla nicht nur als Ansprechpartnerinnen bei Gesundheitsfragen zur Verfügung. Freundinnen mit demselben Migrationshintergrund sind auch die Personen, mit denen Leyla und Meryem einen großen Anteil der schulfreien Zeit verbringen. So treffen sich die weiblichen Jugendlichen, zum Abhängen, Grillen, Kochen, Backen, Tanzen, Einkaufen, aber auch zum Schwimmen. Die Orte, an denen sie sich treffen, sind meistens die Wohnungen, in denen die Jugendlichen wohnhaft sind, oder ein Garten, der zu einer der Wohnungen gehört. Diese für die Freizeitgestaltung genutzten Räumlichkeiten bzw. Plätze stellen die Möglichkeit dar, dass die Jugendlichen sich frei bewegen können. Das bedeutet, tanzen, lachen und sich so ausgelassen zu verhalten wie sie möchten, ohne dass eine männliche Person sie hierbei beobachten kann. Eine solche Räumlichkeit für Freizeitangebote zu nutzen, ist den weiblichen Jugendlichen besonders wichtig. Daher werden, wenn ein Treffen in einer Wohnung geplant ist und sich in dieser Wohnung ein männliches Familienmitglied befindet, diese gebeten, für diese Zeit das Haus zu verlassen: *„Der jüngere Bruder ist im Freibad, den älteren Bruder hat Leyla aus der Wohnung geschickt, da sie Besuch bekommt, er solle einkaufen gehen und sich draußen aufhalten."* (Islertas 23.08.2016b, Zeilen 24–25).

Gekocht und gebacken wird nach Rezepten, die im Internet gefunden werden, oder nach der Anleitung der Mutter. Außerdem können die Jugendlichen alleine grillen. Den Umgang mit dem Grill haben sie von den Eltern gelernt. Beim Einkauf von Lebensmitteln ist es den Jugendlichen wichtig, ausschließlich Angebote einzukaufen, die „halal" sind. In Gesprächen mit Leyla erfährt die Ethnographin hierzu: „dass Leyla und Eda, eine Freundin von Leyla, darauf achten, dass sie halal Fleisch einkaufen. Hierzu gehen sie immer in den gleichen Laden" (Islertas

05.08.2016, Zeilen 36–37). Außer beim Fleisch wird auch unter anderem beim Einkauf von Getränken, Backwaren und Süßigkeiten darauf geachtet, dass sie keine Produkte mitnehmen, die aus religiöser Sicht zu den verbotenen Lebensmitteln gezählt werden.

Lebensmittel einkaufen in der Innenstadt
An einem sonnigen Mittwoch im August treffen Leyla und die Ethnographin sich in der Innenstadt. Als Treffpunkt wurde vorher per WhatsApp von Leyla eine Apotheke vorgeschlagen, die sich mittig in der Innenstadt befindet. Um 15 Uhr treffen sich die beiden vor dieser Apotheke. Nach der Begrüßung fragt die Ethnographin Leyla, was sie in der Stadt machen sollen und wo sie als erstes hingehen möchte. Da Leyla sich erst einmal fürs Schlendern entscheidet, laufen die beiden die Einkaufsstraße, die links und rechts mit verschiedensten Einkaufsmöglichkeiten bestückt ist und dadurch, dass sich in unmittelbarer Nähe, Straßenbahnhaltestellen befinden, sie auch mit dieser gut zu erreichen ist, entlang. Sie gehen an einer großen Warenhauskette, an einem Juwelier, einem Optiker, einem Schuhgeschäft und verschiedenen Modegeschäften vorbei und unterhalten sich. Leyla erzählt davon wie es in der Schule läuft und was sie in den letzten Tagen gemacht hat. Nach dem Schlendern möchte Leyla sich in einer Drogerie und in einem Modegeschäft umsehen. Die Ethnographin folgt ihr. Leyla sieht sich Klamotten, DVDs und Kosmetika an, kauft aber nichts ein. Nach drei Stunden in der Innenstadt möchte Leyla eine Kleinigkeit für den Vater und den jüngeren Bruder einkaufen. Sie entscheidet sich für Haribos für den Bruder und Marshmelos für den Vater. Um diese zu besorgen suchen Leyla und die Ethnographin einen Lebenmitteldiscounter, der sich auch auf der Einkaufsstraße befindet, auf. Die beiden werden hier fündig. Bevor Leyla aber die Waren einkauft, sieht sie sich die Inhaltsstoffe an und entdeckt, dass sich in beiden ausgesuchten Produkten Gelatine befindet. Sie lässt beide Produkte zurück und entscheidet sich in einem türkischen Geschäft, das sich etwas außerhalb der Innenstadt befindet, einzukaufen. Leyla und die Ethnographin nehmen, um zu diesem Supermarkt zu gelangen, die Straßenbahn. Nach ungefähr 15 Minuten erreichen sie den Laden und suchen nach Haribos und Marshmelos. Leyla findet beide Produkte. Da sie diesmal keine Gelatine enthalten, kauft sie diese ein.

Den Jugendlichen ist es hierbei nicht nur wichtig, selbst „halal"-Ware zu verzerren, sondern auch „halal"- Ware anzubieten beziehungsweise anderen zu schenken. So macht Leyla die Ethnographin, als sie bei ihr zu Hause war, auf die Eigenschaft der Gummibärchen aufmerksam: *„die Haribo [enthalten] keine Gelatine, du kannst sie ohne Bedenken essen, wenn du möchtest"* (Islertas 16.07.2016, Zeilen 19–20).

Zum Schwimmen nutzen die weiblichen Jugendlichen das Angebot der Hallen- und Freibäder, die an vereinzelten Tagen ausschließlich den weiblichen Gästen den Eintritt gewähren. Trotz dieser Einschränkung der Badegäste auf das weibliche Geschlecht kann es an diesen Tagen aber dennoch dazu kommen, dass männliche Bademeister den Schwimmbereich betreten. Diese Situationen können die weiblichen Jugendlichen vor Herausforderungen stellen.

Mit Freundinnen schwimmen gehen

An einem warmen Septembertag geht Leyla mit zwei türkischstämmigen Freundinnen, die denselben Migrationshintergrund aufweisen, zum Schwimmen ins Freibad. Die Schwimmanlage, die gut mit den öffentlichen Verkehrsmitteln zu erreichen ist, befindet sich in ungefähr 30 minütiger Straßenbahnfahrt-Distanz zur Innenstadt. Die Anlage ist an diesem Tag gut besucht. Auf der großen Liegewiese, die sich um das 25 m Schwimmbecken befindet und mit vereinzelten Liegestühlen bestückt ist, sind einige Badegäste zu finden. Sie sind entweder im Badeanzug oder in einem Bikini bekleidet. Manche Frauen sonnen sich aber auch nur in einer Bikini-Unterhose, sodass der komplette Oberköper uneingeschränkt gebräunt werden kann. Leyla und ihre Freundinnen breiten ihre Handtücher auf einer freien Stelle auf der Liegewiese aus und entkleiden sich, sodass sie nur noch ihre Badeanzüge, die sie bereits unter den Klamotten tragen, anhaben. Nach einer „In-der Sonne- Aufwärmphase", möchte Leyla schwimmen gehen. Bevor sie das macht, bespricht sie mit den Freundinnen was sie machen sollen, wenn ein männlicher Bademeister – zur gleichen Zeit in der sich eine der weiblichen Jugendlichen sich im Wasser befindet – hereinkommen sollte. Sie einigen sich darauf, sich gegenseitig Bescheid zu geben, sodass diejenige, die sich im Wasser befindet, abtauchen kann.

Der als wichtig beschriebene Freundeskreis, die Werte und Normen, an denen sich bei der Ernährung, Bewegung und Interaktion orientiert wird, macht die Bedeutsamkeit der kulturellen/religiösen Normen/Werten innerhalb von gesundheitsrelevanten Alltagshandlungen deutlich. Aber nicht nur bei einzelnen gesundheitsrelevanten Aktivitäten, sondern auch bei der Strukturierung des Alltags nimmt die Religion bei Meryem einen besonderen Stellenwert ein, da sie fünf Mal am Tag betet. Besonders wichtig ist es ihr hierbei, die Gebete zu den anfallenden Zeiten – sobald nicht wirklich Wichtigeres ansteht, was zeitlich verschoben werden kann – zu verrichten.

Zusätzlich zu den weiblichen Freundinnen mit dem gleichen Migrationshintergrund, die Mütter und die kulturellen/religiösen Werte und Normen, an denen sich orientiert wird, nehmen Neue Medien und das Internet einen besonderen Stellenwert im (gesundheitsbezogenen) Alltag von Leyla und Meryem ein. So werden Neue Medien für Unterhaltungs-, Kommunikations- sowie Informationszwecke genutzt. Das Internet wird von Leyla, neben der Mutter und Freundinnen mit demselben Migrationshintergrund auch als Informationsplattform bei Gesundheitsfragen betrachtet: *„(…) Oder auch wenn ich so eine Frage habe, dann gebe ich es bei Google ein und dann kommt ja sofort die Antwort raus (…) Zum Beispiel ich habe Kopfschmerzen. Dann gebe ich ein, ich habe seit einer Stunde Kopfschmerzen, woran kann es liegen und danach klicke ich auf Suchen"* (Islertas 28.06.2016, Zeilen 92–101). Nach der Nutzung von „Google" als Suchplattform wird von Leyla die Homepage „gutefrage.com" als Informationsquelle genutzt: *„Also ich gucke, also meistens kommt ja das Beste immer an erster Stelle aber ich gucke dann nur weiter auf meiner Lieblingsseite, gutefrage.net. Und das sind halt einfach nur, so auch so normale Menschen, die einfach Antworten auf deine Fragen geben (…) Und wenn ich da keine gute Antwort bekommen habe, dann immer auf das erste was oben kommt"* (Islertas 28.06.2016, Zeilen 108–112). Ob eine Seite gut ist, meint Leyla an der Sprache zu erkennen, die bei der Darstellung der Inhalte genutzt werden: *„Ich glaube, das kommt immer darauf an, wie die Person sie geschrieben hat, wenn sie so sachlich, so gut geschrieben hat, dann denke ich eben, dass es mir mehr hilft, als wenn jemand so mit so weiß nicht, Jugendwörtern geschrieben hat"* (Islertas 28.06.2016, Zeilen 125–127).

Das ist eine zentrale Aussage, denn die zielgruppenspezifische Ansprache der Jugendlichen ein selbstverständlicher Bestandteil der Versuche, Jugendliche zu erreichen ist. Leyla sieht hier aber Seriösitätseinbußen, wenn Jugendsprache verwendet wird und nutzt die Seite dann nicht. Natürlich ist hier zu berücksichtigen, dass das Bildungsniveau von Leyla hoch und die Bildungsaspiration ausgeprägt ist, sodass sie in dieser Hinsicht kaum zu einer besonders vulnerablen Gruppe gehört. Dass aber in Hinblick auf die Suchen nach Gesundheitsinformationen Jugendsprache als Makel betrachtet wird, ist dennoch sehr beachtlich. Festzuhalten ist bei der Beschreibung der gesundheitsrelevanten Nutzung von Neuen Medien durch Leyla, dass diese für die Suche von medizinorientierten Informationen sowie gesundheitsförderlichen Aspekten verwendet wird.

Auch Meryem nutzt online-Plattformen selbstverständlich um gesundheitsrelevante Informationen zu sichten. Meryem, die türkischsprachige gegenüber deutschsprachigen Bücher präferiert, da sie in diesen Büchern die „eigenen kulturellen und religiösen Normen", denen sie sich zugehörig fühlt, aus ihrer Sicht deutlicher repräsentiert sind (Islertas 22.08.2016, Zeilen 35–39), nutzt auch deutschsprachige elektronische Plattformen um gesundheitsrelevante Informationen zu erhalten. Hierbei sucht sie nicht nach Informationen, die für die Erklärung und das Verständnis von pathogenen Zuständen wie Schmerzen oder anderen Beschwerden wichtig sind, sondern bewegt sich in einem Gesundheitsinformationsbereich und Gesundheitskompetenzbereich, der der Gesundheitsförderung zugeordnet werden kann. So berichtet Meryem, dass sie das Internet den Büchern bei der Suche nach Kochrezepten vorzieht, da die Suche sich einfach gestaltet und da das Internet eine größere Auswahl biete: *„Bei den türkischen Kochbüchern erwähnt sie, dass sie die Bücher sehr mag, weil sie farbig gestaltet sind und nett aussehen und sie hat die Bücher gerne. Nur schaut sie da doch nicht so oft rein, da es einfacher ist, online Rezepte herauszusuchen und sie habe da ja auch eine große Auswahl"* (Islertas 23.08.2016a, Zeilen 53–55). Neben Ernährung werden auch der Bewegung und Sport zuzuordnenden Informationen von Meryem online aufgesucht. Während der ethnographischen Begleitung berichtet sie: (…) sie habe zugenommen und man könne das an ihrem Bauch sehen, deswegen mache sie seit gestern ein Workout, das sie auf YouTube gefunden habe: *„15 min sind gut, nicht zu lang und die Übungen sind nicht schwer"* (Islertas 23.08.2016a, Zeilen 83–87). Deutlich wird an diesen Beispielen, dass Gesundheit ein integraler Bestandteil der alltäglichen Lebensführung beider Jugendlichen ist, der nicht eigenständig ausgewiesen und verhandelt wird.

6.5 Gesundheit, Gesundheitskompetenz und Gesundheitsverhalten von weiblichen Jugendlichen mit türkischem Migrationshintergrund: Zusammenfassung und übergreifende Motive

Bei der Darstellung der Gesundheit von Personen mit türkischem Migrationshintergrund in Deutschland wurden in den 1970er Jahren primär psychosomatische Erkrankungen von Gastarbeiter*innen im Zusammenhang mit ökonomischen Bedingungen, einer „Entwurzelung aus der Heimat" und aus dem „sozialen Umfeld" und mit sprachlichen und kulturellen Barrieren im Aufnahmeland diskutiert. Häfner und Kolleg*innen machten in ihrer Studie im Jahr 1977 darauf aufmerksam, dass besonders die Kinder von Eltern mit türkischem Migrationshintergrund, die in Deutschland auf die Welt kommen und sozialisiert werden, unter sozialen und psychischen Problemen zu leiden hätten (Häfner et al. 1977).

Die jüngeren Erkenntnisse zu Gesundheit von Personen mit türkischem Migrationshintergrund zeigen, dass für diese Bevölkerungsgruppe in Deutschland eine hohe Prävalenz von Diabetes mellitus und Koronaren Herzerkrankungen zu erkennen ist. Diese gehen mit erhöhten LDL Werten einher und hängen folglich zumindest auch mit der Ernährung dieser Personen zusammen. Hiervon scheinen primär weibliche Personen mit türkischem Migrationshintergrund betroffen zu sein (Razum et al. 2008). Aber nicht nur in der Ernährung, sondern auch hinsichtlich des Erwerbs von Gesundheitsinformationen scheinen Personen mit Migrationshintergrund Schwierigkeiten zu haben, was auch in Zusammenhang mit ihren gesundheitsrelevanten Alltagshandlungen stehen kann (Horn et al. 2015; Messer et al. 2015; Quenzel et al. 2016a). Im Vergleich zur autochthonen und auch Personen mit anderem Migrationshintergrund wird diese Bevölkerungsgruppe aber nicht durchgängig als vulnerabel beschrieben. So konsumieren weibliche Jugendliche mit türkischem Migrationshintergrund laut Schouler und Kollegen (2015) weniger Alkohol als ihre autochthonen Altersgenossen. Erklärt wird diese gesundheitsrelevante Verhaltensweise mit der Religionszugehörigkeit und der Bedeutung, die die Jugendlichen der Religion und ihrem Glauben beimessen (Boos-Nünning und Siefen 2005). Wenn die Studien, die das Health Literacy-Level von Personen mit Migrationshintergrund beschreiben mit denjenigen, die den Alkoholkonsum skizzieren, zusammengeführt werden, lässt sich die Frage stellen, aus welchem Grund das gesundheitsrelevante Verhalten und das quantitativ erhobene Health Literacy Level, wie eigentlich in der Health Literacy-Forschung angenommen, nicht positiv korrelieren.

Zusätzlich zu den gesundheitsrelevanten Alltagshandlungen und der Darstellung des physischen Gesundheitszustands berichten jüngste Studien von psychischen Erkrankungen von Personen mit türkischem Migrationshintergrund. So sind primär weibliche Personen von Depressionen und Angstzuständen betroffen. Als Gründe werden hierbei (emotionaler) Stress, wahrgenommene Diskriminierung, die Staatsangehörigkeit und die ökonomischen Bedingungen genannt (Schouler-Ocak et al. 2015; Merbach et al. 2008; Bermejo et al. 2010). Zudem scheint die Suizidalitätsrate von jungen weiblichen Personen mit türkischem Migrationshintergrund im Vergleich zu autochthonen Jugendlichen und Jugendlichen mit anderem Migrationshintergrund in Deutschland höher zu sein (Schouler-Ocak et al. 2015; Razum et al. 2008; Montesinos et al. 2010).

Ob die jüngeren Erkenntnisse, die anfangs von Häfner und Kollegen aufgeführte Hypothese stützt, kann nicht beantwortet werden, da hierfür ein Vergleich von sozialepidemiologischen Studien von Personen aus der Türkei nötig ist. Aus den älteren und jüngeren Erkenntnissen, die zum Großteil eine quantitative Vorgehensweise aufzeigen und eine defizitäre Deskription von Gesundheit von Personen mit türkischem Migrationshintergrund in Deutschland bieten, kann aber geschlussfolgert werden, dass Gesundheit mit den Lebenswelten der Personen, den Settings, in denen sie ihren Alltag gestalten und dem Norm- und Wertesystem, an dem sie sich in ihren gesundheitsrelevanten Alltagshandlungen orientieren, in Zusammenhang steht.

Was man sieht, wenn man anders schaut am Beispiel der weiblichen Jugendlichen mit türkischem Migrationshintergrund
Mit einer ethnographisch-salutogenestisch Vorgehensweise wurde die Gesundheit im Alltag von weiblichen Jugendlichen mit türkischem Migrationshintergrund zu verstehen und zu beschreiben versucht. Der Schwerpunkt innerhalb der in diesem Kapitel dargestellten Ergebnisse liegt auf der Exploration des Zusammenhangs der Gesundheit mit der Lebenswelt (Thiersch 2012) der weiblichen Jugendlichen.

Werden die Settings, innerhalb derer die ethnographische Begleitung stattgefunden hat, näher angesehen, kann festgehalten werden, dass es sich hierbei um Settings handelt, die von den Jugendlichen als „bedeutsam" beschrieben und innerhalb der Beziehungsnetzwerke nach Beushausen (2012) abgebildet worden sind. Dem jeweiligen Wohnumfeld wird hierbei ein besonderer Stellenwert zugesprochen, aber auch der Moschee wird eine zentrale Bedeutung beigemessen, weshalb die gegenüber der Mehrheitsgesellschaft differenten kulturell-religiösen Normen und Werte auch innerhalb ihres gesundheitsrelevanten Alltagshandelns von besonderer Relevanz sind. So verbringen die begleiteten Jugendlichen einen bedeutsamen zeitlichen Anteil in der Woche in

Settings, in denen sie die Möglichkeit vorfinden, in türkischer sowie deutscher Sprache zu kommunizieren und praktizieren auch beide Sprachen in den Interaktionsprozessen. Beide kulturelle „Welten" werden, je nach anstehender Handlung, unproblematisch synthetisiert und das selbstverständliche Navigieren in zwei kulturellen Bezugssystemen wurde, jedenfalls nach Einschätzung der ELMi-Forschung, als gesundheitsrelevante Alltagsressource und nicht als Akkulturationsbelastung wahrgenommen.

Die Bedeutung der kulturellen/religiösen Normen und Werte innerhalb von gesundheitsrelevanten Alltagshandlungen von weiblichen Jugendlichen mit türkischem Migrationshintergrund wird aber nicht nur durch die Beschreibung der Settings, in denen sie ihren Alltag gestalten, deutlich. Bei allen gesundheitsrelevanten Alltagsroutinen wie der Ernährung, dem Einkauf von Lebensmitteln, zwischengeschlechtlichen Interaktionen, der Auswahl und den Durchführungsformen von sportlichen Aktivitäten oder auch beim unmittelbaren Erwerb von Gesundheitsinformationen, ist die Relevanz der kulturellen/religiösen Normen und Werte der ethnischen Minderheit präsent, wodurch die in der qualitativ-ethnographischen Studie erworbenen Erkenntnisse die Studien von Boos-Nünning und Kolleg*innen (2005) unterstützen. Beim Erwerb von Gesundheitsinformationen nehmen die Mutter und die Freundinnen mit demselben Migrationshintergrund, mit denen türkisch und/oder deutsch gesprochen werden kann, die entweder in der Türkei sozialisiert sind und nach Deutschland migriert und/oder wie die teilnehmenden Jugendlichen selbst, in der Bundesrepublik geboren und aufgewachsen und einen türkischen Migrationshintergrund haben, einen besonderen Stellenwert ein. So werden von den teilnehmenden weiblichen Jugendlichen beim Erwerb von gesundheitsrelevanten Informationen Personen als Ansprechpartnerinnen präferiert, die wie sie selbst sich, zwischen zwei kulturellen/religiösen Norm- und Wertesystemen bewegen. Die Mutter und Freundinnen, die hierbei präferiert werden, nehmen dabei wie gezeigt verschiedene Rollen und Funktionen innerhalb des Prozesses des Gesundheitsinformationserwerbes von den weiblichen Jugendlichen mit türkischem Migrationshintergrund ein.

Auch für die Auswahl einer online-Informationsplattform über gesundheitsbezogene Themen können kulturelle/religiöse Normen und Werte ausschlaggebend sein. Wobei bei der Nutzung von schriftlich-elektronischen Gesundheitsplattformen von den Jugendlichen deutschsprachige Seiten bevorzugt werden. Die inhaltliche Präferenz des Gebrauchs der elektronischen Informationsquellen ist zwischen den beiden weiblichen Jugendlichen zum Zeitpunkt der Erhebung unterschiedlich zu beschreiben. Meryem sucht primär Themen, die der Gesundheitsförderung zugeordnet werden, die andere Jugendliche eignet sich online dagegen medizinische Kenntnisse an. So kann basiert auf den qualitativen Erkenntnissen zum Health Literacy von weiblichen Jugendlichen mit türkischem Migrationshintergrund abgeleitet werden, dass die Jugendlichen online Gesundheitsinformationen suchen, finden, bewerten und Maßnahmen für sich ableiten können.

Einige abschließende übergreifende Motive

Die intensive und lange Begleitung der beiden weiblichen Jugendlichen mit türkischem Migrationshintergrund offenbart, dass – theoriekonform – die Vorstellung einer isolierbaren Größe Health Literacy problematisch ist. Zu wenig sind Gesundheitsbezüge von der alltäglichen Lebensführung zu trennen, als dass Gesundheitskompetenz mit trennscharfen domänenspezifischen Wissens- und Handlungskompetenzen sinnvoll verbunden werden kann. Insofern liefern die quantitativen Instrumente am Ende einen eher willkürlichen Ausschnitt aus dem denkbaren Spektrum gesundheitsrelevanten Handelns, jedenfalls dann, wenn das Konzept nicht nur auf das Versorgungshandeln bezogen wird.

Die an der Studie teilgenommenen weiblichen Jugendlichen sind aus sozial-epidemiologischer Perspektive zumindest teilweise vorab als vulnerabel zu bestimmen- sie gehören zu einer statistisch konstruierten Risikogruppe, die ein erhöhtes Suizid- und Übergewichtsrisiko und geringere körperliche Aktivität aufweist. In einem Fall weicht zudem die Familienstruktur durch eine Scheidung von der klar geltenden kleinfamilialen Norm in der türkischen Community ab. Das Bild, das über einen Dreivierteljahr von beiden weiblichen Jugendlichen aufgenommen werden konnte, hatte aber wenig mit offiziellen Mitgliedern einer Risikogruppe zu tun. Vielmehr waren beide sehr gut in der Lage, eigene Handlungsressourcen wie die Mehrsprachigkeit ebenso zu nutzen, wie gesundheitsförderliche Einrichtungen wie Schwimmbäder, selbst wenn die Möglichkeit besteht, dass ein männlicher Bademeister den Badebereich betritt und das gegen die eigenen und die gruppenspezifischen Geschlechternormen verstößt.

Zugleich zeigen die Jugendlichen, dass Gesundheit auch und gerade im Bereich der Alltagshandlungen mit motivationalen Faktoren und Sinnsetzungsprozessen verschweißt ist. Dem Bruder und dem Vater aus der Stadt etwas mitbringen zu wollen, lässt sich vielleicht noch unter soziale Kompetenzen fassen, dann aber auf das nahe liegende Angebot aus einem großen Supermarkt zu verzichten und stattdessen gelatinefreies und damit mit den religiösen Essvorschriften kompatibles Essen zu besorgen und dabei insgesamt eine Stunde mehr Aufwand in Kauf zu nehmen, setzt gewissermaßen Vorsatz voraus. Dieses einfache Beispiel zeigt anschaulich, wie sehr allgemeines Gesundheitsverhalten auch von kulturellen Normen und Werten durchdrungen ist und sich nur sehr bedingt auf Informationsverarbeitung einschränken lässt. Zusammenfassend kann aus der vorgestellten Studie vor diesem Hintergrund geschlussfolgert werden, dass neben der formellen Bildung die informellen Bildungswege sowie der Aspekt der Bi-Kulturalität und der mit ihr einhergehenden Normen- und Wertesysteme, die für die Alltagshandlungen den zentralen Organisationsrahmen liefern, eine bedeutsame Rolle darin einnehmen, wie Gesundheit verstanden und gelebt wird.

Health Literacy von geflüchteten, männlichen Jugendlichen aus Afghanistan und die Auslotung vorhandener Handlungsspielräume

„…wenn es meiner Familie gut geht, geht es mir auch gut." Bari, afghanischer Flüchtling, 17 Jahre

7.1 Einleitung

Wie bereits im Forschungsstand ausgeführt, existieren in Hinblick auf geflüchtete Erwachsene im Allgemeinen und geflüchtete Kinder und Jugendliche im Besonderen äußerst wenig Erkenntnisse in Hinblick auf die Verfügbarkeit von Gesundheitskompetenzen, unabhängig von der Art der Messung. Wir wollten in den beiden ELMi-Teilprojekten ursprünglich Jugendliche aus zwei unterschiedlich muslimisch geprägten Kulturen untersuchen und miteinander in Beziehung setzen, vor allem um zu überprüfen, welche Differenzen zwischen jugendlichen Gruppen mit muslimischem Hintergrund genau bestehen. Weil es uns nicht gelungen ist, aus der etablierten afghanischen Diaspora-Community Jugendliche und Eltern zu überzeugen, an unserer Studie mitzuwirken, mussten wir am Ende auf die Gruppe der jüngst Geflüchteten zurückgreifen, froh darüber, dass wir den ursprünglichen Plan Jugendliche aus unterschiedlichen muslimischen Traditionen zu begleiten, überhaupt aufrecht erhalten zu können.

Der Einbezug von geflüchteten Jugendlichen mit laufenden Asylbewerberverfahren hat allerdings am Ende zu einer Reihe von Verschiebungen im ursprünglichen Erkenntnisinteresse geführt und die Frage nach der verfügbaren Gesundheitskompetenz und nach der digitalen Gesundheitskompetenz noch einmal erheblich komplizierter werden lassen. *Erstens,* weil bei Geflüchteten im Unterschied zu kontinuierlich in einem Land sozialisierten Jugendlichen sich

© Der/die Herausgeber bzw. der/die Autor(en), exklusiv lizenziert durch Springer Fachmedien Wiesbaden GmbH, ein Teil von Springer Nature 2020
U. H. Bittlingmayer et al., *Health Literacy aus gesundheitsethnologischer Perspektive,* Gesundheit und Gesellschaft,
https://doi.org/10.1007/978-3-658-30637-3_7

keine stabile Präferenzstruktur etabliert hat, sondern die Vorlieben, Verhaltensweisen und Wertvorstellungen durch Flucht und Ankunft in einem fremden Land ordentlich durcheinander gewirbelt werden. Die Erkenntnisse über verfügbare Gesundheitskompetenzen stehen deshalb stark unter dem Einfluss allgemeiner Orientierung im Aufnahmeland und dem Erfordernis des Spracherwerbs. Beides sind Dimensionen, bei denen nicht ganz klar ist, inwieweit sie mit Gesundheitskompetenzen zusammenhängen und ob Gesundheitskompetenzen die Neuorientierung (und vielleicht auch den Spracherwerb) erleichtern oder ob umgekehrt eine gelingende Sozialintegration zu einer gut ausgebauten Gesundheitskompetenz führt (siehe hierzu auch die folgende Case-Study im Kap. 8).

Zweitens ist davon auszugehen, dass geflüchtete Jugendliche mit außergewöhnlichen, vor allem psychischen Gesundheitsbelastungen konfrontiert sind. Denn die unmittelbare Erfahrung von Flucht, der oftmals lange ungeklärte Aufenthaltsstatus, die Situation einer Neustrukturierung des sozialen Kapitals und einer fragmentierten Familie, bei der in aller Regel relevante Dritte (z. B. Tanten, Onkel, Cousins/Cousinen, Großeltern, Freund*innen) im Heimatland verbleiben, verbunden mit der Sorge um das Wohlergehen der noch immer in der Heimat verbliebenen und schließlich die Neujustierung bestehender Handlungskompetenzen, von denen im Zielland viele nicht mehr gleichermaßen brauchbar sind, führt zu einem großen Stresspotenzial. Stress*potenzial,* weil die Vorstellung, dass *alle* Asylbewerber*innen stark traumatisiert sind, nicht realistisch ist und auch dem hier verfolgten salutogenetischen Ansatz widersprechen würde, demzufolge die Verarbeitung der Flucht und die Neujustierung im Zielland abhängig ist von dem Maß an individuell verfügbaren Generalisierten Widerstandsressourcen (Antonovsky 1987; vgl. zum Zusmamenhang zwischen Health Literacy und Salutogenese Saboga-Nunes et al. 2019).

Aus all diesen Gründen ist die Erforschung von Gesundheitskompetenzen in der Gruppe geflüchteter Jugendlicher offensichtlich mit großen Herausforderungen verbunden. Uns ist sehr bewusst, dass wir mit dieser Fallstudie nur einen ersten, bescheidenen Anfang liefern, weil aber bislang im deutschsprachigen Raum nichts zur Gesundheitskompetenz geflüchteter Jugendlichen vorliegt, glauben wir trotz aller Einschränkungen mit dieser Studie zur Gesundheitskompetenzforschung von Jugendlichen beizutragen. Die gesamte Feldphase und die Gespräche mit den Jugendlichen und deren Familien und Angehörigen fanden auf Dari statt. Das Fokusgruppeninterview mit den Jugendlichen erfolgte auf Deutsch, nur einige Passagen wurden von mir während des Interviews auf Dari übersetzt.

Die Fallstudie ist wie folgt aufgebaut: Wir heben an mit einer kurzen Beschreibung der globalen Situation in Hinblick auf Flucht und Vertreibung (Abschn. 7.2). Im Anschluss daran beziehen wir den Fluchtkontext stärker auf unseren Gesundheitsfokus (Abschn. 7.3). Erst dann stellen wir die begleiteten Jugendlichen ausführlicher vor (Abschn. 7.4), bevor wir ausgewählte Ergebnisse aus der ethnographischen Feldforschung präsentieren (Abschn. 7.5) in Bezug auf familiäres soziales (Abschn. 7.5.1) und Gesundheitsvorstellungen (Abschn. 7.5.2). Weil offensichtlich das Smartphone im Alltag der Jugendlichen eine zentrale Rolle spielt, haben wir unsere Resultate noch einmal mit Blick auf digitale Gesundheitskompetenzen gebündelt (Abschn. 7.5.3). Im darauffolgenden Abschnitt versuchen wir uns an der Identifikation gesundheitsrelevanter Kompetenzen (Abschn. 7.5.4). Weil auch nach offiziellem Abschluss der Feldphase der Kontakt zu einem Jugendlichen von ihm selbst weiter aufrechterhalten wurde, liefern wir ein kurzes Update der Entwicklungen nach Abschluss der Feldphase (Abschn. 7.5.5). Schließlich diskutieren wir die Ergebnisse in der Gesamtschau und schauen auf Limitationen, Herausforderungen und künftige Fragestellungen (Abschn. 7.6).

7.2   Die Bedeutung Afghanistans im Kontext weltweiter Flucht

Weltweit waren noch nie so viele Menschen auf der Flucht wie in diesem Jahrzehnt. Ende 2016 – im Zeitraum der ethnographischen Erhebung – waren insgesamt 65,6 Mio. Menschen weltweit auf der Flucht oder von ihrem Heim vertrieben (UNHCR 2017a, b), mehr als je zuvor registriert worden sind. Nach tagesaktuellen Angaben im Oktober 2019 ist nach Angaben des UN-Flüchtlingswerks die Zahl weiter massiv gestiegen, 70.8 Mio. Menschen sind mittlerweile so genannte forcibly displaced persons (UNHCR – The UN Refugee Agency 2019). Nach Angaben der UN waren davon 25,9 Mio. davon auf der Flucht in ein anderes Land oder über längere Zeit als Flüchtling vor Ort, die große Mehrheit wird als Binnenflüchtlinge bezeichnet. Der Flüchtlingsstrom der letzten vier bis fünf Jahre war unter anderem deswegen so hoch, weil insbesondere in Syrien, Afghanistan und im Süd-Sudan schwere Unruhen herrschen. Laut statistischen Angaben des UNHCR kommen über die Hälfte der Geflüchteten aus diesen drei genannten Ländern. Weltweit stehen Geflüchtete aus Afghanistan mit 2,7 Mio. hinter Syrern (6,7 Mio.) und vor dem Süd-Sudan (2,3 Mio.) an zweiter Stelle (UNHCR – The UN Refugee Agency 2019). Die Konfliktursachen in sind aller Regel hochkomplex und historisch weit zurückreichend. Zumeist handelt es sich um kulturell-ethnische, religiöse, wirtschaftliche, politische, humanitäre, soziale oder ökologische Krisen und Unruhen, welche Menschen aus ihrem Umfeld vertreiben. Relevante makropolitische Ereignisse sind hierbei der internationale

Waffenhandel, Arbeitskräftemangel in Deutschland und in anderen europäischen Staaten (als Pull-Faktor), internationaler Terror und organisiertes Verbrechen (vor allem Drogenanbau, Drogenhandel), aber auch die Globalisierung und die damit verbundenen globalen Handelsstrukturen, die meist einseitig den Großteil des Profits in die Industrieländer lenken. Zudem werden auch aktuell Millionen Menschen aus ihren Heimatregionen vertrieben, um Rohstoffe abzubauen.

Die Hauptfluchtroute der aus Afghanistan Geflüchteten ist über den Iran in die Türkei und über das östliche Mittelmeer mit verschieden großen Booten oder Schiffen. Griechenland und die Türkei sind für Geflüchtete aus Afghanistan *die* Zufluchtsorte, wo sie sich meistens länger aufhalten, bevor sie etwa die Schweiz, Schweden, Österreich oder eben Deutschland als Zielland anstreben und erreichen.

Die Route auf dem Landweg führt durch osteuropäische Länder wie Bulgarien, Rumänien, Serbien und Ungarn, um nach Österreich zu gelangen. Die folgende Grafik (Abb. 7.1) zeigt, dass das gesamte Mittelmeer die größte Fluchtroute von Geflüchteten nach Europa ist.

Afghanistan als Teil einer globalen diskursiven Formation
Ohne hier auch nur annäherungsweise in die Tiefe gehen zu können: Das zentralasiatische Afghanistan war und ist unmittelbar von globalen Prozessen

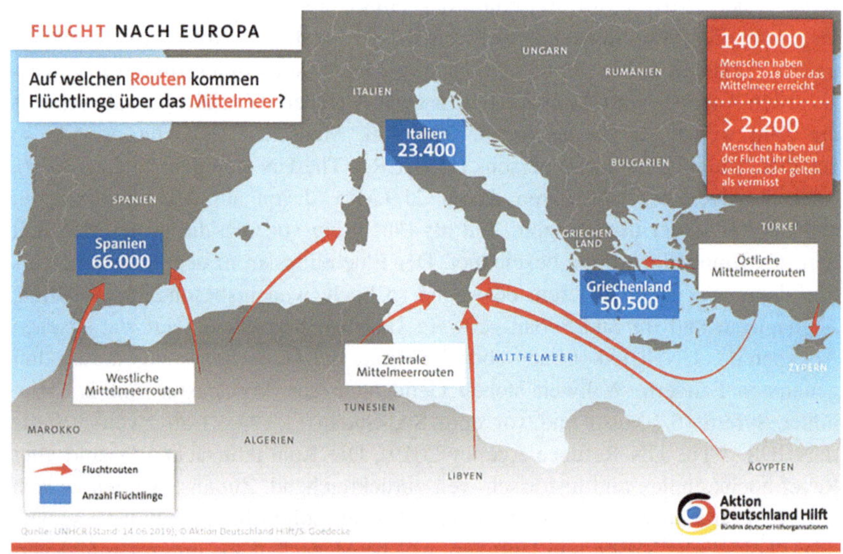

Abb. 7.1 Flucht nach Europa. (Quelle: Aktion Deutschland hilft 2019)

betroffen und integraler Bestandteil der jüngsten globalen Geschichte und über die militärpolitischen Verstrickungen ist auch Deutschland unmittelbar involviert. Nach dem menschenverachtenden Terroranschlag auf das World Trade Center im Jahr 2001, die dem gebürtigen Saudi-Arabier Osama bin Laden zugeschrieben werden, erfolgte (und erfolgt bis heute) seit nunmehr 20 Jahren ein ebenso menschenverachtender und völkerrechtlich illegaler Krieg gegen die damalige radikalislamische Taliban-Regierung in Afghanistan (Ganser 2016). Die Taliban waren zunächst als Friedensstifter in die jüngere afghanische Geschichte eingegangen, nachdem sie den äußerst blutigen Bürgerkrieg zwischen 1992 und 1996 in Afghanistan beendet hatten, bevor sie dann mehr und mehr Menschenrechtsverletzungen in großem Stil begingen (Rashid 2010; Sahrai 2018).

Viele der aktuellen internationalen militärischen Auseinandersetzungen werden diskursiv gerahmt von einem neuen Glaubenskrieg, in dem die zivilisierte, fortschrittliche, moderne (christliche) westliche Welt den Kampf im Namen der Menschheit gegen die rückständige, unzivilisierte barbarische muslimische Welt führt (so formuliert in Huntington 2002; intelligenter formuliert, aber mit derselben Stoßrichtung Bellaigue 2018; kritisch hierzu z. B. Hall 1994a; Souza 2008). Diese bipolare diskursive Formation transportiert die Vorstellung, dass *die* islamische Welt den Westen terrorisiert, sodass der Krieg in Afghanistan, dem Irak oder Syrien eine präventive Sicherheitsmaßnahme darstelle, um den globalen Terror siegreich zu bekämpfen. Der ehemalige sozialdemokratische (!) Verteidigungsminister Peter Struck hat mit der verwirrenden Idee die Meinungen der breiten Masse in der Bevölkerung in Deutschland geprägt und zugleich gespalten, dass die deutsche Demokratie am Hindukusch verteidigt wird (vgl. hierzu u. a. Weiss 2008).

Der Terror, so scheint es, ist aber längst nicht nur vor der eigenen Haustür angekommen, betrachtet man die jüngsten Ereignisse von Terror- und Selbstmordanschlägen, unter anderem in Madrid (2004), London (2005), Oslo (2011) Paris (2015) und Berlin (2016). Schnell wird die öffentliche Schlussfolgerung gezogen, dass Terroranschläge verbunden sind mit und zurückzuführen sind auf den Zustrom der Geflüchteten, vor allem aus der islamischen Welt.

Mit dem Satz „Wir schaffen das!", dessen Kenntnis nachweislich afghanische Menschen zum Aufbruch bewegte, gelang es der amtierenden Bundeskanzlerin Angela Merkel, zunächst einen international viel beachteten Kontrapunkt gegen den weitgehend xenophoben europäischen Diskurs zu setzen. Ihr Bemühen um eine Willkommenskultur scheiterte allerdings schnell an einer ganzen Reihe von Gründen (u. a. innerparteiliche Widerstände, Ängste europäischer Nachbarn, CSU-Taktik, Erstarken rechtspopulistischer Bewegungen nicht nur

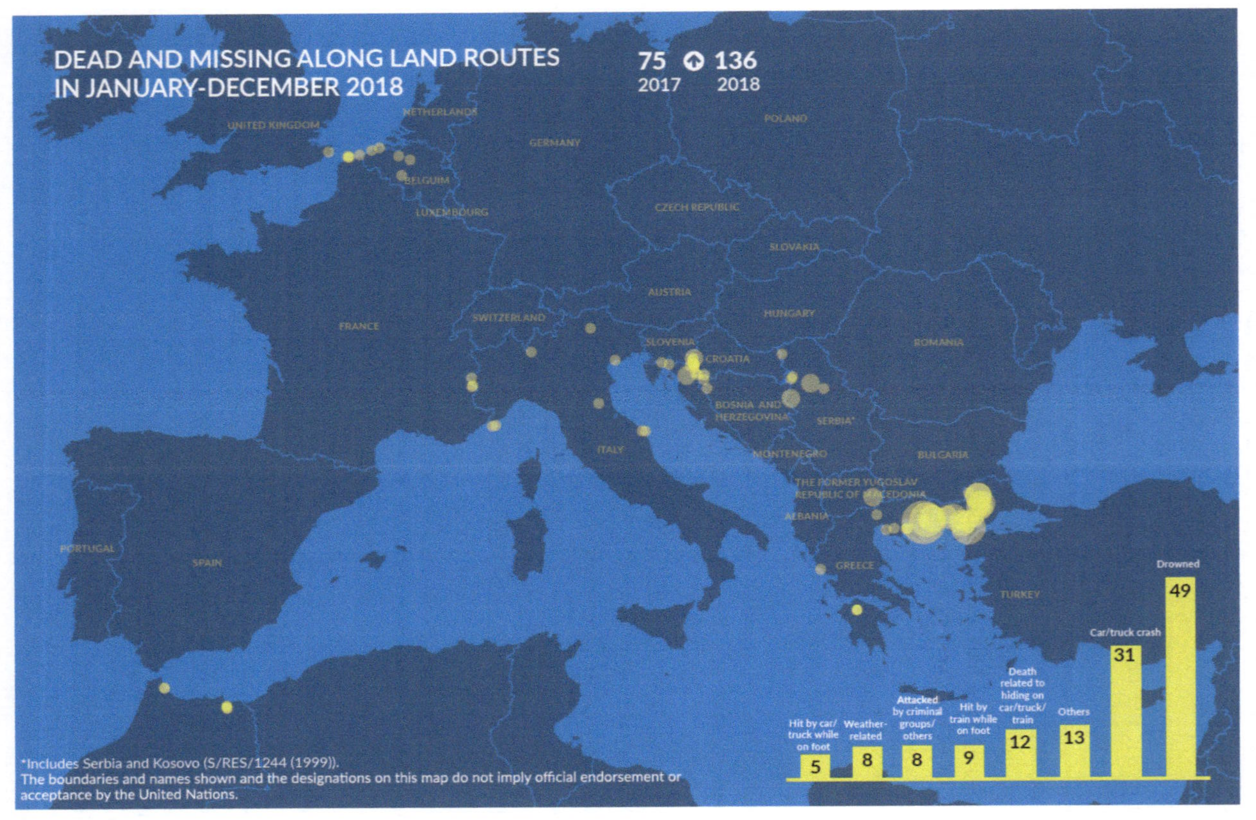

Abb. 7.2 Quelle (United Nations High Commissioner for Refugees (UNHCR) 2018)

aufgrund nationalistischer Tendenzen, sondern auch aufgrund von vergrößerten sozialen Ungleichheiten) Durch den aus merkwürdigen Gründen Angela Merkel zugeschriebenem Erfolg rechtspopulistischer Strömungen wie der AFD in der Folge der Flüchtlingskrise wurden Hoffnungen und Erwartungen der Geflüchteten einerseits, aber auch der ansässigen Wohnbevölkerung schnell enttäuscht.

Dennoch besteht die bis auf absehbare Zeit vorhandene Herausforderung darin, den in den letzten Jahren nach Deutschland zugewanderten Menschen eine vernünftige Perspektive zu bieten. Denn in den vergangenen vier bis fünf Jahren, vor allem ab 2015, gab es in Deutschland einen großen Flüchtlingszuwachs. Statistischen Angaben des Bundesamtes für Migration und Flüchtlinge (Bundesamt für Migration und Flüchtlinge (BAMF) 2016) zufolge lag Afghanistan mit 31.382 in Deutschland asylsuchender Menschen an vierter Stelle hinter Syrien, Albanien und Kosovo, (in jüngster Zeit ist die Gruppe der Nigerianer*innen in Deutschland und die der Eritrear*innen massenmedial ziemlich unbemerkt besonders stark gestiegen). Internationalen Berichten zufolge ist die hohe Anzahl von Flüchtlingen aus Afghanistan seit 2015 mit der Eroberung großer Teile Afghanistans durch die Taliban und deren deutlichen Wiedererstarken verbunden (UN Secretary-General (UNSG) 2016, S. 4). Jüngste Entwicklungen zeigen, dass sich die Sicherheitslage, unabhängig von der tatsächlichen Ursache, nicht verbessert, sondern, trotz kürzlich abgehaltener demokratischer Wahlen, eher verschlechtert hat (vgl. hierzu u. a. United Nations, General Assembly Security Council (UNGASC) 2019). Es ist also davon auszugehen, dass sich auch weiterhin afghanische Menschen auf den Weg nach Europa machen und versuchen, in Europa ein gutes und sicheres Leben aufzubauen.

Laut den statistischen Daten des UNHCR sind allein im Jahr 2018 mindestens 2200 Menschen auf dem Landweg nach Europa gestorben oder gelten als vermisst (Milz und Tuckermann 2018). Jedoch, so vermutet auch das UNHCR, liegen die tatsächlichen Zahlen der Toten und Vermissten weit höher (United Nations High Commissioner for Refugees (UNHCR) 2018). Die folgende Grafik veranschaulicht die quantitativen Dimensionen fluchtbedingter Tode und differenziert noch einmal nach verschiedenen Todesursachen:

Die ansteigenden Todeszahlen von 2017–2018 verdeutlichen dramatisch, dass die betreffenden Länder in Europa ihre Grenzen für die Geflüchteten stärker abschotten und den Tod von Menschen bei ihrer Flucht billigend in Kauf nehmen. Die Flucht afghanischer Menschen nach Europa beginnt bereits mit (zum Teil lebens-)gefährlichen Situationen, darunter Vertreibung, Gewalt, Ausgrenzung, Diskriminierung, in frühen Fluchtetappen bzw. während des (in der Regel unfreiwilligen) Aufenthalts an Zwischenstationen oder in Flüchtlingscamps.

Der größte Teil der aus Afghanistan flüchtenden Menschen halten sich im Iran und in Pakistan auf. Iran und Pakistan teilen jeweils über eintausend Kilometer lange Landesgrenzen mit Afghanistan, weswegen die erste Fluchtstation in der Regel oft diese beiden (oder eines dieser beiden) Länder sind. Das Verhältnis zwischen Afghanistan und den beiden Nachbarländern gilt gemeinhin als schwierig, konfliktär und sehr komplex (vgl. hierzu z. B Fischer 2014; Jalilvand 2014), die Situation der afghanischen Flüchtlinge in Pakistan und im Iran als problematisch. So werden beispielsweise in Pakistan besonders Kinder und junge Menschen afghanischer Herkunft von der Polizei (!) verschleppt, ausgeraubt, auch ohne Grund verhaftet oder umgebracht. In Diskussionen mit Geflüchteten aus Afghanistan werden diese Geschichten immer wieder thematisiert. Auch im Iran ist die ansässige afghanische Minderheit deutlichen Repressionen und Diskriminierungen ausgesetzt.

In einer Studie zu den afghanischen Rückkehrern aus Pakistan und aus dem Iran beschreibt Mamiko Saito die Situation auf der Grundlage qualitativer Interviews mit den nach Afghanistan zurückgekehrten wie folgt:

> „Bullying and social exclusion of refugees in all cases of population displacement are common; however, different connotations were observed in the experiences of respondents between the two neighbouring countries. In Pakistan some, if not all, of the non-Pashtun respondents have experienced political discrimination based on stereotypes held by some Pakistanis (often Pashtun Pakistanis) of Afghans from the northern regions. [...] However, the perceptions of Afghans in Iran (as reported by respondents) tend to be more linked to a cultural hierarchy, despite the fact that many Afghans who left for Iran also shared religious beliefs as Shia followers. A sense of shame in relation to being Afghan, more commonly observed among refugees in Iran, is another reason cited for refugees keeping a low profile in public. Respondents universally became highly nervous in reaction to the terms of abuse ‚Afghani' or ‚Afghani kesafat'—literally meaning dirty Afghans and implying that they have no culture, no manners, no understanding, and that they are rural people who are backward, barbarian and illiterate. Fitting in with this, however, many respondents indeed saw Iranians as more cultured, educated, mannered and wealthier than Afghans – at the same time as they held Afghan nationalist sentiments." (Saito 2009, S. 25–27).

Die Flucht von Menschen mit Migrationshintergrund aus Afghanistan in aller Regel über bezahlte Schlepperbanden von Pakistan normalerweise über den Iran weiter über die Türkei und die unterschiedlichen Routen bis nach Europa, dauert häufig nicht nur Monate, sondern Jahre. Angesichts dieser schwierigen und teilweise lebensbedrohlichen Umstände und tagtäglichen sozio-strukturellen Spannungen ist es daher nicht verwunderlich, dass kaum eine afghanische Familie in Deutschland anzutreffen ist, die in ihrem Verwandtschaftskreis nicht

Mord, Vergewaltigung, Raub, Missbrauch, gesetzeswidrige Festnahmen oder Gewalt in jedweder Art erfahren hat.

Allerdings halten die gerade geschilderten makrostrukturellen Phänomene spezifische Rahmungen bereit, die für Geflüchtete aus Afghanistan nicht als gesundheitsförderlich einzustufen sind. Dazu gehört, neben den mit der Flucht verbundenen Erfahrungen (siehe hierzu den folgenden Abschnitt) sicherlich, dass Afghanistan nicht offiziell als Bürgerkriegsland eingestuft wird und Zwangsabschiebungen nach Afghanistan seit 2018 durchgesetzt werden. Weiterhin wird ein islamophober (und insgesamt sichtbarer ausländerfeindlicher) Hintergrunddiskurs in Deutschland, aber auch in ganz Europa geführt, der die Ausübung für Geflüchtete bislang selbstverständlicher muslimischer Lebenspraktiken unter den Verdacht stellt, nicht mit sozialem Integrationswillen im Zielland kompatibel zu sein. Im folgenden Abschnitt soll es um den unmittelbaren Zusammenhang zwischen Flucht und Gesundheit gehen.

7.3 Flucht und Vertreibung und gesundheitliche Konsequenzen

Weltweit zeigen Studien aus Deutschland, Schweiz, Kanada, Australien, Pakistan, oder den USA, dass viele Geflüchtete mit Kriegs-, Flucht- und/oder Gewalttraumata zu kämpfen haben, und das nicht erst seit der so genannten Flüchtlingswelle in 2015 (Perren-Klingler 2000; Kassam und Nanji 2006; Alemi et al. 2014; Clark-Kazak 2017; Slewa-Younan et al. 2017; Unger 2017). Das Bundesamt für Migration und Flüchtlinge (BAMF) hat gemeinsam mit dem Instituts für Arbeitsmarkt- und Berufsforschung (IAB) sowie dem Sozio-ökonomischen Panel (SOEP) 2016 einen Forschungsbericht vorgelegt, in dem insgesamt rund 4500 Geflüchtete nach den Ursachen, Motiven und Risiken der Flucht befragt wurden (Rother et al. 2016; siehe hierzu auch Milz und Tuckermann 2018; Biakowski et al. 2016; Etzold 2019). Wenn Menschen oder Menschengruppen ihre Heimat verlassen (müssen), liegen vielschichtige Motive wie Armut, Lebensgefahr, Ausgrenzung, politische Verfolgung, Diskriminierung aufgrund religiöser oder ethnischer Zugehörigkeiten zugrunde. Bei den meisten Geflüchteten handelt es sich um Minderheitengruppen, wie etwa die Jesiden aus Syrien und dem Irak, Roma (hauptsächlich) aus dem osteuropäischen Raum oder christianisierte Gruppen aus dem Iran, um nur einige willkürliche Beispiele zu nennen, die besonders auf die Geflüchteten in Deutschland zutreffen. Eine quantitativ große Gruppe der in den letzten Jahren Zugewanderten, die Gewalt, Repression und Verfolgung erlitten haben, sind Geflüchtete aus Afghanistan.

Der Sammelbezeichnung Afghanen ist deshalb nicht ganz unproblematisch, weil es sich bei Afghanistan (wie auch in Syrien oder dem Irak) um einen Vielvölkerstaat handelt, der heterogene Gruppen wie Paschtunen, Tadjiken, Hazara, Uzbeken, Baluchen, Turkmenen umfasst.

Aber unabhängig davon, welcher spezifischen ethnischen (Minderheiten-) Gruppe diese Menschen in ihrer afghanischen Heimat angehören und aus welchen Gründen sie ihr Land, ihre Familie, ihren Besitz zurücklassen müssen, haben sie zunächst eines gemeinsam: die Flucht! Damit verbunden sind Unsicherheiten, Angst (vor Gewaltangriffen), illegaler Aufenthalt in Transitländern (also Länder, in denen sich die Geflüchteten nur zeitweise aufhalten, bevor sie in die Zielländer gelangen[1]). Nicht nur die Situation in den Heimatländern ist oft lebensbedrohlich (oder ökonomisch verzweifelt), sondern auch die Flucht nach Europa selbst.

Ankunft im Zielland
Einmal im Zielland angekommen, ist die Erleichterung zunächst groß und afghanische Flüchtlinge können aufatmen. Sie sind zumindest nicht mehr in unmittelbarer Lebensgefahr. Anfänglich werden sie zentral in Bundes- und Landeserstaufnahme-Einrichtungen untergebracht, in welchen sie gemeinsam mit weiteren Personen auf kleinem Raum (9qm pro Person) ohne die Möglichkeit, selbst kochen zu können und mit begrenzter Bewegungsfreiheit untergebracht sind. Daraufhin werden sie einem Ort in ganz Deutschland zugewiesen und können einen Asylantrag stellen. Das Verfahren dauert meist mehrere Monate bis zu Jahren bis zur ersten Anhörung und mindestens sechs weitere Monate bis zur Bekanntgabe der Entscheidung. Bei vielen Afghanen wird der Asylantrag abgelehnt, sodass sie in Revision gehen müssen und ihnen mit Abschiebung gedroht wird. Es ist klar, dass die Strapazen der Flucht nicht an ihnen vorbeigehen (können). Nach und nach aber machen sich Traumatisierungen und andere psychische Probleme bemerkbar. Die Dauer und Art und Weise kann einmal individuell unterschiedlich sein; die Verarbeitung ist vor allem abhängig von den eigenen Erfahrungen vor und während der Flucht. Sie hängt aber auch stark vom Alter und Geschlecht ab. So nimmt ein Kleinkind die Gefahren nicht so bewusst wahr wie ein Jugendlicher oder Erwachsener. Entsprechend

---

[1]Am Anfang der Flucht ist es für Geflüchtete aus Afghanistan meistens Iran oder/und Pakistan; am Ende der Flucht und vor dem Ankommen am Zielland ist es die Türkei oder Griechenland. Dies gilt hauptsächlich für diejenigen, die auf Land (und später Meer) auf der Flucht sind.

heterogen sind auch die Bewältigungs- und Verarbeitungsmechanismen. Dies ist nicht erst seit der Flüchtlingswelle in 2015 der Fall (mehr hierzu am Beispiel der Schweiz siehe Achermann et al. 2006). Vielmehr ist die Verarbeitung individueller (oder familialer) Fluchterfahrungen nicht zuletzt auch von den individuellen, sozio-strukturellen und/oder soziodemografischen Merkmalen, den zugänglichen Ressourcen sowie den entsprechenden (Bewältigungs-)Strategien abhängig. Ein gängiges Resultat von Fluchterfahrungen, das sich früher oder später manifestieren kann, sind depressive und psychosomatische (Angst-) Zustände, oft für Außenstehende bzw. für die Institutionen und zuständigen Behörden der Aufnahmegesellschaft nicht sichtbar, zumal der/die „Fremde", insbesondere in Deutschland, zugleich mit „fremdem" Blick beobachtet wird, sodass alles, was an dem Fremdem „anders" ist, mit dem Fremdsein (also häufig Kultur, Ethnie und/oder Religion) und weniger mit potenziellen gesundheitlichen Beeinträchtigungen erklärt oder legitimiert wird. Außer Diskriminierungserfahrungen im Zielland kommt es daher zusätzlich zu Beobachtungs-, Wahrnehmungs- und Interpretationsverzerrungen seitens der Aufnahmegesellschaft, die die Geflüchteten (häufig noch lange) zusätzlich begleiten und belasten. Folglich kann es zu sozialen (Fehl-)Konstruktionen von Fremdbeobachtung, Ausgrenzung und Isolation kommen. Am Beispiel von Migrant*innen zeigt Christian Ulbricht, wie und wodurch solche Konstruktionen entstehen (Ulbricht 2017). Bevor die Flucht-, Gewalt- und Verfolgungstraumata verarbeitet werden (können) oder zumindest parallel zu solchen Verarbeitungsprozessen, sind Geflüchtete also mit neuen Herausforderungen konfrontiert, die eher dazu führen, dass sich die Probleme und Belastungen akkumulieren und vor allem die psychische Gesundheit weiter Schaden nimmt. Dabei verschiebt sich, um an Aaron Antonovskys Modell der Salutogenese (Antonovsky 1987) anzuknüpfen, das Kontinuum zwischen „gesund" und „krank" zu Ungunsten des Gesundheitspols.

David Zimmermann hat in diesem Zusammenhang das hilfreiche Konzept sequenzieller Traumatisierung entwickelt, mit denen sich die unterschiedlich gelagerten Traumatisierungspotenziale angemessen darstellen lassen. In der folgenden Abb. 7.3 wird das Modell illustriert.

Welche Aspekte eine Rolle spielen können, dass Geflüchtete dennoch ihren Alltag meistern und „objektiv" oder medizinisch (zumindest am Anfang) als „gesund" gelten, wird zu einem späteren Zeitpunkt noch mal aufgegriffen und diskutiert (Achermann et al. 2006). Auch wenn es einen offensichtlichen und klaren Zusammenhang zwischen Flucht, Migration und wahrscheinlichen Gesundheitsbelastungen gibt, haben wir für unsere Absicht einer Gesundheitskompetenzforschung im Vorfeld überlegt, mögliche Traumatisierungen nicht offen zu thematisieren, sondern nur situativ zu reagieren, wenn die

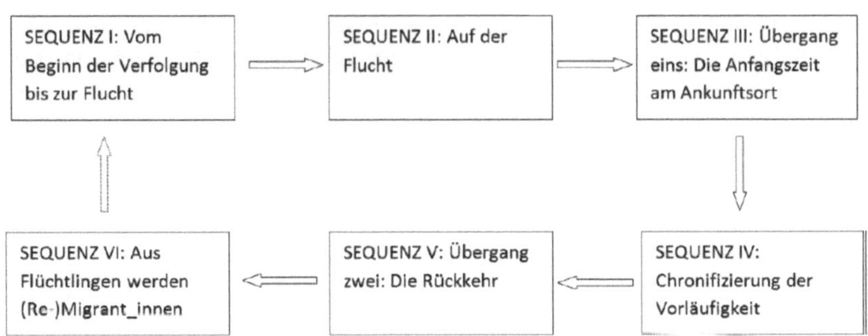

Abb. 7.3 Sechs potenziell traumatische Sequenzen im Kontext von Flucht und Zwansmigration. (Quelle: Zimmermann 2012, S. 45)

Relevanzsetzung Flucht von den begleiteten Jugendlichen selbst erfolgte. Die Gründe für diese Zurückhaltung sind mehrschichtig: Der erste Grund bezieht sich darauf, dass unser Fokus eher auf eine gelungene Alltagsbewältigung unter erschwerten Bedingungen liegt, der zweite Grund besteht darin, dass wir nicht dadurch, dass wir Traumata, die möglicherweise nicht vorhanden oder noch nicht zu Vorschein gekommen sind, durch eine aktive Ansprache noch zusätzlich verfestigen wollten. Drittens schließlich sind wir keine ausgebildeten Therapeut*innen, die mit ihrer Feldforschung und Begleitung unmittelbar zur Traumabewältigung beitragen können, selbst wenn wir es wollten. Wir hofften hier eher auf implizite therapeutische Effekte durch unsere Begleitung in Form von Stabilisierung, indem wir durchgängig und aus unserer Sicht erfolgreich Wertschätzung und Interesse signalisieren konnten. Wir werden am Ende der Fallstudie dieses Motiv noch einmal aufgreifen.

Zunächst möchten wir nach diesen allgemeinen Ausführungen zu Afghanistan, zur Flucht und zum Zusammenhang von Flucht und Gesundheit den Fokus auf die Altersgruppe der Jugendlichen richten.

7.4   Die begleiteten Jugendlichen im Profil

Die Situation von jungen geflüchteten Menschen mit afghanischem Migrationshintergrund in Deutschland ist der Fokus dieser Fallstudie. Im Rahmen des BMBF-Projektes ELMI (E-Health Literacy und die Gesundheit von Minderheiten) konnten wir jugendliche Flüchtlinge neun Monate lang, ein bis zweimal pro Woche begleiten. Die Zielgruppe waren geflüchtete Jugendliche zwischen 14 und 17 Jahren mit afghanischem Migrationshintergrund, die sich derzeit in Deutschland aufhalten.

Die Jugendlichen sind während ihrer Flucht kontinuierlich Strapazen ausgesetzt. Wenn diese Jugendlichen nach den Ursachen ihrer Flucht befragt werden, dann fallen oft Begriffe und Sätze wie „(fehlende) Sicherheit", „Aufenthalt ohne offizielle Papiere" und „keine Perspektiven, sich ein Leben aufzubauen"; je nachdem, ob sie von der Flucht aus Afghanistan erzählen oder aus dem Iran und Pakistan. In Deutschland angekommen, läuft die soziale Integration selten reibungslos ab. Da eine große Anzahl von geflüchteten Jugendlichen gewalt-, kriegs- oder zumindest fluchttraumatisiert sind und ohne eine klare Bleibeperspektive Asyl beantragen, sind die Grundvoraussetzungen für eine gute, gesundheitliche Situation eher suboptimal, auch wenn sonstige (Infektions-) Krankheiten nicht vorherrschen. Zusätzlich zu diesen schwierigen und gesundheitsbelastenden Voraussetzungen erschwert allen voran der Erwerb der deutschen Sprache eine unproblematisch gelingende Integration. Zudem kommen die Umstände, sich ständig ohne dauerhaft gültige Papiere, zum Teil illegal, zum Teil nur kurzfristig geduldet, in einem fremden Land aufzuhalten und unter ständiger Angst vor Gewaltübergriffen ausländerfeindlicher Gruppen zu leben. Diese Lebenssituation ist gleichaltrigen jungen Leuten aus und in Deutschland fremd.

Diese allgemeinen Hintergrundstrukturen gelten auch für die von uns begleiteten Jugendlichen, die nun im Einzelnen genauer vorgestellt werden sollen. Zunächst sollen einige „objektive" Daten zu den begleiteten Jugendlichen Seleman, Bari und Tamim[2] genannt werden, bevor Ergebnisse aus der ethnografischen Feldforschung vorgestellt und anschließend diskutiert werden.

Seleman, 15 J., Begleitdauer: zwei Monate
Seleman, den wir leider nur zwei Monate begleiten konnten, da er danach umgezogen ist und die Stadt verlassen hat, war 2014 mit einem Teil seiner Familie nach Deutschland gekommen. Er selbst, seine Eltern sowie eine ältere Schwester waren gemeinsam auf der Flucht nach Deutschland. Eine Schwester lebte in England, eine in Berlin, die mittlerweile mit ihnen in der Nähe von Frankfurt lebt. Ein älterer Bruder war vorher schon ohne die Familie auf der Flucht, bevor er nach Deutschland kam, also als nichtbegleiteter Minderjähriger,

---

[2]Alle Namen wurden zur Anonymisierung und zum Schutz der Teilnehmenden verändert.

damals wohl 17 Jahre alt. Während ihrer Flucht hatten sie nur in der Türkei einen längeren Aufenthalt bzw. Zwischenhalt von ca. sechs Monaten, bevor sie ihr Zielland erreichten.

Seleman interessiert sich für Boxen und war zum Zeitpunkt der ethnografischen Beobachtungsphase in einem Boxverein. Neben der Schule sowie den zusätzlichen Sprachkursen hat er bei einem deutschen Jungen Gitarrenunterricht genommen. Ein erster Eindruck aus der Beobachtung lässt einen sehr integrationswilligen Teenager erahnen. Mittlerweile soll er sogar trotz des durch den Umzug in eine andere Stadt unterbrochenen Integrationsprozesses an Boxkämpfen und Turnieren teilnehmen.

Bari, 17 J., Begleitdauer: neun Monate
Bari war zum Zeitpunkt der Feldstudie noch 17 Jahre alt und lebt seit 2015 in Deutschland. Sein Vater war vor über 40 Jahren in den Iran emigriert, damals noch ledig. Weiterhin erzählte uns der Vater bei einem Besuch bei ihnen zuhause, dass damals die politischen und auch sonstigen Beziehungen zwischen Afghanistan und Iran wesentlich entspannter waren als heute. Bari ist also im Iran geboren und hat Afghanistan noch nie gesehen. Er hat zwei Schwestern und zwei Brüder. Die Eltern, ein Bruder und eine Schwester, beide verheiratet, sind mit der Schwägerin und dem Schwager von Bari zusammen nach Deutschland gekommen. Die beiden anderen Geschwister leben derzeit noch im Iran und sind ebenfalls verheiratet. Die Familie führte im Iran gemeinsam mit einem einheimischen Iraner einen Schuhmacherladen mit Lederverarbeitung. Es war für die Kinder zwar möglich, die Schule zu besuchen, aber die Gebühren wurden ab der 5. Klasse so hoch, dass sie abbrechen mussten und nur noch als mithelfende Familienangehörige in dem Schuhgeschäft arbeiteten. Entsprechend gering sind die schriftsprachlichen Fertigkeiten bereits in der Muttersprache. Besonders für die älteren Geschwister werden im Alter von zum Teil über 30 die geringen schriftsprachlichen Fertigkeiten nur mit viel Mühe zu kompensieren sein, während bei Bari als jüngstes Geschwisterkind der bis zu seinem 16. Lebensjahr im Iran lebte, der zeitliche Abstand zum Schulbesuch nicht so weit zurückliegt und hier bessere Chancen eines Erwerbs der Zielsprache Deutsch haben dürfte.

Der Kontakt zu den im Iran lebenden Familienangehörigen, einer Schwester und einem Bruder, beide verheiratet und mit Kindern, ist intakt und findet, zum Zeitpunkt der Feldforschung, regelmäßig statt. Allerdings erzählte Bari mir zu einem späteren Zeitpunkt bereits nach der ethnografischen Feldphase, dass die Kontaktfrequenz deutlich seit einem Jahr abgenommen hat, nicht zuletzt seit er die Schule abgebrochen hat, um eine Berufsausbildung in einem Lebensmitteldiscounter anzufangen. Die Einbußen an frei verfügbarer Zeit durch die berufliche Ausbildung dürfte dabei die zentrale Rolle spielen.

Die folgende Abbildung (Abb. 7.4) zeigt ein Soziogramm, das im Rahmen der Feldforschung entstand ist und über die Nähe zum Zentrum die Bedeutung der Personen bzw. Personengruppen für den Alltag von Bari operationalisiert. Je näher eine Person am Zentrum ist, desto wichtiger und präsenter ist sie für Bari, beispielsweise, wenn es um Stressbewältigung oder ähnliches geht.

Bei Bari zählen einige seiner Mitschüler_innen gleichzeitig zu seinen Peers und engen Freunden.

Tamim, 15 J., Begleitdauer: 6 Monate
Tamim ist ebenfalls nur mit einem Teil seiner Familie Ende 2014 nach Deutschland gekommen. Ein jüngerer Bruder und eine ältere Schwester sind mit den

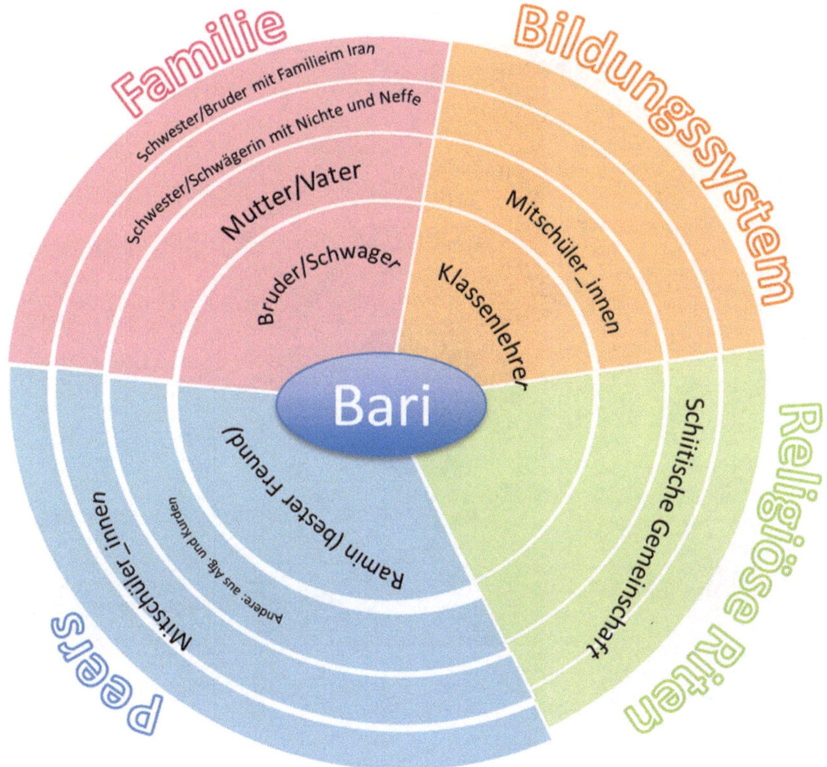

Abb. 7.4   Soziales Netzwerk von Bari

Eltern mitgekommen. Zwei Brüder von ihm waren kurz vorher nach Österreich gekommen, einer von ihnen ist wohl ein sehr guter Zeichner. Über den anderen Bruder erfuhr ich erst später, nach der Feldphase und Tamim erwähnte ihn nur beiläufig. Vor der Ankunft in Deutschland hat die Familie einige Jahre in Islamabad, der Hauptstadt von Pakistan gelebt. Danach, praktisch während der Flucht nach Europa verbrachten sie ca. ein Jahr in der Türkei. Tamim ist begeisterter Vereinsfußballer und hat während der Feldphase angefangen, sich für Gitarrenspielen zu interessieren. Die folgende Abbildung (Abb. 7.5) zeigt die Netzwerkkarte von Tamim und macht bereits Unterschiede zum Soziogramm Baris, v. a. im Setting „Peers/Freunde" deutlich.

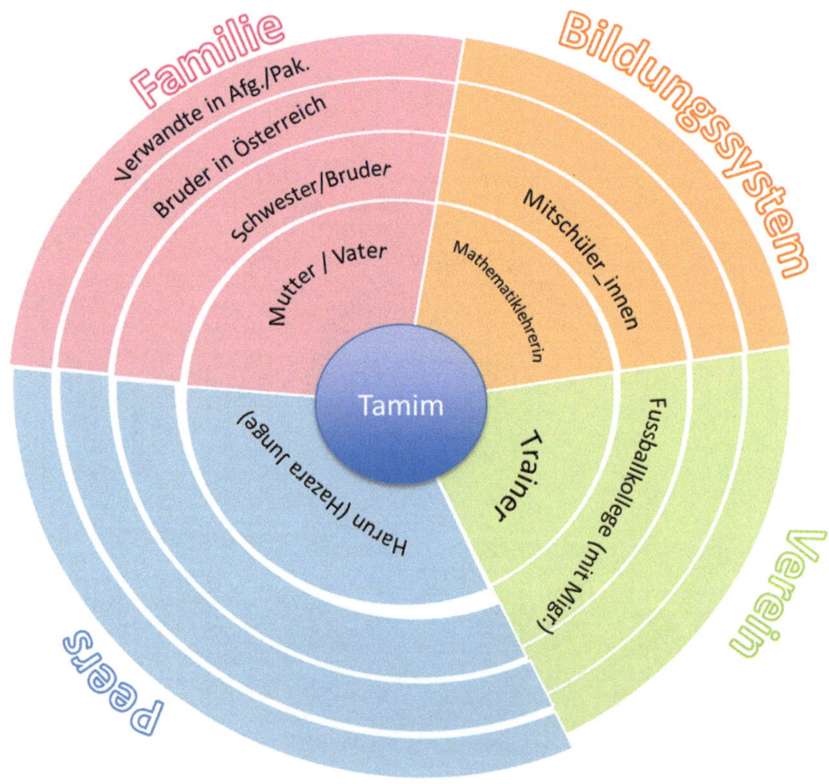

Abb. 7.5 Soziales Netzwerk von Tamim

Tamim ist zwar im Fußballverein und nimmt regelmäßig Gitarrenunterricht. Seine Peergroup bzw. sein Freundeskreis sind jedoch nicht so etabliert wie bei Bari. Das mag am jüngeren Alter liegen, weil sich in den nächsten Jahren durchaus noch enge Freundschaften etablieren können, allerdings ist – sozialisationsgeschichtlich – Tamim bereits genau so lange in Deutschland wie Bari. Eine andere Erklärung für die eher eingeschränkten sozialen Netzwerke und noch nicht voll zur Geltung gekommenen Bedeutung der Peergruppe könnte auch in Tamims eher zurückhaltender Persönlichkeit liegen. In der Begleitung hat Tamim einen eher schüchternen, zumindest keinen offensiven, aktiv auf Andere zugehenden Eindruck gemacht. Diese Einschätzung teilt auch Tamims Mutter, die bei unserem ersten Treffen ebenfalls auf Tamims Schüchternheit hingewiesen hat. Da wir Gewalt- und Fluchttraumatisierungen nicht ausschließen können, kann die beobachtete Schüchternheit erst durch die Flucht selbst verursacht worden sein. Tamim hat während unserer Begleitung das Thema Flucht nicht offen angesprochen und aus unserer Sicht möglichst vermieden, können wir hierzu also keine wirklich fundierten Aussagen treffen. Aus der Ethnographie wissen wir, dass zumindest die begleiteten Jugendlichen, aber auch ihre Angehörigen es möglichst vermeiden, über Flucht zu sprechen; insbesondere dann, wenn sie sich mit der Familie oder einen Teil der Familie in die Flucht begeben. Aus Umfang und Zusammensetzung des bisherigen sozialen Netzwerks von Tamim würden wir allerdings keine Prognose ableiten wollen, denn die Aufnahme enger, intensiver und lang anhaltender Freundschaften geschieht in diesem Alter vergleichsweise rasant.

7.5 Ausgewählte Ergebnisse der ethnografischen Feldforschung und qualitativen Interviews

Im Rahmen der ethnographischen Studie traten wiederkehrend im Kontext von Gesundheit vier besonders relevante Themenfelder hervor: die Familie, das soziale Netzwerk und das soziale Kapital der Jugendlichen (Abschn. 7.5.1); die Gesundheitsvorstellungen und Gesundheitsbezüge (Abschn. 7.5.2); die Rolle der Smartphone-Nutzung (Abschn. 7.5.3) sowie weitere gesundheitsrelevante Kompetenzen (Abschn. 7.5.4). Diese Themen werden wir nachfolgend anhand von den gewonnenen empirischen Erkenntnissen darstellen und im Hinblick auf die grundlegende Fragestellungen des ELMI-Projektes reflektieren. Da der Kontakt auch nach Abschluss der Feldphase zu einem Jugendlichen fortbestand, zeichnen wir knapp die uns bekannte weitere Entwicklung nach.

7.5.1   Übergreifende Einschätzung des Netzwerks: Differenzen, Defizite und soziales Kapital

Wird das soziale Netzwerk der Jugendlichen – veranschaulicht in den beiden Soziogrammen, aber klar ersichtlich in der alltäglichen Beobachtung – genauer betrachtet, wird bei allen drei von uns begleiteten Jugendlichen der starke Bezug zur Familie, aber auch zum erweiterten Familien- und Verwandtschaftskreis deutlich. Sie gilt prinzipiell als eine wichtige gesundheitsförderliche Ressource für Jugendliche, als eine spezifische Form des sozialen Kapitals (Hartung 2011, 2014).

Die Bedeutung der Eltern für Bari war im Verlauf der Feldforschung nicht ganz klar abzuschätzen, umso deutlicher war die Bedeutung anderer Familienmitglieder im Alltag. Der ältere Bruder und der Schwager sind die Personen, mit denen Bari am meisten Zeit verbringt, wenn er im Wohnheim ist. Sie sitzen häufig zusammen und rauchen eine Shisha, grillen oder spielen ein Ballspiel, wenn das Wetter schön ist. Am Wochenende sind sie häufig draußen, machen ein kleines Feuer und verbringen so die ganze Nacht.

Die Position oder die Rolle des Vaters von Tamim ist gegenüber der Bedeutung der Mutter klar abgeschwächt im Zusammenhang mit dem Umgang mit Stress und/oder Bewältigungsstrategien. Überragende Bedeutung für Tamim hat aber sichtbar die Mutter, die die wichtigste Rolle in seinem Alltag spielt, zumindest im gesamten Zeitverlauf während der ethnografischen Feldphase.

Aus der ethnografischen Beobachtung sowie den Interviews und den vielen Gesprächen mit den Jugendlichen wurde immer wieder deutlich, direkt und indirekt, wie wichtig der Bezug zur Familie ist. Sie stellt den zentralen Bezugsrahmen dar, aus dem die Jugendlichen schöpfen (können). Die Familie und der „erweiterte Verwandtschaftskreis"[3], können so als Ressource gesehen werden, die den jugendlichen Geflüchteten dabei helfen, Alltagsherausforderungen wie u. a. Stress zu bewältigen. Wie in den folgenden Abschnitten dargestellt wird, sorgt die Familie und das Wohl von Verwandten für das „soziale Wohlergehen"

---

[3]Zum „erweiterten Verwandtschaftskreis" gehört in afghanischen Familienkonstellationen neben Onkeln, Tanten und Cousins und Cousinen auch die Verwandtschaft der Ehefrau/des Ehemannes, Schwägerin/des Schwagers, etc. Außerdem schließt diese Formulierung die Verwandten mit ein, welche sich in einem anderen Land aufhalten, aber dennoch für den Alltag in einem anderen Land bedeutsam sein können.

der Jugendlichen. Der Kontakt zu Verwandten, die – im Falle der begleiteten geflüchteten Jugendlichen – sich in Afghanistan, im Iran oder Pakistan aufhalten, ist ein wesentlicher Bestandteil der alltäglichen Kommunikationspraxis, die damit wesentlich international angelegt ist. Somit kommen transnationale Beziehungen und Verhältnisse im Leben von Geflüchteten eine besondere Bedeutung zu. So ist es möglich, dass positive oder negative Ereignisse von Verwandten, die sich in einem anderen Land aufhalten als in Deutschland, sich entsprechend auf ihren Alltag auswirken und somit direkt oder indirekt mit ihrer Gesundheit in Verbindung gebracht werden können. Die Rede ist nicht etwa von einem Trauerfall, bei dem ein paar Wochen lang getrauert wird; vielmehr ein ständig andauerndes „Unwohlsein", das die Geflüchteten über Jahre hinweg, ja sogar ein Leben lang begleiten und beschäftigen kann. Die jugendlichen Geflüchteten sind jedoch, wie schon betont, trotz sichtbarer Probleme nicht nur als benachteiligt und eingeschränkt handlungsfähig zu beschreiben und zu verstehen. Sie verfügen über Kompetenzen, die sich teils aus den Familienressourcen unmittelbar und teils aus erfolgreichen Aneignungs- und Bewältigungsprozessen im Zielland ergeben.

Die Beobachtungen während und nach der ethnografischen Feldphase, insbesondere im Setting Wohnheim, haben klar gezeigt, dass das familiäre Umfeld die bedeutsamste Orientierung für die Jugendlichen darstellt, aus unserer Sicht ist die Peergroup nachgeordnet. Damit wird eine, wenn auch unterschiedlich ausgeprägte, Differenz zur autochthonen Bevölkerung und teilweise auch zu Jugendlichen mit Migrations-, aber ohne Fluchthintergrund sichtbar: Die Quelle verfügbarer Handlungsressourcen der Jugendlichen mit Fluchthintergrund ist überwiegend familiär verankert; anders bei Jugendlichen in der Vergleichsgruppe, welche wegen der besseren Sprachkenntnisse in Deutsch (oder Englisch) viel einfacher auch an institutionell verfügbare Ressourcen herankommen. Dazu gehören neben („guten") Schulen auch Jugendhäuser oder Bibliotheken. Der Mangel an deutschen Sprachkenntnissen führt sichtbar zu Einschränkungen bei der Wahl der zur Verfügung stehenden Handlungsressourcen. Soziales Kapital spielt deshalb eine besonders herausragende Rolle, weil weder kulturelles noch ökonomisches Kapital für die Jugendlichen verfügbar und deshalb von vorne herein die sich ergebenden Handlungsoptionen limitiert sind (Lin 1999; Burt 1982, 2000; Lin 2017).

Eine weitere Differenz zwischen den geflüchteten Jugendlichen und der durchschnittlichen Gleichaltrigengruppe, die sichtbare Konsequenzen auf das Wohlbefinden der Jugendlichen und vermutlich auch auf die verfügbaren sozialen Netzwerke selbst hat, ist die Lebenslage in Bezug auf Unterkunft:

das Flüchtlingswohnheim. Die Situation in den Wohnheimen ist allein schon wegen der dünnen Wände problematisch wegen einer permanenten akustischen Belastung. Die Fernseher und selbst die (nicht lautstark erhobenen) Stimmen der angrenzenden Wohneinheiten hört man in der Regel im eigenen Zimmer immer. Das war bei den vielen familialen Besuchen im Rahmen der Ethnographie überdeutlich. Eine mögliche direkte Konsequenz ist die von den Jugendlichen berichtete Schlaflosigkeit, die dann mit eingeschränkten oder ganz ausbleibenden Leistungen in der Schule und/oder in der beruflichen Ausbildung verbunden ist. Keiner der drei begleiteten Jugendlichen hatte ein eigenes Zimmer für sich, ein Umstand, der wohnheimweit gilt. Dementsprechend limitiert sind (in der Altersphase notwendige) Inklusions- und Integrationsbedingungen, die dem schulischen Lernen, der Entfaltung einer Lebens- und Zukunftsperspektive, und dem Recht auf Privatsphäre – wie es in Deutschland weit verbreitet und gefördert wird – entgegenstehen.

Im Verlauf unserer Feldforschung fiel stark auf, dass die Geflüchteten aus Afghanistan trotz der gerade beschriebenen massiven Raumknappheit für (mögliche) Besucher ein Zimmer als Gästezimmer umgestalten. In Afghanistan gibt es traditionell ein großes Zimmer, welches im Alltag tatsächlich kaum genutzt wird, außer wenn Besuch da ist. Solche „Gäste- bzw. Gästeempfangszimmer" sind in der Regel nur mit Teppichen und überzogenen Matratzen ausgelegt und es gibt häufig einen Schrank, wo Geschirr aufbewahrt wird. Nach und nach kamen neue Stilrichtungen (je nach Schicht und Interessen) und Einrichtungsgegenstände als Ergänzung hinzu, etwa: Musikinstrumente, Fernseher, Bar oder Kühlschrank, Spiele usw. Bei den Eltern des einen Jungen ist das Zimmer ausgestattet mit einem riesigen Tisch, einem Bett, einer Couch, einem Fernseher sowie einen Schrank, der den pragmatischen Vorteil hat, dass Gegenstände jeglicher Art schnell verstaut werden können. Ein „Gäste(empfangs-)zimmer" muss nämlich möglichst leer und sauber sein. So arrangieren afghanische Geflüchtete sich und versuchen kulturelle Gewohnheiten und Normen wie die in Afghanistan sehr hoch gehaltene Gastfreundschaft, wenn auch mit großen Kompromissen, in die Alltagspraxis und die beengte räumliche Umgebung zu übertragen.

Hinsichtlich der dargestellten Situationen sowie der Lebenslage allgemein, insbesondere im Setting Wohnheim, sowie die starke Einbindung in familiäre (Meso-)Strukturen ergeben sich für die Jugendlichen einerseits große Einschränkungen und Defizite. Andererseits wäre die Perspektive vollkommen verfehlt, aus den drei begleiteten Jugendlichen vollständige Opfer struktureller Widrigkeiten zu konstruieren. Im folgenden Abschnitt werden Chancen und vorhandene Handlungsspielräume sichtbar gemacht.

7.5.2   Gesundheitsvorstellungen und Gesundheitsbezüge

Zu Anfang der Feldphase fragte ich die beiden Jungen ein wenig über Gesundheit und was sie sich darunter vorstellen. Folgendes kam als Antwort: „Gesundheit ist irgendwie alles; natürlich sei die Familie immer wichtig, weil man nicht alleine ist und dich immer jemand unterstützt, wenn du Probleme hast." Seleman (14 J.), (Treffen am 18.6.2016: Z. 33–36).

> „… Meistens, wenn es meiner Familie gut geht, geht es mir auch gut. Aber wenn es meiner Familie nicht gut geht, fühle ich mich auch nicht wohl." Bari (17 J.), (Treffen am 18.6.2016: Z. 39–43).

In unterschiedlichen Situationen, ob beobachtet oder verbalisiert, zeigt sich auch hier die durchschlagende Orientierung an die Familie. Ein Ausschnitt aus einem Fokusgruppeninterview mit vier Jugendlichen, darunter die zwei Jugendlichen Bari und Tamim, die wir ethnographisch länger begleitet haben, offenbart einmal mehr die Mutter als wichtige gesundheitliche Stütze. Tamim erklärt in diesem Zusammenhang: „„…Und sonst sitz' ich mit meiner Mutter und unterhalte mich ein wenig mit ihr, das hilft manchmal auch." (Fokusgruppe 1, Juni 2017; B1: Z. 393–394).

Zuvor wurde Tamim, um potenzielle Bewältigungsstrategien im Alltag zu rekonstruieren, danach gefragt, was er in Stresssituationen genau mache, damit es ihm besser geht. Unsere Interpretation geht in die Richtung, dass Tamim in der Zeit, in der er sich mit seiner Mutter unterhält, den ständigen und allgegenwärtigen Integrations-, Leistungs- und Konkurrenzdruck nicht so sehr spürt, als in anderen Settings, wie etwa in der Schule oder bei den Peers. Soziale Strukturen, Umgebungen und Bedingungen, die einem ständig Erwartungen abverlangen (und erst über eine vollbrachte Leistung Anerkennung „ermöglichen"), können Stress auslösen oder diese verstärken.

Der Mangel an Schlaf stellt ein weiteres, verbreitetes Problem dar und wird nicht nur in den Fokusgruppeninterviews thematisiert, sondern zeigt sich fast durchgängig während der ganzen Feldphase. Bei fast jedem Treffen ist mindestens einer der beiden Jugendlichen erschöpft und müde, unabhängig vom Zeitpunkt unserer Treffen. Inwieweit Traumatisierungen und vorherige (nicht verarbeitete) Ereignisse eine Rolle spielen, konnten wir weder aus der Ethnografie noch aus den (Fokusgruppen-) Interviews deutlich festmachen. Allerdings zeigt die jüngere Schlafforschung, dass Flüchtlinge auch ohne festgestelltes Trauma, besonders diejenigen mit ungeklärtem Aufenthaltsstatus, zu den Hochrisikogruppen gehören, schlecht zu schlafen (Wettstein 2018).

Von unmittelbar die Gesundheit beeinträchtigenden Diskriminierungs-erfahrungen haben die beiden Jugendlichen so gut wie nichts berichtet. Lediglich einmal erwähnte Bari kurz, wie schwierig momentan die Schule für ihn ist, seitdem er die Schule gewechselt hat und mit Deutschen gemeinsam Unterricht hat. Er fing an, die Klassenatmosphäre anzusprechen und unterbrach den Satz; wusste nicht, wie er sich ausdrücken konnte. Ich sprach ihn darauf an, ob so etwas wie Konkurrenz in der Klasse herrsche innerhalb der Mitschüler. Ebenfalls fragte ich ihn, ob es Mitschüler gebe, die er bei Verständnisproblemen ansprechen könne. Er nickte nur und meinte, dass sie einem nicht wirklich helfen bzw. es manchmal so scheint, als wollten sie nicht. Da wir uns in unserer Ethnographie absichtlich und explizit nicht auf die Bildungsinstitutionen beziehen, sondern in den Lebenswelten der Jugendlichen präsent sein wollten und deshalb keine Unterrichtsbeobachtungen durchgeführt haben, ist es nicht möglich, die Aussagen einzuschätzen. Über die Lehrer_innen selbst hatte Bari nichts zu beklagen. Dafür bemerkte Tamim öfter, dass sein Mathematiklehrer nicht so gut unterrichte. Auch hier ist es nicht möglich, die Unterrichtsqualität und damit den Aussagegehalt von Tamims Äußerung einzuschätzen. Zugleich bemerkte Tamin, wenn wir über die Relevanz von Mathematik sprachen und über Baris gute Mathematikkenntnisse, dass er das Fach überhaupt nicht mag.

In diesem thematischen Zusammenhang ist allerdings auch festzuhalten, dass sowohl während der ethnographischen Begleitung als auch in den Interviews deutlich geworden ist, wie schwer sich die Jugendlichen tun, über bestimmte Themen offen zu reden, zumindest mit mir. Die Jugendlichen waren insgesamt sehr reserviert, wenn es darum ging, irgendetwas negativ Konnotiertes anzusprechen. Dies zeigt sich auch im Kontext möglicher Diskriminierungs-erfahrungen. Diese wurden in der ethnographischen Begleitung so gut wie nie zum Thema, und wenn, dann thematisierten sie Diskriminierungen selbst verbal nie direkt. Sie vermitteln sehr das Gefühl, dass sie einfach als Jugendliche hier wahrgenommen und akzeptiert werden wollen.

7.5.3 Digitaler Alltag, digitale Gesundheitskompetenz und ihre Ambivalenz

Die ursprüngliche Fragestellung des ELMi-Projekts war es, mehr über digitale Gesundheitskompetenzen bei Jugendlichen mit Migrationshintergrund und limitierten sozio-ökonomischen Ressourcen herauszufinden. Im Zuge der Feld-forschung hat sich der Fokus etwas auf die Alltagsbewältigung verschoben, weil durch den Einbezug geflüchteter Jugendlicher die Handynutzung nicht mehr das prioritäre Erkenntnisinteresse war. Dennoch wollen wir den Bereich der digitalen Gesundheitskompetenzen bei geflüchteten Jugendlichen in dieser Fallstudie nicht ausklammern, sondern die Resultate in diesem Abschnitt vorstellen.

Das ursprüngliche Erkenntnisinteresse entsprang aus der bereits in Abschn. 3.4 formulierten Einsicht, dass Kinder und Jugendliche in einer Situation aufwachsen, in der es keine Informationsknappheit mehr gibt, sondern zum einen digitale Gesundheitskompetenz sehr eng mit der kritischen Bewertung und Einschätzung der verfügbaren Gesundheitskompetenz verlinkt ist (Chinn 2011; Paakkari und George 2018; Wharf Higgins und Begoray 2012). Deutlich ist auch, dass der Digitalisierung im Bereich der Gesundheitskompetenzen gerade auch aus gesundheitspolitischer und gesundheitsökonomischer Perspektive ein enormes Potenzial zugesprochen wird (vgl. u. v. a. Lawson 2010; Lyles et al. 2015; Spahn 2019). Klar ist aber auch, dass gerade bei Jugendlichen die digitale Welt, also Social Media und Smartphones, ein allseits verfügbares Internet nichts ist, was Jugendlichen mit ihrer Alltagspraxis und ihren Gesundheitsroutinen von außen verbinden müssen; das Digitale ist vielmehr ein integraler Bestandteil heutigen Aufwachsens. „If there is one thing that defines the current generation of teenagers, it is the degree to which they are always ‚connected'– spending vast amounts of time online and on their gadgets, using social media, surfing the web, watching YouTube videos, Tweeting and using apps." (Wartella et al. 2015, S. 1; analog argumentiert eine deutsche Studie einige Jahre früher: vgl. Rager und Sehl 2008).

Wenn diese Einschätzungen zur digitalen Durchdringung jugendlicher Lebenswelten zutreffend ist, und wir zweifeln keinen Augenblick an dieser Beschreibung, dann ist die Isolation eines digitalen Handlungsbereichs bei Jugendlichen insgesamt fraglich und dann ist die Bestimmung von digitalen Gesundheitskompetenzen *deckungsgleich* mit der Beobachtung ihrer alltäglichen Lebenswelten. Das gilt auch für die von uns begleiteten geflüchteten Jugendlichen aus Afghanistan.

Smartphone-Nutzung der begleiteten Jugendlichen
Bei den afghanischen Flüchtlingen sind, zumindest auf dem ersten Blick, keine besonderen (oder direkten) Unterschiede bzw. neuen Erkenntnisse bezüglich der Nutzung neuer Medien im Vergleich zu Gleichaltrigen anderer sozialer und/ oder ethnischer Herkunft zu beobachten. Lediglich wird die besonders häufige Nutzung bestimmter Apps wie etwa Viber, WhatsApp, Imo unter anderem auch zur Kommunikation mit Menschen in anderen Ländern deutlich. Insgesamt kann aus der Beobachtung und dem Austausch während der Begleitphase abgeleitet werden, dass 1) Ängste, Sorgen, (sich) über Neuigkeiten informieren (über die

Sicherheitslage im Heimatland ebenso wie über normale soziale Verhältnisse), 2) (online) Games spielen, 3) die Überwindung von Sprachbarrieren sowie 4) der Austausch mit den Peers und Verwandtenzu den Hauptmotiven zählen bei der Smartphone-Nutzung. Zusätzlich zu der Kommunikation innerhalb der Peers (etwa als „Entertainment") werden diese Kommunikations-Apps insbesondere genutzt, um den Kontakt zur „Heimat" zu halten, beispielsweise mit Verwandten, die in Afghanistan, Iran oder Pakistan leben. Die Alltagspraxis, des Nutzens von Übersetzungstools (Deutsch-Dari/Persisch) zur Überwindung alltäglicher Sprachbarrieren, führt Tamim in einem Fokusgruppen-Interview aus:

> „Ja, ja wenn ich etwas nicht verstehe, dann ich übersetze. Deutsch auf Persisch, oder Persisch auf Deutsch. Äh, die Verben und sowas. Ich habe ein App mein Handy, auf meinem Handy und wenn ich was nicht weiß, wie ähm, was ist das und so, ich übersetze, und ich weiß nicht wie das (überlegt), wie das heißt, keine Ahnung, ich weiß nicht. Und ich benutze diese App. Das sagt ja, was kommt von sie oder er oder und so. Er benutzt so viele Verben auf Deutsch und so weiter, und ich versteh das nicht." (Fokusgruppe 1, Juni 2017; B3: Z. 318–323).

Das von uns beobachtete, wenig spektakuläre konkrete Nutzungsverhalten ist konsistent zur vorliegenden Forschung, in der die Mediennutzung von Jugendlichen mit Migrationshintergrund mit denen autochthoner Jugendlicher verglichen wird.

> „In der Zusammenschau der Ergebnisse kann man nicht von einer Kluft zwischen der Mediennutzung und Medienkompetenz junger Migranten auf der einen und ihrer Altersgenossen in der Gesamtbevölkerung auf der anderen Seite sprechen. Festhalten kann man aber, dass es bei den jungen Migranten ganz offensichtlich einige, für ihren jeweiligen Migrationshintergrund typische Besonderheiten bei der Auswahl der Inhalte und der Intensität der Nutzung von Massen- und Individualmedien gibt." (Trebbe et al. 2010, S. 8).

Es zeigt sich im Verlauf der Begleitung, dass die Nutzung sowie die Art und Weise der Nutzung neuer Medien sich stark orientiert an die (situativen und kontextuellen) Bedarfe und Bedürfnisse der geflüchteten Jugendlichen. Somit kann durchaus gesagt werden, dass Medien- und Computer *Literacy* vorhanden sind, aber eben in eingeschränktem Maße und je nach Alltagshandlungen und Bedarfen von geflüchteten Jugendlichen.

Andererseits soll nicht unterschlagen werden, dass die sehr eingeschränkten deutschen Schriftsprachkenntnisse die digitale Gesundheitskompetenz der Jugendlichen ebenfalls klar limitiert, trotz wie oben gesehen der Nutzung einer

Übersetzungs-App. Keiner der drei Jugendlichen war im Beobachtungszeitraum in der Lage, eigenständig und gezielt nach Gesundheitsinformationen in deutscher Sprache im Internet zu suchen und die Informationen umfassend zu verstehen; ganz zu schweigen von der Selektierung von vertrauenswürdigen und weniger vertrauenswürdigen Inhalten und Webseiten, die ja die Schlüsselkompetenz von eHealth Literacy bezeichnet. Dennoch wäre es aus unserer Sicht verfehlt, den Jugendlichen keinerlei digitale Gesundheitskompetenzen zuzusprechen. Denn obwohl ihnen allein aufgrund der Defizite in der deutschen Sprache ein niedriger Score in den Performanzmessungen der eHealth Literacy sicher wäre und auch im Selbstreport etwa eHeals-Instrument von Norman und Skinner die Testfairness klar eingeschränkt wäre, zeigen die Alltagsbeobachtungen, dass die geflüchteten Jugendlichen durchaus technikaffin sind und viele Funktionen eines Smartphones bedienen können, darunter Spiele, Kommunikations- und Übersetzer-Apps. Insofern sind sie in jedem Fall kompetent in Hinblick auf Teilelemente des eHealth-Literacy-Modells von Norman und Skinner wie *Computer & Media Literacy*. Neben dieser aber in der Gesamtschau im Vergleich zu den hier geborenen Jugendlichen sicher geringeren digitalen Gesundheitskompetenzen gibt es auch gesundheitsbelastende Motive, die sich gerade aus der Smartphone-Nutzung selbst ergeben.

Die alltägliche Ambivalenz der Smartphone-Nutzung
Im Laufe der Begleitung wurde an einigen Stellen sehr deutlich, dass die Smartphone-Nutzung auch mit gesundheitsbelastenden Aspekten verbunden ist. Im Folgenden werden diese Motive zusammengestellt. Dabei handelt es sich zunächst um wenig dramatische Aussagen über Stressproduktion bei verlorenen online-Spielen. Später aber werden die Aussagen durchaus gewichtiger.

Die folgenden beiden Statements stammen von Tamim, der beschreibt, unter welchen Bedingungen er sich besonders gestresst fühlt.

„Mehr gestresst bin ich beispielsweise, wenn ich ein Spiel verliere. Manchmal bin ich auch wegen der Familie unruhig …(geht nicht weiter drauf ein). Was mich auch oft beschäftigt, sind eben auch mein Handy und die Spiele (Computer). Und manchmal, wenn ich gestresst bin, liegt es eben auch an dem Spiel (Computer). Und eben wenn ich Fußballspiele verliere, bin ich auch gestresst." (Fokusgruppe 1, Juni 2017; B3: Z. 379–383).

Auf die Frage nach der Häufigkeit solcher Situationen antwortet Tamim weiter: „Ja also nicht so oft, dass es jeden Tag ist. Vielleicht ist das öfter am Wochenende. Sorgen ist halt (überlegt), mach ich mir über dieses und jenes, aber wenn, dann meistens am Wochenende. Ich weiß selbst nicht genau worüber ich mir Sorgen mache, aber es ist halt so. Ich denk dann, was passiert jetzt, was passiert jetzt." (Fokusgruppe 1, Juni 2017; B3: Z. 397–400) Als ich Tamim noch weiter befragt habe, was er denn in Situationen der Besorgnis oder des Stresses mache, bemerkte er: „…Es hilft, wenn ich mit meinen Freunden bin. Dann beschäftigen wir uns mit unseren Handys." (Fokusgruppe 1, Juni 2017; B3: Z. 403–404).

Schließlich äußerte Tamim einen tatsächlich in Hinblick auf digitale Gesundheitskompetenzen kritischen Punkt, in dem er während der Fokusgruppe auf massive Schlafprobleme verwies. Als Grund wurde, durch Tamim selbst, die überdurchschnittliche Nutzung des Smartphones angegeben. Seit er sein Smartphone von einer Reparatur zurückerhalten hat, kommuniziert und spielt er damit nach seinen Angaben, bis er dabei in den Schlaf fällt, auch während der Woche, in der er regulären Schulunterricht hat.

Nachdem er gefragt er wurde, wie wichtig ihm sein Handy bzw. das Internet sei, kam folgende Antwort:

> „Ja 99 % nicht, aber 90 % schon. Weil, wenn ich es nicht habe, ist es gut. Eine Zeit lang hatte ich es nicht, da war auch das Wetter schön, da war mein Schlaf auch gut, und ich hatte weder irgendwelche Krankheiten und auch keine Kopfschmerzen. Und seit ich das Handy habe, haben auch Krankheiten angefangen. Viel (…) hält mich sehr beschäftigt. Und wenn ich so sitze, lerne ich nicht viel, was uns in der Schule beigebracht wird. Da funktioniert dann mein Kopf irgendwie nicht richtig und ich kann mich nicht richtig konzentrieren. Eigentlich möchte ich nicht, dass das Handy viel bei mir ist. Aber dass es mich immer wieder zu sich heranzieht, das ist eine andere Sache." (Fokusgruppe 1, Juni 2017; B3: Z. 213–220).

Diese Aussage beinhaltet zunächst zwei ganz unterschiedliche Dimensionen in Hinblick auf allgemeine Gesundheitskompetenzen. *Einerseits* wird deutlich, dass bei Tamim ein einigermaßen ausgeprägtes Gesundheitsbewusstsein vorhanden ist, zumindest was seinen eigenen Körper betrifft. Nicht nur, dass er negative Änderungen im Körper und in seinem Alltag bemerkt, er reflektiert darüber hinaus über die möglichen Ursachen empfundener gesundheitlicher Einschränkungen. *Andererseits* benennt Tamim offen Kontrollverlust und Ohnmacht – gegenüber neuen Medien und der digitalen Welt. Das sind Anzeichen von deutlichen gesundheitsabträglichen Effekten der Smartphone-Nutzung. Zwar hat WHO jüngst die Internetsucht in den aktualisierten ICD-11-Krankheitskatalog aufgenommen (WHO 2019); wir wären allerdings eher vorsichtig, hier eine klinische Diagnose zu unterstellen. Eine aus unserer Sicht erklärungskräftige Ursache für die problematische Smartphone-Nutzung bei Tamim ist die fehlende etablierte Peergemeinschaft, die zwar in der Regel digital angesteuert wird, aber – so scheint es – gleichzeitig auch als Regulativ wirkt (hier wären weitere Studien hilfreich, die diesen Zusammenhang genauer untersuchen).

Denn im Gegensatz zu Tamim hat Bari einen größeren Freundes- und Bekanntenkreis und trotz in vielerlei Hinsicht analoger Smartphone-Nutzung und analoger Lebensbedingungengrößere Handlungs- und Gestaltungsräume in seiner Freizeit; aber mit Sicherheit sind monokausale Erklärungen, die nur auf die Rolle der Peers abheben, erheblich zu unterkomplex, nicht zuletzt, weil der Umkehrschluss nicht funktioniert: „nur" viele Bekannte und Freunde zu haben, bedeutet nicht, geschützt vor (digitaler/m) Sucht- oder Risikoverhalten zu sein.

7.5.4   Die Identifizierung (möglicher) gesundheitsrelevanter Kompetenzen

Die „Kategorie" der möglichen gesundheitsrelevanten Kompetenzen bezieht sich zunächst auf die theoretische Vorannahme des ELMi-Projekts, dass kulturelles, religiöses, kognitives sowie soziales Vorwissen bzw. bereits vorher erworbene Kompetenzen der Geflüchteten im Zielland oder der „Aufnahmegesellschaft" nicht zwingend sichtbar sind. Diese spielen jedoch einerseits eine große Rolle in ihrer (teils isolierten) Alltagspraxis. Andererseits sahen und sehen wir darin Potenziale, an die *(zuvor erworbenen)* Kompetenzen von Geflüchteten anzuknüpfen, *notwendige Kompetenzen* aufzubauen und somit (e-)Health Literacy gerecht zu werden. Dieser Ansatz beruht auf Erkenntnissen der Forschenden, welche (Erkenntnisse) sich durch die Beschäftigung mit der Salutogenese herauskristallisiert haben. In der Praxis bietet sie Chancen, die die sozio-kulturell differenten Handlungsspielräume kombinieren und erweitern. Ein einfaches Beispiel ist die Mehrsprachigkeit. Sie erweitert einfach die Optionen der Kommunikation und der Interaktion. Zudem hilft sie dabei, Alltagsherausforderungen zu meistern oder, wie im Beispiel 1) gezeigt wird, genutzt werden, die Probleme anderer zu lösen. Zusätzlich fragten wir uns, ob es außerhalb der sprachlich-verbalen Kommunikation weitere Beobachtungen bezüglich (fluchtspezifischer) Kompetenzen gemacht werden (können). Fluchtspezifische Kompetenzen konnten, falls vorhanden, nur erahnt und nicht unmittelbar „sichtbar" gemacht werden, lediglich fluchtspezifische Bewältigungsstrategien, wie sie zuvor dargestellt wurden. Dennoch sind drei Beispiele es wert, gesondert erwähnt zu werden, weil sie zumindest auf Potenziale und Fähigkeiten hindeuten, die Geflüchteten (in diesem Fall verallgemeinert) als Sprungbrett dienen kann, um einen (direkten oder indirekten) Zugang entweder zu Bildungsressourcen (1.) und (3.) zu bekommen oder zur Arbeitswelt (2.):

> **Übersicht**
>
> **1. *Auffassungsgabe (Treffen 10.12.2016: Z. 45–50)***
> Während eines Treffens in meiner Wohnung (anwesend waren eine studentische Hilfskraft mit afghanischem Migrationshintergrund, Tamim, Bari und ich) zeigte Bari beim Kartenspielen eine erstaunliche Beobachtungsgabe. Nachdem er uns mehrere Kartentricks zeigte (die meisten kannten wir nicht), schaute er zu, wie der Rest welche vorführte. Während wir drei seine Tricks beim Beobachten nicht oder kaum durchschauten (auch nicht, als er diese langsam vorführte, mit Erklärungen), konnte er unsere vorgeführten Tricks direkt nachmachen.

Logik und mathematisches Geschick konnte Bari bereits im Schuhmacherladen seines Vaters sammeln, wo er an der Kasse stand. Dort eignete er sich ebenfalls handwerkliches Geschick an, wie im zweiten Beispiel dargestellt wird.

> **Übersicht**
>
> **2. *Handwerkliches Geschick (Treffen 25.6.2016: Z. 33–45)***
> An dem Tag besuchten wir (anwesend waren Seleman und seine Schwester, Bari und ich) ein internationales Sommerfest. Dort befanden sich Essstände, eine Musikbühne und viele Bastel- und Malaktionen. Als wir an einem Bastelstand Halt machten, zeigte Bari hier wieder „Fingerspitzengefühl". Hier ein Ausschnitt aus meinen Feldnotizen:
>
> „[…] Schließlich kamen wir dort an und es sah alles sehr bunt aus. Wir gingen einmal durch die Menge zum anderen Ende, wo eine Bühne aufgestellt war mit kostümierten Kleinkindern im Alter von 3–4. S(eleman) hat in der Mitte eine Nebenstraße entdeckt, wo irgendwas los war. Bari bestätigt das.
>
> Wir beschließen, hinzugehen. Dort angekommen, sehen wir viele Stände mit unterschiedlichen Bastel- & Malaktionen mit Kindern. Wir lassen uns von einem Stand begeistern, wo man selber ein Armband basteln kann. Ich fragte die Jugendlichen, ob sie auf sowas Lust hätten. Sie schauten hin, aber schüttelten den Kopf. Kurz darauf kam zum Glück eine Frau, die uns darauf ansprach. Sie verstand es besser, die Jugendlichen dazu zu bewegen, sich hinzusetzen und mit zu machen.

B(ari) verstand die Technik, mehrere Armbänder zusammenzuflechten, recht schnell. Als ich ihn darauf ansprach, erzählte er mir, dass er hier und da im Iran (wo er aufgewachsen ist), Erfahrungen damit gesammelt hat, unter anderem im Schuhmacherladen seines Vaters. [...]"

Und schließlich ein letztes Beispiel, von dem wir annehmen, dass in ihm alltägliche mögliche gesundheitsrelevante Kompetenzen sichtbar werden. Hilfe- und Unterstützungsleistung aufgrund von Mehrsprachigkeit ist ein weiterer Aspekt, der bei Geflüchteten (aber auch bei Migrant_innen allgemein) unterschätzt bzw. vernachlässigt wird. Aufgrund des Mangelns an deutschen Sprachkenntnissen werden den Jugendlichen nicht selten auch kognitive oder soziale Kompetenzen abgesprochen. Der folgende Ausschnitt zeigt aber, dass sie dennoch in Alltagssituationen interaktiv und kommunikativ vermitteln können.

Übersicht

3. *Mehrsprachigkeit als Vermittlung (Treffen 10.12.2016:Z. 25–30)*
Während das Essen kochte, überbrückten wir die Zeit mit Kartenspielen. Wir fingen an mit Fiscot, einem Kartenspiel, das in Afghanistan oft gespielt wird. B[ari] schummelt ständig. Macht aber keinen Hehl daraus es zu verbergen. T[amim] bemerkt es ebenfalls und wirkt amüsiert. Es scheint ihm auch egal zu sein. Die studentische Hilfskraft kannte das Spiel nicht. Die Jungs versuchen es ihr zu erklären. B[ari]s persischer bzw. hieratischer Akzent macht es uns oft schwierig ihn zu verstehen. Auch hier hilft T[amim], und übersetzt einige Begriffe in Dari.

Diese vergleichsweise banalen und alltäglichen Beispiele sollen exemplarisch verdeutlichen, dass die geflüchteten Jugendlichen durchaus über Handlungskompetenzen verfügen, die sie im Zielland nutzen könnten, um etwa die nötigen (digitale) Gesundheitskompetenzen aufzubauen und zu erweitern, aber auch um unterstützend für andere tätig zu sein. Gerade für vulnerable Jugendliche ist die Advocacy-Dimension ein noch vollkommen unterschätzen Faktor in der Gesundheitskompetenzentwicklung. Eher untypisch für unsere bisherige Argumentationslinie sind die Beispiele auf dem ersten Blick mehr verankert am kognitiven Kompetenzpol (Beispiele 1 und 3) als am sozialen. Stellt man jedoch weitere Reflexionen an, die man situativ und kontextuell einbettet, erkennt man, was sich daraus für soziale Interaktionen ergeben kann. Ähnlich wie

Gesellschaftsspiele, welche von den Spielern kognitive Fähigkeiten abverlangen, jedoch im Kollektiv soziale Interaktionen ermöglichen. Die oben angeführten Beispiele ermöglichen ein soziales Miteinander, und ebenso für den Aufbau und die Erweiterung von Gesundheitskompetenzen (und Ressourcen), inter- und transkulturellen Austausch, Lernprozesse oder kurz: sie hätten das weitergehendes Potenzial für soziale Integration und Inklusion.

Nach Abschluss des Projekts hat sich der Kontakt zu Bari verstetigt. Durch Gespräche mit Bari haben wir auch noch etwas mehr über Tamim, erfahren können. Diese Aktualisierungen wollen wir kurz darstellen.

7.5.5 Weitere Entwicklungen nach offiziellem Abschluss der Feldphase

Zu Seleman ist der Kontakt nach seinem Umzug leider komplett abgebrochen. Ich weiß jedoch, dass er mittlerweile an Boxkämpfen und Turnieren teilnimmt. Wie es mit seiner schulischen Laufbahn aussieht und wie er sich gesundheitlich macht, ist mir zu diesem Zeitpunkt nicht mehr ersichtlich.

Während der Beobachtungsphase konnten positive bzw. ambivalente Entwicklungen aufgezeichnet werden. Bei einem der Flüchtlingsjungen, dem älteren Bari, ergab sich ein Schulformwechsel mit der Chance auf einen Realschulabschluss oder höher, und das aufgrund seiner sehr guten Leistung in dem Fach Mathematik.

Leider bekam Bari durch den Schulwechsel große Schwierigkeiten, da das Lernpensum und die damit verbundenen Erwartungen unvermittelt viel zu hoch waren und Bari nicht rechtzeitig die insbesondere sprachlichen Defizite ausgleichen konnte und es auch keine vernünftigen flankierenden Maßnahmen vonseiten der Schule gab. Seine Schulnoten sanken drastisch, sodass er aufgrund von zu hohem Leistungs- und Konkurrenzdruck die Realschule abbrechen musste. Dieses Beispiel zeigt vor allem den gesundheitsabträglichen Effekt des deutschen Bildungssystems. Zuletzt hatte Bari eine Ausbildungsstelle im Einzelhandel angenommen. Während dieser Zeit hat er sich verlobt, was als positive Entwicklung im privaten Bereich und der familiären Sphäre zu deuten ist. Zugleich hat er mittlerweile die Ausbildung abgebrochen, was eine stetige zukünftige prekäre Bildungs- und Berufsbiografie im weiteren Verlauf ziemlich wahrscheinlich macht (sollte er die Erlaubnis bekommen, in Deutschland zu bleiben).

Von Bari erfuhren wir auch, dass er jetzt gute Fortschritte in Gitarre spielen gemacht hat und einige berühmte Stücke schon gut spielen kann. Leider ist der Kontakt zu Tamim im Gegensatz zu Bari kaum noch da. Daher gibt es zum jetzigen Zeitpunkt nicht viel über ihn zu berichten. Nach einem kurzen und zufälligen Zusammentreffen mit Tamim und seiner Mutter habe ich noch erfahren können, dass es Tamim derzeit nicht gut geht.

Diese Aktualisierungen führen uns zum letzten Abschnitt der Fallstudie, in dem die Eindrücke, Schwierigkeiten, Herausforderungen und Ergebnisse dieses ELMi-Teilprojekts ausführlicher diskutiert und in einen etwas breiteren Kontext gestellt werden sollen.

7.6 Diskussion

Aus der Ethnografie gibt es insgesamt Positives zu berichten, auch, sogar oder gerade in Bezug auf Gesundheitskompetenzen und insbesondere digitale Gesundheitskompetenzen. Beide sind bei den Jugendlichen schwach ausgeprägt, würden sie mit den gängigen Verfahren gemessen. Betrachtet man jedoch ihren Alltag und die sich daraus ergebenden Bedarfe und Bedürfnisse der jugendlichen Geflüchteten, zeigt sich, dass sie beispielsweise die notwendigen Kompetenzen haben, um ihre Freizeit zu gestalten, den Kontakt zur Familie im Ausland zu halten sowie alltägliche Sprachbarrieren zu überwinden. Neue Medien, besonders Smartphones und neuartige Apps bergen zwar auf der einen Seite Risiken und Gefahren wie etwa Suchtrisiken; auch dies konnte im Rahmen der Begleitung aufgezeichnet werden. Ebenso aber wurde klar, wie sehr bereits einfache Computer- und Medienkompetenzen (Nutzen von Übersetzertools) interaktive Gestaltungsspielräume schaffen und insofern die digitale Welt tatsächlich nicht nur abstrakt, sondern auch im Alltag von geflüchteten Jugendlichen mit einem vergrößerten Optionsraum verbunden ist. Berücksichtigt man daher die sozial-kulturellen sowie die situativen Kontexte und den Erfahrungsaspekt von Wissen (vgl. hierzu etwa Gilstad 2014; Samerski 2019), so kann man den geflüchteten Jugendlichen (digitale) Gesundheitskompetenzen trotz hoch wahrscheinlichem Low-Scoring kaum aberkennen. Es sind, zwar längst nicht nur, aber hauptsächlich Sprachdefizite, die ein Hindernis darstellen, beispielsweise mediale Ressourcen (Sachbücher, Internet, Dokus, etc.) für sich nutzbar zu machen, um etwa Erfahrungswissen durch informative Aneignung von Wissen zu ergänzen.

Für die jugendlichen Flüchtlinge aus Afghanistan zeigt sich besonders deutlich der enge Zusammenhang zwischen allgemeinen Medienkompetenzen und digitalen gesundheitskompetenzen, so etwa in der Nutzung allgemeiner Funktionen von Smartphones wie etwa dem Downloaden von Apps (Spiele und Übersetzertools) trotz geringer Sprachkenntnisse. Dementsprechend können sie im Alltag dokumentieren, dass sie Health Literacy besitzen, auch wenn die (schriftsprachliche) Alphabetisierung in der Sprache des Ankunftslands noch schwach ausgeprägt ist. Hier spielt sicher auch das allgemeine Gesundheitsbewusstsein eine zentrale Rolle, das zunächst unabhängig vom Bildungsgrad und digitalen Gesundheitskompetenzen vorhanden ist. Zwar kommt also die gesundheitsbezogene Nutzung neuer Medien, beispielsweise die gezielte Informationssuche im deutschsprachigen Internet, jedoch zu kurz. Das bedeutet jedoch nicht, dass sich die begleiteten Jugendlichen nicht andere (soziale bzw. „analoge") Quellen zunutze machen, um sich über Gesundheitsthemen zu informieren. So aber sind die Familie und auch Freunde, aber auch ältere Leute aus dem Bekanntenkreis, häufig eine Anlaufstelle, um sich auszutauschen.

Dieser Aspekt leitet über zur überragenden Bedeutung der Familie für die Jugendlichen. Wir wollten in mit dieser ethnografischen Studie Jugendliche in ihrem außerinstitutionellen Alltag und in ihrer Freizeit begleiten und wir trafen auf Familien (analoges gilt für die Fallstudie zu den Mädchen mit türkischem Migrationshintergrund, vgl. Kap. 6). Insbesondere dient die Familie als eine Art grundsätzlicher Orientierung und Sicherung, sich im Alltag zurechtzufinden, Alltagsherausforderungen zu meistern sowie Bewältigungsstrategien zu entwickeln und zu flankieren. Am Beispiel von Tamim konnten beide Aspekte gezeigt werden, als er von seiner Mutter sprach, mit der er viel Zeit außerhalb der Schule verbringt.

Die Vorstellung einer (zwingenden) Ablösung oder Substitution von Familie durch die Peergruppe haben wir weder für männliche geflüchtete noch für hier geborene weibliche Jugendliche mit Migrationshintergrund feststellen können. Aus unseren Beobachtungen folgt aus unserer Perspektive, dass ein – noch zu entwickelnden – Konzept von Family Health Literacy sinnvoll wäre, das nicht nur auf die nahe liegende Assoziation von Familien mit kleinen Kindern (siehe hierzu das folgende Kap. 8), sondern auch Familien mit (auch erwachsenen!) Jugendlichen einbezieht.

In der untersuchten Altersgruppe, dies betrifft übrigens alle sozialen Schichten, stehen noch viele Optionen und Möglichkeiten offen, Verhalten und Verhältnisse zu verändern (bzw. auf diese eigeninitiativ Einfluss zu nehmen), anzupassen, zu verbessern und gesundheitsförderlich zu gestalten – an all diesen Aspekten könnte ein erweitertes Konzept von Family Health ansetzen. Im zuletzt genannten Punkt wären die unterschiedlichen Disziplinen wie die (Sozial-) Psychologie, die Gesundheitspädagogik, die Erziehungswissenschaften, die Soziale Arbeit und die Soziologie gemeinsam zu befragen. Besonders zentral ist in Hinblick auf Geflüchtete die Frage, wie die Gesundheitspotenziale und bereits vorher (etwa aus anderen Settings und Kulturen) erworbene (ditiale) Gesundheitskompetenzen bzw. Gesundheitsressourcen, auf die die Jugendlichen bisher zurückgegriffen haben, für eine (möglichst bruchlose) Nutzung in der Zielgesellschaft transformieren können. Gerade weil sich die Jugendlichen Flüchtlinge noch in der Entwicklungsphase befinden, in sprachlicher wie in anderer Hinsicht, kann sogar im Bereich Primärprävention viel getan werden. Eine besondere Rolle nimmt dabei die Aufnahmegesellschaft ein, denn sie hat ganz prinzipiell die Macht durch eine gezielte Gesundheitsförderung eine gelingenden Inklusion von geflüchteten Menschen zu besorgen. Sie hätte dafür sorgen, dass einerseits der Zugang zu den notwendigen Ressourcen gegeben ist, aber auch, dass der Zugang erleichtert wird bzw. angepasst wird/werden kann (Niedrigschwelligkeit).

Limitationen
Natürlich gehört auch die Reflexion über die Limitationen der vorgelegten ethnographischen Studie zu einem abschließenden Abschnitt Diskussion.

Dass bei den meisten Geflüchteten die Flucht keine freiwillige Option war, zeigt sich in der Regel erst über einen längeren Zeitraum. Die ethnographische Studie sowie die qualitativen (Fokusgruppen-)Interviews dienten daher eher dazu, Sinnzusammenhänge zu rekonstruieren, die aber stets von der zutreffenden im Unterschied zu der zupackenden Interpretation abhängig bleiben. Im Rahmen des Forschungsprojektes war weder eine Überprüfung der Fluchtursachen kaum möglich – wir wollten hier keinesfalls die symbolisch negativ aufgeladenen behördlichen Prozeduren kopieren; dies galt ebenso für die tatsächliche Situation während der Flucht. Noch wollten wir das Thema und den Erfahrungshorizont der Flucht von unserer Seite aus extensiv bearbeiten, weil wir weder ausgebildete Therapeuten sind und weil die von uns begleiteten Jugendlichen zumindest der Möglichkeit nach froh sind, wenn sie die Erfahrungen (erst einmal) vergessen und sich auf die Herausforderungen im Zielland konzentrieren können.

Einzuräumen ist ferner, dass die Beobachtung der Alltagshandlungen und Herausforderungen der Geflüchteten aus Afghanistan während der Begleitphase stärker daher in Kombination mit den Ergebnissen internationaler Studien und Berichten wie etwa der UN (2019) UNHCR (2017/2018) sowie UNSG (2016) zu betrachten sind. Der Rückbezug zu den internationalen Forschungsständen, ebenso wie zur zunehmenden soziologischen und sozialpädagogischen Erforschung von Flucht sowie schließlich zu der Vielzahl lesenswerter Literatur im Umfeld von Aktivist*innen (vgl. u.v. a. Milz und Tuckermann 2018) muss weiteren Publikationen vorbehalten bleiben.

Unsere ethnografische Studie war von Beginn an als Milieustudie angelegt. Die numerische Anzahl von zwei über einen Zeitraum von neun Monaten begleiteten geflüchteten Jugendlichen täuscht natürlich darüber hinweg, dass wir Gespräche und Interviews mit rund 25 Personen geführt, am Ende der Feldphase noch eine erkenntnisreiche und vertiefende Fokusgruppe durchgeführt haben und das Material aus der Feldforschung relativ umfassend ist. Gleichwohl bleibt eine methodische Frage im Raum, die nicht leicht zu beantworten ist: *Wenn ein kognitivistisches Verständnis von Gesundheitskompetenz aus den in Kapiteln zwei, drei und vier ausgeführten Gründen unzulänglich ist und gleichzeitigt das Gesundheitskompetenzverständnis aus der Engführung im Versorgungsgeschehen herausgeführt werden soll, worin äußert sich lebensweltlich verankerte Gesundheitskompetenz genau?* Diese Frage hat einen im engeren Sinne methodischen und einen theoretisch-normativen Aspekt. Wir wollen hier nur kurz und die Diskussion abschließend den methodischen Aspekt diskutieren und und die Auseinandersetzung mit der theoretisch-normativen Dimension für das Schlusskapitel aufsparen.

Wenn wir davon ausgehen, dass quantitative Testtheorien keine Handlungen messen, sondern Handlungsbereitschaften, Einstellungen und (immer verzerrte) Berichte über zurückliegendes Handeln, dann bleibt als grundsätzliches Transformationsproblem dieser Art der Forschung das Verhältnis von (allgemeinen) Einstellungen und (konkreten) Handlungen bestehen. Dieses Tranformationsverhältnis wird dann mit mehr oder weniger plausiblen sozialpsychologischen oder soziologischen Handlungstheorien weiter bearbeitet. Wenn man aber, wie wir es getan haben, und wie es in der Health-Literacy-Debatte gerade in der Zielgruppe der Kinder und Jugendlichen sehr häufig gefordert wird (wie z. B. in Bröder et al. 2017; Okan et al. 2017a; Okan et al. 2015; Zamora et al. 2015; Pitt et al. 2019; Pinheiro et al. in press), ethnographisch vorgeht, dann stellt sich dasselbe Problem von der anderen Seite. Was sieht man überhaupt, wenn man methodisch anders schaut und Handlungen direkt beobachtet, statt Einstellungen zu messen? Insbesondere stellt sich die Frage, wenn man, wie wir es hier tun, uns im Paradigma der Salutogenese verorten. Dann heißt die Frage zugespitzt: *Wie lassen sich Generalisierte Widerstandsressourcen in beobachteten Handlungen dingfest machen, woran ein starker Kohärenzsinn fixieren? Aus unserer Sicht wäre eine qualitative Salutogeneseforschung, zu der diese Gesamtstudie hier nur ein erster Beitrag ist, dringend grundständig zu entwickeln.* Im einschlägigen Handbuch der Salutogese wird im Beitrag zur Messung des Kohärenzsinns nicht über die klassischen Ideen hinausgedacht (Eriksson und Mittelmark 2017). Hier wäre aus unserer Sicht erheblich weiter voranzuschreiten, wenn der aus der Gesundheitskompetenzforschung selbst stammende Ruf, die Lebenswelten der Beteiligten (zum Teil sogar partizipativ!) zu analysieren verbunden würde mit einer dann fruchtbaren qualitativen Salutogeneseforschung, die hier gerade auch mit interventionistischer und gesundheitsfördernder Absicht (vgl. hierzu auch die Ausführungen im Schlusskapitel) weit tragen könnte.

Gesundheit, Gesundheitskompetenz und Gesundheitssozialisation in Schweizer Familien mit kleinen Kindern und lateinamerikanischem Migrationshintergrund

8.1 Einleitung

Das Thema Einwanderung bzw. Migration steht auch in der Schweiz regelmäßig im Fokus und ist von Ambivalenzen geprägt. *Einerseits* gibt es immer wieder schweizweite Diskurse und massenmediale Inszenierungen über kulturelle Differenzen, unterschiedliche Wertvorstellungen, insbesondere in Hinblick auf Geschlechterverhältnisse, und Fragen nach sozialer Integration in die stark föderalistisch geprägte Gemeinschaft. Weit über die Grenzen der Schweiz hinaus bekannt gewordene Debatten waren das so genannte Minarett-Verbot (NZZ 2009), das seit 2016 in einzelnen Kantonen eingeführte Vermummungsverbot (so genanntes „Burka-Verbot") (Krummenacher 2017)[1] sowie die großflächige Diskussion über die korrekte Einhaltung schulischer Begrüßungsrituale (Gerny 2016). Jenseits solcher um einzelne besonders emotional besetzte Themenbereiche herum gruppierte Diskursereignisse ist die Schweiz *andererseits* eine traditionell besonders gut funktionierende multiethnische Gesellschaft. Die beiden größten in der Schweiz lebenden Ausländergruppen sind Menschen aus Italien und aus Deutschland. Von allen OECD-Ländern ist der Ausländeranteil an der ständigen Wohnbevölkerung mit 25 % der zweithöchste (hinter Luxemburg)

---

[1]Ein schönes Detail ist hier, dass die Mehrzahl der Verstöße gegen das bereits 2016 erstmals in der Schweiz im Kanton Tessin eingeführte Vermummungsverbot etwas anders als wohl beabsichtigt gelagert sind. „Nach Angaben der Behörden gab es dort in den ersten zwei Jahren weniger als 50 Vorkommnisse. In 90 % dieser Fälle verstießen vermummte Fußballfans gegen das Gesetz." haz/kle (afp 2018).

© Der/die Herausgeber bzw. der/die Autor(en), exklusiv lizenziert durch Springer Fachmedien Wiesbaden GmbH, ein Teil von Springer Nature 2020
U. H. Bittlingmayer et al., *Health Literacy aus gesundheitsethnologischer Perspektive,* Gesundheit und Gesellschaft, https://doi.org/10.1007/978-3-658-30637-3_8

(Statista 2018) und der Anteil der Menschen mit Migrationshintergrund in der Bevölkerungsgruppe ab 15 Jahren betrug Ende 2018 knapp 38 %, wovon lediglich ein Fünftel der zweiten Generation zugerechnet werden (Schweizerische Eidgenossenschaft – Bundesamt für Statistik 2019b).

Die im Rahmen des ELiS-Projekts ins Visier genommene Migrant*innengruppe der in der Schweiz lebenden Menschen mit lateinamerikanischer Zuwanderungsgeschichte oder entsprechendem Migrationshintergrund tritt massenmedial sehr selten in Erscheinung. Diese Migrant*innengruppe spielt in der öffentlichen Wahrnehmung nur eine sehr geringe Rolle und gilt schweizweit als gut integriert. Mit dieser vergleichsweise geräuschlosen Integration geht einher, dass das Wissen über diese Migrant*innengruppe in der Schweiz sehr gering ausfällt. Bei der schweizweiten Messung der Gesundheitskompetenz etwa wird Teilen der Migrationsbevölkerung eine geringere Gesundheitskompetenz attestiert, allerdings sind die Fallzahlen zu gering, um hier in den einzelnen Migrationsgruppen zu belastbaren Aussagen zu gelangen (Schweizerische Akademie der Medizinischen Wissenschaften 2015). Die hier erzielten Ergebnisse können dazu beitragen, das Wissen zur lateinamerikanischen Migrantengruppe in der Schweiz in Hinblick auf Gesundheit, Gesundheitsverständnisse und gesundheitsrelevante Alltagshandlungen sowie Gesundheitskompetenz deutlich zu vergrößern. Darüber hinaus stand im Projekt ELiS eine intergenerationale Perspektive im Vordergrund, die Familien mit kleinen Kindern in den Mittelpunkt stellte. Ein Motiv war in diesem Zusammenhang das in der Literatur bislang sehr vage gebliebene Konzept der Family Health Literacy konzeptionell und empirisch für migrantische Familien voranzubringen.

Im Folgenden werden wir diese Case-Study durch Befunde zum allgemeinen Thema Migrant*innengesundheit in der Schweiz rahmen, weil die Schweizer Datenlage für Personen mit lateinamerikanischer Herkunft sehr dünn ist (Abschn. 8.2). Daran anschliessend wird die Zielgruppe der Menschen mit lateinamerikanischen Wurzeln genauer in den Blick genommen (Abschn. 8.3). Es folgt eine detaillierte Beschreibung der für die Fallstudie verfügbaren Daten und die für dieses Projekt zu Grunde gelegte Methodik (Abschn. 8.4). Anschließend werden zentrale Ergebnisse der ethnographischen Studie vorgestellt und mit weiteren Überlegungen aus der Bildungs- und Gesundheitsforschung verbunden (Abschn. 8.5). Die Case-Study wird mit einem kurzen Fazit und der Skizzierung offener Anschlussfragen beendet (Abschn. 8.6).

8.2   Die Gesundheit von Migrant*innen in der Schweiz

Im Rahmen von Gesundheit 2020, der gesundheitspolitischen Prioritäten des Bundesrates, wurde die Verbesserung der Chancengleichheit im Gesundheitswesen als wichtiges Handlungsfeld identifiziert (Bundesamt für Gesundheit 2013a). Alle Menschen sollen die Möglichkeit haben, ihre Gesundheitschancen optimal zu nutzen. Der Bericht nennt jedoch mehrere vulnerable Gruppen, bei denen dies erschwert sein kann und denen folglich in der Gesundheitsversorgung besondere Aufmerksamkeit zukommen soll. Zu diesen verletzbaren Gruppen wird die Migrationsbevölkerung gezählt (Bundesamt für Gesundheit 2013b). Die Gesundheit von Migrantinnen und Migranten erfährt in der Schweiz seit Längerem steigendes Interesse, was sich unter anderem in der bereits zweimaligen Durchführung des Gesundheitsmonitorings der Migrationsbevölkerung (GMM) durch das Bundesamt für Statistik (BFS) äußert. Dabei zeigte sich, was andernorts als „healthy migrant"-Effekt bezeichnet wird: Migrantinnen und Migranten, welche erst seit kurzem im Aufnahmeland sind, haben einen besseren Gesundheitszustand als die einheimische Bevölkerung, auch wenn für Alter kontrolliert wird (Bundesamt für Gesundheit 2012). Der häufig beobachtete gesundheitliche Vorteil von Migranten gegenüber Einheimischen wird mit Selektionseffekten erklärt: Nur gesundheitlich belastbare Personen nehmen eine Migration auf sich (Fennelly 2007; Sahrai 2009; Spallek und Razum 2008b). Gleichzeitig zeigte sich im GMM jedoch, dass mit der Zunahme der Aufenthaltsdauer in der Schweiz der Gesundheitszustand immer mehr abnimmt und die Migrantinnen und Migranten nach längerem Aufenthalt einen schlechteren Gesundheitszustand aufweisen als die einheimische Bevölkerung (Bundesamt für Gesundheit 2012; Guggisberg et al. 2011). Als wichtiges Ergebnis wurde ebenfalls festgestellt, dass in der Migrationsbevölkerung bei allen Variablen zum Gesundheitszustand, insbesondere jedoch bei der psychischen Gesundheit, Frauen stärker beeinträchtigt sind als Männer. Diese Geschlechterunterschiede werden mit sozioökonomischen Faktoren – niedrigeres Ausbildungsniveau und niedrigere Beschäftigungsrate von Migrantinnen gegenüber Migranten – sowie mit geringem Sozialkapital erklärt; allerdings konnte keiner der vermuteten Zusammenhänge statistisch bestätigt werden (Moussa und Pecoraro 2013).

Die Befunde zu Gesundheitszustand und -verhalten in der Migrationsbevölkerung sind sehr heterogen, ebenso wie es die Lebenssituationen der

Migrationsbevölkerung sind (Kaya und Efionayi-Mäder 2007).[2] In der Schweizerischen Gesundheitsbefragung zeigen sich sehr ähnliche Ergebnisse wie im GMM, und es wird dabei folgender Punkt besonders herausgearbeitet: *Der sozioökonomische Status spielt bei der Gesundheit von Migrantinnen und Migranten in der Schweiz eine sehr bedeutsame Rolle. Je höher der Bildungsstand und je besser die Erwerbssituation, desto besser ist grundsätzlich der Gesundheitszustand (Andreani et al. 2014; Bischoff und Wanner 2008).*

Die starken Assoziationen zwischen dem Gesundheitszustand und sozioökonomischen Variablen wie Bildungsstand und finanzielle Situation in der Migrationsbevölkerung legen den Schluss nahe, dass ähnliche Mechanismen wie in der einheimischen Mehrheitsbevölkerung vorherrschen und dass soziale Benachteiligung unmittelbar mit gesundheitlicher Benachteiligung assoziiert ist. Für gewisse Gruppen der Migrationsbevölkerung besteht zudem gegenüber Einheimischen ein grösseres Risiko, soziökonomisch benachteiligt zu sein. So lag die Armutsgefährdungsquote[3] 2014 bei der Bevölkerung ohne Migrationshintergrund bei 9,9 % und bei der Bevölkerung mit Migrationshintergrund bei 15,3 % (Bundesamt für Statistik 2016). Diese Zahlen sind in den letzten Jahren weiter gestiegen und liegen 2017 bei 12,1 % für die Bevölkerung ohne und bei 18,8 % für die Bevölkerung mit Migrationshintergrund (Bundesamt für Statistik 2019a). Auch der Anteil der ständigen Wohnbevölkerung, der nach eigenen Angaben Schwierigkeiten hat, über die Runden zu kommen liegt mit 18,1 % gegenüber 7,5 % bei der Bevölkerung mit Migrationshintergrund deutlich höher (Bundesamt für Statistik 2016).

Sozioökonomische Faktoren allein erklären gesundheitliche Ungleichheiten jedoch nicht, weder innerhalb der einheimischen Bevölkerung noch zwischen

---

[2]Insofern wird zumindest in der sozialwissenschaftlichen Forschung die Sinnhaftigkeit der gesamten Kategorie Migrant bzw. Migrationshintergrund als statistisches Sammelbecken für alle nicht als Einheimische deklarierte Personen in Frage gestellt; siehe hierzu ausführlicher die Kap. 3 und 4 in diesem Buch; die Problematik, auf die etwa Albert Scherr, Ulrike Hormel oder Paul Mecheril kontinuierlich hinweisen, wird an dieser Stelle zumindest wieder virulent.

[3]Zur Armutsgefährdungsquote wird vom Schweizer Bundesamt für Statistik das Folgende präzisiert: „Dieser von der EU empfohlene Indikator misst das Risiko der sozialen Ausgrenzung und die Bedeutung der Ungleichheit der Einkommen zwischen verschiedenen Bevölkerungsgruppen. Eine höhere Armutsgefährdungsquote in einer bestimmten Bevölkerungsgruppe weist darauf hin, dass in dieser Gruppe in verschiedenen gesellschaftlichen Lebensbereichen nicht dieselben Teilhabechancen bestehen wie beim Rest der Bevölkerung." Bundesamt für Statistik (2019a).

einheimischer und Migrationsbevölkerung (Sahrai 2009; Schenk 2007). Ebenso wichtig sind ethnisch-kulturelle Faktoren, welche unter anderem die Handlungsressourcen und (gesundheitsrelevanten) Praktiken einer Person oder Gruppe prägen (Bittlingmayer und Sahrai 2010). Auch differente Gesundheitskonzepte können mit Unterschieden im Gesundheitsverhalten und damit indirekt auch mit dem Gesundheitszustand in Verbindung gebracht werden (Faltermaier 2001; Kizilhan 2009; Obrist und Büchi 2008).

Ein weiterer Erklärungsansatz sieht gesundheitliche Unterschiede zwischen der Migrations- und der autochthonen Bevölkerung in einem Stresserleben, das in der auf die Migration folgenden Akkulturation begründet ist. Es wird von einer spezifischen Belastungssituation ausgegangen, in welcher sich Personen mit Migrationsgeschichte befinden und welche den Gesundheitszustand zusätzlich prägen kann. Der Vorgang der Eingliederung in eine neue, zunächst fremde Umgebung stellt hohe Anforderungen an die Betroffenen und ihre Bewältigungsstrategien. Im Kontext der interkulturellen Psychologie spricht man von „Akkulturationsstress", also der Gesamtheit der interpersonellen, materiell-instrumentellen und politisch-gesellschaftlichen Stressoren, welche in der Akkulturation begründet sind und die Gesundheit von Migrantinnen und Migranten potenziell beeinflussen können (Berry 1992; Berry et al. 1987; Susan Caplan 2007). Wie im GMM gezeigt wurde, spielen unter anderem Diskriminierungserfahrungen und eingeschränkte Arbeitsmarktpartizipation als Indikatoren von Akkulturationsstress eine Rolle für die Gesundheit der Migrationsbevölkerung in der Schweiz (Bundesamt für Gesundheit 2012). Wichtig ist bei der Berücksichtigung von Theorien zu Akkulturation und Akkulturationsstress, dass Migration nicht einseitig als negativer Stressor gesehen wird. Der Kontakt mit einer neuen Kultur und Gesellschaft kann ebenso bereichernd und eine identitäre Ressource für Personen mit Migrationshintergrund sein; zugleich ändert sich durch die Einwanderung auch die aufnehmende Gesellschaft selbst, sodass soziale Integration in der Migrations- und Transnationalismusforschung (vgl. z. B. Kymlicka 2000, 2013, cop. 2007), in der Politischen Theorie (vgl. z. B. Peters 1993) oder auch von den zentralen internationalen Organisationen wie den Vereinten Nationen und selbst der OECD als ein „two way process" beschrieben wird.

Als weitere Gesundheitsressourcen gelten soziale Unterstützung und Kontrollüberzeugungen, also die Überzeugung, das eigene Leben selbstbestimmt gestalten zu können. Im GMM zeigt sich, dass der Einfluss dieser beiden Variablen auf den Gesundheitszustand bei Migrantinnen und Migranten stärker ist als bei der Schweizer Bevölkerung. Einen besseren Gesundheitszustand weisen zudem jene Migrantinnen und Migranten auf, welche eine Schweizer

Landessprache beherrschen (Guggisberg et al. 2011; Bundesamt für Gesundheit 2012). Faktoren, welche als Indikatoren für Integration angesehen werden, prägen also die Gesundheit von Migrantinnen und Migranten sehr deutlich mit.

Im Kontext gesundheitlicher Ungleichheit gewinnt die multiperspektivische Sicht der ‚social determinants of health', der sozialen Determinanten von Gesundheit, an Bedeutung (CSDH 2008; Marmot 2005) und wird dringlich auch bei der Untersuchung der Gesundheit von Migrantinnen und Migranten empfohlen. Zusammengefasst ist bei Studien zur Erforschung von Gesundheit im Kontext von Migration wichtig, dass „gesundheitliche Benachteiligungen von Migranten immer unter Berücksichtigung sozioökonomischer *und* ethnisch-kultureller Faktoren" (Sahrai 2009, S. 88; Herv. i. Org.) analysiert werden.

In den amtlichen (Gesundheits-)Statistiken wird der Diversität innerhalb der Migrationsbevölkerung in Bezug auf sozioökonomischer Status, Herkunft, Aufenthaltsdauer und -status, etc. allgemein nicht genügend Rechnung getragen (Razum et al. 2011). Wenn überhaupt, werden beispielsweise in der Schweiz nur die grössten Immigrant*innengruppen separat in die Auswertungen mit einbezogen. Als Beispiel kann das oben zitierte Gesundheitsmonitoring der Migrationsbevölkerung genannt werden, in welchem bei der Durchführung von 2010 Personen aus der Türkei, Portugal, Serbien, dem Kosovo, Somalia und Sri Lanka untersucht wurden. Die Begründung für die Einschränkung auf gewisse Nationalitäten beim GMM war, dass „eine repräsentative Befragung der gesamten Migrationsbevölkerung den Rahmen des Möglichen gesprengt hätte" (Bundesamt für Gesundheit 2012, S. 11). Hier besteht nach wie vor Forschungsbedarf, um auch jene Gruppen adäquat zu erfassen, die bisher kaum untersucht wurden. Dazu gehören neben anderen lateinamerikanische Migrantengruppen in der Schweiz, welche in der hiesigen Forschung kaum Beachtung erfahren. Im nächsten Abschnitt stehen in der Schweiz wohnende Menschen mit lateinamerikanischer Zuwanderungsgeschichte oder entsprechendem Migrationshintergrund im Mittelpunkt.

8.3   Menschen aus Lateinamerika in der Schweiz

Den analytischen Fokus auf lateinamerikanische Migrant*innen zu richten, ist nicht ganz unproblematisch, fassen wir damit Menschen aus ganz unterschiedlichen Herkunftsländern zu einer virtuellen Gruppe zusammen. Historische, politische und kulturelle Unterschiede zwischen den Ländern Lateinamerikas sprechen nicht gerade dafür, unter Einwanderern aus dieser Weltregion, die immerhin zwei Kontinente umfasst, von einer einheitlichen „Latino-Kultur" auszugehen. Obwohl eine solche Gruppenkonstruktion häufig vorgenommen wird, droht ein solches Vorgehen, gerade an der thematischen Schnittstelle von Familie, Gesundheit und Kultur kulturelle Stereotype zu befördern (Hunt 2005; Hunt et al. 2004).

Tatsächlich sollte die ELiS-Studie auch nur Menschen mit kolumbianischem Migrationshintergrund in den Blick nehmen. Der Hintergrund für diese Vorab-Festlegung waren die guten Feldkenntnisse der kolumbianischen Community der Ethnographin. Im Rahmen der (im Kap. 5 beschriebenen) schwierigen Rekrutierungsphase haben wir dann aber zu unserer eigenen Überraschung festgestellt, dass sich die in der Schweiz ansässigen Menschen aus Lateinamerika von Argentinien bis Mexiko selbst als Schweizer Latino-Community beschreiben und adressieren.

Als Begründung wird von den Menschen mit lateinamerikanischer Zuwanderungsgeschichte Spanisch als gemeinsame Erstsprache ganz besonders hervorgehoben. Mit Blick auf unsere Untersuchungsregion Basel und Umgebung bildet sich das auch organisatorisch ab. So gibt es beispielsweise in Basel durch die Bildungsabteilung der spanischen Botschaft die Möglichkeit, an der Volkshochschule umsonst Kurse der spanischen Sprache zu belegen. Dies gilt allerdings nur für Familien, bei denen mindestens ein Elternteil die spanische Staatsbürgerschaft besitzt. Deshalb gründeten in Basel Migrantinnen und Migranten aus dem spanischsprachigen Lateinamerika die Elternorganisation „FOLC Hispanoamerica" (Fomento de la lengua y cultura hispanoamericana – Förderung der hispanoamerikanischen Sprache und Kultur) und organisieren sich in Treffpunkten und Spielgruppen, in denen die spanische Sprache gefördert und übermittelt wird. Diese Organisationen vereinen unterschiedliche Personen und besonders Familien, die dadurch in dem Zuwanderungsland sprachliche und kulturelle Aspekte ihrer Herkunft erleben und pflegen können. Zum organisationalen Angebot in den Kantonen Basel-Stadt und Basel-Landschaft zählen des Weiteren „GGG Basel" (Gesellschaft für das Gute und Gemeinnützige) mit der integrierten Anlaufstelle für Migrantinnen und Migranten und dem Kompetenzzentrum für Integration sowie die als Quartiersarbeit angelegte Kontaktstelle 4055 – Kontaktstelle für Eltern und Kinder, die jeden Mittwoch als integrativer lateinamerikanischer Treffpunkt für Eltern mit Vorschulkindern fungiert.

Dass Sprache so sehr im Mittepunkt steht, ist konform zu frühen Überlegungen Max Webers zur Konstruktion von Ethnizität, die Sprache als überragend relevantes, wenn auch nicht exklusives Massenkulturgut herausstreichen. Auch die gemeinsame Religion wird von Weber aufgeführt und ist in unserem Fall mit dem in Lateinamerika stark verbreiteten, aber mit anderen Traditionen wie besonders mit der Befreiungstheologie verbundenen Katholizismus, gegeben

(Weber 1972, 237 ff.). Dieser Prozess lässt sich als moderate Selbstethnisierung im Sinne der Konstruktion eines „Social Belonging" und der Gruppenzugehörigkeit beschreiben, mit der im Immigrationsland zentrale Identitätsressourcen geschaffen werden. Diese Selbstbeschreibung haben wir im Rahmen von ELiS pragmatisch aufgegriffen und unsere Zielgruppe von kolumbianischen Familien mit kleinen Kindern auf Familien mit kleinen Kindern, die lateinamerikanische Wurzeln haben, erweitert. Das zentrale Projektziel, ein möglichst umfassendes Bild davon zu erhalten, welche Faktoren den Umgang mit Gesundheit im Alltag in den untersuchten Familien prägen und wie diese zusammenwirken, blieb hiervon unberührt.

Besonderheiten der Latino-Community in der Schweiz
In der Schweiz wohnhafte Menschen mit lateinamerikanischen Wurzeln sind in der sozial- und gesundheitswissenschaftlichen Forschung stark unterrepräsentiert und werden in den meisten schweizerischen Statistiken wie schon erwähnt nicht eigens ausgewiesen. Laut Bolzman, Carbajal und Mainardi liegt dies unter anderem daran, dass lange Zeit gewissermaßen analog zur ersten Generation deutscher Gastarbeiter*innen davon ausgegangen wurde, diese Gruppen würden nur kurze Aufenthalte planen und bald in ihre Herkunftsländer zurückkehren (Bolzman et al. 2007). Ebenso werden in der öffentlichen Wahrnehmung andere Migrantengruppen als exotischer angesehen und/oder rückten z. B. wegen ihres Status als Asylsuchende oder aufgrund der angenommenen „kulturellen Distanz" stärker in den Fokus. Auf der anderen Seite halten sich viele lateinamerikanische Migrantinnen und Migranten illegal in der Schweiz auf (sog. Sans-Papiers oder undocumented migrants) und leben aufgrund ihres prekären Aufenthaltsstatus möglichst diskret, was ihre sozial- und gesundheitswissenschaftliche Erforschung erheblich einschränkt.

Es gibt aus unserer Sicht gerade aus Public Health-Perspektive aber durchaus gewichtige Gründe, welche für eine stärkere Fokussierung der Forschung auf lateinamerikanische Gruppen in der Schweiz sprechen. Zunächst einmal gibt es ein stark überproportionales Wachstum der Schweizer Wohnbevölkerung mit lateinamerikanischen Wurzeln im Vergleich zur Gesamtbevölkerung und im Vergleich zur ausländischen Wohnbevölkerung (siehe Abb. 8.1 unten). Konkret hatten Ende 2018 54.730 Menschen aus Lateinamerika und der Karibik ihren Wohnsitz in der Schweiz – das entspricht etwa 2,5 % der Gesamtbevölkerung mit Migrationshintergrund. Davon sind 63 % Frauen. In den Kantonen Basel-Stadt und Baselland wohnten Ende 2018 3693 Personen mit lateinamerikanischer und karibischer Herkunft.

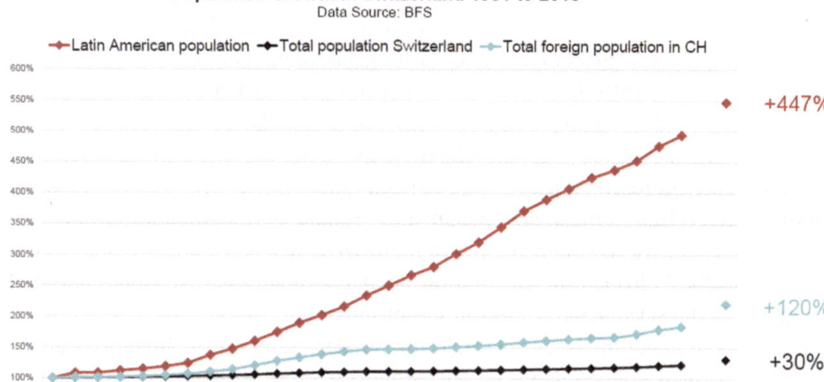

Abb. 8.1   Daten nach Bundesamt für Statistik, Schweiz. (Eigene Darstellung)

Von besonderer Relevanz für unseren Kontext der Family Health Literacy-Forschung ist, dass lateinamerikanische Migration in die Schweiz häufig als „family migration" stattfindet, also im Zuge der Heirat mit einer Schweizerin oder einem Schweizer bzw. mit einer bereits in der Schweiz wohnhaften Person ausländischer Herkunft. Dabei ist ein Großteil, etwa zwei Drittel, der lateinamerikanischen Immigranten weiblich, was der traditionellen Sichtweise von Migration als männlichem Phänomen widerspricht (Riaño 2012) und was abgeleitet aus den Befunden des GMM zur stärkeren gesundheitlichen Belastung von Frauen in der Migrationsbevölkerung für eine potenziell erhöhte gesundheitliche Belastung in dieser Migrant*innengruppe spricht. Ein bedeutsamer Anteil der immigrierten Lateinamerikaner und Lateinamerikanerinnen gilt als „highly skilled", verfügt also über ein überdurchschnittliches Bildungsniveau (Pecoraro und Fibbi 2010), was grundsätzlich als gesundheitlicher Schutzfaktor gilt. Wie Riaño jedoch festhält (Riaño 2003, 2011a, b; Riaño und Baghdadi 2007), wird die ökonomische Integration lateinamerikanischer Migrantinnen in der Schweiz erheblich erschwert durch restriktive Visabestimmungen und Aufenthaltsregelungen sowie durch die fehlende Anerkennung lateinamerikanischer Bildungsabschlüsse durch Behörden und Arbeitgeber (wir werden im Abschn. 8.5 darauf zurückkommen). Dies führt trotz des überdurchschnittlich hohen Bildungsniveaus dieser Migrant*innengruppe immer wieder zu vielfältigen Formen der Benachteiligung für die Betroffenen, zu Beschäftigung deutlich unter Qualifikation bis hin zu Nicht-Partizipation am (ersten) Arbeits-markt (Goguikian Ratcliff et al. 2015). Ist die professionelle Integration möglich, bestehen trotzdem weiterhin hohe Belastungsfaktoren: Die hohen qualitativen und quantitativen Anforderungen im Arbeitsumfeld werden als herausfordernd erlebt (Tejada und Kwankam 2007) und als zusätzliche Belastung nennen Frauen aus lateinamerikanischen Herkunftsländern die Schwierigkeit, in der Schweiz familiäre und professionelle Verpflichtungen unter einen Hut zu bringen, da familienexterne Betreuungsplätze selten sind (Tejada 2010). Auch kulturelle Vor-urteile sowie Schwierigkeiten beim Erlernen der deutschen Sprache erschweren laut Riaño (2007, 2011a) die Integration lateinamerikanischer Migrantinnen und Migranten in die (Deutsch-)Schweizer Gesellschaft.

Zusammen genommen ergibt sich für in der Schweiz wohnhafte Latein-amerikaner*innen eine Vielzahl an Belastungsfaktoren, welche ihre Gesundheit potenziell beeinträchtigen. Durch die mangelnde Berücksichtigung in amtlichen Statistiken gibt es bisher kaum Zahlen, welche bestätigen oder widerlegen, ob die genannten gesundheitlichen Risikofaktoren, denen Lateinamerikaner*innen in der Schweiz ausgesetzt sind, tatsächlich mit gesundheitlichen Einschränkungen und schlechteren gesundheitlichen Outcomes in Verbindung stehen. Vor diesem Hintergrund ist eine umfassende ethnographische Erforschung eine nahe liegende Option, wenn mehr über diese spezifische, statistisch schwer greifbare Gruppe herausgefunden werden soll.

8.4 Die theoretischen Zugänge und Methodik der ELiS-Studie

In diesem Abschnitt werden kurz die übergreifenden theoretischen Zugänge der Salutogenese und des Setting-Ansatzes, die wir in der ELiS-Studie zugrunde gelegt haben, skizziert. Daran anschliessend folgt die Vorstellung der erhobenen Daten.

*Eine salutogenetische Perspektive auf Migrant*innengesundheit*
Die weitgehende Abwesenheit pathogenetischer Gesundheitsdaten für die Gesundheit der lateinamerikanischen Migrationsbevölkerung in der Schweiz eröffnet gleichzeitig die Möglichkeit, ihre Gesundheit aus der weniger bekannten Perspektive der Salutogenese Aaron Antonovskys (1985, 1997) zu betrachten (Mittelmark et al. 2017). Die Salutogenese geht statt von einer krank-gesund-Dichotomie von einem Kontinuum aus, auf dem sich ein Mensch Zeit seines Lebens zwischen den Polen „health" (ease) und „ill health" (dis-ease)

bewegt. Dabei sind die beiden Pole nur Heuristiken, die in voller Ausprägung in der Realität niemals gefunden werden (Franke 2016). In der Betrachtung eines spezifischen Falls steht im salutogenetischen Paradigma folgende Frage im Fokus: Welche Faktoren tragen dazu bei, dass sich eine Person auf dem Kontinuum in die eine oder andere Richtung bewegt? Im Unterschied zu quantitativen querschnittlichen Daten zum Gesundheitszustand, wie sie in Monitorings erhoben werden, interessiert bei einer salutogenetischen Betrachtung ein umfassenderer Zusammenhang. Um die Frage nach den Faktoren, aufgrund derer sich eine Person in die eine oder andere Richtung auf dem Kontinuum bewegt, beantworten zu können, werden vertiefte Kenntnisse über die Geschichte und die Lebensumstände einer Person oder Gruppe benötigt: „Salutogenesis (…) compels us to examine everything of importance about people who are ill" (Antonovsky 1985, S. 37). *In dieser Hinsicht liegen eine salutogenetische Perspektive und ein ethnographischer bzw. gesundheitsethnologischer Zugang sehr eng beieinander.*

Eine salutogenetische Perspektive auf die Gesundheit lateinamerikanischer Migrantinnen und Migranten in der Schweiz stützt sich auch auf die Kernaussage der Ottawa Charta zur Gesundheitsförderung: „Gesundheit wird von Menschen in ihrer alltäglichen Umwelt geschaffen und gelebt: dort, wo sie spielen, lernen, arbeiten und lieben" (WHO Europe 1986, S. 4). Die Bedeutung der Lebenswelt und der (Alltags-)Kultur für Gesundheit wird immer wieder betont, unter anderem in Zusammenhang mit dem Setting-Ansatz der Gesundheitsförderung (Altgeld 2008; Rosenbrock 2015a). Untersuchungen zur Herstellung von Gesundheit im Alltag sind jedoch selten. Wie Gesundheit im Alltag gelebt wird, kann mit Fragebögen nicht zufriedenstellend erhoben werden. Am besten eignet sich stattdessen eine qualitative Herangehensweise, welche die aktive Teilnahme und Beobachtung im täglichen Leben der Untersuchten stark macht. In diesem Sinne ist das vorrangige Ziel der vorliegenden Studie, im Rahmen einer ethnographischen Forschungsperspektive herauszuarbeiten, wie Gesundheit im Alltag lateinamerikanischer Migrantinnen und Migranten in der Schweiz hergestellt wird. Die Familie als primäre Sozialisationsinstanz (Hurrelmann 2006; Hurrelmann und Bauer 2015) und Ort der Reproduktion sozialer Ungleichheiten (Abel et al. 2009; Bauer und Vester 2015; Lareau 2003; Schwinn 2015) wird dabei als primäre Beobachtungseinheit gewählt.

Familie als Setting

Der Settingansatz gilt als eine der wichtigsten Strategien zur Umsetzung der Gesundheitsförderung (Altgeld 2004b; Rosenbrock 2005). „Gesundheit wird von Menschen in ihrer alltäglichen Umwelt geschaffen und gelebt: dort, wo sie spielen, lernen, arbeiten und lieben" (WHO Europe 1986, S. 5). Dieser Aspekt wird von der WHO ebenfalls im Kontext von Gesundheitskompetenz wieder aufgegriffen: „To reach target populations, initiatives to build health literacy are best grounded in settings of everyday life" (WHO Europe 2013, S. 90). Der Bedeutungszumessung von Settings im Kontext von Gesundheitsförderung und Gesundheitsbildung liegt ein lebensweltliches Verständnis zu Grunde, das Gesundheit in den Alltag von Menschen einbettet (Altgeld 2008; Hartung et al. 2011, 2009).

Im Kontext von gesundheitlicher Sozialisation und Gesundheitsbildung kommt in diesem Zusammenhang der Familie eine ganz besondere Rolle zu. Die Familie ist in der Regel die erste und für den Lebensverlauf wichtigste Sozialisationsinstanz, weil hier früh die Grundsteine für das spätere Leben gelegt werden (Grundmann 2011; Erhart et al. 2008a; Grundmann et al. 2003; Bauer 2012a, b; Hurrelmann und Bauer 2015). Die Familie ist jedoch auch die zentrale Scharnierstelle zwischen der Gesellschaft und dem Individuum (Hoffmeister 2012), weil sich über die Familie nicht nur Verhaltensweisen, sondern auch der soziale Status und die Verfügung über das soziale, ökonomische und kulturelle Kapital vererben (Abel et al. 2009; Bourdieu 1982a; Lareau 2011, 2006; Vester 2009). Sie kann aus dieser Perspektive als „Ort" verstanden werden, an dem gesellschaftliche und (ethnisch-)kulturelle Lebensstile intergenerational reproduziert werden. Je nach ethnischem und sozialem Hintergrund unterscheidet sich auch die Alltagskultur in Familien, inkl. Erziehungsvorstellungen, Arbeitsteilung, Gesundheitsverhalten, etc. (Grundmann et al. 2003; Grundmann 2006; Grundmann und Wernberger Angela 2015; Otyakmaz und Karakaşoğlu 2015). In der Familie werden daher als Teil der Habitus-Bildung (Bourdieu 1982a) unter anderem das Gesundheitsverhalten, das Verständnis von Gesundheit und Krankheit sowie die Haltung zu und das Wissen über Prävention und Gesundheitsförderung geprägt (Ohlbrecht und Schönberger 2010; Perrig-Chiello und Höpflinger 2003; Schnabel 2001b). Auch im Kontext der Vermittlung von Gesundheitskompetenz kommt der Familie eine zentrale Rolle zu, denn die Ressourcen der Familie bzw. der Eltern entscheiden maßgeblich über die Ressourcen, die an Kinder weitergegeben werden. Obwohl die Bedeutung der Familie für Gesundheit sowohl aus der Perspektive der Sozialisation Heranwachsender als auch als Ort sozialer Unterstützung mit positiver Gesundheitswirkung unisono betont wird (Bauch 2010; Schnabel 2001b; Sting 2007) sind Studien sehr selten, welche das alltägliche Gesundheitshandeln in Familien untersuchen.

Trotz der Reproduktion von Ungleichheiten und den in sozialepidemiologischen Daten sichtbaren gesundheitlichen Ungleichheiten, ist ein Grossteil der vulnerablen Familien unter sehr schwierigen Lebensbedingungen in der Lage, das Leben zu meistern und ihre Kinder weitestgehend gesund zu erziehen[4]. Zentrales Ziel des ELiS-Projektes ist es, den gängigen Defizitblick auf vulnerable Gruppen zu vermeiden (siehe hierzu ausführlich Kap. 4). *Stattdessen sollen aus einer ethnologischen Differenzperspektive die bestehenden Kompetenzen und Ressourcen der untersuchten Familien in den Blick genommen und sichtbar gemacht werden.* Ein solcher Zugang soll und wird nicht über strukturelle Ungleichheiten und Benachteiligungen sowie vorhandene Schwierigkeiten hinwegtäuschen. Es geht aber vor allem darum, in der Tradition der Cultural Studies (Hall 1994b; Willis 1979) Personen aus vulnerablen Gruppen als aktiv handelnde Akteurinnen und Akteure wahrzunehmen und ihre Gesundheitskompetenz im Kontext ihres Alltagshandelns zu beschreiben (Huschke 2013, 2015).

Adressiertes Forschungsdesiderat

Programme und Massnahmen, die im Bereich Prävention und Gesundheitsförderung auf die Stärkung von gesundheitlichen Kompetenzen abzielen, z. B. Elternbildungsprogramme oder schulische Life Skills Programme, stehen häufig der Herausforderung gegenüber, dass sie vulnerable Gruppen schwerer erreichen (Bauer 2005; Bauer und Bittlingmayer 2005; Hurrelmann et al. 2013; Kickbusch 2009; Stutz Steiger 2011). Das liegt vor allem daran, dass im Kita-Bereich ressourcenstärkere Kitas besser erreicht werden und innerhalb von Programmen, die in der Kita durchgeführt werden, die Eltern von Migrant*innengruppen schlechter erreicht werden (Sahrai 2010c; Hartung et al. 2010). In den Schulen ist es analog: Größere Schulen, die in der formalen Bildungshierarchie höher stehen, werden besser durch außercurriculare Unterrichtsprogramme erreicht als Schulen, die in den unteren Hierarchieebenen die Kinder und Jugendlichen beschulen (Bauer 2005; Bittlingmayer und Sirch 2006). Um die vulnerablen Gruppen bzw. „schwer erreichbaren" Gruppen besser mit Programmen der Gesundheitsförderung und zur Stärkung der Gesundheitskompetenz zu erreichen, wird immer

---

[4]Sozialepidemiologische Daten zeigen statistische Zusammenhänge und Korrelationen auf, die zwar signifikant sind, die aber nicht deterministisch interpretiert werden dürfen. Dies muss in diesem Kontext erwähnt werden, weil gerade bei vulnerablen Gruppen aus statistischen Zusammenhängen heraus häufig deterministische Aussagen über die jeweiligen Gruppen gemacht werden, etwa dass Kinder in Familien, die über wenig ökonomische Ressourcen verfügen, häufiger von Übergewicht betroffen sind. Es geht hier immer um relationale Werte und der Grossteil der Kinder in diesen Familien liegt im gesellschaftlichen akzeptieren Normbereich.

wieder der stärkere Einbezug der Lebenswelten, der Kultur und der alltäglichen Settings der betreffenden Gruppen gefordert:

> Health literacy benefits from diversity. Health literacy initiatives work best when they customize approaches based on understanding the diversity of how individuals and communities approach health. The roles of family, social context, culture and education need to be factored into the development of all health literacy messages and proposals. (WHO Europe 2013, S. 23).

Trotz dieser weit akzeptierten Forderung *gibt es im Bereich Gesundheitskompetenz und Gesundheitsförderung bislang kaum Studien, die untersuchen, wie unterschiedliche Gruppen Gesundheit konzeptualisieren und Gesundheit im Alltag, in ihrer alltäglichen Praxis, leben, welche Ressourcen und Kompetenzen sie haben, um gesundheitsbezogene Probleme in der Familie anzugehen und wie Eltern Gesundheitskompetenzen ihrer Kinder stärken.* An diesem Desiderat der Gesundheitskompetenzforschung setzt das ELiS-Projekt an. Die Ethnographie stellt die einzige Methode dar, um Health Literacy als alltägliche Praxis in der Lebenswelt vulnerabler Gruppen untersuchen zu können (analog argumentiert auch Papen 2009; vgl. auch Walters und Papen 2008). Im Gegensatz zu bisher gängigen Methoden der Erforschung von Gesundheitskompetenz, die auf der Ebene der Einstellungen oder Selbstauskünften ansetzen und daraus auf die soziale Praxis schliessen, zielt ein ethnographischer Zugang darauf ab, die alltäglichen Handlungen und das alltägliche Verhalten direkt zu beobachten.

Forschungsdesign und Methoden
Das ELiS- Projekt wurde als qualitativ-explorative Feldstudie designt, die auf einer ethnographischen Herangehensweise basiert. Ethnographie kann definiert werden als „methodenplurale kontextbezogene Forschungsstrategie", die auf die Erforschung sozialer Lebenswelten und sozialer Praktiken abzielt (Breidenstein et al. 2015, 41 f.). Ein ethnographischer Zugang befasst sich mit „lived cultural practices" (Willis 2000, xiv) und kulturellen Bedeutungen, welche diesen zugeschrieben werden. In der Ethnographie möchten die Forschenden die Sichtweise der Untersuchten auf deren Welt nachvollziehen und schrittweise die Eigenlogik des Feldes verstehen lernen. Ziel der Ethnographie ist es, alltägliche Handlungen und die soziale Praxis direkt zu beobachten und als eingebettet in ihren Kontext zu rekonstruieren (Breidenstein et al. 2015). Die Arbeit im Feld, welche durch Beobachtung und gleichzeitige Teilnahme an Situationen des alltäglichen Lebens der Untersuchten geprägt ist, ermöglicht das schrittweise Aneignen und Verstehen der Lebenswelt des Gegenübers: „Durch die zumindest annähernde Übernahme der Interpretationen der Mitglieder einer bestimmten

(…) sozialen Gruppe, was oft einer intensiven Auseinandersetzung mit dieser Einheit bedarf, gelingt es, diese zu ‚verstehen' und deren Regeln zu ‚erklären'" (Girtler 2001, S. 40). Durch die Abkehr von Selbstauskünften ermöglicht es die Ethnographie, Gesundheit und Gesundheitskompetenz als Alltagspraxis in der Lebenswelt vulnerabler Gruppen genauer untersuchen zu können. Eine ethnologische Perspektive auf Gesundheit kann dabei methodisch zwischen normativen Aussagen, Einstellungen und tatsächlichem Verhalten im Alltag unterscheiden (Bittlingmayer und Sahrai 2010).

Die im ELiS-Projekt hauptsächlich eingesetzte Methode war teilnehmende Beobachtung. Diese wurde ergänzt durch ethnographische Interviews und informelle Gespräche sowie Dokumentenanalyse. Flankiert wurde die ethnographische Arbeit in den Familien durch leitfadengestützte Experteninterviews mit Personen, welche sich gut mit der Herkunftskultur der untersuchten Familien auskennen oder die in ihrer Arbeit Unterstützung anbieten für Familien in vulnerablen Lebenslagen. Ergänzend wurden je nach Bedarf weitere Datenquellen wie öffentlich zugängliche oder private Schriftstücke, Audio- und Videomaterial u. v. m. herangezogen. Auch im ELiS-Projekt wurde auf den Clifford Geertz (1973) zugeschriebenen Grundsatz „everything is data" rekurriert. Die besondere Stärke einer ethnographischen Herangehensweise liegt in der Offenheit, welche es erlaubt, Forschungsfragen, Methoden und Datenarten laufend den Gegebenheiten im Feld anzupassen (Christensen 2004). Dies unterstützt die Bemühung der Forschenden, Verhalten und dahinterliegende Interpretationen nachzuvollziehen „whilst ensuring that they are not treated as discrete and divorced from the policies, actions and interventions of outsiders" (Parker und Harper 2006, S. 3).

Die Dokumentation der teilnehmenden Beobachtungen erfolgte in erster Linie über das Verfassen von Feldprotokollen, Tagebüchern, Notizen und Memos (Emerson et al. 2011; Walford 2009). Die Reflexion und Infragestellung der eigenen Wahrnehmungen und Interpretationsperspektive war ebenso Bestandteil des gesamten Forschungsprozesses (Laine 2000; Graneheim et al. 2001; Oeye et al. 2007).

Sampling

Als frühe Kindheit wird nach internationalem Konsens die Altersspanne von null bis acht Jahren bezeichnet (Irwin et al. 2007). Das ELiS-Projekt hatte Familien im Blick, die in unterschiedlichen Dimensionen als vulnerabel bzw. benachteiligt gelten konnten und mindestens ein Kind in dieser Altersgruppe hatten, um Prozessen und Sozialisationsmotiven von Family Health Literacy auf die Spur zu kommen. Als Familie bezeichneten wir eine über mindestens zwei Generationen reichende Lebensgemeinschaft, worin die Beziehungen zwischen den Individuen durch emotionale Nähe und Intimität geprägt sind und hohe Erwartungen an die Dauerhaftigkeit dieser Bindungen bestehen (Ecarius et al. 2011). Im Rahmen der empirischen Arbeit wurde das gesamte sozialökologische Umfeld der Familie miteinbezogen, schwerpunktmässig wurde jedoch im Setting Kernfamilie geforscht, also Situationen bevorzugt, in denen das Kind oder die Kinder mit mindestens einem Elternteil gemeinsam anwesend waren und Zeit verbracht haben.

Die Maßstäbe der Vulnerabilität bzw. Benachteiligung sind nicht eindeutig bestimmbar und generalistisch zu definieren. Wir haben als Studieneinschlusskriterien vorab das Bildungsniveau (maximal obligatorischer Schulabschluss oder äquivalent) und/oder die Erwerbssituation (kein Erwerbseinkommen, prekäres Arbeitsverhältnis oder alleinerziehend) der Eltern bzw. des Elternteils beurteilt. Bei der Betrachtung des Bildungsniveaus wurde explizit in Erfahrung gebracht, ob die Anerkennung des erworbenen Bildungstitels in der Schweiz gewährleistet war. Wie bereits erwähnt ist eine Anerkennung lateinamerikanischer Bildungsabschlüsse in der Schweiz äusserst schwer zu erwirken und eine reine Fokussierung auf erworbene Bindungstitel nicht aussagekräftig genug zur Beurteilung einer möglichen sozialen Benachteiligung.

Feldzugang und Rekrutierung
Da lateinamerikanische Migrantinnen und Migranten in der Schweiz gut über soziale Netzwerke verbunden sind (Riaño 2003, 2011b), wurden zunächst für die Rekrutierung der Familien mit lateinamerikanischem Migrationshintergrund Vereine, in denen sich diese zusammengeschlossen haben, brieflich kontaktiert und ihnen Flyer auf Spanisch zugestellt. Weiter wurden Projekt-Flyer (siehe Anhang) bei der Kontaktstelle für Eltern und Kinder 4055, einem Quartier- und Familienzentrum, welches einen Treffpunkt speziell für lateinamerikanische Familien anbietet, ausgelegt. Teilweise wurde das Projekt den teilnehmenden Familien direkt an einem der Treffpunkte durch eine Projektmitarbeiterin vorgestellt. Über die spanischsprachige Kirchgemeinde Basel-Stadt und Basel-Land wurde das Projekt ebenfalls bekannt gemacht. Der zuständige Pastor ermöglichte eine Vorstellung der Forschung während einer Sonntagsmesse und sprach potenziell passende Familien zudem direkt an. Für die Gewinnung von Teilnehmer*innen wurde zusätzlich auf persönliche Netzwerke bzw. auf die Netzwerke von Gate-Keepern rekurriert. Kontakte wurden zu einem Grossteil über Drittpersonen hergestellt, welche selbst der Community angehören oder dieser nahe stehen. In einer ethnographischen Studie aus Deutschland zu lateinamerikanischen Migrant*innen hatte sich gezeigt, dass die Empfehlung zur Teilnahme am

Forschungsprojekt durch Bekannte die wirkungsvollste Art der Rekrutierung darstellt (Huschke 2013). Nach erstem Kontakt mit einigen Interessierten empfahlen die Teilnehmerinnen Freundinnen und Freunden das ELiS-Projekt weiter und die Kontaktaufnahme fand über Telefongespräche und soziale Medien – primär WhatsApp oder Facebook – statt. Die ursprünglich auf die kolumbianische Community fokussierte Zielgruppe wurde im Verlauf der Rekrutierung zugunsten der lateinamerikanischen Community im Untersuchungsraum erweitert, da es im Untersuchungsfeld insgesamt zu wenige kolumbianische Familien mit kleinen Kindern gab und auch die lateinamerikanische Community für kolumbianische Familien einen zentralen Bezugsrahmen bildet. Die inhaltliche Begründung dafür, dass uns dies zulässig erschien, wurde weiter oben bereits ausgeführt.

Datengewinnung und Datenauswertung
In der ethnographischen Forschung sind die Phasen von Datengewinnung, Datenanalyse und Interpretation stark verschränkt, die Grenzen zwischen Wahrnehmung, Beschreibung, Analyse und Interpretation fliessend (Becker 1958; Geertz 2003; Schatzman und Strauss 2005). Bereits während der Feldphasen wurden Erfahrungen verschriftlicht und somit erstmals bearbeitet (Scheffer 2002). Ebenso wurden die Ereignisse im Feld laufend analysiert, um den weiteren Fortgang der Feldphase sinnvoll zu planen. Entsprechend wurde bei der Sammlung und Analyse der Daten nach dem Prozessverständnis der Grounded Theory vorgegangen: Die Strukturierung des Forschungsgegenstands erfolgte nicht a priori, sondern ergab sich im Laufe der Arbeit aus dem Material (Flick 2014). Die Auswertungen erfolgen zirkulär in mehreren Phasen (Lamnek 2005), wobei von Anfang an Beobachtungskategorien gebildet wurden, die das Fundament für die ersten Auswertungsschritte bildeten (Whyte 2005). Diese wurden dann nach und nach durch neue Kategorien ergänzt und verändert, bis eine theoretische Sättigung erreicht war (Glaser und Strauss 2010). Auch die Konfrontation der Daten mit Theorie erfolgt bei ethnographischer Arbeit teilweise parallel zur Datensammlung.

Da im Projekt ELiS komplexe Wechselwirkungen zwischen Ungleichheiten und Benachteiligungen auf mehreren Ebenen zu erwarten waren, wurde eine intersektionale Analyseperspektive auf den Forschungsgegenstand als sinnvoll erachtet.

> „Intersektionalität wird als Perspektive und Analyseblick verstanden, der in nicht-essenzieller und ungleichheitskritischer Weise das Zusammenwirken von verschiedenen, sozial wirksamen und hierarchisch organisierten Differenzkonstruktionen (ausgehend von der Trias race, class und gender) und den damit

verbundenen strukturellen Ungleichheits- und Herrschaftsverhältnissen beleuchtet und nach den Folgen ihres wechselseitigen Zusammenspiels fragt." (Riegel 2012, S. 2; vgl. ausführlicher zur Intersektionalität Kap. 2 und 4).

Die Analyse des Zusammenwirkens von Ungleichheitsverhältnissen aufgrund unterschiedlicher Attribute wie Sozialstatus und ethnisch-kultureller Herkunft[5] ergibt ein sensibles Bild davon, welche Möglichkeitsräume sich den untersuchten Familien bzw. Familienmitgliedern in ihrem Alltag eröffnen und welche vielfältigen Auswirkungen dies auf ihre gesundheitsbezogenen Handlungen hat oder haben kann. Sie ermöglicht auch eine kritische Betrachtung der Umstände, unter welchen sich (Gesundheits-)Kompetenzen der Einzelperson oder des Familiensystems entwickelt haben und fördert somit die Einnahme einer Differenzperspektive auf diese Kompetenzen. Intersektionelle Analysen sind in der Gesundheitsforschung bei Migrant*innengruppen bislang eher selten, ihre Durchführung wird jedoch dringend empfohlen (Abraído-Lanza et al. 2016; Acevedo-Garcia et al. 2012; Viruell-Fuentes et al. 2012).

Erhobene Daten und Verwendung der Daten für die Fallstudie
Gemäß der weiter oben beschriebenen Perspektive, dass prinzipiell alles als relevante Daten in Betracht kommen kann, wurden im ELiS-Projekt ganz unterschiedliche Quellen ermittelt und verwendet. Die Abb. 8.2 gibt eine Übersicht über den gesamten verfügbaren Datenpool.

Von den zwölf durchgeführten Interviews waren eines mit einer kolumbianischen Frau, die mit einem Schweizer verheiratet war und keine Kinder hatte, eines mit einer kolumbianischen Frau mit einem lateinamerikanischen Ehemann, deren Kinder zum Zeitpunkt des Interviews zehn und zwölf Jahre alt waren sowie eines mit einem unverheirateten kolumbianischen Mann ohne Kinder. Alle drei Interviews dienten der frühen Feldexploration und Kontaktaufnahme mit Familien aus unserer Zielgruppe und werden selektiv (etwa im Abschn. 8.5.1)

---

[5]Wichtig ist insbesondere bei einer intersektionalen Analyseperspektive, nicht a priori von Differenzkategorien auszugehen, welche dann im Material gesucht werden. Analog des Prozessverständnisses der Grounded Theory ist es sinnvoll, mit induktiv aus den Daten hervorgegangenen Differenzkategorien zu arbeiten Winker und Degele 2010. Folglich wird im vorliegenden Projekt keine Einschränkung der Analyse auf die im Text genannten Differenzkonstruktionen vorgenommen.

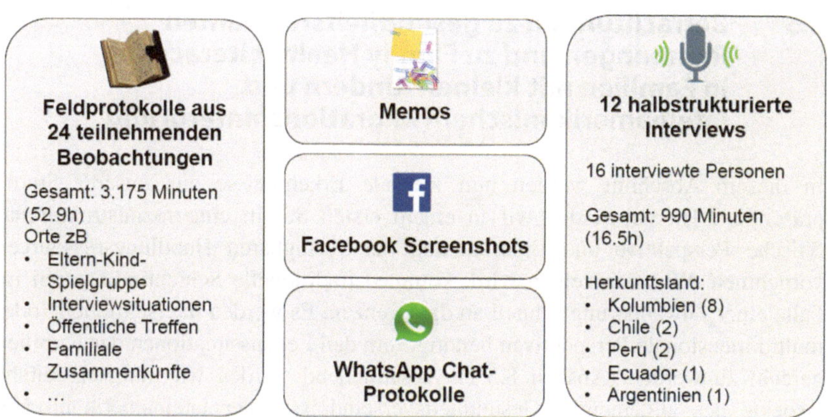

Abb. 8.2   Verfügbarer Datenpool ELiS-Projekt

mit in die Analyse einbezogen. Ethnographisch begleitet wurden zwei Familien, davon eine intensiver als die andere. Zudem wurden in unterschiedlichen Settings wie einer Spielgruppe oder in Sportkursen Beobachtungen durchgeführt und Feldprotokolle erstellt.

Verfügbare Daten bestanden nicht nur aus den Feldprotokollen, die als Gedächtnisprotokolle nach Treffen an unterschiedlichen Orten erstellt wurden, und Leitfaden-Interviews (siehe Anhang) sondern auch aus der Aufzeichnung von WhatsApp-Chatprotokollen oder für das Projekt relevanten Facebook-Posts. Nicht verschwiegen werden soll an dieser Stelle, dass das ELiS-Projekt vorzeitig beendet wurde wegen eines Stellenwechsels der Ethnographin. Das hatte vor allem die Konsequenz, dass viele Primärdaten unbearbeitet geblieben sind. Vor diesem Hintergrund beschränken wir uns im Rahmen dieses Buchkapitels bei der Ergebnisdarstellung vorrangig auf die Analyse der Interviews sowie ausgewählter Beobachtungsprotokolle. Eine vollständige Dokumentation und Analyse muss weiteren Veröffentlichungen vorbehalten bleiben. Im folgenden Abschnitt sollen nunmehr einige zentrale Erkenntnisse für Gesundheitsverständnisse und die Gesundheitskompetenz von in der Schweiz wohnhaften lateinamerikanischen Familien mit kleinen Kindern vorgestellt werden.

8.5   Betrachtungen zu gesundheitsrelevanten Rahmungen und zu Family Health Literacy in Familien mit kleinen Kindern und lateinamerikanischem Migrationshintergrund

In diesem Abschnitt werden nun zentrale Erkenntnisse aus unserer Studie präsentiert. Hierzu werden wir in einem ersten Schritt eine sozialstrukturanalytische Perspektive und Einschätzung der verfügbaren Handlungsressourcen vornehmen. Wie sich zeigen wird, kommen traditionelle Schichtindikatoren im Falle einer Zuwanderung schnell an die Grenzen. Es werden intersektionelle oder multidimensionale Perspektiven benötigt, um den Lebenssituationen der Familien gerecht zu werden (Abschn. 8.5.1). Anschließend werden wir unterschiedliche Aspekte des allgemeinen Gesundheitsverständnisses der lateinamerikanischen Familien vorstellen, die mit Blick auf die Health Literacy- und Gesundheitsförderung von Migrant*innengruppen Konsequenzen haben (Abschn. 8.5.2). Im einem dritten Abschnitt werden wir schließlich konzeptionelle Motive und Eckpunkte für ein angemessen komplexes Verständnis von Family Health Literacy sowie Dimensionen einer migrantischen familialen Gesundheitssozialisation herausarbeiten (Abschn. 8.5.3).

8.5.1   Zwischen vernichtetem Kulturkapital und dem Willen zur Integration

Die traditionellen Modelle der Sozialstrukturanalyse bilden nach wie vor die Grundlage für die Gesundheitsberichterstattung der WHO und der meisten Staaten. Zugrunde gelegt wird in der Regel ein Schichtindex, der sich aus den Dimensionen der Schul- und Berufsausbildung, der aktuell ausgeübten Tätigkeit(en) sowie dem Einkommen (in der Regel Haushaltseinkommen) zusammensetzt. Komplexere Modelle stellen in Regressionsmodellen darüber hinaus auch Zuwanderungsgeschichte, Migrationshintergrund, die Geschlechtszugehörigkeit, das Alter oder die Abhängigkeit von sozialen Transfereinkommen in Rechnung. Allerdings ist die statistische Modellierung nicht zu verwechseln mit der realen Durchdringung von Strukturdimensionen. Das wird im Falle der von uns in den Blick genommenen Familien mit lateinamerikanischem Migrationshintergrund schnell deutlich.

Insbesondere das im Herkunftsland erworbene kulturelle Kapital unterliegt im Immigrationsland häufig einer drastischen Entwertung. Aus der spezifischen erziehungswissenschaftlichen Perspektive der Erwachsenenbildung werden Personen, die der Schriftsprache des Landes, in dem sie leben und lieben, nicht mächtig sind, funktionale Analphabet*innen genannt, und zwar unabhängig davon, in wie vielen anderen Sprachen sie der Schriftsprache mächtig sind (Grotlüschen und Riekmann 2012; Grotlüschen und Buddeberg 2020).[6] Dieser Entwertungsprozess ist als Vernichtung kulturellen Kapitals bezeichnet worden (Sahrai et al. 2011). In der Schweiz in die Handhabung der Anerkennung ausländischer Bildungs- und Studienabschlüsse für Immigrant*innen restriktiv und in unserem Sample ist die Vernichtung kulturellen Kapitals eine durchgängige Erfahrung.

Diese berufsbiografischen Brüche lassen sich auch aus gesundheitswissenschaftlicher Sicht als ein klarer Belastungsfaktor identifizieren. Eine Mutter verfügt beispielsweise über zwei Studienabschlüsse und in diesen Feldern einschlägige Berufserfahrungen, die beide nicht anerkannt worden sind. Sie hat dann eine Kurzausbildung zur Spielgruppenleiterin absolviert, um in der Schweiz beruflich Fuß zu fassen. Eine andere Mutter hat Design studiert und in der Modebranche gearbeitet, um sich nach der Immigration als Arbeiterin in einem Möbellager wiederzufinden. Teilweise bleiben die beruflichen Felder konstant, aber die Stellung in der Hierarchie wechselt. So arbeitete ein Bauingenieur nach fehlender Anerkennung des Ingenieursstudiums als Bauarbeiter und eine Hotelierstochter mit Touristikstudium als Angestellte in einem Hotel.

Überraschend ist, dass in den Interviews diese massive Entwertung von Bildungsabschlüssen und Berufserfahrungen kaum offen kritisiert wird. Der Umgang ist in den meisten Fällen vergleichsweise pragmatisch. Typisch ist etwa die Aussage einer Frau, die ebenfalls zwei Studienabschlüsse besitzt und nunmehr (unter anderem) als Teilzeit-Sprachlehrerin arbeitet:

„[…] seit dem letzten Jahr unterrichte ich Spanisch (.) in einer Organisation [Namen der Organisation]. Es ist bezahlt, und es ist nur eine Gruppe pro Woche. Es ist also wirklich sehr wenig, was ich bekomme, aber es ist interessant, weil ich bereits auf dem Schweizer Arbeitsmarkt tätig bin. Es ist nicht der Beruf, den ich mir gewünscht hätte. Aber als Lehrerin ist es auch nicht schlecht." (Interview 006: 00:16:34 – 00:17:04).

---

[6]Ausnahmen sind lediglich Personen, die sich in spezifischen Teilen des ökonomischen, künstlerischen oder wissenschaftlichen Felds bewegen und Englisch lesen und schreiben können. Von solchen Personen werden im deutschsprachigen Raum deutlich weniger Anstrengungen erwartet als etwa von Müttern, die zu Hause Kinder erziehen.

Das Motiv des vernichteten Kulturkapitals weist zudem eine besondere geschlechtsspezifische Dimension auf. Zwar trifft die fehlende Anerkennung beide Geschlechter gleichermaßen und ohne erkennbare Unterschiede; die Frauen in unserem Sample hatten in ihren Heimatländern sehr gute und ausnahmslos akademische berufliche Positionen, zum Beispiel als Anwältin oder als leitende Angestellte in der Touristikbranche, und es fand keine Anerkennung oder gelingende Transformation ihrer bisherigen Titel und beruflichen Positionen statt. Aber im Kontext der Immigration in die Schweiz und in Hinblick auf die Versorgung der Kleinkinder wird mehrfach explizit betont, dass *die Schweiz hier einerseits als besonderer familialer Optionsraum* wahrgenommen wird.

So wird es zumindest in einem Fall von einer Mutter als starkes Privileg erachtet, als Mutter zu Hause bei den Kindern zu sein und sich auf die Mutterschaft bei jungen Kindern angemessen zu konzentrieren. Diese Einschätzung muss vor dem Hintergrund der in den lateinamerikanischen Heimatländern oftmals ökonomisch notwendigen Einbindung in den Arbeitsmarkt als Mutter junger Kinder verstanden werden.

Eine chilenische Mutter zweier Kinder, von dem eines in Chile geboren wurde, berichtet: „Und wir waren sehr glücklich in unseren Berufen zu arbeiten, bis wir Eltern wurden. Und in Chile war es fast unmöglich, Vaterschaft, Mutterschaft und Arbeit zu kombinieren." (Interview 009: 00:15:28 – 00:15:40) In diesem Fall war die Entscheidung, in die Schweiz zu migrieren (die dadurch strukturell erleichtert wurde, dass der Mann einen ausgewanderten Schweizer Urgroßvater und damit einen Schweizer Pass hatte) ein kalkuliertes Rearrangement der Work-Family-Life-Balance. Die Perspektive war, dass die sozialen Sicherungssysteme in der Schweiz es ermöglichen würden, sich zumindest zeitweise auf die Kindererziehung zu konzentrieren und ein enges Familienleben zu ermöglichen. Analog beschreibt es eine kolumbianische Mutter, die die Zeit mit den Kindern als besonders wertvoll und einzigartig charakterisiert.

> „Das [die Zeit mit den Kindern; die Verf.] ist ein Moment, weil es ist nur ein Moment. Ich weiß es nicht, denn andere Mütter könnten sagen: ‚Nein, ich habe mein Kind bekommen und ich nutze ein Kindertagesheim'. Das könnte ich nicht tun. Ich habe meine sieben Jahre mit meinen Kindern verbracht, um sie aufzuziehen. Es hätte eine Wahl gegeben, weil ich meinen Beruf und meine Sprachen habe, aber ich hatte nicht die Kraft, mein Kind in andere Hände zu geben. Und ich sagte, ich werde nicht zur Arbeit gehen, nur um das Geld, das ich verdiene, anderen Fremden zu geben und mich um mein eigenes Kind zu kümmern." (Interview 003: 00:19:04 – 00:19:56).

Dieses Motiv des privilegierten Familienlebens ist aber höchst ambivalent, denn *andererseits* ist es zugleich in einem Fall auch vorgekommen, dass eine

Schwangerschaft einer bislang kinderlosen Frau, die nach eigener Aussage in einem Gespräch den Wunsch zur Mutterschaft bereits aufgegeben hatte, genau konträr als Konsequenz des versperrten Arbeitsmarktzugangs betrachtet werden muss. Die Mutterschaft ist dann eine Art „Ausweg", um eine legitimierte Beschäftigung zu haben und nicht „nur" die Ehefrau ihres Mannes zu sein, obwohl das nicht so offen kommuniziert wurde.

Insgesamt ist es keineswegs so, dass die Familien mit lateinamerikanischem Migrationshintergrund die Verhältnisse in der Schweiz in Hinblick auf die dortigen Geschlechterverhältnisse einhellig loben. Zum Beispiel beklagen die Frauen den für sie besonders erschwerten Zugang zum Schweizer Arbeitsmarkt, zu denen die Männer häufig allein deshalb besseren Zugang erhalten, weil sie Schweizer Wurzeln haben oder selbst Schweizer sind und die Frauen im Zuge der „Love Migration" mit Sprachbarrieren konfrontiert sind. Zur Erinnerung: Rund zwei Drittel der lateinamerikanischen Einwanderer*innen in die Schweiz sind Frauen. Hier wirken arbeitsstrukturelle genderspezifische Ungleichheiten bis in die Beziehungen hinein, die bis zu innerfamilialen Abwertungen der Frauen führen können. So führt eine Kolumbianerin, die als „Love Migrant" in die Schweiz eingewandert ist und die zuvor in Kolumbien als Anwältin für ein privates Unternehmen arbeitete, das Folgende aus: „Mein Mann sagt manchmal zu mir: ‚Ach, Du und dein 5 %-Job!' Ich weiss, es ist als Witz gemeint, und es stört ihn nicht, dass ich nicht mehr Geld verdiene. Aber trotzdem bleibt jeweils ein bitterer Nachgeschmack. Ich würde so gerne mehr arbeiten oder zurück an die Uni." (Beobachtungsprotokoll 007a, Zeilen 28–31).

Schließlich ist in Hinblick auf die Gender-Dimension zu konstatieren, dass lateinamerikanische Frauen durchaus starke Unterschiede zwischen dem Machismo in ihren Heimatländern und dem Verhalten Schweizer Männer konstatieren. Allerdings wird der Unterschied nicht als ein kategorialer, sondern als ein gradueller verstanden und erlebt: In der Schweiz wird ebenfalls ein Machismo festgestellt, der jedoch erheblich impliziter und indirekter erfolgt und etwa an der disparitätischen Besetzung von Führungspositionen, vor allem in der Wirtschaft, festgemacht wird.[7]

Ein chilenisches Pärchen formuliert die Diskrepanz zwischen Erwartungen und Realität in Hinblick auf die Gleichstellung der Geschlechter:

---

[7]Ein klassischer Indikator solche strukturellen Geschlchterunterschiede sichtbar zu machen ist der Genderpay-Gap; der ist in der Schweiz von 18,4 % im Jahr 2008 auf 17 % im Jahr 2016 gesunken, ist damit aber noch leicht über dem OECD-Schnitt (16,1 % in 2014); Statista (2017); EuroStat und Statista (2014).

> „Die Schweiz muss diesen Aspekt ändern, weil sie in dieser Hinsicht sozusagen weit von anderen europäischen Ländern entfernt ist. Mit Chancengleichheit für Männer und Frauen. Sehr weit weg! Für mich war es super überraschend, denn ich hätte es mir nie vorstellen können. […] Denn von Südamerika aus betrachtet man die Schweiz als das am weitesten entwickelte europäische Land und nicht als ein traditionelleres. Sehr offen stellen sie sich das vor. Deshalb stellen sie sich vor, dass Arbeitsrecht und Gleichstellung für Frauen super sind. Und dann sieht man, dass das nicht so ist. Dass es nicht wie Deutschland, Frankreich oder Spanien ist, geschweige denn Schweden, Finnland und alle das. Dann sagen Sie, ‚uff, warum?'. Und natürlich stellt man fest, dass das Einkommen so gut ist, dass eine Person im Haus, die arbeitet, ausreicht." (Interview 010: 00:27:17 – 00:28:14).

Die (genderspezifisch gebrochene) Vernichtung kulturellen Kapitals, die zum Teil gerade im Zusammenhang mit „Love Migration" zu erheblichen Schwierigkeiten führt, im Schweizer Arbeitsmarkt Fuß zu fassen, und die deutlich wahrgenommenen Defizite in der Geschlechtergleichheit innerhalb der Schweizer Gesellschaft treffen bei nahezu allen lateinamerikanischen Familien in unserem Sample auf einen starken Willen zur Integration.[8] Wichtig ist hier zunächst die von einer hispano-schweizerischen Familie getroffene Unterscheidung zwischen denjenigen Frauen, die „nur" ihre Männer bei der Arbeitsmigration begleiten und nach wenigen Jahren zurück in das Heimatland gehen einerseits; und andererseits denjenigen, die selbst Schweizer Wurzeln haben oder mit einer Person aus der Schweiz liiert sind und deren Migrationsprojekt von Beginn an auf ein dauerhaftes Leben in der Schweiz eingestellt ist. Aus dieser Perspektive ist die zweite Gruppe integrationswilliger.

> „Die Sache mit den Hispanics – ich bin dort und arbeite. Es gibt zwei Gruppen: Diejenigen, die mit einer Person aus der Schweiz zusammen sind oder Ausländerschweizer sind wie wir. Nun, sie kommen hierher und werden für immer bleiben. Dann machen sie sich mehr Sorgen um die Integration, weil sie bleiben werden. Ihre Kinder werden hier aufwachsen, sie haben sich entschieden, hier zu leben. Und dann gibt es all die Expats [aus dem Ausland rekrutierte Expert*innen; die Verf.], die zwei oder drei Jahre bei Novartis, Roche [arbeiten] und dann wieder zurückgehen. 90 % meiner Freunde sind das. Und diese Leute haben dann eine andere Vorgehensweise. Die Frauen haben zwar mehr Ressourcen, aber andererseits haben sie nicht so viel Zeit, weil sie hierher kommen, um ihren Mann den ganzen Tag arbeiten zu lassen […], also sind sie den ganzen Tag bei den Kindern." (Interview 009: 00:05:47 – 00:06:45).

---

[8]Natürlich ist hier eine positive Selektion in unserem Sample aufgrund unserer Rekrutierungsstrategien wahrscheinlich. Menschen, die von dem Forschungsprojekt erfahren haben und sich von uns interviewen bzw. begleiten ließen, haben vermutlich überproportional gelungene Integrationsverläufe.

Wir können diese scharfe Differenzierung auf der Grundlage unserer Daten nicht abbilden, weil sich die Gruppe der rekrutierten Expert*innen, auf die in dieser Interviewpassage angespielt wird, vor allem Familien aus Spanien und nicht aus Lateinamerika sind.[9] In unserem Sample dominieren klar die „Love Migrants" und die Ausländerschweizerinnen und -schweizer. Erwähnenswert ist aber diese Binnendifferenzierung, weil sie eine implizite und latent gehaltene normative Perspektive enthält und die lateinamerikanische Community in der Schweiz in diejenigen einteilt, die sich gewissermaßen vollständig darauf eingelassen haben, und diejenigen, die lediglich temporär in der Schweiz sind und die deshalb die soziale Integration nicht so ernst nehmen (müssen) wie die Gruppe der dauerhaft Eingewanderten. Aus gesundheitswissenschaftlicher Perspektive wären damit gerade diejenigen unter besonderen Integrations- und Akkulturationsstress gestellt, die ihr weiteres Leben in der Schweiz planen und die „Temporären" demgegenüber im Vorteil, weil sie nach wie vor die Wahl haben, wieder zurückzukehren.

Tatsächlich wird von nahezu allen von uns interviewten und begleiteten Personen eine sehr hohe Anpassungsbereitschaft an die Schweizer Gesellschaft betont und die Notwendigkeit zur persönlichen Veränderung herausgestrichen. Typisch ist etwa die Aussage einer Mutter: „Dann denke ich, dass man sich hier anpassen muss. Sie können nicht erwarten, dass sich die Umgebung an sie anpasst. Ansonsten bleiben sie besser, wo sie waren." (Interview 010: 00:44:50 – 00:45:06) In einem anderen Statement einer Mutter wird die Anpassungsbereitschaft direkt mit Gesundheit verbunden: „Aber man muss versuchen, sich an dieses Land und an den Ort, an dem man sich befindet, anzupassen, damit es einem auch gut geht. Denn je mehr man immer dagegen ist und sich selbst begrenzt, dann wird man immer Probleme finden. Und umso mehr leidet man und umso mehr wird man krank." (Interview 003: 00:13:03 – 00:13:29) In mehreren Statements erfolgt dabei eine direkte Abgrenzung von Personen, die als nicht angemessen integrationswillig beschrieben werden. Zum Beispiel von einer Mutter, die sich gegenüber anderen Lateinamerikaner*innen stark abgrenzt: „Ich

---

[9]Die Gruppe der in der Schweiz lebenden Spanier*innen profitieren, als EU-Staatsangehörige, einerseits von der Personenfreizügigkeit, andererseits von der Anerkennung der meisten Ausbildungstitel, insbesondere seit Bologna. Die Voraussetzungen für diese Migrant*innengruppe sind deshalb ganz andere als für Migrant*innen aus Lateinamerika. Aus Lateinamerika kann man im klassischen Sinn von „Expats" nur dann in die Schweiz kommen, wenn man hoch spezialisiert ist, z. B. mit PhD. Ein „einfacher" Universitätsabschluss reicht nicht aus.

bin nicht wie andere Leute, die ich aus Kolumbien oder anderen Ländern her kenne, traurig darüber [die Heimat verlassen zu haben] und sage: ‚Ich kann mich nicht daran gewöhnen, die Sprache ist schwierig, das Klima, dieses und jenes'." (Interview 003: 00:12:40 – 00:12:58).

Dass die Anpassung an die (Deutsch-)Schweizer Gesellschaft nicht einfach ist, wird aber von allen klar konstatiert. Dabei wird vor allem anderen die Schwierigkeit des Erlernens der deutschen Standardsprache und des lokalen Dialekts erklärt. Hier wird noch einmal eine Integrationsgrenze an der Fähigkeit festgemacht, nicht nur Hochdeutsch, sondern auch Schweizerdeutsch zu sprechen oder mindestens zu verstehen. Immer wieder wird darauf hingewiesen, dass es für Lateinamerikaner*innen sehr schwer ist, die deutsche Sprache – etwa im Unterschied zur englischen Sprache oder auch zum Französischen als weiterer Landessprache – zu erlernen.

Zugleich wird die Schweiz aber als ein besonderes Land beschrieben, das sehr viel zu bieten hat und in dem die Lebensqualität gegenüber lateinamerikanischen Ländern deutlich höher ist. So werden nicht nur die vorhandenen sozialen Sicherungssysteme hervorgehoben, sondern die Schweiz wird insgesamt als ein vergleichsweise ruhiges Land beschrieben, das auch mit Blick auf im Alltag hergestellte Gesundheit über hohe Ressourcen verfügt:

> „Sie sind in der Schweiz besser dran als in jedem anderen Land – die Menschen schätzen es sehr, Zeit für ihre Hobbies zu haben. Und sie kümmern sich um sie. Ich finde das großartig, weil sie dadurch gesünder sind als in vielen anderen Ländern. Man sieht hier nicht viele fettleibige Menschen und auch nicht viele psychisch kranke Menschen. [...] Die Menschen fühlen sich gut, weil sie Zeit haben, ihre Familie zu genießen und der Lebensstil nicht so stressig ist." (Interview 010: 01:04:52 – 01:05:45).

Mit Blick auf die Konstruktion der Schweiz als ein ruhiges und stressarmes Land mit sehr hoher Lebensqualität und vielen Vorzügen sind wir nun eng am Gegenstandsbereich Gesundheit selbst angelangt. Im nächsten Abschnitt wird das allgemeine Gesundheitsverständnis der Familien mit lateinamerikanischem Migrationshintergrund nachgezeichnet.

8.5.2   Das Gesundheitsverständnis von Familien mit lateinamerikanischem Migrationshintergrund

Gesundheitsbezüge, Gesundheitsverhalten – vor allem im Bereich Ernährung – sowie das allgemeine Gesundheitsverständnis in von Familien mit lateinamerikanischem

Migrationshintergrund sind selbstverständlich nicht einheitlich, sondern in vielerlei Hinsicht heterogen. Und dennoch lassen sich mehrere übergreifende Motive mit Blick auf das allgemeine Gesundheitsverständnis benennen, die überraschend homogen sind und die Einstellungen zu Gesundheit in dieser Gruppe sehr nahe an eine salutogenetische Perspektive rücken. Dabei wird in den allermeisten Interviews auf unsere Frage, was Gesundheit ist, spontan geäußert, dass sich individuelle Gesundheit nicht darin erschöpft aktuell keine Krankheiten aufzuweisen.

Zunächst wird sehr häufig betont, dass Gesundheit stärker noch als mit körperlichen Gebrechen insbesondere mit einer mentalen bzw. psychischen Gesundheit verbunden werden muss. Eine interviewte Mutter arbeitet sich gewissermaßen in ihrer Antwort selbst zu einem komplexeren Verständnis von Gesundheit vor:

> „Gute Gesundheit ist für mich – offensichtlich denkt man, dass Gesundheit Abwesenheit von Krankheit ist. Also, der gesunde Mensch, der keine Krankheit hat. Das ist ein erstes Konzept, das einem in den Sinn kommen kann, aber Gesundheit geht weit darüber hinaus [...]. Für mich ist Gesundheit also in körperliche und emotionale Gesundheit unterteilt. Beide sind gleichermaßen wichtig." (Interview 002: 00:53:45 – 00:54:15).

Das Moment des Wohlbefindens wird in mehreren Interviews sehr eng mit Gesundheit verknüpft. Ein Vater führt hierzu aus

> „Mmm, für mich ist es [Gesundheit] nicht nur die Abwesenheit von Krankheit. Ich, das Wort, das ich mit Gesundheit verbinde, ist Wohlbefinden. [...] Ja, als ob es breiter wäre als nur krank zu sein; aber als umfassende Gesundheit: sich wohl fühlen, glücklich, relativ zufrieden mit dem Leben und mit dem, was man tut; geistig und körperlich. Sie [die Gesundheit] ist nicht nur auf die physische Gesundheit reduziert, sondern die psychische. Wohlbefinden ist das Wort, das ich damit verbinde. Dich gut fühlen, gesund sein." (Interview 010: 00:55:06 – 00:55:57).

Darüber hinaus werden Gesundheit und Wohlbefinden sehr explizit mit einer integralen sozialen Dimension verknüpft: Auf die überrascht zur Kenntnis genommene Frage, was es für die interviewten Personen im Allgemeinen bedeutet, sich gut zu fühlen, wird zunächst geäußert, dass das eine sehr schwierige Frage ist, um dann fortzufahren: „Nein! [betont]. Damit ich [betont] mich gut fühle? Für Nicolle [ihre Tochter], damit es ihr gut geht. [...] Dass Nicolle bei guter Gesundheit ist. Carlos [Ehemann] soll es gut gehen, es soll mir gut gehen. Denn wenn es uns allen gut geht, funktioniert alles." (Interview 004: 00:25:08 – 00:25:24).

Diese soziale Dimension wird – das haben wir in den theoretischen Kapiteln ausführlicher entfaltet – in der Konzeptionalisierung und Messung von

Gesundheitskompetenz bislang nicht ausreichend abgebildet. Sie spielt in der Perspektive von Familien mit lateinamerikanischem Migrationshintergrund aber eine sehr gewichtige Rolle. Das eigene Wohlbefinden wird, wie auch bei den afghanischen und türkischen Jugendlichen in den anderen beiden Fallstudien, daran gekoppelt, dass es den nahestehenden Personen ebenfalls gut geht. Das eigene Wohlbefinden wird sogar über das Wohlbefinden der nächsten Personen definiert und abhängig gemacht. Ein angemessenes Konzept von Family Health Literacy kommt nicht umhin, diesem Umstand Rechnung zu zollen.

Neben der Betonung psychischer Gesundheit und der durchgängigen Präsentation vergleichsweise holistischer Konzeptionen von Gesundheit sowie der Betonung der sozialen Dimension der eigenen Gesundheit gibt es drei weitere Motive, die die Gesundheitsverständnisse und -vorstellungen von Familien mit lateinamerikanischem Migrationshintergrund in unmittelbare Nähe zum salutogenetischen Verständnis von Gesundheit rücken. Erstens wird auf die besondere Bedeutung psychischer und psychosomatischer Faktoren für den eigenen Gesundheitszustand hingewiesen. Das geht im Fall einer einer Mutter zweier Kinder bis nah an die Grenze esoterischer positiv-thinking-Ansätze und der bewussten mentalen Anstrengung, „schlechte" Gedanken und Gefühle zu vermeiden, um nicht psychisch zu erkranken. Hierbei wird in mehreren Interviews – implizit und explizit – stresstheoretisch argumentiert und Stress als Erkrankungsursache erkannt, obwohl Stress keine Krankheitsdiagnose darstellt.

Zweitens werden in vielen Interviews Gesundheit und Wohlbefinden mit einem ausbalancierten Verhältnis etwa zwischen Arbeit und Freizeit, verfügbarer Zeit mit der Familie, ausgewogener Ernährung (Süßigkeiten ja, aber nicht zu viel) in Verbindung gebracht und allein das Wort „Balance" taucht in mehr als der Hälfte der Interviews im Kontext von Gesundheit explizit auf.

Schließlich wird *drittens* klar erkannt, dass Krankheit und Gesundheit keine polaren und kategorialen Gegensätze sind und das in einem Interview mit einem Beispiel aus dem eigenen Umfeld plausibilisiert. Ausgangspunkt für das folgende Zitat eines gemeinsam interviewten lateinamerikanischen Pärchens ist die Frage danach, ob Gesundheit auch innerhalb von Krankheit möglich ist.

> „Ja, ich glaube schon. Ich glaube, weil es Menschen gibt, die zum Beispiel eine Diagnose ‚X' haben. Okay, diese Person hat Krebs, aber das bedeutet nicht, dass sie sich nicht gesund fühlen und sich wohlfühlen kann. Weil der Krebs sie vielleicht nicht davon abhält, all die Dinge zu tun, die sie tun will, weil sie ihre Medikamente nehmen. […] Zum Beispiel Martin [Ehemann] ist hypertonisch. Er hat hohen Blutdruck. Und weil er seine Medikamente […] einnimmt, fühlt er sich nicht schlecht und kann arbeiten und tun, was immer er will. […] Und wenn er diese Formulare

ausfüllt, muss er einen hohen Blutdruck angeben. Aber das bedeutet nicht, dass er kein Wohlbefinden hat. Deshalb kann es ein Wohlbefinden innerhalb der Krankheit geben." (Interview 010: 01:10:46 – 01:11:42).

Auch wenn wir in unserem Sample eine in Hinblick auf kulturelles Kapital positiv selektierte Gruppe von Familien haben, sind die Gesundheitsverständnisse doch auffallend differenziert. In den Definitionen unserer interviewten und beobachteten Familien tauchen analoge Formulierungen auf, wie sie in der WHO-Ottawa-Charter von 1986 zu finden sind. Die von der WHO geäußerten gesundheitlichen Dimensionen des körperlichen, des psychischen und des sozialen Wohlbefindens lassen sich in beinahe jedem Interview ausmachen. Zudem sind die ebenfalls häufig geäußerten Verständnisse von Gesundheit als Balance, als abhängig von Stressfaktoren und kompatibel mit Krankheit aus unserer Sicht sehr nah am salutogenetischen Verständnis von Gesundheit.

Aus unserer Sicht gibt es zwei mögliche Interpretationen, die die Nähe der von den Interviewten geäußerten Gesundheitsverständnisse zum WHO-Verständnis und zur Salutogenese erklären können. Die erste und simple Erklärung ist natürlich, dass die Interviewten die Ansätze kennen und über ein hohes Maß an Public Health-Expertise verfügen. Dann ließe sich etwa auch die Unterscheidung zwischen Expert*innen und Laien im Gesundheitsbereich aufrecht erhalten (Faltermaier et al. 1998a), weil die von uns interviewten Personen dann technisch gesprochen selbst Expert*innen wären. Dass solche originären Kenntnisse vorliegen, ist nicht ausgeschlossen, aber vor dem Hintergrund der akademischen Professionen Jura, Touristik, Ökonomie oder Ingenieurswesen nicht besonders naheliegend.

Viel plausibler erscheint uns, dass eine salutogenetische Perspektive und das mehrdimensionale WHO-Verständnis von Gesundheit selbst sehr nah an den grundlegenden intuitiven Vorstellungen der Menschen liegen und insofern stark im Alltagsverständnis verankert sind. Wenn diese Interpretation zutreffend ist, dann hätte sie Konsequenzen für Public-Health-Interventionen und für die Vorstellungen allgemeiner Gesundheitskompetenz. Denn dann wäre von Beginn an mit deutlich gesundheitskompetenteren sozialen Akteur*innen zu rechnen und es ergäben sich – gerade im Kontext von Family Health Literacy – deutlich mehr Anknüpfungspunkte, wenn im Vorfeld die starke Trennung zwischen Public Health-Expertise und Public Health-Laien abgeschwächt würde.

Im folgenden Abschnitt wollen wir einige grundlegende Motive für ein Family Health Literacy-Konzept sowie für eine etwas umfassendere Perspektive auf Gesundheitssozialisation vorstellen.

8.5.3 Family Health Literacy und familiale migrantische Gesundheitssozialisation

Um das bisher vorgestellte Material schließlich mit Family Health Literacy in Verbindung zu bringen und die Perspektive dann im einem letzten Schritt auf Motive und Dimensionen einer umfassenderen familialen Gesundheitssozialisation zu erweitern, lassen sich schnell eine Reihe von Anknüpfungspunkten finden, die sich zum Beispiel allein aus dem explorierten Gesundheitsverständnis ableiten lassen. Es ist durchaus möglich, dass das Bewusstsein einer sozialen Dimension von Gesundheit durch das Vorhandensein kleiner Kinder begünstigt wird, deren Verletzlichkeit im Alltag häufig sichtbar wird (wenn auch vor dem Hintergrund der beiden anderen Fallstudien auch von migrantischen Jugendlichen analoge Motive benannt werden). Aber dass ein klares und konsequenzreiches Bewusstsein über die soziale Dimension von Gesundheit und mithin von Gesundheitskompetenz in den von uns erforschten Familien mit lateinamerikanischem Migrationshintergrund existiert, darüber gibt es keinen Zweifel.

*Was könnte Familie in einem Family Health Literacy-Konzept für Migrant*innen bedeuten?*
Wir hatten weiter oben (vgl. Kap. 2, 3 und 4) kritisiert, dass zwar immer wieder die Notwendigkeit betont wird, an den Lebenswelten von Kindern, Jugendlichen und Familien anzusetzen, dass dann aber diese Forderung im Kontext der Steigerung familialer Gesundheitskompetenz institutionell umgebogen wird und sich der Fokus auf gesundheitsförderliche Kitas und Schulen richtet, mithin auf Institutionen, die in einem habermasianischen oder husserlschen Verständnis gerade nicht zur familialen Lebenswelt im engeren Sinne zu rechnen sind. Von daher ist im nächsten Schritt zu fragen, was genau in den Blick kommt, wenn man Familien ethnographisch begleitet und hier Erkenntnisse auf der Grundlage einer lebensweltlichen Analyse zu den Bedingungen und Verwirklichungschancen von Family Health Literacy bei spezifischen Migrant*innengruppen erzielen möchte.

Zunächst einmal sind die Binnendifferenzen selbst bei einer so überschaubaren Gruppe von lateinamerikanischen Migrant*innen wahrzunehmen, auf die die interviewten und begleiteten Eltern selbst vehement insistieren. In diese Kategorie gehört beispielsweise die Beschwerde eines eingewanderten Auslandsschweizer, der reklamiert, dass familienunterstützende Angebote für Einwanderer sehr undifferenziert sind. Er schildert seine Erfahrungen wie folgt:

„Wenn diese Experten [für Elternbildung und Gesundheit] also zu den Eltern gehen und ihnen empfehlen und sagen: ‚Vor einem solchen Alter nichts, weil es das Gehirn schädigt'. […] Manchmal gehen sie davon aus, dass die Eltern nicht genug Wissen haben; und das ist ein großer Fehler! Wenn sie diese Vorträge vor Ausländern halten, sind sie für ein ungebildetes Publikum gedacht. Man muss also sehen, welches Publikum man vor sich hat. […].
    Sie müssen also zuerst sehen, ‚vor welchem Migranten stehe ich?' […] Und ich weiß, wenn man das in anderen Elternbildungsprogrammen macht und es den Experten gibt, schaut man zuerst, welches Publikum man vor sich hat, ganz sicher. Aber wenn sie für Einwanderer konzipiert sind, kommen sie alle auf eine Weise, als ob alle Einwanderer gleich wären." (Interview 010: 00:16:05 – 00:16:30 und 00:17:45 – 00:18:15).

Im gesamten empirischen Material werden zudem immer wieder Binnendifferenzierungen eingezogen, etwa zwischen lateinamerikanischen Familien, die sich auf soziale Integration in die Schweiz sehr ernsthaft einlassen (das sind nach der Selbstbeschreibung alle Personen in unserem Sample) und Personen, die sich ständig über die Schweiz und die Schweizer beklagen oder wie gezeigt zwischen Personen, die dauerhaft den Lebensmittelpunkt in die Schweiz verlagern und solchen, die lediglich temporäre Arbeitsmigrant*innen sind.

Die zweite Erkenntnis aus dem Feld verweist darauf, dass (wie in den anderen beiden Fallstudien auch) keineswegs unmittelbar klar ist, was Familie ist und wer zur Familie gezählt wird. Die klassische ethnologische Erkenntnis, dass Verwandtschaftsverhältnisse nicht biologisch determiniert, sondern sozial konstruiert sind, wird hier deutlich sichtbar (vgl. u. v. a. Schnegg et al. 2010). Eine Reduktion von Familie auf die Eltern-Kind-Dyade ist bei Familien mit lateinamerikanischem Migrationshintergrund nicht angezeigt, das Verständnis und die Alltagspraxis von Familie umfassender. Ein Ehepaar betont die besondere Bedeutung von Familien, zu der sowohl drei in anderen Städten der Schweiz lebende Geschwister (bzw. Schwägerinnen und Schwager) und deren Kinder gehören; zwei weitere Brüder des Ehemanns leben (wieder) in Kolumbien, die Familie der Ehefrau lebt bis auf zwei weitere in Kolumbien lebende Brüder in Miami.
Zur Alltagsrelevanz führen sie aus:

„[Ehefrau:] Nun, wir haben immer Kontakt. Ich habe jeden Tag Kontakt mit meinem Vater [Vater der Ehefrau in Miami lebend]. Und mit meinen Brüdern. Und wir fahren immer viel nach Miami und so weiter. Und immer kommt Isabel [Schwägerin des Ehemanns] […] und die Neffen hierher. […] [Ehemann:] Aber die Beziehung ist gut. [Ehefrau:] Sie ist sehr gut. [Ehemann:] Wir haben häufig, wir sind in Kontakt. [Ehefrau]: Das heißt, per Telefon. Oder sie kommen und wir gehen, wie auch immer; wir essen oder grillen. Ja, wir treffen uns immer an Geburtstagen. Manchmal auch wenn kein besonderer Anlass ist, versuchen wir immer uns zu treffen um in Kontakt zu bleiben." (Interview 004: 00:18:03 – 00:18:52).

Die Ehefrau einer weiteren Familie führt hierzu das Folgende aus:

„Es ist so, dass wir uns in Lateinamerika Familie nennen bis zum Onkel zweiten Grades. […] Ich habe eine Tante zweiten Grades, die in Schweden lebt, aber ich spreche häufiger mit ihr als mit meiner Cousine [die in der Schweiz lebt]. Also ich habe eine Tante in Schweden, ich habe Familie in den USA, ich habe einen Cousin auch in Spanien, der am gleichen Ort lebt wie meine Cousine. […], das ist, was ich an Familie so habe, in den USA, Spanien, Schweden." (Interview 007: 00:20:54 – 00:21:29).

Diese vergleichsweise unspektakulären Schilderungen der hohen Bedeutungszumessung von Familie bei gleichzeitig zum Teil international weit verzweigten Familienverbänden in der Migrationsbevölkerung haben in Hinblick auf ein mögliches Family Health Literacy-Konzept durchaus Konsequenzen. Zunächst gilt es in Hinblick auf die oben beschriebene soziale Dimension von Gesundheit und Wohlbefinden zu berücksichtigen, dass auch vom eigenen Lebensmittelpunkt weit entfernte Ereignisse wie etwa eine Erkrankung einer im Ausland lebenden Verwandten auf das eigene Wohlbefinden durchschlagen können. Ein Konzept von Family Health Literacy, das sich nur auf die Kernfamilie bezieht, wäre nicht komplex genug. Gerade die bildungsinstitutionelle Umformatierung von lebensweltlicher Gesundheitskompetenz wird dieser komplexeren Form von Familie nicht gerecht und fokussiert zu stark auf die Eltern-Kind-Dyade.

Auf der anderen Seite ist durch großflächig und vor allem international ausgelegte familiale Netzwerke nicht zu unterschätzen, dass bei gesundheitsrelevanten Themen wie Impfungen, Zahnpflege, Hinweisen zu gesundheitsorientierten Verhaltensformen (Ernährung, Bewegung, Sport), Compliance, Patientenautonomie oder gesundheitsorientierte Erziehungsstile national ganz unterschiedliche Diskurse existieren, die ebenfalls auf die familialen Alltagsroutinen und Situationseinschätzungen einwirken. Technisch gesprochen ist bei Familien mit intakten internationalen familialen Netzwerken die Informationsbasis für den Umgang mit Gesundheitsthemen in der Regel größer als bei Einheimischen, weil der Austausch über die Themen vor dem Hintergrund gänzlich unterschiedlicher Gesundheitssysteme und öffentlicher Diskurse erfolgt.

Das ist ein Argument für ein komplexes Konzept von – mindestens migrantischer – Family Health Literacy. Zu unserem Plädoyer, Familien im Rahmen eines Family Health Literacy-Konzepts möglichst komplex zu fassen, passt die Beobachtung einer lateinamerikanischen Einwanderin, die mit kulturellen Differenzen von eritreischen Müttern im Rahmen eines Aufrufs, das häusliche Vorlesen zu stärken und mit Kindern die Bibliotheken zu konsultieren, konfrontiert war. Sie berichtet, dass die ganze auf Lesesozialisation ausgerichtete Maßnahme, Familien in die Bibliotheken zu locken, um die häusliche Lesezeit anzukurbeln, daran scheiterte, dass die Familien aus Eritrea sehr eng aufeinander bezogen waren und deren Mütter und Kinder eine solch laute Einheit bilden, dass sie aus der Sicht eritreischer Mütter den gängigen Bibliotheksbetrieb stören und deshalb sicher nicht willkommen geheißen würden (Interview 009: 00:00:15 – 00:02:18) Aus den bisherigen Motiven folgt, dass ein angemessenes, lebensweltlich verankertes Konzept von Family Health Literacy, mindestens bei Eltern mit Zuwanderungsgeschichte bzw. Migrationshintergrund, von vorne herein an einem sehr breiten Verständnis von „Family" ansetzen muss, um entsprechende Angebote zur Gesundheitskompetenzstärkung an die Alltagspraxis kompatibel zu machen.

Migrantische Gesundheitssozialisation
Diese Schilderungen verweisen letztlich auf die Frage, inwieweit Einwanderungsgesellschaften bei migrantischen Familien mit kleinen Kindern im Allgemeinen und lateinamerikanischen Familien im Besonderen kulturelle Differenzen, zu denen unterschiedliche Vorstellungen von Familie und familiale Alltagsroutinen integral gehören, im Zusammenhang mit Gesundheitsförderung umgehen sollten. Dieses Motiv ist verhältnismäßig komplex und ist einerseits verbunden mit der Gefahr einer Überzeichnung und Essenzialisierung kultureller Differenzen unterschiedlicher Herkunftsgruppen. Andererseits geht die Nichtbeachtung von kulturellen Differenzen damit einher, die Eltern und kleinen Kinder weiterhin nicht angemessen mit sinnvollen gesundheitsförderlichen Interventionen zu erreichen (siehe hierzu auch Kap. 4). Das ist deshalb vor allem für Gesundheits- und Gesundheitskompetenzförderung problematisch, weil die Ambivalenzen und die *doppelten kulturellen Bezugsräume von Kindern und deren Eltern,* und damit exakt jene Lebenswelten, die es ja nach den meisten Ansätzen gerade zu adressieren gilt, ausgeblendet werden.

Zu den grundlegenden Erfahrungen der Migrierenden und deren Kindern gehören vor allem die Schwierigkeiten beim Erlernen der deutschen Sprache und des Dialekts. Alle von uns interviewten und begleiteten Familien berichten über die vielfältigen, auch häufig negativ besetzten Erfahrungen beim Spracherwerb, natürlich insbesondere bei denjenigen Familien, die dauerhaft in die Schweiz umsiedeln. Eine lateinamerikanische Mutter, die einen Masterabschluss und acht Jahre im öffentlichen Dienst im sozialen Bereich gearbeitet hat, beschreibt das

Spracherlernen als innerhalb des selbst zugeschriebenen Kompetenzbereichs, glaubt also nicht, dass es für sie mit unüberwindlichen Schwierigkeiten verbunden ist; aber gleichzeitig ist der Spracherwerb verknüpft mit der Abwertung bisheriger beruflicher Expertise und dem unangenehmen Gefühl der Zwanghaftigkeit der Maßnahmen. „Das heißt, Deutsch zu lernen und alle Anforderungen zu erfüllen, die sie verlangten [gemeint ist die Einbürgerung], war emotional nicht so schwierig. Aber der Gedanke, dass man es tun muss, blieb bestehen: ‚Ok, ich fange von vorne an, ich bin Analphabet in dieser Sprache. Und ich werde jetzt auf der anderen Seite stehen.‘" (Interview 009: 00:22:10 – 00:22:38).

Der Erwerb der deutschen Sprache wird von allen Familien als Notwendigkeit beschrieben, sich in die Schweizer Gesellschaft zu integrieren. Im Folgenden dokumentieren wir ausführlicher Passagen aus einem Interview mit einer lateinamerikanischen „Love Migrant" und ihre Erfahrungen, Motivationen und Selbstbeobachtungen, um Differenzen in der gesundheitlichen Sozialisation zwischen authochthonen Schweizer Familien und Familien mit lateinamerikanischem Migrationshintergrund zu plausibilisieren, die allein aus der selbstverständlichen Verfügbarkeit über die Landessprache (oder einer der Landessprachen) abgeleitet werden können. Dabei ergibt sich eine direkte Analogie zwischen Migrant*innen und schulbildungsfernen Gruppen, für die Bourdieu so eindringlich Differenzerfahrungen zwischen den bildungsinstitutionellen Erwartungen und der familialen Sozialisation in der Arbeiterklasse oder den bäuerlichen Milieus beschrieben hat (Bourdieu 1992, 2001). Für alle Einwandererfamilien und Familien mit Migrationshintergrund stellt sich die Frage nach dem Umgang mit dem eigenen kulturellen Erbe. In vielen assimilationstheoretischen Überlegungen werden vor allem für schulbildungsferne Migrant*innen beide kulturellen Zugehörigkeiten gegeneinander ausgespielt und letztlich als Nullsummenspiel verhandelt. Der folgende Interviewausschnitt muss gelesen werden als Statement einer äußerst integrationswilligen Frau, die sich sehr im Bereich soziales Engagement einbringt.

„Und ich versuche immer – mit Manu [älterer Sohn, zum Zeitpunkt des ersten Interviews 3 Jahre] mehr als mit Sandra [Tochter, zum Zeitpunkt des Interviews ca. eineinhalb Jahre], da sie noch sehr klein ist, zu sprechen, von Peru, von ihrer Familie, der Kultur, damit er spürt, dass Peru immer für ihn da ist. Er kennt Peru. Als Einjähriger war er in Peru; Sandra nicht: Mit Sandra wollen wir hingehen [unv.] und Manu, wenn er fünf, sechs Jahre alt ist. Aber es ist wichtig, weil, wenn jemand mit ihnen über Peru spricht; ihre Mutter ist aus Peru und sie müssen die Kultur kennen und wissen, wie die Leute in Peru sind, nicht wahr? Mama [die Mutter der Interviewten] redet viel mit Manu in Spanisch. […] Und Sandra hatte noch keinen Kontakt mit Peru. Aber ich erzähle ihr auch [von Peru] und ich glaube auch, dass sie es versteht. Denn es ist wichtig. Für mich ist es wichtig, dass sie meinen Ursprung kennen, den Ursprung von einem selbst. Es gibt Leute, die sagen ‚nein, nein, erzähle ihnen nicht von dort, erzähle ihnen nur von hier‘. Ich nicht. Ich denke, dass meine Herkunft auch Teil ist von ihrer Herkunft. […] Also ist es wichtig, dass sie das auch haben. […] Dass sie ihre Kultur kennen (.) und Spanisch! Vor allem Spanisch!" (Interview 007: 00:25:17 – 00:26:52).

Dieser Wunsch nach intergenerationaler Übertragung der Kenntnisse der eigenen kulturellen Herkunft sowie der sozialen Inwertsetzung der eigenen kulturellen Identität als Peruanerin (Hall 1994b) trifft in der frühen Bildungsinstitution aber auf ein Adaptionsverhalten, mit dem die vollständige soziale Integration des Kindes gewährleistet und die Differenz etwa zu anderen Eltern und Kinder minimiert werden soll.

„Nur wenn ich zum Beispiel im Kindergarten bin, rede ich mit ihm Deutsch. Weil, damit die Leute nicht denken: ‚Was sagt sie ihm gerade?‘ Es ist besser, damit auch er Kontakte knüpft: im Kindergarten Deutsch; in meinem Haus Spanisch und im Park irgendwas. Er redet sehr gut Spanisch. […] Ich habe mit der Erzieherin gesprochen und sie hat mir gesagt, er rede nie Spanisch, nur Deutsch. Und so ist es sehr gut, der Unterschied zwischen Deutsch und Spanisch." (Interview 007: 00:28:48 – 00:29:21).

Etwas später im Interview wird dann von der Mutter explizit darauf hingewiesen, dass ihre Kinder unterschiedliche kulturelle Welten kennen und auch selbst repräsentieren müssen. Auch an dieser Stelle wird allerdings parallel der Wille zur Integration in die Aufnahmegesellschaft betont:

„[…] die Gebräuche des Landes, in dem Du Dich befindest – in Lateinamerika zum Beispiel […], trinken die Leute auf der Strasse. Sie treffen sich. Hier [in der Schweiz] wirst Du das nicht sehen. Und das sollst Du nicht. Ich plane nicht, mit meinen Freunden auf der Strasse zu trinken, weil sie es hier nicht machen. Also muss ich machen, was ich sehe. Und das auch meinen Kindern beibringen. In Peru wird er [Manuel, ihr Sohn] sich bewusst werden, dass es seine andere [betont] Kultur ist. In Peru siehst Du sie draußen auf der Strasse trinken und lachen. Die Kinder spielen auf der Strasse, vielleicht halbnackt, weil es heiss ist. Das ist dort normal. Hier wird es nicht gerne gesehen. Aber ich respektiere das, weil es eine andere [betont] Kultur ist. Und es gibt viele Leute, die das nicht verstehen und die die Bräuche ihres Landes hier praktizieren wollen. Und das, glaube ich, ist nicht, sich an die hiesige Kultur anzupassen." (Interview 007: 00:42:13 – 00:43:16).

Im letzten hier referierten Abschnitt aus dem Interview geht es um die von der Mutter spezifisch benannte sozialisatorische Aufgabe, ihren Kindern

Kompetenzen zu vermitteln, die Kenntnisse der beiden heterogenen Kulturen situationsadäquat in ihrem Handlungsrepertoire abbilden zu können. Mit anderen Worten wird es von der Mutter als sehr bewusster Teil ihrer erzieherischen Aufgabe betrachtet, die Kinder in die Lage zu versetzen, die kulturellen Bezugsräume angemessen auszubalancieren.

> „Ich möchte, [...] ihnen sagen, dass in Peru eine andere Lebensweise ist. Dass ihre Familie von dort Sachen machen könnte, aufgrund derer sie [ihre Kinder] sich schlecht fühlen könnten. Damit sie sich nicht schlecht fühlen und er [der Sohn Manuel] auch nicht geschockt ist, wenn meine Familie etwas macht. [...] Und manchmal, wenn er etwas tut oder ich etwas mit ihm mache, sage ich ihm: ‚Das macht man hier, zu Hause, im engsten Familienkreis, aber mach das nicht mit anderen Kindern‘. Weil, es ist anders, nicht wahr. Zum Beispiel küssen, Umarmungen. Hier ist es nicht so. Ich möchte nicht, dass ihn das schockiert. Also ich möchte auch nicht, dass mein Kind gefühlskalt ist. [...] Also ich möchte ihm beibringen, dass es gut ist, Kontakt zu haben mit den Leuten, aber nur mit den nächsten; nicht mit allen, aber mit denen, die einem am nächsten sind. Das ist gut, weil man muss sehen, dass Familie in Lateinamerika anders ist. [...] Und das ist eine der Sachen, die ich den beiden einschärfen möchte, dass sie liebevoll sind, dass sie einen respektvollen Umgang pflegen, dass sie tolerant sind, weil es ist eine andere [betont] Welt, es ist eine andere Mentalität." (Interview 007: 00:49:20 – 00:51:49).

Das hier aufscheinende Motiv ist für die Gesundheitssozialisation von Migrantenkindern folgenreich. Sie wachsen heran mit spezifischen – von den Eltern stärker oder schwächer betonten und als kompatibler oder weniger kompatibel dargestellten – Differenzerfahrungen, Angehörige einer – wie auch immer konkreten – sozialen Minderheit zu sein. Von den kindlichen kulturellen Bezugsräumen gibt es mit Blick auf die Aussage der peruanischen Mutter mindestens Teilbereiche, die aus dem Rahmen der Normalitätsvorstellungen der Mehrheitskultur herausfallen und die nur in einem geschützten familialen Rahmen ausgelebt werden können.

Anders in Richtung Gesundheitskompetenz und Gesundheitskompetenzentwicklung von Kindern und Familien gewendet, wird eine gesunde Entwicklung der Kinder damit abhängig von Kompetenzen, die auf einen klugen Umgang mit kulturellen Differenzen abzielen und die auf den ersten Blick mit Gesundheitskompetenz wenig Überschneidungen haben. Bei näherer Betrachtung hat aber die Abwertung der Alltagspraktiken kultureller Minderheiten großes Verletzungspotenzial für die Identitäts- und Persönlichkeitsentwicklung oder – salutogenetisch argumentiert – ein enormes Potenzial für die Bewältigung unterschiedlichster Alltagssituationen. Denn das Navigieren zwischen unterschiedlichen kulturellen Kontexten und Bezugsrahmen (ohne kulturelle Differenzen hier überstrapazieren zu wollen) ist von Beginn an sehr nahe an den von Aaron Antonovsky, Klaus Hurrelmann, Peter-Ernst Schnabel und anderen Gesundheitsforschern und -forscherinnen favorisierten Balance-Modellen.

Darüber hinaus bekommt ein Konzept von Family Health Literacy durch diese Verbindung noch eine weitere Komponente. Wir haben bereits mehrfach für die Verwendung eines weiten Verständnisses von Gesundheitskompetenz plädiert und die Kompetenzen bereits früh in Abhängigkeit sozialer Determinanten gebracht. In Hinblick auf gesundheitliche Ungleichheitsverhältnisse spielt auf der Grundlage dieser Überlegungen die Frage danach, wie stark eine Gesellschaft im Sinne Will Kymlickas in der Lage ist, multikulturelle Institutionen und Räume und schaffen, in denen kulturelle Unterschiede auf der Alltagsebene und auf der Institutionenebene nicht als Defizite, sondern als tatsächliche Unterschiede ausagiert werden können (Gerdes 1996; Kymlicka 2000, 2013, cop. 2007), eine zentrale Rolle. Ob eine Gesellschaft von kulturellem Rassismus im Alltag und in ihren Institutionen durchzogen ist und kulturelle Differenzen als bedrohlich für das eigene Überleben wahrgenommen werden, oder ob Menschen mit Zuwanderungsgeschichte bzw. Migrationshintergrund und ihre kulturellen Differenzen als normaler Bestandteil der Gegenwartsgesellschaft eines spezifischen Territoriums gelten, muss maßgebliche Auswirkungen darauf haben, wie problematisch Identitätskonstruktionen von Minderheiten sind (Hall 1994b). Im Falle von familialen Verhältnissen ist damit die (früh-)kindliche Gesundheit unmittelbar davon betroffen, inwieweit sich die Eltern oder Elternteile unproblematisch auf multikulturelle Identitätsbestandteile in ihrer Erziehung berufen können. Ein Konzept zur Stärkung von Family Health Literacy bei Migrant*innen wäre auf diese Weise, zumindest in unserem durch Gesundheitsförderung und Salutogenese geprägten Verständnis, unmittelbar verknüpft mit gesamtgesellschaftlichen Fragen des Umgangs mit kulturellen Differenzen.

8.6 Fazit

Die vorliegende Fallstudie hatte zwei übergreifende Zielstellungen. Zum einen sollte die in der Schweiz kaum erforschte Gruppe der lateinamerikanischen Migrant*innen genauer betrachtet und ein Beitrag zum Verständnis dieser Community geliefert werden. Zum anderen sollte im Rahmen der Gesundheitskompetenzforschung eine ethnographische Studie durchgeführt werden, die Familien mit kleinen Kindern fokussiert, um der häufig erhobenen Forderung, die Lebenswelten vulnerabler Gruppen genauer zu berücksichtigen, nachzukommen.

Eltern mit lateinamerikanischem Migrationshintergrund wurden hierzu interviewt und begleitet.

Dabei wurde insbesondere deutlich, dass Familien mit lateinamerikanischem Migrationshintergrund über ein überraschend ausdifferenziertes und nah am salutogenetischen Modell liegendes, holistisches Gesundheitsverständnis verfügen, das aus unserer Sicht als besonders vielversprechender Ausgangspunkt für Interventionen – etwa im Rahmen der Stärkung von Family Health Literacy – gelten kann. Ferner wurde deutlich, dass sich ein für diese Familien angemessenes (und noch zu entwickelndes) Family Health Literacy-Konzept nicht sinnvoll auf Vorstellungen von Familie als lokalem zweigenerationalem Zusammenhang beziehen kann, weil diese Perspektive wenig mit den Vorstellungen und der Praxis migrierter lateinamerikanischer Familien zu tun hat. Schließlich wurde ebenfalls deutlich, dass Fragen nach gesamtgesellschaftlicher Integration und nach dem Umgang mit kulturellen Differenzen – und den Personen, die sie repräsentieren! – die Gesundheitssozialisation und die Gesundheitskompetenzentwicklung maßgeblich prägen und als eine bedeutende Stellschraube für Family Health Literacy betrachtet werden müssen.

Wir sind uns bewusst, dass das Sample, das wir ethnographisch begleiten durften, einen akademischen Bias aufweist und dass an dieser Stelle keine Aussagen über die Gesamtheit der Schweizer Latino-Community und ihrer Gesundheits(kompetenz)vorstellungen und Praktiken gemacht werden können. Gegenüber den von uns begleiteten Familien sind beispielsweise die aus Lateinamerika eingewanderten „Sans Papiers" in vielen Dimensionen erheblich vulnerabler. Trotzdem glauben wir, einige übergreifende Muster identifiziert zu haben, die künftigen Studien als weitere Orientierung dienen können. Die besondere Vulnerabilität der von uns begleiteten Familien, das wurde deutlich, liegt mehrheitlich deutlich weniger im traditionellen Bereich verfügbarer sozio-ökonomischer Handlungsressourcen, die von allen Familien als deutlich ausreichend beschrieben wurden. Sie liegt vor allem in Prozessen fehlender Akzeptanz und mangelnder Wertschätzung von kulturellen Differenzen und erheblich eingeschränkten Arbeitsmarktzugängen. Insofern wäre aus der Studie das nach unserer Einschätzung wichtige Ergebnis abzuleiten, dass sich die Gesundheitsforschung und die Gesundheitskompetenzforschung dringend mit der Theorie und Praxis multikultureller Gesellschaften beschäftigen und die dortigen Einsichten in Public Health integrieren muss.

Was sieht man, wenn man anders schaut? Zum Erkenntnispotenzial ethnographischer Gesundheitskompetenzforschung

9

Die hier vorgelegte Studie ist zunächst ein Projektbericht, einer im Rahmen eines größeren BMBF-Verbundes zur Erforschung der Gesundheitskompetenz von Kindern und Jugendlichen (www.hlca-consortium.de) (vgl. auch Zamora et al. 2015) durchgeführten Studie. Die Grundidee der ELMi- und ELiS-Projekte war die ethnografische Erforschung der Gesundheitskompetenz von Jungendlichen mit Migrationshintergrund, später in einem Teilprojekt mit eigener Fluchtgeschichte und von Migrantenfamilien mit jungen Kindern. Diese Grundidee selbst war motiviert durch zwei Punkte: *Zum einen* wurde 2014, als wir die Projekte entwickelt haben (und zum Teil bis heute), der Forschungsstand zu Health Literacy von Kindern und Jugendlichen (im deutschsprachigen Raum und international) als sehr dürftig und lückenhaft beschrieben (Zamora et al. 2015; Okan et al. 2015; Bröder et al. 2017; Bröder und Carvalho 2019). Diese Situation, zu deren Veränderung die zahlreichen Arbeiten aus dem HLCA-Konsortium einen sichtbaren Beitrag geleistet haben, hat sich mittlerweile deutlich verändert und der Forschungsstand ist erheblich angewachsen – wir haben den aktuellen Forschungsstand zur Gesundheitskompetenz von Kindern und Jugendlichen ausführlich im dritten Kapitel dargestellt. *Zum anderen* waren die vorliegenden Modelle zu Health Literay und sind es bis heute aus unserer Sicht zu kognitivistisch fundiert und legen ein problematisches entscheidungstheoretisches Modell zugrunde, das Handeln mit dem Finden, Verstehen und Anwenden von Informationen konstitutiv in Verbindung bringt und damit sowohl die soziale Situiertheit (unabhängig vom Alter, unabhängig vom Kontext) als auch die weitgehend vorbewusste Struktur alltäglichen Handelns ignoriert (Schütz 1971; Schütz und Luckmann 2003; Goffman 2008; Bourdieu 1982b, 1979). Bei dieser Studie wollten wir in Hinblick auf die Erforschung von Health Literacy die, wie

Ullrich Bauer (2019a, S. 577) es formuliert, „challenge of an extended concept of context" adressieren, „which should rather focus on the entire range of social embedding".

Wir haben zu diesem Zweck die kognitivistischen Grundtendenzen der Health Literacy-Definitionen und -Modelle im zweiten Kapitel herausgearbeitet und dann konzentriert im vierten Kapitel die Limitationen und theoretischen Implikationen herausgestellt (Pionierarbeit geleistet hat hier vor allem Papen 2005, 2008, 2009). Dabei haben wir schließlich im vierten Kapitel ein „negativ-dialektisches Modell von Gesundheitskompetenz" skizziert, das die Spannung zwischen kaum zu leugnenden und mit sozialen und gesundheitlichen Ungleichheiten verknüpften Gesundheitskompetenzdefiziten einerseits und einer Differenzperspektive andererseits aufnimmt und nicht auflöst.

Damit haben wir einen theoretischen Anspruch formuliert, der sich empirisch nicht bruchlos aufnehmen und umsetzen lässt. Diesen theoretischen Anspruch haben wir dann im fünften Kapitel im Rahmen methodischer Überlegungen etwas tiefer gelegt und mit der *Fragestellung* verbunden, *was genau in den Blick gerät bei dem Versuch, anders,* eben ethnographisch, *auf die Gesundheitskompetenzen* von geflüchteten männlichen Jugendlichen aus Afghanistan, von Mädchen mit türkischem Migrationshintergrund und von Familien mit latein-amerikanischem Migrationshintergrund und kleinen Kindern *zu schauen.* Wir wollen in der Schlussbetrachtung keine neuen Erkenntnisse hervorzaubern, die in den präsentierten Fallstudien nicht bereits sichtbar sind, noch wollen wir ein-fach wiederholen, was in den Kapiteln sechs bis acht entfaltet worden ist. Wir wollen vielmehr hier noch drei Motive aufnehmen, die uns besonders lohnens-wert erscheinen. Zunächst wollen wir das Verhältnis von „analogen" und digitalen Gesundheitskompetenzen bei Jugendlichen noch einmal in den Blick nehmen (Abschn. 9.1). Im Anschluss daran wollen wir uns erneut mit dem Konzept von Family Health Literacy beschäftigen (Abschn. 9.2). Daran anknüpfend wird in den abschließenden Gedanken noch einmal eine generalisierte Perspektive präsentiert, die aus unserer Sicht an die theoretischen Erwägungen und an die ethno-graphischen Fallstudien aus den ELMi-/ELiS-Projekten anknüpfen (Abschn. 9.3).

9.1   Das Verhältnis von analogen und digitalen Gesundheitskompetenzen bei Jugendlichen (mit Migrationshintergrund)

Das Health Literacy-Konzept hat seinen Siegeszug aus dem Versorgungssystem und im Windschatten der großen Alphabetisierungsstudien in den 1990er Jahren angetreten (Nutbeam 2000; Okan 2019a, S. 24–25). Von hier aus ist das Konzept immer weiter ausgedehnt worden, hat dabei das versorgungsnahe Korsett mehr und mehr abgestreift und den Gegenstandsbereich von Gesundheitskompetenzen auf lebensweltliche und nahräumliche Bereiche ausgeweitet (Nutbeam 2000, 2008; Kickbusch 2002; Sørensen et al. 2012a). Parallel hierzu erfolgten – neben der enormen gesundheitspolitischen Aufwertung des Health Literacy-Ansatzes in den letzten zehn Jahren (vgl. hierzu etwa WHO Europe 2013; The Scottish Government 2014; Saboga-Nunes et al. 2019; vgl. hierzu auch die Beiträge im dritten Teil in Okan et al. 2019a) – zwei weitere Entwicklungen – *zum einen* wurden im Zuge der Überprüfung gesundheitlicher Ungleichheiten Zielgruppen bestimmt, bei denen mit Gesundheitskompetenzförderprogrammen angesetzt werden sollte, um gesundheitliche Ungleichheiten zu reduzieren. Bei älteren Menschen und Senior*innen wird dabei eher eine Strategie nachholender Entwicklung verfolgt, bei Kindern und Jugendlichen geht es vor allem um Prävention. *Zum anderen* erfolgte eine *gleichzeitige* Spezialisierung, Ausdifferenzierung und Erweiterung des Health Literacy-Konzepts, die trotz einiger konzeptioneller Bemühungen (vgl. etwa Sørensen et al. 2012a) bis heute nicht theoretisch eingeholt ist.

Die widersprüchliche Entwicklung einer *gleichzeitigen Erweiterung und Spezialisierung* der Gesundheitskompetenz bezieht sich etwa auf später entwickelte Konzepte wie Food Literacy, Diabetes Literacy oder eHealth Literacy, die die Gesundheitskompetenz auf spezifischere Anwendungsfelder übertragen sollen und eine Spezialisierung und Ausdifferenzierung darstellen. Im Fall von eHealth Literacy ist es aber zugleich eine Erweiterung, weil eHealth Literacy nach dem bis heute gängigen Standardmodell von Norman und Skinner, aber auch den Weiterentwicklungen, auf Health Literacy selbst aufruht und insofern eine Erweiterung darstellt (Norman und Skinner 2006; Soellner et al. 2014). In der Regel wird das Verhältnis von „analogen Gesundheitskomptenzen" und digitalen Gesundheitskompetenzen so bestimmt, dass „analoge Gesundheitskompetenzen" den Optionsraum digitaler Gesundheitskompetenzen potenziell einschränkten. „The full potential of e-health to improve users' health, however, may be limited by users' health literacy" (Mackert et al. 2014, S. 517).

Auf der Grundlage unserer beiden ethnografischen Fallstudien sind aus unserer Sicht die bisherigen Verhältnisbestimmungen zwischen Health Literacy und eHealth Literacy für Jugendliche zu revidieren. Denn die traditionelle Vorstellung von Jugendlichen, die ihr Smartphone nutzen, separiert diese Handlungseinheit von den restlichen Alltagsbeschäftigungen mit der Begründung, dass das Handeln ja in der digitalen Welt erfolgt. Tatsächlich ist die Smartphone-Nutzung im Alltag der Jugendlichen (und nicht nur der Jugendlichen) nicht so angelegt, dass ihnen eine bewusste und intentionale Überlegung vorgelagert ist, die analoge Welt zu verlassen und an deren Stelle in die digitale Welt einzutauchen.

Wenn also Gesundheitskompetenz im Gegenstandsbereich nicht ausschließlich auf den Bereich der Gesundheitsversorgung beschränkt sein soll und lebensweltliche Dimensionen Teil des Gegenstandsbereichs von Health Literacy werden, dann ist das durchaus folgenreich. Denn im Rahmen von lebensweltlichen Alltagshandlungen, auch im Unterschied zum bildungsinstitutionellen Handlungsfeld wie der Schule, sind beide Dimensionen untrennbar verschränkt. Eine Trennung in Gesundheitskompetenzen und digitale Gesundheitskompetenzen kann deshalb vielleicht noch als analytische Trennung fungieren. Aber die theoretische Aufrechterhaltung unterschiedlicher Kompetenzbereiche innerhalb der jugendlichen Lebenswelten wirkt willkürlich und nicht länger überzeugend. Das ist vermutlich der richtige Kern an der ansonsten etwas problematischen Generationsbeschreibung von (Kindern und) Jugendlichen als *digital natives.*

Zentral sind insbesondere die Rückkopplungen der digitalisierten Lebenswelt für die Verhaltensweisen und emotionalen Zustände der Jugendlichen. Aus den Feldstudien wissen wir, dass etwa Nachrichten aus der WhatsApp-Gruppe der Moschee-Gemeinde unmittelbare Konsequenzen für das Verhalten der beiden türkischstämmigen Mädchen nach sich zogen. Im Falle der geflüchteten afghanischen Jungen war insbesondere die Kommunikation mit den in anderen Ländern verbliebenen Familienmitgliedern emotional belastend, weil im Kontext der schlechten Sicherheitslage durch die Gespräche mit Onkeln, Tanten, Cousins und Cousinen immer wieder auch die Bedrückung der (noch) Nicht-Geflüchteten zum Ausdruck kam und bei den (erfolgreich) Geflüchteten eine Mischung aus Sorge und schlechtem Gewissen hinterließ. Diese Rückkopplungen haben offensichtlich gesundheitsfördernde oder gesundheitsbelastente Konsequenzen, sie sind aber nicht mehr sinnvoll mit einer in analog und digital ausdifferenzierten Gesundheitskompetenzbeschreibung in Verbindung zu bringen. Offen bleiben muss, inwieweit sich diese für Angehörige ethnischer Minderheiten beobachtete Verschränkung auch in anderen sozialen Gruppen findet – es ist aus unserer Sicht aber davon auszugehen, dass sich die von uns beobachteten Jugendlichen *in dieser Hinsicht* nicht sonderlich von Altersgenoss*innen unterscheiden.

9.2   Family Health Literacy (eng und weit)

Ein zweites Motiv, das wir im Schlussabschnitt vertiefen wollen, bezieht sich auf das Konzept von Family Health Literacy, das in der sehr großen Anzahl von Publikationen der letzten Jahre zur Gesundheitskompetenz eine überaus marginale Rolle spielt. Das ist vor allem deshalb einigermaßen überraschend, weil sich die Gesundheitswissenschaften in der Regel einig darüber sind, dass die Familie im Kontext von Gesundheitssozialisation die wichtigste Institution darstellt und dass früh erworbene Präferenzmuster, Lebensstilelemente und Verhaltensweisen sich im Verlauf der späteren Biografie nur mit sehr viel Mühe korrigieren lassen (vgl. die instruktive Studie Bauer 2012b; vgl. für den Health Literacy-Kontext z. B. Okan 2019b). Paradigmatisch führt bereits Anfang der 2000er Jahre Peter-Ernst Schnabel in einem Buch zum Zusammenhang von Gesundheit und Familie aus, „dass keine wichtigere und geeignetere Interventionsinstanz als die Familie existiert, um mit wesentlich geringerem Aufwand als demjenigen, der später in der Schule oder im Beruf betrieben werden muss, ein Maximum an gesundheitssichernden Wirkungen zu erzielen." (Schnabel 2001a, S. 13) Aber Schnabel war und bleibt einer der ganz wenigen soziologisch orientierten Public Health-Forscher, der sich systematisch mit der Familie als Gesundheitsressource auseinandergesetzt hat.[1]

Insgesamt ist zu konstatieren, dass es zu einer *weitgehenden Ausblendung von Familie und Familiengesundheit bei gleichzeitiger Anerkennung ihrer fundamentalen Bedeutung* kommt. Das ist nicht nur ein Phänomen der Gesundheitskompetenzfoschung im engeren Sinne; auch in den einschlägigen übergreifenden gesundheitswissenschaftlichen Studien bleibt die Beschreibung familialer Handlungskontexte seltsam oberflächlich und fleischlos (so zB bei Dippelhofer-Stiehm 2008; Hurrelmann und Richter 2013, S. 182–185). Die Familie kommt aus der Public Health-Perspektive vor allem als Transmissionsriemen gesundheitlicher Ungleichheiten in den Blick, als Sozialisationsinstanz, in der mehr oder weniger Handlungsressourcen für die Gesundheitsentwicklung der nachwachsenden Generation zur Verfügung steht (Hurrelmann und Richter 2013).

An dieser Schnittstelle zwischen Sozialisation und Ungleichheiten ist die Famie im Kontext der Gesundheitskompetenzforschung gut und spezifisch anschlussfähig, lässt sich mit Verweis auf sie doch kritisch anmerken, dass vor allem im kindlichen Lebensalter Health Literacy nur schwerlich als Individualausstattung zu begreifen ist. In diesem Zusammenhang haben wir bereits im

---

[1]Selbst im beeindruckenden Internationalen Handbuch der Health Literacy-Forschung ist kein Beitrag enthalten, der sich dezidiert mit der Familie oder Family Health Literacy auseinandersetzt; vgl. Okan et al. 2019a. Ebenso wenig findet sich in übergreifender Perspektive der Bezug zum Thema Familie im ansonsten sehr starken Buch von Thomas Hehlmann, Henning Schmidt-Semisch und Friedrich Schorb zur Soziologie der Gesundheit; vgl. Hehlmann et al. 2018. Schließlich gibt es auch in einschlägigen jugendsoziologischen Sammelbänden häufig keinen einzigen Beitrag, der das Verhältnis zwischen Jugendlichen und ihren Familien bestimmt; vgl. z B Mansel und Klocke 1996; oder Riegel et al. 2010 – um nur wenige ganz willkürliche Beispiele herauszugreifen.

dritten Kapitel darauf hingewiesen, dass das Konzept von Health Literacy bei Kindern und Jugendlichen abhängig bleibt von der familialen Gesamtsituation (analog argumentiert Bauer 2019a). Ferner haben wir dort darauf hingewiesen, dass Familien zwar als besonders wichtige Ressource für die Entwicklung der kindlichen Gesundheitskompetenz verhandelt werden, dass aber die Förderung familialer Gesundheitskompetenz einer institutionellen Umleitung unterliegt. Statt die Familien selbst und unmittelbar zu stärken, konzentrieren sich Strategien zur Stärkung von familialer Gesundheitskompetenz auf die bildungsinstitutionellen Settings wie Kitas und Schulen und hoffen über indirekte Effekte in die Familien hineinzuwirken (Okan et al. 2017b; Simovska et al. 2012; Paakkari 2015; Paakkari und George 2018; Maier und Felder-Puig 2017). Wir würden auch gegen Ende unserer Studie noch einmal ausdrücklich *für ein direktes Konzept von Family Health Literacy plädieren,* das auf der theoretischen Ebene die Einsichten der Sozialisationsforschung, der Familiensoziologie, der Kindheits- und der Gesundheitskompetenzforschung angemessen zur Kenntnis nimmt und auf konzeptioneller Ebene den lebenswetlichen Bezug und die Dialektik von Defizit und Differenz einholt. *Das wäre ein enges Verständnis von Family Health Literacy,* das aus unserer Sicht einigermaßen dringend zu erarbeiten wäre und für deren Notwendigkeit die Fallstudie von Schweizer Familien mit kleinen Kindern und lateinamerikanischem Migrationshintergrund aus unserer Sicht genügend Argumente liefert.

Zugleich halten wir ein solches Familiy Health Literacy-Konzept für Familien mit kleinen Kindern als Referenzgruppe für nicht ausreichend, sondern es bedarf einer spezifischen Erweiterung. Auf der Grundlage unserer beiden Fallstudien mit Jugendlichen wurde die Bedeutung von Familie im Allgemeinen und für Gesundheit im Besonderen auch im Jugendalter sehr deutlich. Ohne hier übergeneralisieren zu wollen, so scheint uns doch in den einschlägigen jugendsoziologischen Studien das Motiv der Ablösung von Familie in der Jugend der zentrale Fokus zu sein. In einem der frühen Standardwerke führt hierzu etwa Berhard Schäfers (1998, S. 123) aus, dass die „Distanzierungs- und Ablösungsprozesse des Jugendlichen von der Herkunftsfamilie, die nach ihrer Dauer und Bedeutung ein wesentliches Kriterium für Jugend als Lebensphase überhaupt sind". Die Vorstellung von Jugend als einer abgrenzbaren Lebensphase und eines sozialwissenschaftlichen Gegenstandsbereichs mit eigenständigen Problemstellungen einerseits sowie die späte Rache einer in der Jugendforschung begierig aufgenommenen Individualisierungsthese, die die sinkende Bedeutung von Familie und Herkunftsmilieu proklamiert hat andererseits, sind zwei mögliche Erklärungen für die überraschende Abwesenheit der Familie als jugendsoziologischem Analyserahmen.

Die steigende Bedeutung der Peer-Group im Sozialisationsverlauf ist davon ganz unbenommen, sofern sie nicht mit dem aus unserer Sicht problematischen Paradigma familialer Ablösung verbunden wird. Denn auch in unseren beiden ethnografischen Studien zur jugendlichen Gesundheitskompetenz spielen Gleichaltrige eine sehr sichtbare gesundheitssozialisatorische Rolle. Allerdings werden die familialen Sozialisationseinflüsse dadurch nicht substituiert, sondern werden schlicht ergänzt. So trivial das einerseits klingt, so konsequenzreich ist die Dopplung von Sozialisationseffekten (im Unterschied zur Ablösung oder Substitution), wenn es um jugendliche Gesundsheitsförderung oder Gesundheitskompetenzförderung geht. Denn aus diesen Überlegungen folgt, dass es nicht sonderlich zielführend ist, Jugendliche als isolierte Zielgruppe für beliebige Interventions- und Förderprogramme zu bestimmen. Stattdessen ist die andauernde Intergenerationalität selbst bei einer enormen Bedeutungssteigerung der Gleichaltrigen mit in Rechnung zu stellen. Aus diesem Grund plädieren wir für ein umfassendes – und sicher noch vernünftig zu entwickelndes – Konzept von Family Health Literacy, das sich nicht auf Familien mit kleinen Kindern beschränkt, sondern das ebenso Familien mit Jugendlichen ebenfalls – und dann direkt – adressiert.

Im letzten Abschnitt sollen einige bestehende Forschungslücken sowie weitere Konsequenzen für Interventionen zur Steigerung der Gesundheitskompetenz von Familien, Kindern und Jugendlichen thematisiert werden.

9.3 Abschließende Bemerkungen

Aus den theoretischen Erwägungen und aus den präsentierten Fallstudien ergibt sich zunächst die weiter zu verfolgende Perspektive einer inergenerational angelegten Gesundheitskompetenzforschung, die sich eng an dem Paradigma der Sozialisationsforschung anlehnt. Dabei muss die salutogenetische Fragestellung im Zentrum stehen, wie sich genau Generalisierte Widerstandsressourcen entwickeln, wie der Kohärenzsinn in der Praxis wirkt, wie sozialisatorische Gelingensbedingungen oder familiale Kompensationsmöglichkeiten identifiziert werden können.

Entlang der Kritik am einsamen und wohl-informierten Gesundheitsentscheider (Bittlingmayer und Bauer 2007b) wären ethnographische Studien auszudehnen, die die soziale Einbettung auch von Gesundheitskompetenz und Gesundheitshandeln (Bauer 2019a) in angemessener Weise ernst nimmt. Eine Referenzstudie für ein solches Unterfangen wäre die Arbeit von Annette Lareau (2003), die Familien im Alltag begleitet und die unterschiedlich gelagerten und sozialisatorisch relevanten Wirkmechanismen bei der Reproduktion sozialer Ungleichheit herausgearbeitet hat. Für die Gesundheitswissenschaften würde es sich anbieten, deutlich stärker als bislang mit der Sozialen Arbeit auch in Forschungs- und Entwicklungsprojekten zu kooperieren, weil sich hier eine Tradition ethnographischer Familienforschung länger etabliert hat, sich der Gegenstandsbereich beider Schwesterdisziplinen stark überschneidet und die Soziale Arbeit dringenden Aufklärungsbedarf an einer gesundheitswissenschaftlichen Perspektive hat. Eine andere interessante ethnographische Referenzstudie liefert Alice Goffman (2014), die für ein angemessenes Verständnis von Benachteiligung in ein benachteiligtes und stigmatisiertes, afro-amerikanisch dominiertes Viertel gezogen ist um von dort aus bessere Einsichten in die Wirkmechanismen von Rassismus, sozialer Herrschaft und Unterdrückung zu erlangen. Dieses Vorgehen wäre vielleicht auch angezeigt, wenn es darum geht, die (vorhandenen oder fehlenden) gesundheitlichen Optionsräume von stigmatisierten Stadtteilen genauer auszuloten. Solche, in der stadtsoziologischen Tradition der Chicago-School stehenden, ethnographischen Studien wären in der deutschen Public Health auszuweiten. Perspektivisch scheint aber darüber hinaus auch angezeigt, dass sich die Gesundheitswissenschaften auf ihr multidisziplinäres Erbe besinnen, um stärker mit anderen Disziplinen wie die Sozial- und Humangeographie, der Architektur und Stadtplanung oder, wie gesagt, der Sozialen Arbeit breitflächig zu kooperieren. Als übergreifendes Ziel könnte eine Art Interdisziplinärer Materialismus der Gesundheitsforschung etabliert werden, bei dem die theoretische Reflexion, die empirische Forschung und die anwendungspraktische Interventionsentwicklung selbstverständliche Teile des gemeinsamen Projekts sind, eine gesunde Gesellschaft zu entwickeln.

Teil der Perspektive auf eine gesunde Gesellschaft wäre sicherlich die großflächige Ausstattung der Bevölkerung mit Gesundheitskompetenz. Allerdings würde die normative Fluchtlinie den Großteil der bisherigen Health Literacy-Konzepte auf den Kopf stellen. Im Augenblick funktioniert – vor allem bei Familien, Kindern und Jugendlichen – Gesundheitskompetenz gewissermaßen invers. Inverse Herstellung von Gesundheit bedeutet, wenn nicht die Nahrungsmittelindustrie umstellt auf gesunde Ernährung, sondern individuelle Gesundheitskompenz notwendig ist, um keine Erkrankungen zu riskieren; oder wenn nicht die Arbeitsverhältnisse möglichst stressfrei (und familienfreundlich) organisiert sind, sondern die unter Arbeitsverdichtung leidende Bevölkerung (bei hoher struktureller Arbeitslosigkeit) zusätzlich Yogakurse zur Aufrechterhaltung der Employability bucht. In aktuellen Modellen ist hoher Gesundheitskompetenz ein ebenso hohes Maß an Askese eingeschrieben. Nur leicht überspitzt formuliert beweist sich jemand dann als besonders gesundheitskompetent, *wenn er oder sie das in Industrieländern unfassbare verfügbare Angebot an Waren und Dienstleistungen nicht ausschöpft.*

Weil es in den letzten dreißig Jahren nicht gelungen ist, das großartige Motto der WHO Ottawa-Charta, „making the healthier choice the easier choice!" umzusetzen, wird die Verantwortung für die individuelle Gesundheit in die Subjekte verlagert. Diese Kritik ist vielfach formuliert worden (vgl. u.v. a. Schmidt 2008, 2017; Brunnett 2009; Kühn 1993; oder auch aus sozialepidemiologischer Richtung Pickett und Wilkinson 2015; Wilkinson 2005; Wilkinson und Pickett 2010) und alles andere als spektakulär. Allerdings ließe sich von hier aus ein Gesundheitskompetenzkonzept mindestens theoretisch ausbuchstabieren, in dem Gesundheitskompetenz mit Gesellschafts- und Herrschaftskritik analogisiert wird. Der Weg in eine veränderte gesellschaftliche (und industrielle) Praxis wird mit einem weiteren theoretischen Konzept natürlich einfacher: „Es bedarf [...] vieler, auf dem Umweg über alternative Projekte mit Nachahmungswert eingeführter Neuerungen von familien-, bildungs-, arbeitsmarkt-, wohnungsbau-, sozial- und steuerpolitischer Reichweite, um wirkliche Gesundheit in Gestalt gesundheitsdienlich gestalteter Lebens- und Arbeitszusammenhänge wirklich werden zu lassen" (Schnabel 2001a, S. 11–12). Aber die Erinnerung an die Zielperspektive der Ottawa-Charta und wie auch immer eingeschränkt scheinende Umsetzungsanstrengungen angesichts aktueller nationaler und internationaler Verhältnisse sind aus unserer Sicht allemal lohnenswert.

Anhang

Projektflyer ELMi deutsch/türkisch

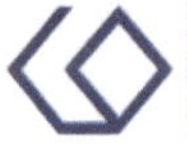

Anschrift:

Zeynep Islertas
wissenschaftliche Mitarbeiterin
Institut für Soziologie
Pädagogische Hochschule Freiburg
Kunzenweg 21, 79117 Freiburg im
Breisgau

Pädagogische Hochschule Freiburg

Institut für Soziologie

Projektleitung:

Prof. Dr. Bittlingmayer
uwe.bittlingmayer@ph-freiburg.de
0761/ 682-577

wissenschaftliche Mitarbeiterin:

Zeynep Islertas
zeynep.islertas@ph-freiburg.de
0761/ 682- 342

studentische Hilfskraft:

Sibel Çelik Doğru

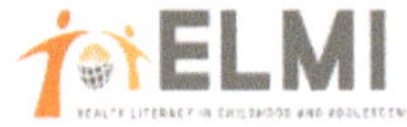

E-Health Literacy und die Gesundheit von
Minderheiten

**Ein Jugendgesundheitsprojekt
an der Pädagogischen
Hochschule**

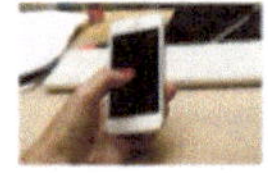

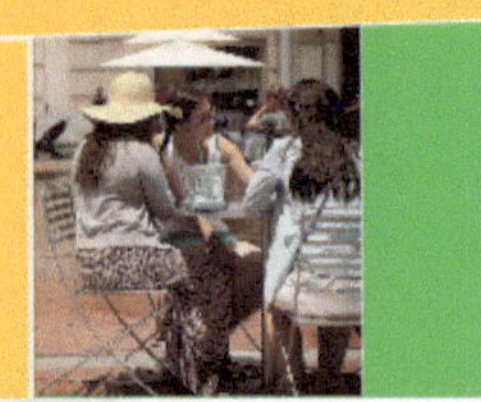
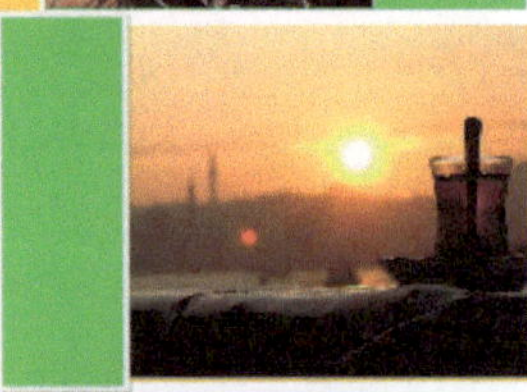
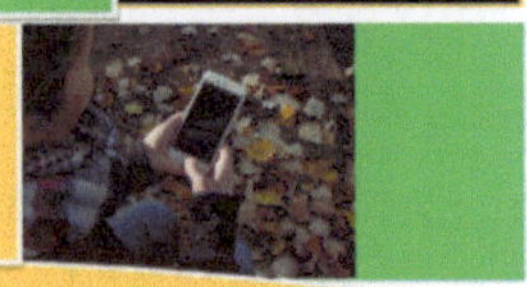

**MÖCHTEST DU UNS HELFEN
HERAUSZUFINDEN:**

> Was Jugendliche über Gesundheit
> denken?
> Was sie in ihrem Alltag machen?
> Wie sie das Internet nutzen?

WIR SUCHEN DICH:

> Du bist weiblich,
> Du bist im Alter zwischen
> 14 und 19,
> Du bist in der Türkei geboren oder
> deine Eltern kommen aus der
> Türkei
> Du gehst auf die Haupt- Werkreal-
> oder Realschule oder hast bereits
> einen Schulabschluss

**Möchtest Du uns helfen Antworten auf
unsere Fragen zu finden?**

Dann melde Dich bei uns:

zeynep.islertas@ph-freiburg.de

Wir freuen uns über eine Nachricht von
Dir.

P.S: Wenn deine Eltern einverstanden
sind, bekommst du 30 € im Monat oder
wir unternehmen mit dem Geld etwas
Schönes zusammen.

**KIM BİZE AŞAĞIDAKİ SORULARA
CEVAP BULABİLMEMİZ İÇİN
YARDIM ETMEK İSTER:**

Gençler:

> sağlık hakkında ne düşünüyorlar?
> günlük hayatlarında nasıl vakit
> geçirirler?
> interneti nasıl kullanırlar?

SENİ ARIYORUZ:

> eğer 14 ve 19 yaşlar arasında bir
> kızsan
> Türkiye doğumluysan yada
> velilerin Türkiye´den geliyorsa
> Haupt- Werkreal- yada
> Realschule´ye gidiyorsan yada bu
> okulların birinden mezun olduysan

Bize yardım etmek istermisin?

Bize ulaşabileceğin email adresi:

zeynep.islertas@ph-freiburg.de

Mailin ve bize yardımın için şimdiden
teşekkür ederiz.

P.S: Yardımının karşılığında velilerin
de onayını aldıktan sonra ayda 30€
alacaksın yada o miktar değerinde güzel
bir etkinlikte bulunabiliriz.

Projektflyer ELMi deutsch/dari

Für Eltern (deutsch)

ELMI – PROJEKT ZUM UMGANG MIT GESUNDHEIT IM ALLTAG VON
AFGHANISCHEN JUGENDLICHEN

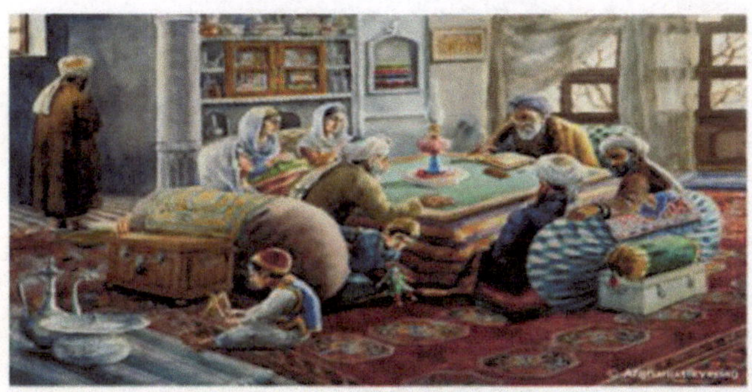

„…Begleitung, Austausch, gegenseitiges Lernen…"

Kurzbeschreibung unseres Vorhabens:

Wofür interessieren wir uns?

Wie gehen die Jugendlichen im Alltag mit gesellschaftlichen Herausforderungen (Multikulturalität)
um?

Was hält sie gesund?

Welche kulturspezifischen Kompetenzen/ welches Wissen haben sie, die sie nicht aus (deutschen)
Schulbüchern kennen?

Warum?

Jugendliche haben oft Kompetenzen/Fähigkeiten, die im Schul- und Bildungssystem nicht „gesehen"
werden…Erkenntnisse aus der Ethnografie sowie der teilnehmenden Beobachtung könnten helfen,
diese „sichtbar" zu machen…

Von wann bis wann? Ab Juni 2016 (für ca. 9 Monate) – Es gibt ca. 20€ alle 2 Wochen…

Projektleitung: Prof. Dr. Uwe H. Bittlingmayer (PH Freiburg); (u.a.) in Kooperation mit Uni Bielefeld
(Verbundleitung)

Kontakt:

Elias Sahrai: elias.sahrai@ph-freiburg.de, 0761-682 573 und/oder

Uranus Rafat:

PH Freiburg: Kunzenweg 21, 79117 Freiburg

Für Eltern (dari)

پروژه علمی

در رابطه با برخورد جوانان افغان با صحت و سلامتی شان در زندگی روزمره

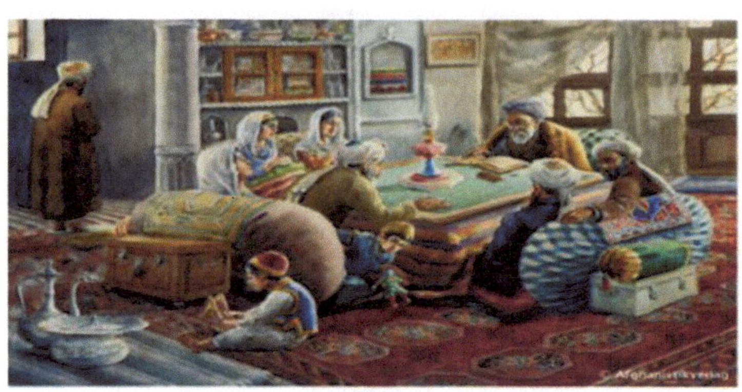

"...... همراهی، تبادل نظر، یادگیری متقابل ......"

شرح کوتاه ازپروژه ما:

به چه علاقه مند هستیم؟

چگونه جوانان در زندگی روزمره با مشکلات اجتماعی (چند فرهنگی) برخورد می کنند؟

چه آنها را سالم نگه می دارد؟

چه مهارت های خاص فرهنگی / و یا دانش خاصی دارند که از کتاب های درسی (آلمانی) یاد نگرفته باشند.

چرا؟!

نوجوانان اغلب مهارت/توانایی دارند، که درمدارس، آموزشگاه ها و پرورشگاه ها مد نظر گرفته نمی شود.

مطالعات مردم نگاری و مشاهده مشارکتی کمک میکنند تا این مهارت ها دیده شود.

از کدام زمان تا کدام زمان؟ از ماه جون سال ۲۰۱۶ در حدود ۹ ماه - هر دو هفته بعد ۲۰ آیرو داده میشود.

رئیس پروژه: پروفسور دکتراوفه پتلینگ مایر (دارالمعلمین فرایبورگ) و دیگران در همکاری با دانشگاه .

بیلفلد (رئیس کامپوزیت)

تماس با:

الیاس صحرایی ، شماره تلفن: ۶۸۲۵۷۳ / ۰۷۶۱ elias.sahrai@ph-freiburg.de

Für Jugendliche (nur deutsch)

ELMI: Projekt – Umgang mit Gesundheit im Alltag von Jugendlichen (u.a. afghanischen)

Begleitung, Austausch, gegenseitiges Lernen, Freizeitgestaltung

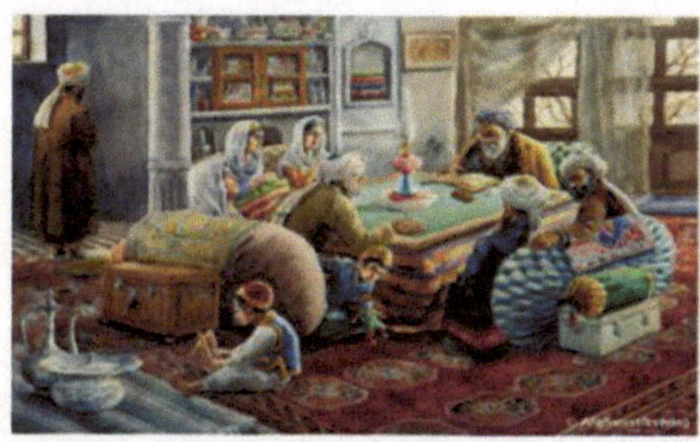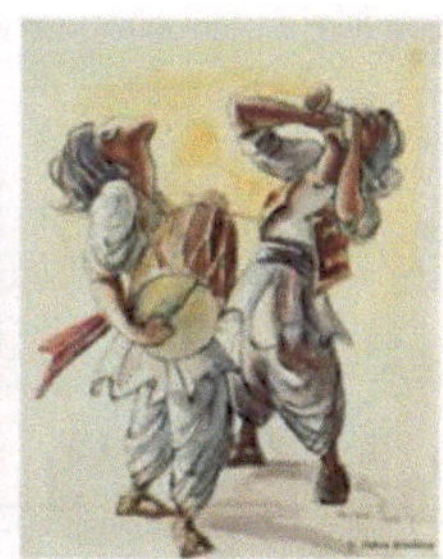

<u>V o r a u s s e t z u n g e n</u>: Bist du männlich (14-17 J.) und hast einen afghanischen kulturellen Hintergrund?

<u>Was für euch dabei rausspringt:</u> 30€/Monat oder alle zwei Wochen ein Gutschein

<u>Außerdem:</u> Ihr lernt selber dabei „für's Leben".

Bei Interesse bzw. wenn ihr euch informieren wollt, meldet euch bis zum **31. Mai 2016** bei uns!

<u>Projektleitung</u>: Prof. Dr. Uwe H. Bittlingmayer (PH Freiburg); (u.a.) in Kooperation mit Uni Bielefeld (Verbundleitung)
<u>Kontakt:</u>
Elias: elias.sahrai@ph-freiburg.de, 0761-682 573
Pädagogische Hochschule Freiburg, Kunzenweg 21, 79117 Freiburg

Projektflyer ELiS deutsch/spanisch

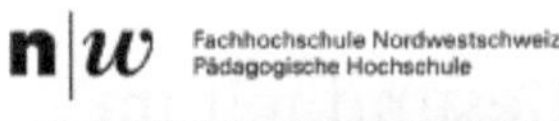

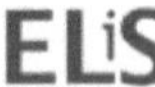

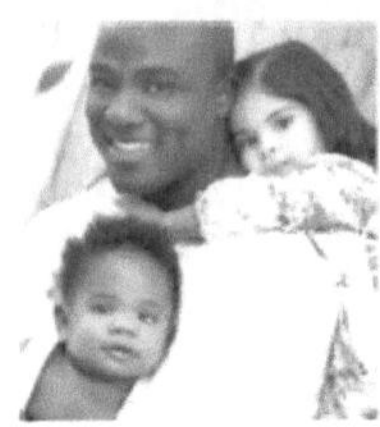

Wenn …

… Sie mit mindestens einem Kind im Alter bis 8 Jahre zusammen leben (ältere Geschwister dürfen gern mitmachen)

… und Sie und der Rest Ihrer Familie bereit sind, von einer Forscherin im Alltag begleitet zu werden

Dann würden wir uns freuen, von Ihnen zu hören!

Isabella Bertschi

Pädagogische Hochschule FHNW, Basel

☎ Tel:

✉ E-Mail: isabella.bertschi@fhnw.ch

☏ WhatsApp:

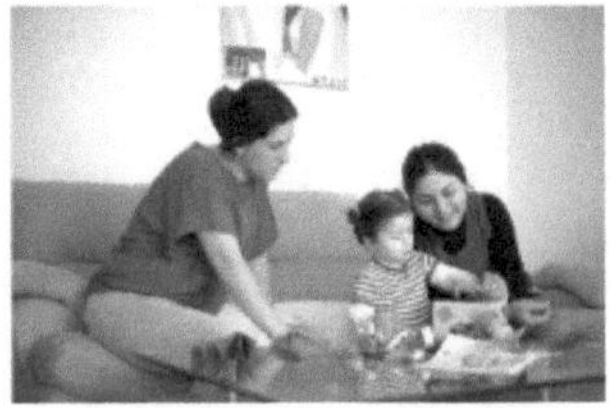

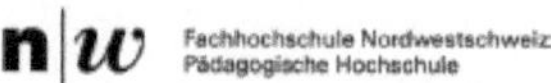

¡Se busca familias colombianas!

¿Cómo se vive el día a día en las familias colombianas con niños pequeños?

¿Qué entiende la gente por 'salud'?

¿Cómo les enseñan los padres a sus hijos lo que es saludable?

¡Contamos con **su** ayuda para responder a estas preguntas!

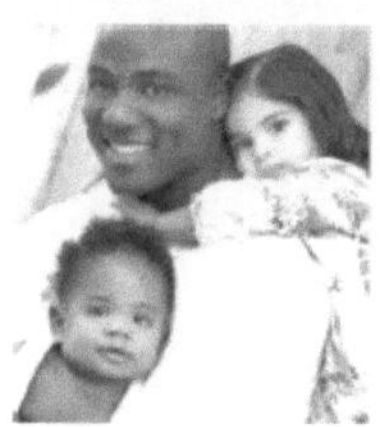

Si …

… Usted o su pareja es colombiano/a y vive (o viven) con al menos un niño de menos de 8 años

… y los miembros de su familia están dispuestos a que les acompañe una investigadora en su cotidiano …

… ¡Por favor contacte con nosotros!

Isabella Bertschi

Pädagogische Hochschule FHNW, Basel

📞 tel.:

✉ correo: isabella.bertschi@fhnw.ch

🟢 WhatsApp:

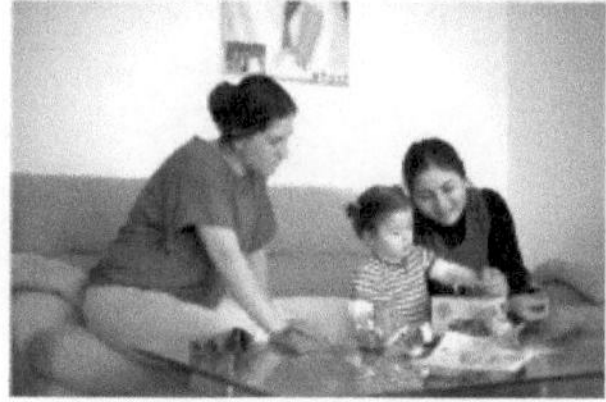

Literatur

Abel, Thomas (2008): Measuring health literacy: moving towards a health – promotion perspective. In: *International journal of public health* 53 (4), S. 169–170. DOI: 10.1007/s00038-008-0242-9.

Abel, Thomas; Abraham, Andrea; Sommerhalder, Kathrin (2009): Kulturelles Kapital, kollektive Lebensstile und die soziale Reproduktion gesundheitlicher Ungleichheit. In: Matthias Richter und Klaus Hurrelmann (Hg.): Gesundheitliche Ungleichheit: Grundlagen, Probleme, Perspektiven. Wiesbaden: VS Verlag für Sozialwissenschaften, S. 195–208.

Abraído-Lanza, Ana F.; Echeverría, Sandra E.; Flórez, Karen R. (2016): Latino immigrants, acculturation, and health: Promising new directions in research. In: *Annual review of public health* 37, S. 219–236. DOI: 10.1146/annurev-publhealth-032315-021545.

Abrams, Mary Ann; Klass, Perri; Dreyer, Benard P. (2009): Health literacy and children: introduction. In: *Pediatrics* 124 Suppl 3, S262-4. DOI: 10.1542/peds.2009-1162A.

Acevedo-Garcia, Dolores; Sanchez-Vaznaugh, Emma V.; Viruell-Fuentes, Edna A.; Almeida, Joanna (2012): Integrating social epidemiology into immigrant health research: A cross-national framework. In: *Social Science & Medicine* 75, S. 2060–2068. DOI: 10.1016/j.socscimed.2012.04.040.

Achermann, Christin; Chimienti, Milena; Stants, Fabienne (2006): Migration, Prekarität und Gesundheit. Ressourcen und Risiken von vorläufig Aufgenommenen und Sans-Papiers in Genf und Zürich. Neuchâtel: Swiss Forum for Migration and Population Studies (SFM) (Etudes du SFM, 41).

Ackermann Rau, Sabine; Sakarya, Sibel; Abel, Thomas (2014): When to see a doctor for common health problems: distribution patterns of functional health literacy across migrant populations in Switzerland. In: *International journal of public health* 59 (6), S. 967–974. DOI: 10.1007/s00038-014-0583-5.

Adorno, Theodor W. (1966): Negative Dialektik. Frankfurt am Main: Suhrkamp.

Adorno, Theodor W. (1973): Studien zum autoritären Charakter. Frankfurt a. M.: Suhrkamp.

Aktion Deutschland hilft (2019): Flucht nach Europa. Online verfügbar unter (https://www. aktion-deutschland-hilft.de/de/mediathek/infografiken/infografik-fluchtrouten-nach-europa/, zuletzt geprüft am 26.06.2019).

Alanen, Lena (1988): Rethinking Childhood. In: *Acta Sociologica* 31 (1), S. 53–67.

Alemi, Qais; James, Sigrid; Cruz, Romalene; Zepeda, Veronica; Racadio, Michael (2014): Psychological Distress in Afghan Refugees: A Mixed-Method Systematic Review. In: *J Immigrant Minority Health* 16 (6), S. 1247–1261. DOI: 10.1007/s10903-013-9861-1.

Alternative für Deutschland (2018): Islamkonferenz 2018: Der Islam gehört nicht zu Deutschland! AfD- Fraktion im Bundestag. Online verfügbar unter https://www. afdbundestag.de/islamkonferenz-2018-der-islam-gehoert-nicht-zu-deutschland-afd-fraktion-im-bundestag/.

Altgeld, Thomas (2004a): Expertise. Gesundheitsfördernde Settingansätze in benach-teiligten städtischen Quartieren. Online verfügbar unter https://www.gesundheit-nds.de/downloads/altgeld.settingexpertise.pdf.

Altgeld, Thomas (2004b): Expertise: Gesundheitsfördernde Settingansätze in benachteiligten städtischen Quartieren. Landesvereinigung für Gesundheit Niedersachsen e. V. Hannover.

Altgeld, Thomas (2008): Gesundheitsfördernde Settingarbeit als Schlüsselstrategie zur Reduktion von gesundheitlichen Ungleichheiten. In: Ullrich Bauer, Uwe H. Bittlingmayer und Matthias Richter (Hg.): Health Inequalities. Determinanten und Mechanismen gesundheitlicher Ungleichheit. Wiesbaden: VS Verlag für Sozialwissen-schaften, S. 511–529.

Andreani, Tanja; Berrut, Sylvie; Gazareth, Pascale; Hauri, Dimitri; Kaeser, Martine; Lieberherr, Renaud et al. (2014): Gesundheitsstatistik 2014. Bundesamt für Statistik. Neuchâtel.

Andresen, Sabine; Möller, Renate (2019): Children's Worlds+. Eine Studie zu den Bedarfen von Kindern und Jugendlichen in Deutschland. Gütersloh.

Antonovsky, A. (1987): Unraveling the mystery of health. How people manage stress and stay well. 1. ed. San Francisco: Jossey-Bass (The Jossey-Bass health series).

ANTONOVSKY, AARON (1985): Health, stress, and coping. San Francisco/London: Jossey-Bass.

ANTONOVSKY, AARON (1997): Salutogenese. Zur Entmystifizierung der Gesundheit. Hg. v. Alexa Franke. Tübingen: dgvt Verlag (Forum für Verhaltenstherapie und psycho-soziale Praxis, Band 36). Online verfügbar unter https://d-nb.info/952269910/04.

Appleton, Sarah; Biermann, Sam; Hamilton-Bruce, Anne; Piantadosi, Cynthia; Tucker, Graeme; Koblar, Simon; Adams, Robert (2015): Functional health literacy is significantly associated with risk factors for stroke in a population sample. In: *International journal of stroke: official journal of the International Stroke Society* 10 (3), E23. DOI: 10.1111/ijs.12425.

Australian Bureau of Statistics (2006): Health Literacy, Australia. Online verfügbar unter https://www.ausstats.abs.gov.au/Ausstats/subscriber.nsf/0/73ED158C6B14BB5ECA257 4720011AB83/$File/42330_2006.pdf, zuletzt geprüft am 05.04.2018.

Babitsch, Birgit (2009): Die Kategorie Geschlecht: Theoretische und empirische Implikationen für den Zusammenhang zwischen sozialer Ungleichheit und Gesund-heit. In: Klaus Hurrelmann und Matthias Richter (Hg.): Gesundheitliche Ungleichheit. Grundlagen, Probleme, Perspektiven. 2., aktualisierte Aufl. Wiesbaden: VS Verlag für Sozialwissenschaften/GWV Fachverlage GmbH Wiesbaden, S. 283–299.

Babitsch, Birgit; Götz, Nina-Alexandra; Zeitler, Julia (2017): Gender und Gesundheit. In: Monika Jungbauer-Gans und Peter Kriwy (Hg.): Handbuch Gesundheitssoziologie, Bd. 19. Wiesbaden: Springer, S. 1–19.

Baker, D. W.; Parker, R. M.; Williams, M. V.; Clark, W. S.; Nurss, J. (1997): The relationship of patient reading ability to self-reported health and use of health services. In: *Am J Public Health* 87 (6), S. 1027–1030.

Baker, David W. (2006): The meaning and the measure of health literacy. In: *J GEN INTERN MED* 21 (8), S. 878–883. DOI: 10.1111/j.1525-1497.2006.00540.x.

Baker, David W.; Gazmararian, Julie A.; Williams, Mark V.; Scott, Tracy; Parker, Ruth M.; Green, Diane et al. (2002): Functional health literacy and the risk of hospital admission among Medicare managed care enrollees. In: *Am J Public Health* 92 (8), S. 1278–1283. DOI: 10.2105/AJPH.92.8.1278.

Baker, David W.; Williams, Mark V.; Parker, Ruth M.; Gazmararian, Julie A.; Nurss, Joanne (1999): Development of a brief test to measure functional health literacy. In: *Patient Education and Counseling* 38 (1), S. 33–42. DOI: 10.1016/S0738-3991(98)00116-5.

Baker, David W.; Wolf, Michael S.; Feinglass, Joseph; Thompson, Jason A. (2008): Health literacy, cognitive abilities, and mortality among elderly persons. In: *Journal of General Internal Medicine* 23 (6), S. 723–726. DOI: 10.1007/s11606-008-0566-4.

Bauch, Jost (2010): Gesundheit als sekundäre Zweckmäßigkeit von familialen Alltagsroutinen. In: Heike Ohlbrecht und Christine Schönberger (Hg.): Gesundheit als Familienaufgabe. Zum Verhältnis von Autonomie und staatlicher Intervention. Weinheim/München: Juventa, S. 176–190.

Bauer, Ullrich (2005): Das Präventionsdilemma. Potenziale schulischer Kompetenzfördeurng im Spiegel sozialer Polarisierung. Wiesbaden: VS Verlag für Sozialwissenschaften.

Bauer, Ullrich (2012a): Das sozialisationstheoretische Paradigma. In: Ullrich Bauer, Uwe H. Bittlingmayer und Albert Scherr (Hg.): Handbuch Bildungs- und Erziehungssoziologie. Wiesbaden: VS Verlag für Sozialwissenschaften, S. 473–490.

Bauer, Ullrich (2012b): Sozialisation und Ungleichheit. Eine Hinführung. Wiesbaden: Springer VS.

Bauer, Ullrich (2019a): The social embeddedness of health literacy. In: Orkan Okan, Ullrich Bauer, Diane Levin-Zamir, Paulo Pinheiro und Kristine Sørensen (Hg.): International Handbook of Health Literacy. Research, practice and policy across the lifespan. Bristol: POLICY Press, S. 573–586.

Bauer, Ullrich (2019b): The social embeddedness of health literacy. In: Orkan Okan, Ullrich Bauer, Diane Levin-Zamir, Paulo Pinheiro und Kristine Sørensen (Hg.): International Handbook of Health Literacy. Research, practice and policy across the lifespan. Bristol: POLICY Press, S. 573–586.

Bauer, Ullrich; Bittlingmayer, Uwe H. (2005): Wer profitiert von Elternbildung? In: *ZSE : Zeitschrift für Soziologie der Erziehung und Sozialisation* 25, S. 263–280.

Bauer, Ullrich; Bittlingmayer, Uwe H.; Richter, Matthias (Hg.) (2008): Health Inequalities. Determinanten und Mechanismen gesundheitlicher Ungleichheit. 1. Aufl. Wiesbaden: VS Verl. für Sozialwiss (Gesundheit und Gesellschaft). Online verfügbar unter https://www.socialnet.de/rezensionen/isbn.php?isbn=978-3-531-15612-5.

Bauer, Ullrich; Büscher, Andreas (Hg.) (2008): Soziale Ungleichheit und Pflege. Beiträge sozialwissenschaftlich orientierter Pflegeforschung. Wiesbaden: Springer VS.

Bauer, Ullrich; Vester, Michael (2015): Soziale Milieus als Sozialisationstheorie. In: Klaus Hurrelmann (Hg.): Handbuch Sozialisationsforschung. 8., vollständig überarbeitete Auflage. Weinheim: Beltz (Pädagogik), S. 557–586.

Bautista, John Robert (2015): From Solving a Health Problem to Achieving Quality of Life: Redifining eHealth Literacy. In: *Journal of Literacy and Technology* 16 (2), S. 33–54.

Bayaz, Ahmet (2002): Das Türkeibild der Deutschen und das Deutschlandbild der Türken. In: Hans-Georg Wehling (Hg.): Türkei. Politik – Gesellschaft – Wirtschaft. Wiesbaden: VS Verlag für Sozialwissenschaften (Reihe, 4), S. 197–207.

Beck, Ulrich (1986): Die Risikogesellschaft. Aufbruch in eine andere Moderne. Frankfurt am Main: Suhrkamp.

Becker, Howard S. (1958): Problems of inference and proof in participant observation. In: *American Sociological Review* 23, S. 652–660.

Becker, Peter (2006): Gesundheit durch Bedürfnisbefriedigung. Göttingen: Hogrefe.

Becker, Rolf; Beck, Michael (2012): Herkunftseffekte oder Diskriminierung von Migrantenkindern in der Primarstufe? In: Rolf Becker und Heike Solga (Hg.): Soziologische Bildungsforschung. Sonderheft der Kölner Zeitschrift für Soziologie und Sozialpsychologie Nr. 52. Wiesbaden: VS Verlag für Sozialwissenschaften, S. 137–163.

Bellah, Robert N.; Madsen, Richard; Sullivan, William M.; Stridler, Ann; Tipton, Steven M. (1985): Habits of the Heart. Individualism and Commitment in American Life. New York: Perennial.

Bellaigue, Christopher de (2018): Die islamische Aufklärung. Der Konflikt zwischen Glaube und Vernunft. Frankfurt a. M.: S. Fischer.

Bennett, Ian M.; Chen, Jing; Soroui, Jaleh S.; White, Sheida (2009): The contribution of health literacy to disparities in self-rated health status and preventive health behaviors in older adults. In: *Annals of Family Medicine* 7 (3), S. 204–211. DOI: 10.1370/afm.940.

Berens, Eva-Maria; Vogt, Dominique; Messer, Melanie; Hurrelmann, Klaus; Schaeffer, Doris (2016): Health Literacy among different age groups in Germany: results of a cross-sexctional survey. In: *BMC public health* 16, S. 1151. Online verfügbar unter DOI https://dx.doi.org/10.1186/s12889-016-3810-6.

Berkman, N. D.; DeWalt, D. A.; Pignone, M. P.; Sheridan, S. L.; Lohr, K. N.; Lux, L. et al. (2004): Literacy and Health Outcomes: Evidence Report/Technology Assessment, No. 87. In: *AHRQ Publication* (04-E007-2), zuletzt geprüft am 26.03.2018.

Berkman, Nancy D.; Davis, Terry C.; McCormack, Lauren (2010a): Health literacy: what is it? In: *Journal of health communication* 15 Suppl 2, S. 9–19. DOI: 10.1080/10810730.2010.499985.

Berkman, Nancy D.; Davis, Terry C.; McCormack, Lauren (2010b): Health literacy: what is it? In: *Journal of health communication* 15 Suppl 2, S. 9–19. DOI: 10.1080/10810730.2010.499985.

Bermejo, Isaac; Mayninger, Elena; Kriston, Levente; Härter, Martin (2010): Psychische Störungen bei Menschen mit Migrationshintergrund im Vergleich zur deutschen Allgemeinbevölkerung. In: *Psychiatrische Praxis* 37 (5), S. 225–232. DOI: 10.1055/s-0029-1223513.

Berry, John W. (1992): Acculturation and adaptation in a new society. In: *International Migration* 30, S. 69–85. DOI: 10.1111/j.1468-2435.1992.tb00776.x.

Berry, John W.; Kim, Uichol; Minde, Thomas; Mok, Doris (1987): Comparative studies of acculturative stress. In: *The International Migration Review* 21, S. 491–511. DOI: 10.2307/2546607.

Beushausen, Jürgen (2012): Genogramm- und Netzwerkanalyse. Die Visualisierung familiärer und sozialer Strukturen ; mit 2 Tabellen. Göttingen, Bristol, CT, U.S.A.: Vandenhoeck & Ruprecht.

Biakowski, André; Halotta, Martin; Schöne, Thilo (Hg.) (2016): Zwischen Kommen und Bleiben. Ein Gesellschaftlicher Querschnitt zur Flüchtlingspolitik. Berlin: Friedrich Ebert Stiftung.

Bilgin, Y.; Doppl, W.; Bretzel, R. (1988): Besonderheiten bei der internistischen Betreuung türkischer Patienten mit koronarer Herzerkrankungen in einer medizinischen Poliklinik (12), S. 354–356.

Bischoff, Alexander; Wanner, Philippe (2008): The self-reported health of immigrant groups in Switzerland. In: *Journal of immigrant and minority health* 10 (4), S. 325–335. DOI: 10.1007/s10903-007-9089-z.

Bittlingmayer, Uwe H. (2016): Strukturorientierte Perspektiven auf Gesundheit und Krankheit. In: Matthias Richter und Klaus Hurrelmann (Hg.): Soziologie von Gesundheit und Krankheit. 1. Auflage. Wiesbaden: Springer VS (Lehrbuch), S. 23–40.

Bittlingmayer, Uwe H.; Bauer, Ullrich (2007a): Aspirationen ohne Konsequenzen. In: *Zeitschrift für Soziologie der Erziehung und Sozialisation* 27 (2), S. 160–180.

Bittlingmayer, Uwe H.; Bauer, Ullrich (2007b): Individualisierte Prävention: Zur Ideologie des a-sozialen Gesundheitsentscheiders. In: Bettina Schmidt und Petra Kolip (Hg.): Gesundheitsförderung im aktivierenden Sozialstaat. Präventionskonzepte zwischen Public Health, Eigenverantwortung und Sozialer Arbeit. Weinheim: Juventa, S. 105–116.

Bittlingmayer, Uwe H.; Bauer, Ullrich; Richter, Matthias; Sahrai, Diana (2009): Die Über- und Unterschätzung von Raum in Public Health. Brennpunkt Prekarität, Segregation und Armut im Sozialraum. In: *Deutsche Zeitschrift für Kommunalwissenschaft* 48 (2), S. 21–34.

Bittlingmayer, Uwe H.; Sahrai, Diana (2010): Gesundheitliche Ungeichheit: Plädoyer für eine ergänzende ethnologische Perspektive. Beilage der Zeitschrift Das Parlament. In: *Aus Politik und Zeitgeschichte* (45/2010), S. 25–31.

Bittlingmayer, Uwe H.; Sahrai, Diana (2019): Health literacy for all? Inclusion as a serious challenge for health. The case of disablity. In: Orkan Okan, Ullrich Bauer, Diane Levin-Zamir, Paulo Pinheiro und Kristine Sørensen (Hg.): International Handbook of Health Literacy. Research, practice and policy across the lifespan. Bristol: POLICY Press, S. 689–703.

Bittlingmayer, Uwe H.; Sahrai, Diana; Schnabel, Peter-Ernst (Hg.) (2008): Normativität und Public Health. Vergessene Dimensionen gesundheitlicher Ungleichheit. Wiesbaden: VS Verlag für Sozialwissenschaften.

Bittlingmayer, Uwe H.; Sirch, Ulrike (2006): „Erwachsen werden" an deutschen Schulen. Eine Implementierungsstudie in den ausgewählten Bundesländern Hamburg, Rheinland-Pfalz und Baden-Württemberg. Bielefeld: Fakultät für Gesundheitswissenschaften.

Bittlingmayer, Uwe H.; Ziegler, Holger (2012): Public Health und das gute Leben. Der Capabilities-Approach als normatives Fundament interventionsbezogener Gesundheitswissenschaften? Berlin (WZB Discussionpaper, SP I 2012–301). Online verfügbar unter https://www.ssoar.info/ssoar/handle/document/46223, zuletzt geprüft am 01.04.2019.

Black, Douglas; Whitehead, Margaret (1992): Inequalities in health. The Black report [and] The health divide. Reprinted. London: Penguin Books (Penguin books).

Blaxter, Mildred (1983): Peter Townsend and Nick Davidson, *Inequalities in Health: the Black Report*, Penguin, London, 1982. 240 pp. £2.50. In: *Journal of Social Policy* 12 (2), S. 284–285. 10.1017/S0047279400012812.

Böker, W. (1977): Zur psychischen Morbidität ausländischer Arbeitnehmer (Gastarbeiter) in der BRD. Bisherige Befunde und Hypothesen. In: *Öffentliches Gesundheitswesen* (39), 720–232.

Bollweg, Torsten M.; Orkan, Okan; Fretian, Alexandra Maria; Bröder, Janine; Domanska, Olga; Jordan, Susanne et al. (2020a, in press): Adapting the European Health Literacy Survey Questionnaire for 4th-grade Students in Germany. Validation and Psychometric Analysis. In: *Health Literacy Research and Practice* 3.

Bollweg, Torsten M.; Orkan, Okan; Pinheiro, Paulo; Bröder, Janine; Bruland, Dirk; Fretian, Alexandra Maria et al. (2020b, in press): Adapting the European Health Literacy Survey Questionnaire for 4th-grade Students in Germany. Questionnaire Development and Qualitative Pretest. In: *Health Literacy Research and Practice* 3.

Boltanski, Luc (1976): Die soziale Verwendung des Körpers. In: Dietmar Kamper und Volker Rittner (Hg.): Zur Geschichte des Körpers. Wien: Hanser, S. 138–177.

Bolzman, Claudio; Carbajal, Myrian; Mainardi, Giuditta (2007): La Suisse au rythme latino. Dynamiques migratoires des Latino-Américains: logiques d'action, vie quotidienne, pistes d'interventions dans les domaines du social et de la santé. Genève: ies éditions.

Bond, Emma; Rawlings, Vanessa (2019): Children as active participants in health literacy research and practice? From rhetoric to rights. In: Orkan Okan, Ullrich Bauer, Diane Levin-Zamir, Paulo Pinheiro und Kristine Sørensen (Hg.): International Handbook of Health Literacy. Research, practice and policy across the lifespan. Bristol: POLICY Press, S. 587–600.

Boos-Nünning, Ursula; Siefen, Rainer Georg (2005): Jugendliche mit Migrationshintergrund und Sucht. In: Hans-Jörg Assion (Hg.): Migration und seelische Gesundheit: Springer Berlin Heidelberg, S. 195–213.

Borde, Theda; Blümel, Stephan (2015): Gesundheitsförderung und Migrationshintergrund. Bundeszentrale für gesundheitliche Aufklärung. Online verfügbar unter https://www.leitbegriffe.bzga.de/bot_angebote_idx-156.htm.

Borzekowski, D. L.G. (2009): Considering Children and Health Literacy: A Theoretical Approach. In: *Pediatrics* 124 (Supplement), S282-S288. DOI: 10.1542/peds.2009-1162D.

Bostock, Sophie; Steptoe, Andrew (2012): Association between low functional health literacy and mortality in older adults: longitudinal cohort study. In: *BMJ (Clinical research ed.)* 344, e1602. 10.1136/bmj.e1602.

Bourdieu, Pierre (1979): Entwurf einer Theorie der Praxis auf der ethnologischen Grundlage der kabylischen Gesellschaft. 1. Aufl. Frankfurt am Main: Suhrkamp (Suhrkamp-Taschenbuch Wissenschaft, 291).

Bourdieu, Pierre (1982a): Die feinen Unterschiede. Kritik der gesellschaftlichen Urteilskraft. 1. Auflage. Frankfurt am Main: Suhrkamp Verlag.

Bourdieu, Pierre (1982b): Die feinen Unterschiede. Kritik der gesellschaftlichen Urteilskraft. Frankfurt am Main: Suhrkamp.

Bourdieu, Pierre (1985): Sozialer Raum und Klassen. Leçon sur la leçon. Zwei Vorlesungen. Frankfurt am Main: Suhrkamp.

Bourdieu, Pierre (1987): Sozialer sinn. Kritik der theoretischen vernunft. Frankfurt am Main: Suhrkamp (suhrkamp taschenbuch wissenschaft, 1066).

Bourdieu, Pierre (Hg.) (1992): Die verborgenen Mechanismen der Macht. Schriften zu Politik & Kultur 1. Hamburg: VSA.

Bourdieu, Pierre (2001): Wie die Kultur zum Bauern kommt. Über Bildung, Schule und Politik. Hamburg: VSA-Verl. (Schriften zu Politik & Kultur, 4).

Bourdieu, Pierre (2005): Die männliche Herrschaft. 1. Aufl. Frankfurt am Main: Suhrkamp.

Bourdieu, Pierre; Passeron, Jean-Claude (1973): Grundlagen einer Theorie der symbolischen Gewalt. Frankfurt am Main: Suhrkamp.

Brady, Geraldine; Lowe, Pam; Olin Lauritzen, Sonja (2015): Connecting a sociology of childhood perspective with the study of child health, illness and wellbeing: introduction. In: *Sociology of Health & Illness* 37 (2), S. 173–183. DOI: 10.1111/1467-9566.12260.

Breidenstein, Georg; Hirschauer, Stefan; Kalthoff, Herbert; Nieswand, Boris (2015): Ethnografie. Die Praxis der Feldforschung. 2. überarbeitete Auflage. Konstanz, München: UVK Verlagsgesellschaft mbH; UVK/Lucius (UTB Sozialwissenschaften, Kulturwissenschaften, 3979). Online verfügbar unter https://www.utb-studi-e-book.de/9783838544977.

Brettschneider, Anna-Kristin; Hölling, H.; Schlack, R.; Ellert, U. (2015): Psychische Gesundheit von Jugendlichen in Deutschland. Ein Vergleich nach Migrationshintergrund und Herkunftsland. In: *Bundesgesundheitsblatt, Gesundheitsforschung, Gesundheitsschutz* 58 (4–5), S. 474–489. 10.1007/s00103-015-2129-2.

Britz, Lisa (2007): Bildungssituation von Kindern und Jugendlichen aus Zuwanderfamilien. Online verfügbar unter https://www.bpb.de/gesellschaft/migration/dossier-migration/56491/schule-und-integration?p=all.

Bröder, Janine; Carvalho, Graça S. (2019): Health literacy of children and adolescents: Conceptual approaches and development considerations. In: Orkan Okan, Ullrich Bauer, Diane Levin-Zamir, Paulo Pinheiro und Kristine Sørensen (Hg.): International Handbook of Health Literacy. Research, practice and policy across the lifespan. Bristol: POLICY Press, S. 39–52.

Bröder, Janine; Okan, Orkan; Bauer, Ullich; Bruland, Dirk; Schlupp, Sandra; Bollweg, Torsten M. et al. (2017): Health literacy in childhood and youth: a systematic review of definitions and models. In: *BMC public health* 17. 10.1186/s12889-017-4267-y.

Brodmerkel, Anke (2017): Einwanderungsland Deutschland. Online verfügbar unter https://www.bpb.de/politik/innenpolitik/demografischer-wandel/196652/einwanderungsland-deutschland.

Broeder, J.; Okan, O.; Bauer, U.; Pinheiro, P. (2017): Health literacy in children – towards a child-centered conceptual understandingJanine Broeder. In: *Eur J Public Health* 27 (suppl_3). 10.1093/eurpub/ckx187.138.

Bromand, Z.; Temur-Erman, S.; Yesil, R.; Heredia Montesinos, A.; Aichberger, M. C.; Kleiber, D. et al. (2012): Mental health of Turkish women in Germany. Resilience and risk factors. In: *European Psychiatry* 27, S17-S21. DOI: 10.1016/S0924-9338(12)75703-6.

Bruland, Dirk; Kornblum, Katharina; Harsch, Stefanie; Bröder, Janine; Okan, Orkan; Bauer, Ullrich (2017): Schüler mit einem psychisch erkrankten Elternteil und die Mental Health Literacy von Lehrkräften. In: *Praxis der Kinderpsychologie und Kinderpsychiatrie* 66 (10), S. 774–790. DOI: 10.13109/prkk.2017.66.10.774.

Bründel, Heidrun; Hurrelmann, Klaus (1996): Einführung in die Kindheitsforschung. Weinheim, Basel: Beltz.

Brunnett, Regina (2009): Die Hegemonie symbolischer Gesundheit. Eine Studie zum Mehrwert von Gesundheit im Postfordismus. s.l.: transcript Verlag (Sozialtheorie). Online verfügbar unter https://www.content-select.com/index.php?id=bib_view&ean=9783839412770.

Bühler-Niederberger, Doris (2010): Childhood sociology – Defining the state of the art and ensuring reflection. In: *Current Sociology* 58 (2), S. 156–164.

Bundesamt für Gesundheit (2012): Gesundheit der Migrantinnen und Migranten in der Schweiz. Wichtigste Ergebnisse des zweiten Gesundheitsmonitorings der Migrationsbevölkerung in der Schweiz, 2010. BAG. Bern.

Bundesamt für Gesundheit (2013a): Die gesundheitspolitischen Prioritäten des Bundesrates. Eidgenössisches Departement des Innern EDI. Bern.

Bundesamt für Gesundheit (2013b): Nationales Programm Migration und Gesundheit: Bilanz 2008–13 und Schwerpunkte 2014–17. BAG, Direktionsbereich Gesundheitspolitik, Nationales Programm Migration und Gesundheit. Bern.

Bundesamt für Migration und Flüchtlinge (BAMF) (2016): Migrationsbericht 2015. Berlin. Online verfügbar unter https://www.bamf.de/SharedDocs/Anlagen/DE/Publikationen/Migrationsberichte/migrationsbericht-2015.html, zuletzt geprüft am 05.10.2019.

Bundesamt für Statistik (2016): Indikatoren Migration und Integration. Bevölkerung nach Migrationsstatus.

Bundesamt für Statistik (2019): Ständige und nichtständige Wohnbevölkerung nach Jahr, Kanton, Bevölkerungstyp, Staatsangehörigkeit (Land) und Altersklasse. Zürich. Online verfügbar unter https://www.bfs.admin.ch/bfs/de/home/statistiken/bevoelkerung/migration-integration.html, zuletzt geprüft am 8.10.219.

Bundesministerium für Arbeit und Soziales (2005): Lebenslagen in Deutschland- Der 2. Armuts- und Reichtumsbericht der Bunesregiereung. Online verfügbar unter https://www.bmas.de/DE/Service/Medien/Publikationen/forschungsprojekt-a332-zweiter-armuts-und-reichtumsbericht.html.

Bundesministerium für Arbeit und Soziales (2017): Lebenslagen in Deutschland. Der fünfte Armuts- und Reichtumsbericht. Online verfügbar unter https://www.armuts-und-reichtumsbericht.de/DE/Bericht/Archiv/Der-fuenfte-Bericht/Der-Bericht/der-bericht.html, zuletzt geprüft am 10.09.2019.

Bundesministerium für Familie, Senioren, Frauen und Jugend (2009): Familienreport 2009. Leistungen-Wirkungen-Trends. Online verfügbar unter https://www.bmfsfj.de/blob/937 96/7c7c7f7dadc91c619349be4a54feb17b/familienreport-data.pdf.

Bundeszentrale für politische Bildung (2018): Zahlen und Fakten. Die soziale Situation in Deutschland. Online verfügbar unter https://www.bpb.de/wissen/NY3SWU,0,0,Bev%F6lkerung_mit_Migrationshintergrund_I.html.

Bundeszentrale für politische Bildung; Statistisches Bundesamt (2016): Datenreport 2016. Ein Sozialbericht für die Bundesrepublik Deutschland. Online verfügbar unter https://www.destatis.de/DE/Publikationen/Datenreport/Datenreport.html.

Burt, Ronald S. (1982): Towards a Structural Theory of Action. New York: Academic Press.

Burt, Ronald S. (2000): The network structure of social capital. Chicago Ill.: University of Chicago Paper.

Butler, Judith (2001): Das Unbehagen der Geschlechter. [Nachdr.]. Frankfurt am Main: Suhrkamp (Gender studies Vom Unterschied der Geschlechter, 1722 = N.F., 722).

BZgA (2001): Was erhält Menschen gesund? Antonovskys Modell der Salutogenese – Diskussionsstand und Stellenwert, zuletzt geprüft am 03.02.2018.

Canadian Council on Learning (2007): Health Literacy in Canada. Initial Results from the International Adult Literacy and Skills Survey 2007. Ottawa.

Canadian Council on Learning (2008): Health Literacy in Canada. A Healthy Understanding. Ottawa. Online verfügbar unter https://mips.ca/assets/healthliteracyreportfeb2008e.pdf, zuletzt geprüft am 04.09.2019.

Chang, F.-C.; Chiu, C.-H.; Chen, P.-H.; Miao, N.-F.; Lee, C.-M.; Chiang, J.-T. et al. (2015): Relationship Between Parental and Adolescent eHealth Literacy and Online Health Information Seeking in Taiwan. Online verfügbar unter https://nccur.lib.nccu.edu.tw//handle/140.119/79420.

Chew, Lisa D.; Bradley, Katharine A.; Boyko, Edward J. (2004): Brief questions to identify patients with inadequate health literacy. In: *Family Medicine* 36, S. 588–594.

Chinn, Deborah (2011): Critical health literacy: A review and critical analysis. In: *Social Science & Medicine* 73, S. 60–67. DOI: 10.1016/j.socscimed.2011.04.004.

Cho, Young Ik; Lee, Shoou-Yih D.; Arozullah, Ahsan M.; Crittenden, Kathleen S. (2008): Effects of health literacy on health status and health service utilization amongst the elderly. In: *Social Science & Medicine* 66 (8), S. 1809–1816. DOI: 10.1016/j.socscimed.2008.01.003.

Christensen, Pia Haudrup (2004): Children's participation in ethnographic research: Issues of power and representation. In: *Children & Society* 18, S. 165–176. DOI: 10.1002/chi.823.

Chung, Seon-Yoon; Nahm, Eun-Shim (2015): Testing Reliability and Validity of the eHealth Literacy Scale (eHEALS) for Older Adults Recruited Online. In: *Comput Inform Nurs* 33 (4), S. 150–156. DOI: 10.1097/CIN.0000000000000146.

Cimasi, R. J.; Sharamitaro, A. P.; Seiler, R. L. (2013): he association between health literacy and preventable hospitalizations in Missouri: Implications in an era of reform. In: *Journal of Health Care Finance* 40 (2), S. 1–16.

Clark-Kazak, Christina (2017): Ethical Considerations: Research with People in Situations of Forced Migration. In: *Refuge* 33 (2), S. 11–17. DOI: 10.7202/1043059ar.

Cleppien, Gabriele; Kutscher, Nadia (2004): Digital Devide und Online-Bildung. In: Hans-Uwe Otto und Nadia Kutscher (Hg.): Informelle Bildung online. Perspektiven für Bildung, Jugendarbeit und Medienpädagogik. Weinheim, München: Juventa, S. 80–96.

Cockerham, William C.; Hinote, Brian P.; Abbott, Pamela (2006): A Sociological Model of Health Lifestyles. In: Claus Wendt und Christof Wolf (Hg.): Soziologie der Gesundheit. Kölner Zeitschrift für Soziologie und Sozialpsychologie. Wiesbaden: VS Verl. für Sozialwiss (Kölner Zeitschrift für Soziologie und Sozialpsychologie Sonderhefte, 46), S. 177–197.

Como, June M. (2014): Health literacy and self-efficacy: Impact on medication adherence and health outcomes in urban cardiology practices. In: *Dissertation Abstracts International Section B: The Sciences and Engineering* 74, 11-B (E).

Connor, Melanie; Mantwill, Sarah; Schulz, Peter J. (2013): Functional health literacy in Switzerland – validation of a German, Italian, and French health literacy test. In: *Patient Education and Counseling* 90 (1), S. 12–17. DOI: 10.1016/j.pec.2012.08.018.

CSDH (2008): Closing the gap in a generation: health equity through action on the social determinants of health. Final Report of the Commission on Social Determinants of Health. WHO. Geneva.

CSU (2018): Meldung. Islam gehört nicht zu Deutschland. Online verfügbar unter https://www.csu.de/aktuell/meldungen/maerz-2018/islam-gehoert-nicht-zu-deutschland/.

Daniel, Ellen (2009): Türkische Familien sind zu dick. Focus Online. Online verfügbar unter https://www.focus.de/gesundheit/ernaehrung/news/tid-14759/uebergewicht-tuerkische-familien-sind-zu-dick_aid_413723.html.

Daniels, Norman (2008): Just Health. Meeting Health Needs Fairly. New York: Cambridge University Press.

Davey Smith, George (2008): Die Bedeutung einer Lebenslaufperspektive für die Erklärung gesundheitlicher Ungleichheit. In: Ullrich Bauer, Uwe H. Bittlingmayer und Matthias Richter (Hg.): Health Inequalities. Determinanten und Mechanismen gesundheitlicher Ungleichheit. 1. Aufl. Wiesbaden: VS Verl. für Sozialwiss (Gesundheit und Gesellschaft), S. 291–330.

Davis, Terry C.; Long, Sandra W.; Jackson, Robert H.; Mayeux, E. J.; George, R. B.; Murphy, Peggy W.; Crouch, M. A. (1993): Rapid estimate of adult literacy in medicine: A shortened screening instrument. In: *Family Medicine* 25 (6), S. 391–395.

Davis, Terry C.; Wolf, Michael S.; Arnold, Connie L.; Byrd, Robert S.; Long, Sandra W.; Springer, Thomas et al. (2006): Development and Validation of the Rapid Estimate of Adolescent Literacy in Medicine (REALM-Teen): A Tool to Screen Adolescents for Below-Grade Reading in Health Care Settings. In: *Pediatrics* 118 (6), e1707-e1714. DOI: 10.1542/peds.2006-1139.

Degenhardt, Louisa; O'Loughlin, Christina; Swift, Wendy; Romaniuk, Helena; Carlin, John; Coffey, Carolyn et al. (2013): The persistence of adolescent binge drinking into adulthood: findings from a 15-year prospective cohort study. In: *BMJ open* 3 (8). 10.1136/bmjopen-2013-003015.

Del Giudice, P. (2017): The IC-Health project: improving digital health literacy in EuropePietro Del Giudice. In: *Eur J Public Health* 27 (suppl_3). 10.1093/eurpub/ckx187.065.

Deutsches Institut für Internationale Pädagogische Forschung (2016): Bildung und Migration- Nationaler Bildungsbericht. Online verfügbar unter https://www.google.com/search?q=Deutsches+Institut+f%C3%BCr+Internationale+P%C3%A4dagogische+Forschung+2016%3A++Bildung+und+Migration-+Nationaler+Bildungsbericht&ie=utf-8&oe=utf-8&client=firefox-b-ab.

DeWalt, Darren A.; Berkman, Nancy D.; Sheridan, Stacey; Lohr, Kathleen N.; Pignone, Michael P. (2004): Literacy and health outcomes: a systematic review of the literature. In: *J GEN INTERN MED* 19 (12), S. 1228–1239. DOI: 10.1111/j.1525-1497.2004.40153.x.

DeWalt, Darren A.; Dilling, Marylee H.; Rosenthal, Marjorie S.; Pignone, Michael P. (2007): Low parental literacy is associated with worse asthma care measures in children. In: *Ambulatory pediatrics: the official journal of the Ambulatory Pediatric Association* 7 (1), S. 25–31. DOI: 10.1016/j.ambp.2006.10.001.

DeWalt, Darren A.; Hink, Ashley (2009): Health literacy and child health outcomes: a systematic review of the literature. In: *Pediatrics* 124 Suppl 3, S265-74. DOI: 10.1542/peds.2009-1162B.

Dilger, Hansjörg; Dohrn, Kristina (Hg.) (2016): Living in refugee camps in Berlin. Women's perspectives and experiences. Institute of Social and Cultural Anthropology at Freie Universität Berlin; WelcomeFUBerlin Program. Berlin: Weißensee Verlag (Berliner Beiträge zur Ethnologie, Band 40).

Dippelhofer-Stiehm, Barbara (2008): Gesundheitssozialisation. Theoretische und empirische Analysen zur Genese des subjektiven Gesundheitsbildes. Weinheim, München: Juventa.

Dodson, Sarity; Good, Suvajee; Osborne, Richard H. (Hg.) (2015): Health literacy toolkit for low- and middle-income countries. A series of information sheets to empower communities and strengthen health systems. New Dehli: WHO Regional Office for South-East-Asia. Online verfügbar unter https://apps.searo.who.int/PDS_DOCS/B5148.pdf, zuletzt geprüft am 07.03.2019.

Dolby, Nadine; Dimitriadis, Greg (Hg.) (2004): Learning to Labor in New Times. with Paul Willis. London: Routledge.

Duong, Tuyen V.; Aringazina, Altyn; Baisunova, Gaukhar; Nurjanah; Pham, Thuc V.; Pham, Khue M. et al. (2017): Measuring health literacy in Asia: Validation of the HLS-EU-Q47 survey tool in six Asian countries. In: *Journal of epidemiology* 27 (2), S. 80–86. DOI: 10.1016/j.je.2016.09.005.

Ecarius, Jutta; Köbel, Nils; Wahl, Katrin (2011): Familie, Erziehung und Sozialisation. Wiesbaden: VS.

Eichler, Katja Johanna (2008): Migration, transnationale Lebenswelten und Gesundheit. Eine qualitative Studie über das Gesundheitshandeln von Migrantinnen. Zugl.: Hamburg, Univ., Diss., 2006 u.d.T.: Eichler, Katja Johanna: Gesundheit und Transnationalität. 1. Aufl. Wiesbaden: VS Verl. für Sozialwiss. Online verfügbar unter https://gbv.eblib.com/patron/FullRecord.aspx?p=748368.

Elkeles, Thomas; Mielck, Andreas (1997): Entwicklung eines Modells zur Erklärung gesundheitlicher Ungleichheit. In: *Das Gesundheitswesen* 59 (3), S. 137–143.

Emerson, Robert M.; Fretz, Rachel I.; Shaw, Linda L. (2011): Writing ethnographic fieldnotes. Chicago, IL: The University of Chicago press.

Emirbayer, Mustafa; Mische, Ann (1998): What is agency? In: *American Journal of Sociology* 103 (4), S. 962–1023.

Emmerich, Markus; Hormel, Ulrike (2013): Heterogenität – Diversity – Intersektionalität. Zur Logik sozialer Unterscheidungen in pädagogischen Semantiken der Differenz. Wiesbaden: VS Verlag für Sozialwissenschaften.

Eng, T. R. (2001): The e-Health Landscape: A Terrain Map of Emerging Information and Communication Technologies in Healthand Health Care. Princeton, NJ: The Robert Wood Johnson Foundation.

Erhart, Michael; Hurrelmann, Klaus; Ravens-Sieberer, Ulrike (2008a): Sozialisation und Gesundheit. In: Klaus Hurrelmann, Matthias Grundmann und Sabine Walper (Hg.): Handbuch Sozialisationsforschung. Weinheim und Basel: Beltz, S. 424–442.

Erhart, Michael; Schenk, Liane; Ravens-Sieberer, Ulrike (2008b): Migration und gesundheitliche Ungleichheit im Kindes- und Jugendalter. In: Matthias Richter, Klaus Hurrelmann, Andreas Klocke, Wolfgang Melzer und Ulrike Ravens-Sieberer (Hg.): Gesundheit, Ungleichheit und jugendliche Lebenswelten. Ergebnisse der zweiten internationalen Vergleichsstudie im Auftrag der Weltgesundheitsorganistaion WHO. Weinheim, München: Juventa, S. 141–159.

Eriksson, Monica; Mittelmark, Maurice B. (2017): The Sense of Coherence and Its Measurement. In: Maurice B. Mittelmark, Shifra Sagy, Monica Eriksson, Georg F. Bauer, Jürgen M. Pelikan, Bengt Lindström und Geir Arild Espnes (Hg.): The Handbook of Salutogenesis. Cham (CH), S. 97–106.

Etzold, Benjamin (2019): Auf der Flucht – (Im)Mobilisierung und (Im)Mobilität von Schutzsuchenden. State-of-Research Papier 04, Verbundprojekt ‚Flucht: Forschung und Transfer‘. IMIS. Osnabrück. Online verfügbar unter https://flucht-forschung-transfer. de/wp-content/uploads/2019/06/SoR-04-Benjamin-Etzold-WEB.pdf, zuletzt geprüft am 08.10.2019.

EuroStat; Statista (2014): Verdienstunterschiede zwischen Männern und Frauen 2014 in Prozent. Online verfügbar unter https://www.tagesschau.de/faktenfinder/inland/ genderpaygap-103~magnifier_pos-1.html; 12.03.2020, zuletzt geprüft am 06.04.2020.

Evans-Pritchard, Edward E. (1988): Hexerei, Orakel und Magie bei den Zande. 1. Aufl. Frankfurt am Main: Suhrkamp (Suhrkamp-Taschenbuch Wissenschaft, 721).

Eysenbach, Gunter (2001): What is e-health? In: *Journal of medical Internet research* 3 (2). 10.2196/jmir.3.2.e20.

Faltermaier, Toni (2001): Migration und Gesundheit: Fragen und Konzepte aus einer salutogenetischen und gesundheitspsychologischen Perspektive. In: Peter Marschalck (Hg.): Migration und Krankheit. 1. Aufl. Osnabrück: Rasch (Schriften des Instituts für Migrationsforschung und Interkulturelle Studien (IMIS) der Universität Osnabrück, 10), S. 93–112.

Faltermaier, Toni; Kühnlein, Irene; Burda-Vierig, Martina (1998a): Subjektive Gesundheitstheorien: Inhalt, Dynamik ud ihre Bedeutung für das Gesundheitshandeln im Alltag. In: *Zeitschrift für Gesundheitswissenschaften* 6 (4), S. 309–325.

Faltermaier, Toni; Kühnlein, Irene; Burda-Viering, Martina (1998b): Gesundheit im Alltag. Laienkompetenz in Gesundheitshandeln und Gesundheitsförderung. Weinheim: Juventa-Verl. (Juventa-Materialien).

Faltermeier, Toni; Kühnlein, Irene; Burda-Vierig, Martina (1998): Gesundheit. Laienkompetenz in Gesundheitshandeln und Gesundheitsförderung. Weinheim, München: Juventa.

Fennelly, Katherine (2007): Health and well-being of immigrants: The healthy migrant phenomenon. In: Patricia Frye Walker und Elizabeth D. Barnett (Hg.): Immigrant medicine. St. Louis, MO: Saunders Elsevier, S. 19–26.

Feuser, Georg (2017): Inklusion – Das Mögliche, das im Wirklichen noch nicht sichtbar ist. In: Georg Feuser (Hg.): Inkluision – ein leeres Versprechen. Zum Verkommen eines Gesellschaftsprojekts. Gießen: Psychosozial-Verlag, S. 183–285.

Fischer, Karl (2014): Pakistan und Afghanistan nach 2014. In: Hubert Thielicke (Hg.): Am Ende nichts? Krieg in Afghanistan – Bilanz und Ausblick. Potsdam: WeltTrends, S. 61–67.

Fleisher, J. E.; Minger, J.; Fitts, W.; Dahodwala, N. (2014): Low health literacy: An under-recognized obstacle in Parkinson's disease. In: *Movement disorders: official journal of the Movement Disorder Society* 29, S. 158–159.

Flick, Uwe (1998): Subjektive Vorstellungen von Gesundheit und Krankheit. Überblick und Einleitung. In: Uwe Flick (Hg.): Wann fühlen wir uns gesund? Subjektive Vorstellungen von Gesundheit und Krankheit. Weinheim: Juventa, S. 9–30.

Flick, Uwe (2014): Der qualitative Forschungsprozess. In: Uwe Flick (Hg.): Qualitative Sozialforschung. Eine Einführung. Reinbek bei Hamburg: Rowohlt, S. 122–130.

Forbis, Shalini G.; Aligne, C. A.; Auinger, P.; Byrd, Robert S. (2002): The association between maternal literacy and birth weight. In: *E-PAS (Pediatric Academic Societies)* 51, S. 1046.

Foucault, Michel (1983): Der Wille zum Wissen. Sexualität und Wahrheit, Band 1. 14., durchges., korrig. Aufl. Frankfurt a. M.: Suhrkamp (Suhrkamp-Taschenbuch Wissenschaft, 716).

Foucault, Michel (1988): Die Geburt der Klinik. Eine Archäologie des ärztlichen Blicks. Frankfurt a. M.: Fischer.

Franke, Alexa (2016): Modelle von Gesundheit und Krankheit. Bern: Hans Huber/Hogrefe.

Frisch, Anne-Linda; Camerini, Luca; Diviani, Nicola; Schulz, Peter J. (2012): Defining and measuring health literacy: how can we profit from other literacy domains? In: *Health promotion international* 27 (1), S. 117–126. DOI: 10.1093/heapro/dar043.

Fuchs-Heinritz, Werner (Hg.) (2013): Lexikon zur Soziologie. 5., überarb. Aufl. 2011. Wiesbaden: Springer VS.

Furuya, Yoko; Kondo, Naoki; Yamagata, Zentaro; Hashimoto, Hideki (2013): Health literacy, socioeconomic status and self-rated health in Japan. In: *Health promotion international* 30 (3), S. 505–513. DOI: 10.1093/heapro/dat071.

Ganser, Daniele (2016): Illegale Kriege. Wie die Nato-Länder die UNO sabotieren. Eine Chronik von Kuba bis Syrien. Zürich: Orell Füssli Verlag.

Garfinkel, Herold (1967): Studies in Ethnomethodogy. Englewood Cliffs, N.J.: Prentice Hall.

Gayle, Damien (2016): EU-Turkey refugee plan could be illegal, says UN official. Online verfügbar unter https://www.theguardian.com/world/2016/apr/02/eu-turkey-refugee-plan-could-be-illegal-says-un-official.

Geene, Raimund (2018): Familiäre Gesundheitsförderung. In: Klaus Hurrelmann, Matthias Richter, Theodor Klotz und Stephanie Stock (Hg.): Referenzwerk Prävention und Gesundheitsförderung. Grundlagen, Konzepte und Umsetzungsstrategien. 5., vollst. überarb. Aufl. Göttingen: Hogrefe, S. 371–389.

Geertz, Clifford (1973): Thick description: Toward an interpretive theory of culture. In: Clifford Geertz (Hg.): The interpretation of cultures. Selected essays. New York, NY: Basic Books, S. 3–30.

Geertz, Clifford (2003): Dichte Beschreibung. Beiträge zum Verstehen kultureller Systeme. Frankfurt: Suhrkamp.

Geertz, Clifford (2015): Dichte Beschreibung. Beiträge zum Verstehen kultureller Systeme. Unter Mitarbeit von Brigitte Luchesi und Rolf Bindemann. 13. Auflage. Frankfurt am Main: Suhrkamp (Suhrkamp-Taschenbuch Wissenschaft, 696).

Gerdes, Jürgen (1996): Autonomie und Kultur. Philosophischer Liberalismus und Minderheitenrechte bei Will Kymlicka. In: *Peripherie. Zeitschrift für Politik und Ökonomie in der Dritten Welt* 16 (64), S. 46–69.

Gerdes, Jürgen; Bittlingmayer, Uwe H.; Osipov, Igor; Okcu, Gözde (2016): Die Verteilung von Life Skills nach sozialstrukturellen Merkmalen und Aspekten der Schulperformanz. Eine Auswertung der 1. Erhebung im Projekt „Zur Evidenzbasierung in der schulischen Gesundheitsförderung, Primärprävention und inklusiven Beschulung" (EGePriB). 1. Zwischenbericht im Rahmen der Wirksamkeits- und Akzeptanz-Evaluation des schulischen Unterrichtsprogramms „Erwachsen werden" von Lions-Quest (4. Ausgabe) in 5. Klassen verschiedener Schul-formen in sechs Bundesländern. Freiburg: Institut für Soziologie.

Gerdes, Jürgen; Osipov, Igor; Okcu, Gözde; Bittlingmayer, Uwe H. (2018): Die Entwicklung von Life Skills in eineinhalb Schuljahren. Wirksamkeitsevaluation des schulischen Life Skills-Förderprogramms Lions Quest „Erwachsen werden". Endbericht. Freiburg.

Gerny, Daniel (2016): Muslime werden zum Handschlag gezwungen. In: *Neue Zürcher Zeitung*, 25.05.2016. Online verfügbar unter https://www.nzz.ch/schweiz/aktuelle-themen/religionsfreiheit-haendedruck-wird-in-baselland-zur-pflicht-ld.84599, zuletzt geprüft am 30.03.2020.

Gieler, Wolfgang (2017): Die deutsch-türkische Beziehungen- Vom Anwerbeabkommen bis zur Gegenwart. In: Wolfgang Gieler, Burak Gümüş und Yunus Yoldaş (Hg.): Deutsch-türkische Beziehungen. Historische, sektorale und migrationsspezifische Aspekte. 1st, New ed. Frankfurt a. M: Peter Lang GmbH Internationaler Verlag der Wissenschaften, S. 43–56.

Giesecke, Johannes; Müters, Stephan (2009): Strukturelle und verhaltensbezogene Faktoren gesundheitlicher Ungleichheit: Methodische Überlegungen zur Ermittlung der Erklärungsanteile. In: Klaus Hurrelmann und Matthias Richter (Hg.): Gesundheitliche Ungleichheit. Grundlagen, Probleme, Perspektiven. 2., aktualisierte Aufl. Wiesbaden: VS Verlag für Sozialwissenschaften/GWV Fachverlage GmbH Wiesbaden, S. 353–366.

Gilstad, Heidi (2014): Toward a comprehensive model of eHealth literacy. Online verfügbar unter 10.13140/2.1.4569.0247.

Girtler, Roland (2001): Methoden der Feldforschung. Wien u. a.: Böhlau.

Glaser, Barney G.; Strauss, Anselm L. (2010): Grounded Theory. Strategien qualitativer Forschung. Bern: Hogrefe.

Goffman, Alice. (2014): On the run. Fugitive life in an American city. Chicago etc.: The University of Chicago press (Fieldwork encounters and discoveries).

Goffman, Erving (1980): Rahmen-Analyse. Ein Versuch über die Organisation von Alltagserfahrungen. Frankfurt a. M.: Suhrkamp.

Goffman, Erving (1996): Interaktionsrituale. Über Verhalten in direkter Kommunikation. 4. Aufl. Frankfurt am Main: Suhrkamp (Suhrkamp-Taschenbuch Wissenschaft, 594).

Goffman, Erving (2008): Wir alle spielen theater. Die Selbstdarstellung im Alltag. Unter Mitarbeit von Ralf Dahrendorf. 6. Aufl. München: Piper (Serie Piper, 3891).

Goguikian Ratcliff, Betty; Bolzman, Claudio; Gakuba, Théogène Octave (2015): Déqualification des femmes migrantes en Suisse: mécanismes sous-jacents et effets psychologiques. In: *2015* 4, S. 14.

Gomolla, Mechtild; Radkte, Frank-Olaf (2009): Institutionelle Diskriminierung. Die Herstellung ethnischer Differenz in der Schule. 3. Aufl. Wiesbaden: VS Verlag für Sozialwissenschaften.

Gomolla, Methild; Radtke, Frank-Olaf (2000): Mechanismen institutionalisierter Diskriminierung in der Schule. In: Ingrid Gogolin und Bernhard Nauck (Hg.): Migration, gesellschaftliche Differenzierung und Bildung. Resultate des Forschungsschwerpunktprogramms FABER. Wiesbaden, s.l.: VS Verlag für Sozialwissenschaften.

Graneheim, Ulla H.; Norberg, Astrid; Jansson, Lilian (2001): Interaction relating to privacy, identity, autonomy and security. An observational study focusing on a woman with dementia and 'behavioural disturbances', and on her care providers. In: *Journal of advanced nursing* 36, S. 256–265. DOI: 10.1046/j.1365-2648.2001.01966.x.

Griffey, Richard T.; Kennedy, Sarah K.; McGownan, Lucy; Goodman, Melody; Kaphings, Kimberly A. (2014): Is low health literacy associated with increased emergency department utilization and recidivism? In: *Academic Emergency Medicine* 21 (10), S. 1109–1115.

Grotlüschen, Anke; Buddeberg, Klaus (Hg.) (2020): LEO 2018. Leben mit geringer Literalität. 1. Auflage. Bielefeld: wbv Media.

Grotlüschen, Anke; Riekmann, Wibke (Hg.) (2012): Funktionaler Analphabetismus in Deutschland. Ergebnisse der ersten leo, Level-One Studie. Münster: Waxmann (Alphabetisierung und Grundbildung, 10). Online verfügbar unter https://www.content-select. com/index.php?id=bib_view&ean=9783830977759.

Grundmann, Matthias (2006): Handlungsbefähigung und Milieu: zur Analyse milieuspezifischer Alltagspraktiken und ihrer Ungleichheitsrelevanz. Münster: LIT Verlag (2).

Grundmann, Matthias (2011): Sozialisation – Erziehung – Bildung: Eine kritische Begriffsbestimmung. In: Rolf Becker (Hg.): Lehrbuch der Bildungssoziologie. Wiesbaden: VS Verlag für Sozialwissenschaften, S. 63–85.

Grundmann, Matthias; Dravenau, Daniel; Bittlingmayer, Uwe H.; Edelstein, Wolfgang (2006): Handlungsbefähigung und Milieu. Zur Analyse milieuspezifischer Alltagspraktiken und ihrer Ungleichheitsrelevanz. Münster: LIT-Verl.

Grundmann, Matthias; Groh-Samberg, Olaf; Bittlingmayer, Uwe H.; Bauer; Ullrich Bauer (2003): Milieuspezifische Handlungsbefähigungen in Familie und Gleichaltrigengruppe. In: *Zeitschrift für Erziehungswissenschaft* 6 (1), S. 25.

Grundmann, Matthias; Wernberger Angela (2015): Familie und Sozialisation. In: Paul B. Hill und Johannes Kopp (Hg.): Handbuch Familiensoziologie. Wiesbaden: Springer VS (Handbuch), S. 413–436.

Guggisberg, Jürg; Gardiol, Lucien; Graf, Iris; Oesch, Thomas; Künzi, Kilian; Volken, Thomas et al. (2011): Gesundheitsmonitoring der Migrationsbevölkerung (GMM) in der Schweiz – Schlussbericht. Bundesamt für Gesundheit & Bundesamt für Migration. Bern.

Gugutzer, Robert (2004): Soziologie des Körpers. Bielefeld: transcript Verlag.

Habich, Roland (2013): Pressekonferenz „Datenreport 2013" am 26. November in Berlin. Statement von Dr. Roland Habich (WZB). Online verfügbar unter https://www.wzb.eu/ sites/default/files/u6/datenreport_statement_habich.pdf, zuletzt geprüft am 25.10.2014.

Häfner, H.; Moschel, G.; Özek, M. (1977): Psychische Störungen bei türkischen Gastarbeitern. Eine prospektiv-epidemiologische Studie zur Untersuchung der Reaktion auf Einwanderung und partielle Anpassung. In: *Der Nervenarzt* 48, S. 268–275.

Haghdoost, Ali Akbar; Rakhshani, Fatemeh; Aarabi, Mohsen; Montazeri, Ali; Tavousi, Mahmoud; Solimanian, Atoosa et al. (2015): Iranian Health Literacy Questionnaire (IHLQ): An Instrument for Measuring Health Literacy in Iran. In: *Iranian Red Crescent Medical Journal* 17 (6). 10.5812/ircmj.17(5)2015.25831.

Hall, Stuart (1994a): Der Westen und der Rest: Diskurs und Macht. In: Stuart Hall (Hg.): Rassismus und kulturelle Identität. Ausgewählte Schriften 2. Hamburg: Argument, S. 137–179.

Hall, Stuart (Hg.) (1994b): Rassismus und kulturelle Identität. Ausgewählte Schriften 2. Hamburg: Argument.

Halm, Dirk (2009): Der transnationale Raum Deutschland-Türkei. Hg. v. Bundeszentrale für politische Bildung. Online verfügbar unter https://www.bpb.de/apuz/31736/der-transnationale-raum-deutschland-tuerkei?p=all.

Hammersley, Martyn; Atkinson, Paul (2007): Ethnography. Principles in practice. 3rd ed. London: Routledge.

Han, Petrus (2016): Soziologie der Migration. Erklärungsmodelle, Fakten, politische Konsequenzen, Perspektiven. 4., unveränderte Auflage. Konstanz, München: UVK Verlagsgesellschaft mbH; UVK Lucius (UTB Soziologie, 2118). Online verfügbar unter https://www.utb-studi-e-book.de/9783838546858.

Harsch, Stefanie; Jawid, Asadullah; Jawid, M. Ebrahim; Saboga Nunes, Luis; Bittlingmayer, Uwe H.; Sahrai, Diana; Sørensen, Kristine (in press): Health without formal Education. Health Literacy, Quality of Life and Health behavior among Male Household Leaders in Four Districts of the Ghazni Province, Afghanistan. In: Luis Saboga-Nunes, Uwe H. Bittlingmayer, Diana Sahrai, Orkan Okan, Ullrich Bauer und Paulo Pinheiro (Hg.): Connecting Different Perspectives. New Approaches, New Insights on Health Literacy Research. Wiesbaden: Springer VS.

Hartl, O.; Pürgyi, P. (1975): Die Ulkuskrankheit bei Gastarbeitern. In: *Wiender Medizinische Wochenschrift* (11), S. 169–171.

Hartung, Susanne (2011): Was hält uns gesund? Gesundheitsressourcen. Von der Salutogenese zum Sozialkapital. In: Thomas Schott und Claudia Hornberg (Hg.): Die Gesellschaft und ihre Gesundheit. 20 Jahre Public Health in Deutschland; Bilanz und Ausblick einer Wissenschaft. 1. Aufl. Wiesbaden: VS Verl. für Sozialwiss (Gesundheit und Gesellschaft), S. 235–255.

Hartung, Susanne (2014): Sozialkapital und gesundheitliche Ungleichheit. Wiesbaden: Springer Fachmedien Wiesbaden.

Hartung, Susanne; Kluwe, Sabine; Sahrai, Diana (2009): Elternbildung und Elternpartizipation in Settings. Eine programmspezifische und vergleichende Analyse von Interventionsprogrammen in Kita, Schule und Kommune. Universität Bielefeld, Fakultär für Gesundheitswissenschaften. Bielefeld.

Hartung, Susanne; Kluwe, Sabine; Sahrai, Diana (2010): „Es geht nur mit den Eltern!" – Kriterien erfolgreicher Präventionsprogramme. In: *Public Health Forum* 18, 15.e1–15. e3. DOI: 10.1016/j.phf.2010.09.007.

Hartung, Susanne; Kluwe, Sabine; Sahrai, Diana (2011): Gesundheitsförderung und Prävention in Settings: Elternarbeit in Kitas, Schule und Familienhilfe. In: Thomas Schott und Claudia Hornberg (Hg.): Die Gesellschaft und ihre Gesundheit: 20 Jahre Public Health in Deutschland: Bilanz und Ausblick einer Wissenschaft. Wiesbaden: VS Verlag für Sozialwissenschaften, S. 599–617.

Haug, Sonja; Müssig, Stephanie; Stichs, Anja (2009): Muslim life in Germany. A study conducted on behalf of the German Conference on Islam. 1. ed. Nürnberg, Germany: Federal Office for Migration and Refugees (Research report, 6).

haz/kle (afp, dpa) Pressemitteilung (2018): Neues Burka-Verbot in der Schweiz. Hg. v. dw.com. Online verfügbar unter https://www.dw.com/de/neues-burka-verbot-in-der-schweiz/a-45608198, zuletzt geprüft am 30.03.2020.

Hefti, René (2010): Spiritualität-die vierte Dimensionoder der vergessene faktor im bio-psychosozialen Modell. In: *PrimaryCare* 10 (14). Online verfügbar unter https://www.rish.ch/mm/Hefti_(2010)_Spiritualitat-die_vierte_Dimension_oder_vergessener_Faktor_PrimaryCare.pdf.

Hehlmann, Thomas; Schmidt-Semisch, Henning; Schorb, Friedrich (2018): Soziologie der Gesundheit. München: UVK – UTB.

Helfferich, Cornelia (2019): Leitfaden- und Experterinterviews. In: Nina Baur und Jörg Blasius (Hg.): Handbuch Methoden der empirischen Sozialforschung. 2., vollständig überarbeitete und erweiterte Auflage. Wiesbaden: Springer VS (Handbuch), S. 559–574.

Helmert, Uwe (2003): Soziale Ungleichheit und Krankheitsrisiken. Augsburg: Maro Verlag.

Helmert, Uwe; Schorb, Friedrich (2006): Die Bedeutung verhaltensbezogener Faktoren im Kontext der sozialen Ungleichheit von Gesundheit. In: Matthias Richter und Klaus Hurrelmann (Hg.): Gesundheitliche Ungleichheit. Grundlagen, Probleme, Perpektiven. Wiesbaden: Springer VS, S. 125–139.

Herburger, Silivia (2010): „Er hat alles vergessen, er hat einfach sein Leben gelebt". Arbeitsmigration und Alter am Beispiel ehemaliger türkischer Gastarbeiter und Gastarbeiterinnen. Universität Wien. Online verfügbar unter https://othes.univie.ac.at/10224/1/2010-06-09_0348428.pdf.

Hesse, Christine; Steinbach, udo (2002): Informationen zur politischen Bildung. Türkei.

Hoffmann, Rasmus; Borsboom, Gerard; Saez, Marc; Mari Dell'Olmo, Marc; Burström, Bo; Corman, Diana et al. (2014): Social differences in avoidable mortality between small areas of 15 European cities: an ecological study. In: *International journal of health geographics* 13, S. 8. 10.1186/1476-072X-13-8.

Hoffmeister, Dieter (2012): Der Wandel der Familie und dessen Effekte auf Erziehungs- und Bildungsprozesse. In: Ullrich Bauer, Uwe H. Bittlingmayer und Albert Scherr (Hg.): Handbuch Bildungs- und Erziehungssoziologie. Wiesbaden: Springer VS, S. 901–927.

Holly, Werner (2000): Was sind ‚Neue Medien' – was sollen ‚Neue Medien' sein? In: G. Günter Voß, Werner Holly und Klaus Boehnke (Hg.): Neue Medien im Alltag. Begriffsbestimmungen eines interdisziplinären Forschungsfeldes, Bd. 23. Wiesbaden, s.l.: VS Verlag für Sozialwissenschaften, S. 79–106.

Holzer, Daniela (2019): Kritisches Denken mit negativer Dialektik. In: Uwe H. Bittlingmayer, Alex Demirović und Tatjana Freytag (Hg.): Handbuch Kritische Theorie, Bd. 1. Wiesbaden: Springer VS.

Honneth, Axel (Hg.) (1994): Kommunitarismus. Eine Debatte. Frankfurt am Main, New York: Campus Verlag.

Hormel, Ulrike (2012): Intersektionalität als forschungsleitende Beobachtungsperspektive. In: Ullrich Bauer, Uwe H. Bittlingmayer und Albert Scherr (Hg.): Handbuch Bildungs- und Erziehungssoziologie. Wiesbaden: Springer VS, S. 491–506.

Hormel, Ulrike; Scherr, Albert (2004): Bildung für die Einwanderungsgesellschaft. Wiesbaden: VS Verlag für Sozialwissenschaften.

Horn, Annett; Vogt, Dominique; Messer, Melanie; Schaeffer, Doris (2015): Health Literacy von Menschen mit Migrationshintergrund in der Patientenberatung stärken. In: *Bundesgesundheitsblatt – Gesundheitsforschung – Gesundheitsschutz* 58 (6), S. 577–583. DOI: 10.1007/s00103-015-2147-0.

Horn, J.; Herfarth, C. (1978): Das Gastarbeiterulkus. In: *Medizinische Klinik* 73 (41), S. 1417–1421.

Horrigan, John; Rainie, Lee (2006): The Internet's Growing Role in Life's Major Moments. Online verfügbar unter https://www.pewinternet.org/2006/04/19/the-internets-growing-role-in-lifes-major-moments/.

Hradil, Stefan (2006): Was prägt das Krankheitsrisiko: Schicht, Lage, Lebensstil? In: Matthias Richter und Klaus Hurrelmann (Hg.): Gesundheitliche Ungleichheit. Grundlagen, Probleme, Perpektiven. Wiesbaden: Springer VS, S. 33–52.

Hradil, Stefan (2012): Deutsche Verhältnisse. Eine Sozialkunde. Grundbegriffe. Bundeszentrale für politische Bildung. Online verfügbar unter https://www.bpb.de/politik/grundfragen/deutsche-verhaeltnisse-eine-sozialkunde/138437/grundbegriffe.

Huber, Machteld; Knottnerus, J. André; Green, Lawrence; van der Horst, Henriëtte; Jadad, Alejandro R.; Kromhout, Daan et al. (2011): How should we define health? In: *BMJ (Clinical research ed.)* 343, d4163. 10.1136/bmj.d4163.

Hunn, Karin (2005): „Nächstes Jahr kehren wir zurück …". Die Geschichte der türkischen „Gastarbeiter" in der Bundesrepublik. Göttingen: Wallstein Verlag (Moderne Zeit, Band 11). Online verfügbar unter https://gbv.eblib.com/patron/FullRecord.aspx?p=995273.

Hunt, Linda M. (2005): Health research: what's culture got to do with it? In: *The Lancet* 366, S. 617–618. DOI: 10.1016/S0140-6736(05)67118-8.

Hunt, Linda M.; Schneider, Suzanne; Comer, Brendon (2004): Should "acculturation" be a variable in health research? A critical review of research on US Hispanics. In: *Social Science & Medicine* 59, S. 973–986. DOI: 10.1016/j.socscimed.2003.12.009.

Huntington, Samuel P. (2002): Kampf der Kulturen. Die Neugestaltung der Weltpolitik im 21. Jahrhundert. Vollst. Taschenbuch-Ausg., 7. Aufl. München: Goldmann (Goldmann, 15190).

Hurrelmann, K.; Hartung, S.; Kluwe, S.; Sahrai, D. (2013): Gesundheitsförderung durch Elternbildung in „Settings". In: *Präv Gesundheitsf* 8 (4), S. 267–275. DOI: 10.1007/s11553-013-0402-5.

Hurrelmann, Klaus (2006): Einführung in die Sozialisationstheorie. 9. Aufl. Weinheim und Basel: Beltz.

Hurrelmann, Klaus; Bauer, Ullrich (2015): Einführung in die Sozialisationstheorie. Das Modell der produktiven Realitätsverarbeitung. 11. vollständig überarbeitete Auflage. Weinheim, Basel: Beltz (Pädagogik). Online verfügbar unter https://eres.lb-oldenburg.de/redirect.php?url=https://content-select.com/index.php?id=bib_view&ean=9783407294333.

Hurrelmann, Klaus; Quenzel, Gudrun (2012): Lebensphase Jugend. Eine systematische Einführung in die sozialwissenschaftliche Jugendforschung. 11., vollständig überarb. Auflage. Weinheim, München: Beltz Juventa.

Hurrelmann, Klaus; Richter, Matthias (2013): Gesundheits- und Medizinsoziologie. Eine Einführung in sozialwissenschaftliche Gesundheitsforschung. 8., überarb. Aufl. Weinheim: Juventa Verlag (Grundlagentexte Soziologie).

Huschke, Susann (2013): Kranksein in der Illegalität. Undokumentierte Lateinamerikaner/-innen in Berlin. Eine medizinethnologische Studie. Bielefeld: transcript.

Huschke, Susann (2015): Giving back: Activist research with undocumented migrants in Berlin. In: *Medical Anthropology* 34, S. 54–69. DOI: 10.1080/01459740.2014.949375.

Incesu, Günal (2014): Ankara – Bonn – Brüssel. Die deutsch-türkischen Beziehungen und die Beitrittsbemühungen der Türkei in die Europäische Gemeinschaft, 1959–1987. Zugl.: Bielefeld, Univ., Diss., 2012–2013. Bielefeld: Transcript-Verl. (Histoire, 47).

Inchley, Joanna Catherine; Currie, Dorothy Bruce; Young, Taryn; Samdal, Oddrun; Torsheim, Torbjørn; Augustson, Lise et al. (Hg.) (2016): Growing up unequal: gender and socioeconomic differences in young people's health and well-being: Health Behaviour in School-aged Children (HBSC) study. International report from the 2013/2014 survey. Copenhagen: WHO Regional Office for Europe.

Ingleby, David (2012): Acquiring health literacy as a moral task. In: *Intl J of Migration, H and SC* 8 (1), S. 22–31. DOI: 10.1108/17479891211231383.

Irwin, Lori G.; Siddiqi, Arjumand; Hertzman, Clyde (2007): Early child development: A powerful equalizer. Final report for the World Health organizsation's Commission on the Social Determinants of Health. University of British Columbia. Vancouver.

Islertas, Zeynep (28.06.2016). Interview mit Leyla.

Islertas, Zeynep (10.07.2016). Interview mit Meryem.

Islertas, Zeynep (16.07.2016). Interview mit Leyla.

Islertas, Zeynep (05.08.2016). Interview mit Leyla.

Islertas, Zeynep (22.08.2016). Interview mit Meryem.

Islertas, Zeynep (23.08.2016a). Interview mit Meryem.

Islertas, Zeynep (23.08.2016b). Interview mit Leyla.

Islertas, Zeynep (27.08.2016). Interview mit Leylas Mutter.

Islertas, Zeynep (08.10.2016). Interview mit Meryem.

Jahrbuch Kritische Medizin und Gesundheitswissenschaften (Hg.) (2013): Divergentes Altern. Hamburg: Argument.

Jalilvand, David Ramin (2014): Strategische Tiefe. Irans Afghanistanpolitik. In: Hubert Thielicke (Hg.): Am Ende nichts? Krieg in Afghanistan – Bilanz und Ausblick, 69–75. Potsdam: WeltTrends.

Jaspert, Nikolas (2013): Die Kreuzzüge. 6., unveränd. Aufl. Darmstadt: WBG (Geschichte kompakt).

Joas, Hans (1996): Die Kreativität des Handelns. Frankfurt am Main: Suhrkamp.

Johnson, Sarah E.; Baur, Cynthia; Meissner, Helen I. (2011): Back to basics: why basic research is needed to create effective health literacy interventions. In: *Journal of health communication* 16 Suppl 3, S. 22–29. DOI: 10.1080/10810730.2011.604707.

Jordan, Joanne E.; Buchbinder, Rachelle; Osborne, Richard H. (2010): Conceptualising health literacy from the patient perspective. In: *Patient Education and Counseling* 79 (1), S. 36–42. DOI: 10.1016/j.pec.2009.10.001.

Jordan, Susanne; Hoebel, Jens (2015): Gesundheitskompetenz von Erwachsenen in Deutschland: Robert Koch-Institut, Epidemiologie und Gesundheitsberichterstattung. Online verfügbar unter https://edoc.rki.de/bitstream/176904/2526/1/28uA47TXhHsT2.pdf.

Jungbauer-Gans, Monika; Gross, Christiane (2006): Erklärungsansätze sozial differenzierter Gesundheitschancen. In: Matthias Richter und Klaus Hurrelmann (Hg.): Gesundheitliche Ungleichheit. Grundlagen, Probleme, Perpektiven. Wiesbaden: Springer VS, S. 73–89.

Jungbauer-Gans, Monika; Kriwy, Peter (Hg.) (2004): Soziale Benachteiligung und Gesundheit bei Kindern und Jugendlichen. Wiesbaden: VS.

Kähnert, Heike (2003): Evaluation des schulischen Lebenskompetenzförderprogramms „Erwachsen werden". unveröff. Dissertation an der Fakultät für Gesundheitswissenschaften. Bielefeld: Universität Bielefeld.

Kassam, Azaad; Nanji, Anar. (2006): Mental health of Afghan refugees in Pakistan. A qualitative rapid reconnaissance field study. In: *Intervention: the international journal of mental health, psychosocial work and counselling in areas of armed conflict.*

Katz, Marra G.; Jacobson, Terry A.; Veledar, Emir; Kripalani, Sunil (2007): Patient literacy and question-asking behavior during the medical encounter: a mixed-methods analysis. In: *Journal of General Internal Medicine* 22 (6), S. 782–786. DOI: 10.1007/s11606-007-0184-6.

Kawachi, Ichiro; Kennedy, Bruce P.; Lochner, Kimberly; Prothrow-Stith, Deborah (1997): Social Capital, Income Inequality and Mortality. In: *American journal of public health* 87 (9), S. 1491–1498.

Kaya, Bülent; Efionayi-Mäder, Denise (2007): Grundlagendokument „Migration und Gesundheit". Entwicklung von Grundlagen zur Berücksichtigung der Migrationsdimension in der Prävention und Gesundheitsförderung. Swiss Forum for Migration and Population Studies. Neuchâtel.

Kazim, Hasnain (2014): Türke werfen Deutschland Heuchelei vor. Online verfügbar unter https://www.spiegel.de/politik/ausland/bnd-spionage-in-der-tuerkei-ankara-veraergert-ueber-deutschland-a-986528.html.

Keskin, Hakkı (2017): Neue Entwicklungen in den deutsch-türkischen Beziehungen. In: Wolfgang Gieler, Burak Gümüş und Yunus Yoldaş (Hg.): Deutsch-türkische Beziehungen. Historische, sektorale und migrationsspezifische Aspekte. 1st, New ed. Frankfurt a. M: Peter Lang GmbH Internationaler Verlag der Wissenschaften, S. 273–307.

Keupp, Heiner (2012): Capability. Verwirklichungschancen zur positiven Jugendentwicklung. Freiburg: Centaurus.

Kickbusch, I. (2002): Health literacy: a search for new categories. In: *Health Promot Int* 17 (1), S. 1–2. DOI: 10.1093/heapro/17.1.1.

Kickbusch, Ilona (2009): Health literacy: engaging in a political debate. In: *International journal of public health* 54 (3), S. 131–132. DOI: 10.1007/s00038-009-7073-1.

Kickbusch, Ilona; Hartung, Susanne (2014): Die Gesundheitsgesellschaft. Konzepte für eine gesundheitsförderliche Politik. 2., vollständig überarbeitete Auflage. Bern: Huber. Online verfügbar unter https://elibrary.hogrefe.de/9783456946757/.

Kickbusch, Ilona S. (2001): Health literacy: addressing the health and education divide. In: *Health Promot Int* 16 (3), S. 289–297. DOI: 10.1093/heapro/16.3.289.

Kiechle, Eric S.; Bailey, Stacy Cooper; Hedlund, Laurie A.; Viera, Anthony J.; Sheridan, Stacey L. (2015): Different Measures, Different Outcomes? A Systematic Review of Performance-Based versus Self-Reported Measures of Health Literacy and Numeracy. In: *Journal of General Internal Medicine* 30 (10), S. 1538–1546. DOI: 10.1007/s11606-015-3288-4.

Kim, Henna; Xie, Bo (2017): Health literacy in the eHealth era: A systematic review of the literature. In: *Patient Education and Counseling* 100 (6), S. 1073–1082. DOI: 10.1016/j.pec.2017.01.015.

Kizilhan, Jan Ilhan (2009): Subjektive Krankheitswahrnehmung bei MigrantInnen aus familienorientieren Gesellschaften. In: Heinrich-Böll-Stiftung (Hg.): DOSSIER Migration & Gesundheit, S. 69–79.

Klein, Alexandra (2008): Soziales Kapital Online. Soziale Unterstützung im Internet. Eine Rekonstruktion virtualisierter Formen sozialer Ungleichheit. Universität Bielefeld, Bielefeld. Fakultät für Pädagogik. Online verfügbar unter https://bieson.ub.uni-bielefeld.de/volltexte/2008/1260/.

Klein, Alexandra (2016): Zero-Level Digital Divide: Neues Netz und neue Ungleichheiten. In: *SI:SO. Analysen – Berichte – Kontroversen* (21), S. 50–55.

Klein, Constantin; Albani, Cornelia (2007): Religiösität und psychische Gesundheit. Eine Übersicht über Befunde, Erklärungssätze und Konsequenzen für die klinische Praxis. In: *Psychiatrische Praxis* (34), e2–e12. Online verfügbar unter https://www.uni-bielefeld.de/theologie/forschung/religionsforschung/personen/dateien/klein/Klein%20Albani%202007%20-%20Religiosit%C3%A4t%20und%20psychische%20Gesundheit%5b1%5d.pdf.

Klocke, Andreas (2006): Gesundheitsrelevante Verhaltensweisen im Jugendalter. Sozio-ökonomische, kulturelle und geschlechtsspezifische Einflussfaktoren im internationalen Vergleich. In: Claus Wendt und Christof Wolf (Hg.): Soziologie der Gesundheit. Kölner Zeitschrift für Soziologie und Sozialpsychologie. Wiesbaden: VS Verl. für Sozialwiss (Kölner Zeitschrift für Soziologie und Sozialpsychologie Sonderhefte, 46), S. 198–223.

Klocke, Andreas; Lipsmeier, Gero (2008): Soziale Determinanten der Gesundheit im Kindes- und Jugendalter: Eine Mehrebenenanalyse. In: Matthias Richter, Klaus Hurrelmann, Andreas Klocke, Wolfgang Melzer und Ulrike Ravens-Sieberer (Hg.): Gesundheit, Ungleichheit und jugendliche Lebenswelten. Ergebnisse der zweiten internationalen Vergleichsstudie im Auftrag der Weltgesundheitsorganistaion WHO. Weinheim, München: Juventa, S. 231–254.

Knipper, Michael; Bilgin, Yasar (2009): Migration und Gesundheit. Sankt Augustin: Konrad-Adenauer-Stiftung (Eine Veröffentlichung der Konrad-Adenauer-Stiftung e. V. und der Türkisch-Deutschen Gesundheitsstiftung e. V.).

Knipper, Michael; Bilgin, Yasar (2010): Medizin und Ethnisch-Kulturelle Vielfalt. Migration und andere Hintergründe. In: *Deutsches Ärzteblatt* 107 (3), S. 76–79.

Kolip, Petra (1997): Geschlecht und Gesundheit im Jugendalter. Die Konstruktion von Geschlechtlichkeit über somatische Kulturen. Opladen: Leske + Budrich.

Kolip, Petra (Hg.) (2000): Weiblichkeit ist keine Krankheit. Die Medikalisierung körperlicher Umbruchphasen im Leben von Frauen. Weinheim, München: Juventa.

Kolip, Petra; Klocke, Andreas; Melzer, Wolfgang; Ravens-Sieberer, Ulrike (Hg.) (2013): Gesundheit und Gesundeitsverhalten im Geschlechtervergleich. Ergebnisse des WHO-Jugendgesundheitssurvey „Health Behavior in School-Aged-Children". Weinheim, Basel: Juventa.

Kowalski, Christoph; Loss, Julika; Kölsch, Florian; Janssen, Christian (2014): Utilization of Prevention Services by Gender, Age, Socioeconomic Status, and Migration Status in Germany: An Overview and a Systematic Review. In: Christian Janssen, Enno Swart und Thomas von Lengerke (Hg.): Health Care Utilization in Germany, Bd. 74. New York, NY: Springer New York, S. 293–320.

Krais, Beate; Gebauer, Gunter (2002): Habitus. Bielefeld: transcript Verlag.

Kreckel, Reinhart (1993): Politische Soziologie sozialer Ungleichheit. Frankfurt am Main, New York: Campus.

Kristen, Cornelia; Dollmann, Jörg (2012): Migration und SChulerfolg: Zur Erklärung ungleicher Bildungsmuster. In: Michael Matzner (Hg.): Handbuch Migration und Bildung. Weinheim, München: Juventa, S. 102–117.

Kroll, Lars E. (2010): Sozialer Wandel, soziale Ungleichheit und Gesundheit. Die Entwicklung sozialer und gesundheitlicher Ungleichheiten in Deutschland zwischen 1984 und 2006. Wiesbaden: Springer VS.

Krönert-Othman, Susanne; Lenz, Ilse (2002): Geschlecht und Ethnizität bei Pierre Bourdieu. Kämpfe um Anerkennung und symbolische Regulation. In: Uwe H. Bittlingmayer, Rolf Eickelpasch, Jens Kastner und Claudia Rademacher (Hg.): Theorie als Kampf? Zur politischen Soziologie Pierre Bourdieus. Opladen: Leske + Budrich, S. 159–178.

Kronzer, Vanessa L. (2016): Screening for health literacy is not the answer. It's quicker and less stigmatizing to make all communication clearer. In: *BMJ (British Medical Journal)*, S. 1–2. 10.1136/bmj.i3699.

Krug, Susanne; Finger, Jonas D.; Lange, Cornelia; Richter, Almut; Mensink, Gert B. M. (2018): Sport- und Ernährungsverhalten bei Kindern und Jugendlichen in Deutschland. Querschnittsergebnisse aus KiGGS Welle 2 und Trends. In: *Journal of Health Monitoring* 3 (2), S. 3–22.

Krummenacher, Jörg (2017): Kanton St. Gallen verbietet Burka. In: *Neue Zürcher Zeitung*, 18.09.2017.

Kryspin-Exner, Ilse; Stetina, Sofianopoulou (Hg.) (2009): Gesundheit und Neue Medien. Psychologische Aspekte der Interaktion mit Informations- und Kommunikationstechnologien. 1. Aufl. s.l.: Springer Verlag Wien. Online verfügbar unter https://site.ebrary.com/lib/alltitles/docDetail.action?docID=10355888.

Kuhlmann, Ellen (2016): Gendersensible Perspektiven auf Gesundheit und Gesundheitsversorgung. In: Matthias Richter und Klaus Hurrelmann (Hg.): Soziologie von Gesundheit und Krankheit. 1. Auflage. Wiesbaden: Springer VS (Lehrbuch), S. 183–196.

Kuhlmann, Ellen; Kolip, Petra (2008): Die „gemachten" Unterschiede – Geschlecht als Dimension gesundheitlicher Ungleichheit. In: Ullrich Bauer, Uwe H. Bittlingmayer und Matthias Richter (Hg.): Health Inequalities. Determinanten und Mechanismen gesundheitlicher Ungleichheit. 1. Aufl. Wiesbaden: VS Verl. für Sozialwiss (Gesundheit und Gesellschaft), S. 191–219.

Kühn, Hagen (1993): Healthismus. Eine Analyse der Präventionspolitik und Gesundheitsförderung in den U.S.A. Berlin: edition sigma.

Kuntz, Benjamin; Waldhauer, Julia; Zeiher, Johannes; Finger, Jonas D.; Lampert, Thomas (2018): Soziale Unterschiede im Gesundheitsverhalten von Kindern und Jugendlichen in Deutschland – Querschnittsergebnisse aus KiGGS Welle 2. In: *Journal of Health Monitoring* 3 (2), S. 45–63. DOI: 10.17886/RKI-GBE-2018-067.

Kutner, Mark; Greenberg, Elizabeth; Jin, Ying; Boyle, Bridget; Hsu, Yungchen; Eric Dunleavy (2007): Literacy in everyday life: Results from the 2003 National Assessment of Adult Literacy. National Center for Education Statistics. Washington (DC).

Kutscher, Nadia; Otto, Hans-Uwe (2010): Digitale Ungleichheit – Implikationen für die Betrachtung digitaler Jugendkulturen. In: Karl-Ulrich Hugger (Hg.): Digitale Jugendkulturen. Wiesbaden: Springer VS, S. 73–87.

Kymlicka, Will (Hg.) (2000): Multikulturalismus und Demokratie. Über Minderheiten in Staaten und Nationen. Frankfurt am Main, Wien: Büchergilde Gutenberg.

Kymlicka, Will (2013, cop. 2007): Multicultural odysseys. Navigating the new international politics of diversity. Repr. Oxford: Oxford University Press.

Laine, Marlene de (2000): Fieldwork, participation and practice. Ethics and dilemmas in qualitative research. London: Sage.

Lamnek, Siegfried (2005): Qualitative Sozialforschung. Weinheim/Basel: Beltz.

Lampert, T.; Koch-Gromus, U. (2016): Soziale Ungleichheit und Gesundheit. In: *Bundesgesundheitsblatt, Gesundheitsforschung, Gesundheitsschutz*, S. 151–152. Online verfügbar unter https://link.springer.com/content/pdf/10.1007%2Fs00103-015-2306-3.pdf.

Lampert, T.; Kroll, Lars Eric (2010): Armut und Gesundheit. Robert Koch Institut. Online verfügbar unter https://edoc.rki.de/bitstream/handle/176904/3090/29wYJ9AaKy3gU.pdf?sequence=1&isAllowed=y.

Lampert, Thomas (2016): Soziale Ungleichheit und Gesundheit. In: Matthias Richter und Klaus Hurrelmann (Hg.): Soziologie von Gesundheit und Krankheit. 1. Auflage. Wiesbaden: Springer VS (Lehrbuch), S. 121–138.

Lampert, Thomas; Hagen, Christine; Heizmann, Boris (2010): Gesundheitliche Ungleichheit bei Kindern und Jugendlichen in Deutschland. Berlin (Beiträge zur Gesundheitsberichterstattung des Bundes).

Lampert, Thomas; Kroll, Lars E.; Dunkelberg, Annalena (2007): Soziale Ungleichheit in der Lebenserwartung in Deutschland. In: *Aus Politik und Zeitgeschichte* B42/2007, S. 11–18.

Lampert, Thomas; Kuntz, Benjamin; KiGGS-Study Group (2015): Gesund aufwachsen – Welche Bedeutung kommt dem sozialen Status zu? Hg. v. Robert Koch-Institut (GBE kompakt 6 (1)).

Lampert, Thomas; Schenk, Liane (2004): Gesundheitliche Konsequenzen des Aufwachsens in Armut und sozialer Benachteiligung. In: Monika Jungbauer-Gans und Peter Kriwy (Hg.): Soziale Benachteiligung und Gesundheit bei Kindern und Jugendlichen. Wiesbaden: VS, S. 57–83.

Lange, Dirk; Polat, Ayça (Hg.) (2010): Migration und Alltag. Unsere Wirklichkeit ist anders. Schwalbach/Ts.: Wochenschau-Verl. (Reihe Politik und Bildung, 61). Online verfügbar unter https://www.socialnet.de/rezensionen/isbn.php?isbn=978-3-89974-659-4.

Lareau, Annette (2003): Unequal Childhood. Class, Race, and Family Life. Berkeley, Los Angeles, London: University of Califormia Press.

Lareau, Annette (2006): Social Class Differences in Family-School Relationships: The Importance of Cultural Capital, zuletzt geprüft am 03.02.2018.

Lareau, Annette (2011): Unequal childhoods: class, race, and family life. 2nd edition, with an update a decade later. Berkeley/Los Angeles: University of California Press.

Lauterbach, K.; Lüngen, M.; Stollenwerk, B.; Gerber, A.; Klever-Deichert, G. (2006): Zum Zusammenhang zwischen Einkommen und Lebenserwartung. Forschungsberichte des Instituts für Gesundheitsökonomie und klinische Epidemiologie der Universität zu Köln. Köln (Studien zu Gesundheit, Medizin und Gesellschaft, 01/2006). Online verfügbar unter https://gesundheitsoekonomie.uk-koeln.de/forschung/schriftenreihe-sgmg/2006-01_einkommen_und_rentenbezugsdauer.pdf, zuletzt geprüft am 04.09.2019.

Lawson, Clive (2010): Technology and the Extension of Human Capabilities. In: *Journal for the Theory of Social Behaviour* 40 (2), S. 207–223.

Lee, Shoou-Yih D.; Tsai, Tzu-I; Tsai, Yi-Wen; Kuo, Ken N. (2010): Health literacy, health status, and healthcare utilization of Taiwanese adults: results from a national survey. In: *BMC public health* 10, S. 614. 10.1186/1471-2458-10-614.

Leiß, Ottmar (2001): Ärztliche Weltbilder: Helicobaterisierung psychosomatischer Konzepte? In: *Deutsches Ärzteblatt*, S. 886–889.

Lenger, Alexander; Schneickert, Christian; Schumacher, Florian (Hg.) (2013): Pierre Bourdieus Konzept des Habitus. Grundlagen, Zugänge, Forschungsperspektiven. Wiesbaden: Springer VS.

Lessenich, Stephan (2013): Die Neuerfindung des Sozialen. Der Sozialstaat im flexiblen Kapitalismus. 3. Aufl. Bielefeld: transcript Verlag.

Levin-Zamir, Diane; Lemish, Dafna; Gofin, Rosa (2011): Media Health Literacy (MHL): development and measurement of the concept among adolescents. In: *Health Education Research* 26 (2), S. 323–335. DOI: 10.1093/her/cyr007.

Levin-Zamir, Diane; Leung, Angela Yee Man; Dodson, Sarity; Rowlands, Gillian (2017): Health literacy in selected populations: Individuals, families, and communities from the international and cultural perspective. In: *ISU* 37 (2), S. 131–151. DOI: 10.3233/ISU-170834.

Lin, H.; Sawyer, P.; Allman, R. P.; Kennedy, R. E.; Williams, C. P. (2014): he association between health literacy and medication selfmanagement in community-dwelling older adults. In: *Journal of the American Geriatrics Society* 62, S. 271.

Lin, Nan (1999): Building a network theory of social capital. In: *Connections* 22 (1), S. 28–51.

Lin, Nan (2017): Building a Network Theory of Social Capital. In: Nancy Lin, Karen Cook und Ronald S. Burt (Hg.): Social Capital. London: Routledge, S. 3–28.

Lincoln, Alisa; Paasche-Orlow, Michael K.; Cheng, Debbie M.; Lloyd-Travaglini, Christine; Caruso, Christine; Saitz, Richard; Samet, Jeffrey H. (2006): Impact of health literacy on depressive symptoms and mental health-related Quality of Life among adults with addiction. In: *Journal of General Internal Medicine* 21 (8), S. 818–822.

Liu, C.-H.; Liao, L.-L.; Shih, S.-F.; Chang, T.-C.; Osborne, R. H. (2014): Development and Implementation of Taiwan's child health literacy test. In: *Taiwan Journal of Public Health* 33 (3), S. 251–270. DOI: 10.6288/TJPH201433102105.

Lokhande, Mohini (2016): Doppelt benachteiligt? Kinder und Jugendliche mit Migrationshintergrund im deutschen Bildnugssystem. Eine expertise im Auftrag der Stuftung Mercator. Hg. v. Sachverständigenrat deutscher Stiftungen für Integration und Migration. Online verfügbar unter https://www.stiftung-mercator.de/media/downloads/3_Publikationen/Expertise_Doppelt_benachteiligt.pdf.

Lüdke, Tilman (2017): Die deutsch-türkischen Beziehungen in historischer Perspektive. In: Wolfgang Gieler, Burak Gümüş und Yunus Yoldaş (Hg.): Deutsch-türkische Beziehungen. Historische, sektorale und migrationsspezifische Aspekte. 1st, New ed. Frankfurt a. M: Peter Lang GmbH Internationaler Verlag der Wissenschaften, S. 15–43.

Luft, Stefan (2014): Die Anwerbung türkischer Arbeitnehmer und ihre Folgen. Online verfügbar unter https://www.bpb.de/internationales/europa/tuerkei/184981/gastarbeit.

Lyles, Courtney; SCHILLINGER, DEAN; Sarkar, Urmimala (2015): Cennecting the Dots: Health Information Technology Expansion and Health Disparities // Connecting the Dots: Health Information Technology Expansion and Health Disparities. In: *PLOS Medicine* 12 (7), S. 1–5. DOI: 10.1371/journal.pmed.1001852.

Mackert, Michael; Champlin, Sara; Su, Zhaohui; Guadagno, Marie (2015): The Many Health Literacies: Advancing Research or Fragmentation? In: *Health communication* 30 (12), S. 1161–1165. DOI: 10.1080/10410236.2015.1037422.

Mackert, Michael; Champlin, Sara E.; Holton, Avery; Muñoz, Isaac I.; Damásio, Manuel José (2014): eHealth and Health Literacy: A Research Methodology Review. In: *J Comput-Mediat Comm* 19 (3), S. 516–528. DOI: 10.1111/jcc4.12044.

Maier, Gunter; Felder-Puig, Rosemarie (2017): Gesundheitskompetenzen von Kindern und Jugendlichen. Herausforderungen und Überblick zum aktuellen Stand der Forschung. Wien. Online verfügbar unter https://www.ifgp.at/cdscontent/load?contentid=10008.64 9229&version=1518160812, zuletzt geprüft am 17.09.2019.

Maier, Ulrich (2012): Türkische „Gastarbeiterkinder" in den 1970er-Jahren. Verein türkischer Arbeitnehmer in Heilbronn forndern Schulklasssen für türkische Gastarbeiterkinder. Online verfügbar unter https://www.landesarchiv-bw.de/sixcms/media. php/120/53803/Archivnachrichten_44_Quellen_43.pdf.

Mancuso, Carol A.; Rincon, Melina (2006): Impact of health literacy on longitudinal asthma outcomes. In: *Journal of General Internal Medicine* 21 (8), S. 813–817. DOI: 10.1111/j.1525-1497.2006.00528.x.

Mancuso, Josephine M. (2009): Assessment and measurement of health literacy: An integrative review of the literature. In: *Nursing and Health Sciences* 11 (1), S. 77–89. DOI: 10.1111/j.1442-2018.2008.00408.x.

Manganello, Jennifer A. (2008): Health literacy and adolescents: a framework and agenda for future research. In: *Health Education Research* 23 (5), S. 840–847. DOI: 10.1093/her/cym069.

Mansel, Jürgen; Klocke, Andreas (Hg.) (1996): Die Jugend von heute e Selbstanspruch, Stigma und Wirklichkeit. Weinheim: Juventa (Jugendforschung).

Mantwill, Sarah; Monestel-Umaña, Silvia; Schulz, Peter J. (2015): The relationship between health literacy and health disparities: a systematic review. In: *PloS one* 10, S. 1–22. DOI: 10.1371/journal.pone.0145455.

Marcuse, Herbert (1968): Aggressivität in der gegenwärtigen Industriegesellschaft. In: Herbert Marcuse, Anatol Rapoport, Klaus Horn, Alexander Mitscherlich, Dieter Senghaas und Mihailo Marković (Hg.): Agression und Anpassung in der Industriegesellschaft. Frankfurt am Main: Suhrkamp, S. 7–29.

Marmot, Michael (2005): Social determinants of health inequalities. In: *The Lancet* 365, S. 1099–1104. DOI: 10.1016/S0140-6736(05)71146-6.

Marmot, Michael; Wilkinson, Richard G. (Hg.) (2006): Social determinants of health. Oxford: Oxford University Press.

Matischek-Jauk, Marlies; Krammer, Georg; Reicher, Hannelore (2017): The life-skills program Lions Quest in Austrian schools: implementation and outcomes. In: *Health promotion international* 33 (6), S. 1022–1032. DOI: 10.1093/heapro/dax050.

McCormack, Lauren; Bann, Carla; Squiers, Linda; Berkman, Nancy D.; Squire, Claudia; SCHILLINGER, DEAN et al. (2010): Measuring health literacy: a pilot study of a new skills-based instrument. In: *Journal of health communication* 15 Suppl 2, S. 51–71. DOI: 10.1080/10810730.2010.499987.

Megerlin, David Friedrich (1772): Die türkische Bibel, oder des Korans allererste teutsche Uebersetzung aus der Arabischen Urschrift selbst verfertiget welcher Nothwendigkeit und Nutzbarkeit in einer besondern Ankündigung hier erwiesen. Franckfurt am Mayn.

Mensing, Monika (2012): HLS-EU: Ergebnisse für Nordrhein-Westfalen. Landeszentrum Gesundheit Nordrhein-Westfalen. Bielefeld.

Merbach, Martin; Wittig, Ulla; Brähler, Elmar (2008): Angst und Depression polnischer und vietnamesischer MigrantInnen in Leipzig unter besonderer Berücksichtigung ihres Eingliederungsprozesses. In: *Psychotherapie, Psychosomatik, medizinische Psychologie* 58 (3-4), S. 146–154. DOI: 10.1055/s-2008-1067351.

Mergenthal, Karola (2014): Migrantinnen empowern! In: *Präv Gesundheitsf* 9 (1), S. 52–59. DOI: 10.1007/s11553-013-0415-0.

Merten, Sonja; Gari, Sara (2013): Die reproduktive Gesundheit der Migrationsbevölkerung in der Schweiz und anderen ausgewählten Aufnahmeländern. Basel: Swiss Tropical and Public Health Institute.

Messer, Melanie; Vogt, Dominique; Quenzel, Gudrun; Schaeffer, Doris (2015): Health Literacy bei Menschen mit Migrationshintergrund. In: *Public Health Forum* 23 (2), S. 71. 10.1515/pubhef-2015-0044.

Mielck, Andreas (2000): Soziale Ungleichheit und Gesundheit. Empirische Ergebnisse, Erklärungsansätze, Interventionsmöglichkeiten. Bern: Huber.

Mielck, Andreas (2005): Soziale Ungleichheit und Gesundheit. Eine Einführung in die aktuelle Diskussion. Bern: Huber.

Miller, Elizabeth; Lee, Jessica Y.; DeWalt, Darren A.; Vann, William F. (2010): Impact of caregiver literacy on children's oral health outcomes. In: *Pediatrics* 126 (1), S. 107–114. DOI: 10.1542/peds.2009-2887.

Milz, Kristina; Tuckermann, Anja (Hg.) (2018): Todesursache: Flucht. Eine unvollständige Liste. Berlin: Hirnkost.

Ministerium für Arbeit, Soziales, Gesundheit, Frauen und Familie Brandenburg (2018): Gender und Gesundheit. Online verfügbar unter https://masgf.brandenburg.de/sixcms/detail.php/bb1.c.187234.de.

Mittelmark, Maurice B.; Bull, Torill; Bouwman, Laura (2017): The Handbook of Salutogenesis. Emerging Ideas Relevant to the Salutogenic Model of Health. Hg. v. Maurice B. Mittelmark, Shifra Sagy, Monica Eriksson, Georg F. Bauer, Jürgen M. Pelikan, Bengt Lindström und Geir Arild Espnes. Cham (CH).

Montesinos, Amanda Heredia; Bromand, Z.; Aichberger, M. C.; Temur-Erman, S.; Yesil, R.; Rapp, M. et al. (2010): Suizid und suizidales Verhalten bei Frauen mit türkischem Migrationshintergrund. In: *Zeitschrift für Psychiatrie, Psychologie und Psychotherapie*, S. 173–179. Online verfügbar unter https://econtent.hogrefe.com/doi/pdf/10.1024/1661-4747.a000025.

Moussa, Jehane; Pecoraro, Marco (2013): Ecarts de genre dans l'état de santé des migrants et des migrantes en Suisse: Analyse sur la base d'une analyse des données du monitoring de santé des migrants GMM II. Swiss Forum for Migration and Population Studies. Neuchâtel.

mpfs – Medienpädagogischer Forschungsverbund Südwest (2018): JIM-Studie 2018. Jugend, Information, Medien. Basisuntersuchung zur Medienumgang 12- bis 19-Jähriger. Online verfügbar unter https://www.mpfs.de/fileadmin/files/Studien/JIM/2018/Studie/JIM_2018_Gesamt.pdf, zuletzt geprüft am 31.07.2019.

Müller, Stefan (2011): Logik, Widerspruch und Vermittlung. Aspekte der Dialektik in den Sozialwissenschaften. Wiesbaden: VS Verlag für Sozialwissenschaften.

Mullins, Nicholas C. (1981): Ethnomethodologie: Das Spezialgebiet, das aus der Kälte kam. In: Wolf Lepenies (Hg.): Geschiche der Soziologie. 4 Bände. Frankfurt a. M.: Suhrkamp, S. 97–136.

Mürner, Christian; Sierck, Udo (2013): Behinderung. Chronik eines Jahrhunderts. Bonn: Bundeszentrale für politische Bildung.

Murphy, Peggy W.; Davis, Terry C.; Long, Sandra W.; Jackson, Robert H.; Decker, Barbara C. (1993): Rapid Estimate of Adult Literacy in Medicine (REALM): A quick reading test for patients. In: *Journal of Reading* 37 (2), S. 124–130. DOI: 10.2307/40033408.

Murray, T. Scott; Kirsch, Irwin S.; Jenkins, Lynn B. (1998): Adult literacy in OECD countries: Technical report on the first International Adult Literacy Survey. U.S. Department of Education, National Center for Education Statistics. Washington (DC).

Nagel, Thomas (1990): Was bedeutet das alles? Eine ganz kurze Einführung in die Philosophie. Stuttgart: Reclam.

Navarra, Ann-Margaret; Neu, Natalie; Toussi, Sima; Nelson, John; Larson, Elaine L. (2014): Health literacy and adherence to antiretroviral therapy among HIV-infected youth. In: *The Journal of the Association of Nurses in AIDS Care: JANAC* 25 (3), S. 203–213. DOI: 10.1016/j.jana.2012.11.003.

Netzwerk Bildung + Gesundheit Schweiz (2019): Begriffsdefinitionen. Online verfügbar unter https://www.bildungundgesundheit.ch/app/download/13280548824/Begriffsdefinitionen_psychische+Gesundheit.pdf?t=1503655498, zuletzt aktualisiert am 04.09.2019, zuletzt geprüft am 04.09.2019.

Neubauer, Jochen (2011): Türkische Deutsche, Kanakster und Deutschländer. Dissertation.

Ng, Edward; Omariba, Walter R. (2010): Health Literacy and immigrants in Canada: Determinants and effects on health outcomes. Online verfügbar unter https://pdfs.semanticscholar.org/7f7d/78e6f2f0e183a02adee41ce1989a3fc2c714.pdf.

Nguyen, Tam H.; Paasche-Orlow, Michael K.; Kim, Miyong T.; Han, Hae-Ra; Chan, Kitty S. (2015): Modern Measurement Approaches to Health Literacy Scale Development and Refinement: Overview, Current Uses, and Next Steps. In: *Journal of health communication* 20 Suppl 2, S. 112–115. DOI: 10.1080/10810730.2015.1073408.

Nguyen, Tam H.; Paasche-Orlow, Michael K.; McCormack, Lauren A. (2017): The state of the science of health literacy measurement. In: *Information Services & Use* 37 (2), S. 189–203. DOI: 10.3233/ISU-170827.

Nideröst, Sibylle (2007): Männer, Körper und Gesundheit. Somatische Kultur und soziale Milieus bei Männern. Bern: Huber.

Nielsen-Bohlman, Lynn; Panzer, Allison M.; Kindig, David A. (Hg.) (2004a): Health Literacy: A Prescription to End Confusion. National Academies Press (US). Washington (DC), zuletzt geprüft am 14.04.2018.

Nielsen-Bohlman, Lynn; Panzer, Allison M.; Kindig, David A. (Hg.) (2004b): Health Literacy: A Prescription to End Confusion. National Academies Press (US). Washington (DC).

Nold, Daniela (2010): Sozioökonomischer Status von Schülerinnen und Schülern 2008. Ergebnisse des Mikrozensus. In: *Wirtschaft und Statistik*. Online verfügbar unter https://www.destatis.de/DE/Publikationen/WirtschaftStatistik/BildungForschungKultur/StatusSchueler_22010.pdf?__blob=publicationFile.

Norman, Cameron D.; Skinner, Harvey A. (2006): eHealth Literacy: Essential Skills for Consumer Health in a Networked World. In: *Journal of medical Internet research* 8 (2), e9. DOI: 10.2196/jmir.8.2.e9.

Norman, Cameron D.; Skinner, Harvey A.; Jaffery, Jonathan; O'Boyle, Irene (2006): eHEALS: The eHealth Literacy Scale. In: *Journal of medical Internet research* 8 (4). 10.2196/jmir.8.4.e27.

Nussbaum, Martha C. (1999): Gerechtigkeit oder Das gute Leben. Frankfurt am Main: Suhrkamp (Gender Studies).

Nutbeam, Don (1998): Health promotion glossary. In: *Health promotion international* 13, S. 349–364.

Nutbeam, Don (2000): Health literacy as a public health goal: a challenge for contemporary health education and communication strategies into the 21st century. In: *Health Promot Int* 15 (3), S. 259–267. DOI: 10.1093/heapro/15.3.259.

Nutbeam, Don (2008): The evolving concept of health literacy. In: *Social science & medicine (1982)* 67 (12), S. 2072–2078. 10.1016/j.socscimed.2008.09.050.

Nutbeam, Don (2009): Defining and measuring health literacy: what can we learn from literacy studies? In: *International journal of public health* 54, S. 303–305.

NZZ (2009): Zunehmende Empörung über Minarett-Verbot. In: *Neue Zürcher Zeitung*, 01.12.2009. Online verfügbar unter https://www.nzz.ch/zunehmende_empoerung_ueber_minarett-verbot-1.4089840#register, zuletzt geprüft am 30.03.2020.

O Neill, Braden; Gonçalves, Daniela; Ricci-Cabello, Ignacio; Ziebland, Sue; Valderas, Jose (2014): An overview of self-administered health literacy instruments. In: *PloS one* 9 (12), e109110. DOI: 10.1371/journal.pone.0109110.

Obrist, Brigit; Büchi, Silvia (2008): Stress as an idiom for resilience: health and migration among sub-Saharan Africans in Switzerland. In: *Anthropology & medicine* 15 (3), S. 251–261. DOI: 10.1080/13648470802357596.

OECD (2018): International migration outlook 2018. Paris: OECD.

Oevermann, Ulrich (1983): Zur Sache. Die Bedeutung von Adornos methodologischem Selbstverständnis für die Begründung einer materialen soziologischen Strukturanalyse. In: Ludwig von Friedeburg und Jürgen Habermas (Hg.): Adorno-Konferenz 1983. Frankfurt a. M.: Suhrkamp, S. 234–289.

Oevermann, Ulrich (2010): Strukurprobleme supervisorischer Praxis. Eine objektiv hermeneutische Sequenzanalyse zur Überprüfung der Professionalisierungsthese. 3. Aufl. Frankfurt a. M.: Humanities Online.

Oeye, Christine; Bjelland, Anne Karen; Skorpen, Aina (2007): Doing participant observation in a psychiatric hospital -Research ethics resumed. In: *Social Science & Medicine* 65, S. 2296–2306. DOI: 10.1016/j.socscimed.2007.07.016.

Ohlbrecht, Heike; Schönberger, Christine (Hg.) (2010): Gesundheit als Familienaufgabe. Zum Verhältnis von Autonomie und staatlicher Intervention. Weinheim/München: Juventa.

Okan, O.; Bollweg, T. M.; Bröder, J.; Pinheiro, P.; Bauer, U. (2017a): Qualitative methods in health literacy research in young children. In: *The European Journal of Public Health* 27 (suppl_3). 10.1093/eurpub/ckx187.139.

Okan, Orkan (2019a): From Saranac Lake to Shanghai: A brief history of health literacy. In: Orkan Okan, Ullrich Bauer, Diane Levin-Zamir, Paulo Pinheiro und Kristine Sørensen (Hg.): International Handbook of Health Literacy. Research, practice and policy across the lifespan. Bristol: POLICY Press, S. 21–37.

Okan, Orkan (2019b): The importance of early childhood in addressing equity and health literacy development in the life-course. In: *Public Health Panorama* 5 (2-3), S. 170–176.

Okan, Orkan; Bauer, Ullrich; Levin-Zamir, Diane; Pinheiro, Paulo; Sørensen, Kristine (Hg.) (2019a): International Handbook of Health Literacy. Research, practice and policy across the lifespan. Bristol: POLICY Press, zuletzt geprüft am 03.09.2019.

Okan, Orkan; Bröder, Janine; Pinheiro, Paulo; Bauer, Ullrich (2017b): Gesundheits-förderung und Health Literacy. In: Andreas Lange, Christine Steiner, Sabina Schutter und Herwig Reiter (Hg.): Handbuch Kindheits- und Jugendsoziologie. Living reference work, continuously updated edition. Wiesbaden: Springer (Springer Reference Sozial-wissenschaften), S. 1–21.

Okan, Orkan; Pinheiro, P.; Zamora, P.; Bauer, U. (2015): Health Literacy bei Kindern und Jugendlichen. In: *Bundesgesundheitsblatt – Gesundheitsforschung – Gesundheitsschutz* 58 (9), S. 930–941. DOI: 10.1007/s00103-015-2199-1.

Okan, Orkan; Pinheiro, Paulo; Bauer, Ullrich (2019b): Gesundheit, gesundheitliche Ungleichheiten und die Rolle der Gesundheitskompetenz: Der Blick auf Kinder und Jugendliche. In: Pundt, Johanne: Cacace, Mirella und Gerd G. Wagner (Hg.): Diversität und gesundheitliche Chancengleichheit. Bremen: Appollon University Press, S. 61–98.

Organisation for Economic Co-operation and Development (2018): The Resilience of Students with an Immigrant Background. Factors that Shape Well-being. Paris: OECD Publishing.

Orkan, Okan; Lopes, Ester; Bollweg, Torsten M.; Bröder, Janine; Messer, Melanie; Bruland, Dirk et al. (2018): Generic health literacy measurement instruments for children and adolescents: a systematic review of the literature. In: *BMC public health* 18 (1), S. 166. 10.1186/s12889-018-5054-0.

Ormshaw, Michael J.; Paakkari, Leena T.; Kannas, Lasse K. (2013): Measuring child and adolescent health literacy: a systematic review of literature. In: *Health Education* 113 (5), S. 433–455. DOI: 10.1108/HE-07-2012-0039.

Osipov, Igor; Gerdes, Jürgen; Bittlingmayer, Uwe H.; Okcu, Gözde (2017): Die Ent-wicklung von Life Skills im Schuljahresverlauf. Wirksamkeitsevaluation des schulischen Life Skills-Förderungsprogramms Lions-Quest „Erwachsen werden" in der 5. Klassenstufe allgemeinbildender Schulen. Eine Auswertung der ersten beiden Erhebungswellen im Projekt „Zur Evidenzbasierung in der schulischen Gesundheits-förderung, Primärprävention und inklusiven Beschulung" (EGePriB). Institut für Sozio-logie. Freiburg.

Otyakmaz, Berrin Özlem; Karakaşoğlu, Yasemin (Hg.) (2015): Frühe Kindheit in der Migrationsgesellschaft. Wiesbaden: Springer Fachmedien Wiesbaden.

Paakkari, Leena (2015): Three Approaches to School Health Education as a Means to Higher Levels of Health Literacy. In: Venka Simovska und Patricia Mannix McNamara (Hg.): Schools for Health and Sustainability. Dordrecht: Springer Netherlands, S. 275–289.

Paakkari, Leena T.; George, Shanti (2018): Ethical underpinnings for the development of health literacy in schools: ethical premises ('why'), orientations ('what') BMC. In: *BMC public health*, S. 1–10. 10.1186/s12889-018-5224-0.

Paakkari, Leena T.; Torppa, Minna P.; Paakkari, Olli-Pekka; Välimaa, Raili S.; Ojala, Kristiina S.A.; Tynjälä, Jorma A. (2019a): Does health literacy explain the link between structural stratifiers and adolescent health? In: *European Journal of Public Health*, S. 1–6. 10.1093/eurpub/ckz011.

Paakkari, Leena T.; Torppa, Minna P.; Paakkari, Olli-Pekka; Välimaa, Raili S.; Ojala, Kristiina S.A.; Tynjälä, Jorma A. (2019b): Does health literacy explain the link between structural stratifiers and edolescent health? In: *European Journal of Public Health*, S. 1–6. 10.1093/eurpub/ckz011.

Paakkari, Olli; Torppa, Minna; Villberg, Jari; Kannas, Lasse; Paakkari, Leena (2018): Subjective health literacy among school-aged children. In: *Health Education* 118 (2), S. 182–195. DOI: 10.1108/HE-02-2017-0014.

Paakkari, Olli-Pekka; Torppa, Minna; Kannas, Lasse K.; Paakkari, Leena (2016): Subjective health literacy: Development of a brief instrument for school-aged children. In: *Scandinavian journal of public health* 44, S. 751–757.

Papen, Uta (2005): Adult Literacy as Social Practice: More Than Skills: Taylor & Francis. Online verfügbar unter https://books.google.de/books?id=y5XpAGcFweoC.

Papen, Uta (2008): Literature review: Understanding literacy and health, zuletzt geprüft am 14.06.2018.

Papen, Uta (2009): Literacy, Learning and Health – A social practices view of health literacy. In: *Literacy & Numeracy Studies* 16/17 (2/1), S. 19–34.

Parikh, Nina S.; Parker, Ruth M.; Nurss, Joanne R.; Baker, David W.; Williams, Mark V. (1996): Shame and health literacy: the unspoken connection. In: *Patient Education and Counseling* 27 (1), S. 33–39. DOI: 10.1016/0738-3991(95)00787-3.

Parker, Melissa; Harper, Ian (2006): The anthropology of public health. In: *Journal of biosocial science* 38 (1), S. 1–5. DOI: 10.1017/S0021932005001148.

Parker, R. M.; Ratzan, S. C.; Lurie, N. (2003): Health Literacy. A Policy Challenge For Advancing High-Quality Health Care. In: *Health Affairs* 22 (4), S. 147–153. 10.1377/hlthaff.22.4.147.

Parker, Ruth M.; Baker, David W.; Williams, Mark V.; Nurss, Joanne R. (1995): The test of functional health literacy in adults. In: *J GEN INTERN MED* 10 (10), S. 537–541. DOI: 10.1007/BF02640361.

Pauer-Studer, Herlinde (1999): Einleitung. In: Nussbaum, Martha C. Gerechtigkeit oder Das gute Leben. Frankfurt a. M.: Suhrkamp, S. 7–23.

Pecoraro, Marco; Fibbi, Rosita (2010): Highly skilled migrants in the Swiss labour market, with a special focus on migrants from developing countries. In: Gabriela Tejada und Jean-Claude Bolay (Hg.): Scientific diasporas as development partners. Skilled migrants from Colombia, India and South Africa in Switzerland: empirical evidence and policy responses. Bern: Peter Lang, S. 179–195.

Pelikan, J. M.; Röthlin, Florian; Ganahl, Kristin (2012a): Anhang: Die Gesundheitskompetenz der österreichischen Bevölkerung – nach Bundesländern und im internationalen Vergleich. Abschlussbericht der Österreichischen Gesundheitskompetenz (Health Literacy) Bundesländer-Studie. LBIHPR Forschungsbericht. PBIHR. Wien. Online verfügbar unter https://www.hauptverband.at/cdscontent/load?contentid=10008.597349&version=1395738801.

Pelikan, Jürgen; Röthlin, Florian; Ganahl, Kristin (2012b): Comparative report of health literacy in eigth EU member states. The European Health Literacy Survey HLS-EU. Online verfügbar unter https://ec.europa.eu/chafea/documents/news/Comparative_report_on_health_literacy_in_eight_EU_member_states.pdf.

Pelikan, Jürgen M.; Ganahl, Kristin; van den Broucke, Stephan; Sørensen, Kristine (2019): Measuring health literacy in Europe: Introducing the European Health Literacy Survey Questionnaire (HLS-EU-Q). In: Orkan Okan, Ullrich Bauer, Diane Levin-Zamir, Paulo Pinheiro und Kristine Sørensen (Hg.): International Handbook of Health Literacy. Research, practice and policy across the lifespan. Bristol: POLICY Press, S. 115–138.

Perren-Klingler, Gisela (2000): Refugees: Assistance in a world full of dilemmas: some Swiss experience, zuletzt geprüft am 03.05.2018.

Perrig-Chiello, Pasqualina; Höpflinger, François (Hg.) (2003): Gesundheitsbiographien. Variationen und Hintergründe. Bern: Huber.

Peters, Bernhard (1993): Die Integration moderner Gesellschaften. Frankfurt am Main: Suhrkamp.

Peters, E.; Pritzkuleit, R.; Beske, F.; Katalinic, A. (2010): Demografischer Wandel und Krankheitshäufigkeiten. Eine Projektion bis 2050. In: *Bundesgesundheitsblatt, Gesundheitsforschung, Gesundheitsschutz* 53 (5), S. 417–426. Online verfügbar unter https://link.springer.com/article/10.1007%2Fs00103-010-1050-y.

Peterson, Pamela N.; Shetterly, Susan M.; Clarke, Christina L.; Bekelman, David B.; Chan, Paul S.; Allen, Larry A.; Daniel D. Matlock, David J. Magid, and Frederick A. Masoudi (2011): Health literacy and outcomes among patients with heart failure. In: *JAMA: The Journal of the American Medical Association* 305 (16), S. 1665–1701.

Pickett, Kate E.; Wilkinson, Richard G. (2015): Income inequality and health: a causal review. In: *Social science & medicine (1982)* 128, S. 316–326. DOI: 10.1016/j.socscimed.2014.12.031.

Pinheiro, Paulo (2019): Future avenues for health literacy: Learning from literacy and literacy learning. In: Orkan Okan, Ullrich Bauer, Diane Levin-Zamir, Paulo Pinheiro und Kristine Sørensen (Hg.): International Handbook of Health Literacy. Research, practice and policy across the lifespan. Bristol: POLICY Press, S. 555–571.

Pinheiro, Paulo; George, Shanti; Okan, Orkan; Sijthoff, Elise; Bittlingmayer, Uwe H.; Kahlert, Rahel et al. (in press): Towards new perspectives on health literacy for children. From „health information" to recognizing young citizens' capacities for meaning-making. Debate from a „liquid network". In: Luis Saboga-Nunes, Uwe H. Bittlingmayer, Diana Sahrai, Orkan Okan, Ullrich Bauer und Paulo Pinheiro (Hg.): Connecting Different Perspectives. New Approaches, New Insights on Health Literacy Research. Wiesbaden: Springer VS.

Pitt, Ruth; Davis, Terry; Manganello, Jennifer; Massey, Phillip; Okan, Orkan; McFarlane, Elizabeth et al. (2019): Health literacy in a social context: A meta-narrative review. In: Orkan Okan, Ullrich Bauer, Diane Levin-Zamir, Paulo Pinheiro und Kristine Sørensen (Hg.): International Handbook of Health Literacy. Research, practice and policy across the lifespan. Bristol: POLICY Press, S. 665–703.

Pleasant, Andrew (2014): Advancing health literacy measurement: a pathway to better health and health system performance. In: *Journal of health communication* 19 (12), S. 1481–1496. DOI: 10.1080/10810730.2014.954083.

Pleasant, Andrew; Maish, Caitlin; O'Leary, Catina; Carmona, Richard H. (2018): A theory-based self-report measure of health literacy: The Calgary Charter of Health Literacy Scale. In: *Methodological Innovations* (1–9). 10.1177/2059799118814394.

Pleasant, Andrew; McKinney, Julie (2011): Coming to consensus on health literacy measurement: an online discussion and consensus-gauging process. In: *Nursing outlook* 59 (2), 95-106.e1. DOI: 10.1016/j.outlook.2010.12.006.

Pleasant, Andrew; Rikard, R. V. (2013): A Prescription Is Not Enough- Improving Public Health with Health Literacy, zuletzt geprüft am 31.08.2018.

Polaschegg, Andrea (2005): Der andere Orientalismus. Regeln deutsch-morgenländischer Imagination im 19. Jahrhundert. Berlin: W. De Gruyter (Quellen und Forschungen zur Literatur- und Kulturgeschichte, 35 (269)). Online verfügbar unter https://site.ebrary.com/lib/uniregensburg/Doc?id=10597715.

Popp, Maximilian; Schmitz, Charlotte (2016): Flüchtlingsdeal mit der Türkei. Europas Türsteher. Online verfügbar unter https://www.spiegel.de/politik/ausland/fluechtlinge-in-der-tuerkei-gescheitert-an-europas-tuersteher-a-1074744.html.

Powell, Caroline K.; Hill, Elizabeth G.; Clancy, Dawn E. (2007): The relationship between health literacy and diabetes knowledge and readiness to take health actions. In: *The Diabetes educator* 33 (1), S. 144–151. DOI: 10.1177/0145721706297452.

Prüss-Üstün, Annette; Stein, Claudia; Zeeb, Hajo (2006): Globale Krankheitslast: Daten, Trends und Methoden. In: Razum. Oliver, Hajo Zeeb und Ulrich Laaser (Hg.): Globalisierung – Gerechtigkeit – Gesundheit. Einführung in International Public Health. Bern: Huber, S. 27–42.

Quenzel, G.; Vogt, D.; Schaeffer, D. (2016a): Unterschiede der Gesundheitskompetenz von Jugendlichen mit niedriger Bildung, Älteren und Menschen mit Migrationshintergrund. In: *Gesundheitswesen (Bundesverband der Arzte des Offentlichen Gesundheitsdienstes (Germany))* 78 (11), S. 708–710. 10.1055/s-0042-113605.

Quenzel, Gudrun; Schaeffer, Doris; Messer, Melanie; Vogt, Dominique (2015): Gesundheitskompetenz bildungsferner Jugendlicher. Einflussfaktoren und Folgen. In: *Bundesgesundheitsblatt*, S. 951–957.

Quenzel, Gudrun; Schaeffer, Doris; Messer, Melanie; Vogt, Dominique (2016b): Health Literacy – Gesundheitskompetenz vulnerabler Bevölkerungsgruppen. Ergebnisbericht. Online verfügbar unter https://www.uni-bielefeld.de/gesundhw/ag6/publikationen/QuenzelSchaeffer_GesundheitskompetenzVulnerablerGruppen_Ergebnisbericht_2016.pdf, zuletzt geprüft am 21.03.2018.

Rademacher, Claudia; Wiechens, Peter (Hg.) (2001): Geschlecht – Ethnizität – Klasse. Zur sozialen Konstruktion von Hierarchie und Differenz. Opladen: Leske + Budrich.

Rager, Günther; Sehl, Annika (2008): Chats, Videos und Communities. Wie Jugendliche das Internet nutzen. Berlin: Friedrich Ebert Stiftung., Stabsabt (Medien digital, 8).

Rashid, Ahmed (2010): Taliban. Afghanistans Gotteskämpfer und der neue Krieg am Hindukusch. Bonn: Bundeszentrale für politische Bildung.

Rathmann, Katharina (2015): Bildungssystem, Wohlfahrtsstaat und gesundheitliche Ungleichheit. Ein internationaler Vergleich für das Jugendalter. Wiesbaden: Springer VS.

Ravens-Sieberer, Ulrike; Ehrhart, Michael; Ottová-Jordan, Veronika (2018): Prävention und Gesundheitsförderung im Kinderalter. In: Klaus Hurrelmann, Matthias Richter, Theodor Klotz und Stephanie Stock (Hg.): Referenzwerk Prävention und Gesundheitsförderung. Grundlagen, Konzepte und Umsetzungsstrategien. 5., vollst. überarb. Aufl. Göttingen: Hogrefe, S. 75–88.

Ravens-Sieberer, Ulrike; Erhart, Michael (2008): Die Beziehung zwischen sozialer Ungleichheit und Gesundheit im Kindes- und Jugendalter. In: Matthias Richter, Klaus Hurrelmann, Andreas Klocke, Wolfgang Melzer und Ulrike Ravens-Sieberer (Hg.): Gesundheit, Ungleichheit und jugendliche Lebenswelten. Ergebnisse der zweiten internationalen Vergleichsstudie im Auftrag der Weltgesundheitsorganistaion WHO. Weinheim, München: Juventa, S. 38–62.

Rawls, John (1979): Eine Theorie der Gerechtigkeit. Frankfurt am Main: Suhrkamp.

Razum, Oliver (2006): Migration, Mortalität und der Healthy-migrant-Effekt. In: Matthias Richter und Klaus Hurrelmann (Hg.): Gesundheitliche Ungleichheit. Grundlagen, Probleme, Perpektiven. Wiesbaden: Springer VS, S. 255–270.

Razum, Oliver; Spallek, Jacob (2009): Wie gesund sind Migranten? Online verfügbar unter https://focus-migration.hwwi.de/typo3_upload/groups/3/focus_Migration_Publikationen/Kurzdossiers/KD_12_Migranten_Gesundheit.pdf, zuletzt geprüft am 03.02.2018.

Razum, Oliver; Spallek, Jacob; Zeeb, Hajo (2011): Migration und Gesundheit. In: Thomas Schott und Claudia Hornberg (Hg.): Die Gesellschaft und ihre Gesundheit. Wiesbaden: VS Verlag für Sozialwissenschaften, S. 555–574.

Razum, Oliver; Zeeb, Hajo; Meesmann Uta; Schenk Liana; Bredehorst Maren; Brzoska Patrick et al. (2008): Schwerpunktbericht der Gesundheitsberichterstattung des Bundes. Migration und Gesundheit. Online verfügbar unter https://www.rki.de/DE/Content/Gesundheitsmonitoring/Gesundheitsberichterstattung/GBEDownloadsT/migration.pdf;jsessionid=2043830C46BF97A8FD32E2D2B7B96389.2_cid372?__blob=publicationFile.

Reckwitz, Andrea (2003): Grundelemente einer Theorie sozialer Praktiken. Eine sozial-theoretische Perspektive. In: *Zeitschrift für Soziologie* 32 (4), S. 282–301. Online verfügbar unter https://www.zfs-online.org/index.php/zfs/article/viewFile/1137/674.

Regitz-Zagrosek, Vera (2018): Gesundheit, Krankheit und Geschlecht. Bundeszentrale für politische Bildung. Online verfügbar unter https://www.bpb.de/apuz/270310/gesundheit-krankheit-und-geschlecht?p=all.

Reich, Helmut (2003): Spiritualität, Religiösität und Gesundheit. In: *Forsch Komplementärmed Klass Naturheilkd* (10), S. 269–275. Online verfügbar unter https://www.karger.com/Article/Pdf/74782.

Riaño, Yvonne (2003): Migration of skilled Latin American women to Switzerland and their struggle for integration. In: Mutsuo Yamada (Hg.): Emigración latinoamericana: Comparación interregional entre América del Norte, Europa y Japón. Osaka: The Japan Centre for Area Studies.

Riaño, Yvonne (2007): Migración de mujeres latinoamericanas universitarias a Suiza. Geografías migratorias, motivos de migración y cuestiones de género. In: Claudio Bolzman, Myrian Carbajal und Giuditta Mainardi (Hg.): La Suisse au rythme latino. Dynamiques migratoires des Latino-américains: logiques d'action, vie quotidienne, pistes d'intervention sociales et de santé. Genève: Editions IES.

Riaño, Yvonne (2011a): Barrieren aufbrechen: Erfahrungen und Strategien von quali-fizierten Migrantinnen beim Zugang zum Schweizer Arbeitsmark. In: Deutsche Akademie für Landeskunde e. V (Hg.): Berichte zur deutschen Landeskunde. Leipzig, S. 25–48.

Riaño, Yvonne (2011b): Drawing new boundaries of participation: experiences and strategies of economic citizenship among skilled migrant women in Switzerland. In: *Environment and Planning A* 43, S. 1530–1546. DOI: 10.1068/a4374.

Riaño, Yvonne (2012): The invisibility of family in studies of skilled migration and brain drain. In: *Diversities* 14, S. 25–44.

Riaño, Yvonne; Baghdadi, Nadia (2007): Je pensais que je pourrais avoir une relation plus égalitaire avec un Européen. Le rôle du genre et des imaginaires géographiques dans la migration des femmes. In: *Nouvelles Questions Féministes* 26, S. 38–53. DOI: 10.3917/nqf.261.0038.

Richter, Matthias (2005): Gesundheit und Gesundheitsverhalten im Jugendalter. Der Einfluss sozialer Ungleichheit. Wiesbaden: VS Verlag für Sozialwissenschaften.

Richter, Matthias (2008): Soziale Determinanten der Gesundheit im Spannungsfeld zwischen Ungleichheit und jugendlichen Lebenswelten: Der WHO-Jugendgesundheitssurvey. In: Matthias Richter, Klaus Hurrelmann, Andreas Klocke, Wolfgang Melzer und Ulrike Ravens-Sieberer (Hg.): Gesundheit, Ungleichheit und jugendliche Lebenswelten. Ergebnisse der zweiten internationalen Vergleichsstudie im Auftrag der Weltgesundheitsorganistaion WHO. Weinheim, München: Juventa, S. 9–37.

Richter, Matthias; Hurrelmann, Klaus (Hg.) (2006a): Gesundheitliche Ungleichheit. Grundlagen, Probleme, Perpektiven. Wiesbaden: Springer VS.

Richter, Matthias; Hurrelmann, Klaus (2006b): Gesundheitliche Ungleichheit: Ausgangsfragen und Herausforderungen. In: Matthias Richter und Klaus Hurrelmann (Hg.): Gesundheitliche Ungleichheit. Grundlagen, Probleme, Perpektiven. Wiesbaden: Springer VS, S. 11–31.

Richter, Matthias; Hurrelmann, Klaus; Klocke, Andreas; Melzer, Wolfgang; Ravens-Sieberer, Ulrike (Hg.) (2008): Gesundheit, Ungleichheit und jugendliche Lebenswelten. Ergebnisse der zweiten internationalen Vergleichsstudie im Auftrag der Weltgesundheitsorganistaion WHO. Weinheim, München: Juventa.

Riedesser, P. (1973): Psychische Störungen bei ausländischen Arbeitern in der Bundesrepublik Deutschland. In: *Medizinische Klinik* 70 (21), S. 954–959.

Riegel, Christine (2012): Intersektionalität und Jugendforschung.

Riegel, Christine; Scherr, Albert; Stauber, Barbara (Hg.) (2010): Transdisziplinäre Jugendforschung. Grundlagen und Forschungskonzepte. 1. Aufl. Wiesbaden: VS Verlag für Sozialwissenschaften.

Rieger-Ladich, Markus; Grabau, Christian (Hg.) (2017): Pierre Bourdieu: Pädagogische Lektüren. Wiesbaden: Springer VS.

Ritsert, Jürgen (1997): Kleines Lehrbuch der Dialektik. Darmstadt: Wissenschaftliche Buchgesellschaft.

Ritsert, Jürgen (2017): Summa Dialectica. Ein Lehrbuch zur Dialektik. Weinheim, Basel: Beltz Juventa.

RKI (2008): Migration und Gesundheit. Berlin (Gesundheitsberichterstattung des Bundes). Online verfügbar unter https://www.rki.de/DE/Content/Gesundheitsmonitoring/Gesundheitsberichterstattung/GBEDownloadsT/migration.pdf?__blob=publicationFile, zuletzt geprüft am 03.09.2019.

RKI (2009): Lebensphasenspezifische Gesundheit von Kindern und Jugendlichen in Deutschland. Online verfügbar unter https://www.rki.de/DE/Content/Gesundheitsmonitoring/Gesundheitsberichterstattung/GBEDownloadsB/KiGGS_SVR.pdf?__blob=publicationFile.

RKI (2016): Schwerpunktthema Gesundheit von Migranten und Geflüchteten. Online verfügbar unter https://www.rki.de/DE/Content/Service/Presse/Pressemitteilungen/2016/08_2016.html, zuletzt aktualisiert am 03.02.2018, zuletzt geprüft am 03.02.2018.

Robards, Fiona; Kang, Melissa; Usherwood, Tim; Sanci, Lena (2018): How Marginalized Young People Access, Engage With, and Navigate Health-Care Systems in the Digital Age: Systematic Review. In: *Journal of Adolescent Health* 62, S. 365–381. DOI: 10.1016/j.jadohealth.2017.10.018.

Robert Koch-Institut (RKI) (2015): GBE kompakt 1–2015 Gesund aufwachsen – Welche Bedeutung kommt dem sozialen Status zu – PDF UA. Online verfügbar unter https://www.rki.de/DE/Content/Gesundheitsmonitoring/Gesundheitsberichterstattung/GBEDownloadsK/2015_1_gesund_aufwachsen.pdf?__blob=publicationFile, zuletzt geprüft am 08.03.2019.

Robinson, Christie; Graham, Joy (2010): Perceived Internet health literacy of HIV-positive people through the provision of a computer and Internet health education intervention. In: *Health information and libraries journal* 27 (4), S. 295–303. DOI: 10.1111/j.1471-1842.2010.00898.x.

Rosenbaum, Sara; Shin, Peter; DeBuono, Barbara (2007): Achieving Family Health Literacy: The Case for Insuring Children. Online verfügbar unter https://hsrc.himmelfarb.gwu.edu/cgi/viewcontent.cgi?referer=https://scholar.google.de/&httpsredir=1&article=1232&context=sphhs_policy_facpubs.

Rosenbrock, Rolf (2005): Public Health – Politische Anforderungen zur Überwindung sozial bedingter Ungleichheit von Gesundheitschancen bei Kindern und Jugendlichen. Berlin.

Rosenbrock, Rolf (2015a): Prävention in Lebenswelten – der Setting-Ansatz. In: *Zeitschrift für Allgemeinmedizin* 91, S. 213–219. DOI: 10.3238/zfa.2015.0213-0219.

Rosenbrock, Rolf (2015b): Stellungnahme in der Podiumsdiskussion: Gesundheitspolitik für gesunde Wahrmöglichkeiten – Partnerschaften für die Gesundheitsbildung. European Health Forum Gastein, 08.10.2015.

Rosenthal, Gabriele; Loch, Ulrike (2002): Das narrative Interview. In: Doris Schaeffer und Gabriele Müller-Mundt (Hg.): Qualitative Gesundheits- und Pflegeforschung. Bern: Huber, S. 221–232.

Ross, R. D. (2001): Medical management of chronic heart failure in children 1 (1), S. 37–44.

Rother, Nina; Brücker, Herbert; Schupp, Jürgen (Hg.) (2016): IAB-BAMF-SOEP-Befragung von Geflüchteten: Überblick und erste Ergebnisse. Stand: 15.11.2016. Nürnberg: Bundesamt für Migration und Flüchtlinge (Forschungsbericht, 29).

Röthlin, Florian; Pelikan, Jürgen M.; Ganahl, Kristin (2013): Die Gesundheitskompetenz von 15-jährigen Jugendlichen in Österreich. Abschlussbericht der österreichischen Gesundheitskompetenz Jugendstudie im Auftrag des Hauptverbands der österreichischen Sozialversicherungsträger. Wien. Online verfügbar unter https://www.hauptverband.at/cdscontent/load?contentid=10008.597350&version=1395738807, zuletzt geprüft am 18.03.2019.

Rothman, Russell L.; Yin, H. Shonna; Mulvaney, Shelagh; Co, John Patrick T.; Homer, Charles; Lannon, Carole (2009): Health literacy and quality: focus on chronic illness care and patient safety. In: *Pediatrics* 124 Suppl 3, S 315–26. DOI: 10.1542/peds.2009-1163H.

Rubene, Zanda; Stars, Inese; Goba, Liva (2015): Health Literate Child: Transforming Teaching in School Health Education. In: *Society. Integration. Education* 1. 10.17770/sie2015voll.314.

Rudd, Rima; Epstein Anderson, Jennie; Oppenheimer Sarah; Nath, Charlotte (2007): Health Literacy: An Update of Medical and Public Health Literature. Online verfügbar unter https://cdn1.sph.harvard.edu/wp-content/uploads/sites/135/2012/09/rudd_et_al_2007_hl_literature_review.pdf, zuletzt geprüft am 05.04.2018.

Rudd, Rima; Kirsch, Irwin S.; Yamamoto, Kentaro (2004): Literacy and Health in America. Policy Information Report. Educational Testing Service. Princeton, NJ.

Saboga-Nunes, Luis; Bittlingmayer, Uwe H.; Okan, Orkan (2019): Salutogenesis and health literacy: The health promotion simplex! In: Orkan Okan, Ullrich Bauer, Diane Levin-Zamir, Paulo Pinheiro und Kristine Sørensen (Hg.): International Handbook of Health Literacy. Research, practice and policy across the lifespan. Bristol: POLICY Press, S. 649–664.

Sahrai, Diana (2009): Healthy Migrants oder besondere Risikogruppe? Zur Schwierigkeit des Verhältnisses von Ethnizität, Migration, Sozialstruktur und Gesundheit*. In: *Jahrbuch für Kritische Medizin und Gesundheitswissenschaften* Bd. 45, S. 70–94.

Sahrai, Diana (2010a): Differenz in der Wahrnehmung präventiver Angebote und von Elternpartizipation im Setting Kita. Eine Analyse der Wechselwirkung schicht-und migrationsspezifischer Einflüsse. Online verfügbar unter https://pub.uni-bielefeld.de/download/2304725/2304728.

Sahrai, Diana (2010b): Differenzen in der Wahrnehmung präventiver Angebote und von Elternpartizipation im Setting Kita. Eine Analyse der Wechselwirkung schicht- und migrationsspezifischer Einflüsse. Unveröffentlichte Dissertation an der Fakultät für Gesundheitswissenschaften der Universität Bielefeld. Bielefeld: Fakultät für Gesundheitswissenschaften.

Sahrai, Diana (2010c): Differenzen in der Wahrnehmung präventiver Angebote und von Elternpartizipation im Setting Kita. Eine Analyse der Wechselwirkung schicht- und migrationsspezifischer Einflüsse. Universität Bielefeld.

Sahrai, Diana; Gerdes, Jürgen; Drucks, Stephan; Tuncer, Hidayet (2011): Eine Typologie des funktionalen Analphabetismus. Strukturelle Bestimmungen und notwendige Differenzierungen zur Analyse einer schwer greifbaren und heterogenen Zielgruppe. In: Projektträger im DLR e. V. (Hg.): Zielgruppen in Alphabetisierung und Grundbildung Erwachsener. Bestimmung, Verortung, Ansprache. Bielefeld: Bertelsmann, S. 33–58.

Sahrai, Omar Khaled (2018): Ethnizität, Widerstand und politische Legitimation in pashtunischen Stammesgebieten Afghanistans und Pakistans. Berlin: Peter Lang.

Saito, Mamiko (2009): Searching For My Homeland: Dilemmas Between Borders. Experiences of youung Afghans returning "home" from Pakistan and Iran. AREU Synthesis Paper. Kabul. Online verfügbar unter https://pdfs.semanticscholar.org/38fd/48932bd6b2f5093fccacfdb1322dea99dc7d.pdf?_ga=2.265662155.57688066.1570330542-1788618260.1567589305, zuletzt geprüft am 06.10.2019.

Samerski, Silja (2019): Health Literacy as a social practice: Social and empirical dimensions of knowledge on health and healthcare. in press. In: *Social Science & Medicine* 81, S. 1–26.

Sanders, Lee M.; Robinson, Thomas N.; Forster, Lourdes Q.; Plax, Katie; Brosco, Jeffrey P.; Brito, Arturo (2005): Evidence-based community pediatrics: building a bridge from bedside to neighborhood. In: *Pediatrics* 115 (4 Suppl), S. 1142–1147. DOI: 10.1542/peds.2004-2825H.

Sanders, Lee M.; Shaw, Judith S.; Guez, Ghislaine; Baur, Cynthia; Rudd, Rima (2009): Health literacy and child health promotion: implications for research, clinical care, and public policy. In: *Pediatrics* 124 Suppl 3, S306-14. DOI: 10.1542/peds.2009-1162G.

Sarkar, Urmimala; Fisher, L.; SCHILLINGER, DEAN (2006): Is self-efficacy associated with diabetes self-management across race/ethnicity and health literacy? In: *Diabetes Care* 29 (4), S. 823–829.

Sauer, Martina (2007): Perspektiven des Zusammenlebens: die Integration türkischstämmiger Migrantinnen und Migranten in Nordrhein-westfalen. Ergebnisse der vierten Mehrthemenbefragung. Essen (Materialien und Berichte des Zentrums für Türkeistudien). Online verfügbar unter https://www.ssoar.info/ssoar/bitstream/handle/document/34974/ ssoar-2007-sauer-Perspektiven_des_Zusammenlebens__die.pdf?sequence=1.

Schaeffer, Doris; Hurrelmann, Klaus; Bauer, Ullrich; Kolpatzik, Kai (2019): Nationaler Aktionsplan Gesundheitskompetenz. Online verfügbar unter https://www.nap-gesundheitskompetenz.de/, zuletzt aktualisiert am 04.03.2019.

Schaeffer, Doris; Hurrelmann, Klaus; Bauer, Ullrich; Kolpatzk, Kai (2018): Nationaler%20 Aktionsplan%20Gesundheitskompetenz, zuletzt geprüft am 30.03.2018.

Schaeffer, Doris; Vogt, Dominique; Berens, Eva-Maria; Messer, Melanie; Quenzel, Gudrun; Hurrelmann, Klaus (2016): Health Literacy in Deutschland. Online verfügbar unter https://www.aok-bv.de/imperia/md/aokbv/presse/pressemitteilungen/archiv/2016/08_pk_ buchauszugweb.pdf.

Schäfers, Bernhard (1998): Soziologie des Jugendalters. Eine Einführung. 6. aktualisierte und überarb. Aufl. Opladen: Leske und Budrich (Uni-Taschenbücher, 1131).

Schatzman, Leonard; Strauss, Anselm L. (2005): Strategy for analyzing. In: Christopher Pole (Hg.): Fieldwork, Bd. 4. London: Sage, S. 3–21.

Scheffer, Thomas (2002): Das Beobachten als sozialwissenschaftliche Methode – von den Grenzen der Beobachtbarkeit und ihrer methodischen Bearbeitung. In: Doris Schaeffer und Gabriele Müller-Mundt (Hg.): Qualitative Gesundheits- und Pflegeforschung. Bern: Huber, S. 351–374.

Schenk, Liane (2007): Migration und Gesundheit--Entwicklung eines Erklärungs- und Analysemodells für epidemiologische Studien. In: *International journal of public health* 52 (2), S. 87–96. DOI: 10.1007/s00038-007-6002-4.

Scherr, Albert; Niermann, Debora (2012): Migration und Kultur im schulischen Kontext. In: Ullrich Bauer, Uwe H. Bittlingmayer und Albert Scherr (Hg.): Handbuch Bildungs- und Erziehungssoziologie. Wiesbaden: Springer VS, S. 863–882.

SCHILLINGER, DEAN; Bindman, Andrew; Wang, Frances; Stewart, Anita; Piette, John (2004): Functional health literacy and the quality of physician–patient communication among diabetes patients. In: *Patient Education and Counseling* 52 (3), S. 315–323.

SCHILLINGER, DEAN; Grumbach, Kevin; Piette, John; Wang, Frances; Osmond, Dennis; Daher, Carolyn et al. (2002): Association of health literacy with diabetes outcomes. In: *JAMA: The Journal of the American Medical Association* 288 (4), S. 475–482.

Schmidt, Bettina (2008): Eigenverantwortung haben immer die Anderen. Der Verantwortungsdiskurs im Gesundheitswesen. Bern: Huber.

Schmidt, Bettina (Hg.) (2014): Akzeptierende Gesundheitsförderung. Unterstützung zwischen Einmischung und Vernachläsigung. Weinheim, Basel: Beltz Juventa.

Schmidt, Bettina (2017): Exklusive Gesundheit. Gesundheit als Instrument zur Sicherstellung sozialer Ordnung. Wiesbaden: Springer VS.

Schmidt, Robert; Woltersdorff, Volker (Hg.) (2008): Symbolische Gewalt. Herrschaftsanalyse nach Pierre Bourdieu. Konstanz: UVK.

Schnabel, Peter-Ernst (1988): Krankheit und Sozialisation. Vergesellschaftung als pathogener Prozeß. Opladen: Westdeutscher Verlag.

Schnabel, Peter-Ernst (2001a): Familie und Gesundheit. Bedingungen, Möglichkeiten und Konzepet der Gesundheitsförderung. Weinheim, München: Juventa.

Schnabel, Peter-Ernst (2001b): Familie und Gesundheit. Bedingungen, Möglichkeiten und Konzepte der Gesundheitsförderung. Weinheim/München: Juventa.

Schnabel, Peter-Ernst (2007a): Gesundheit fördern und Krankheit prävenieren. Besonderheiten, Leistungen und Potentiale aktueller Konzepte vorbeugenden Versorgungshandelns. Weinheim, München: Juventa.

Schnabel, Peter-Ernst (2007b): Gesundheit fördern und Krankheit prävenieren. Besonderheiten, Leistungen und Potenziale aktueller Konzepte vorbeugenden Gesundheitshandelns. Weinheim und München: Juventa.

Schnegg, Michael; Pauli, Julia; Beer, Bettina; Alber, Erdmute (2010): Verwandschaft heute: Positionen, Ergebnisse und Perspektiven. In: Erdmute Alber (Hg.): Verwandtschaft heute. Positionen, Ergebnisse und Perspektiven. Berlin: Reimer, S. 7–44.

Schneiderheinze, Klaus (2004): Politische und wirtschaftliche Begegnung: „Nur in gewissen Kreisen". In: *Zeitschrift der Ausländerbeauftragten des Landes Niedersachsen* (3), S. 4.

Schouler-Ocak, Meryam; Aichberger, M.C; Penka, S.; Klugee, U.; Heinz, A. (2015): Psychische Störungen bei Menschen mit Migrationshintergrund in Deutschland. In: *Bundesgesundheitsblatt, Gesundheitsforschung, Gesundheitsschutz*, S. 527–532. Online verfügbar unter https://link.springer.com/content/pdf/10.1007%2Fs00103-015-2143-4.pdf.

Schultheis, Kathirn (2014): Die drei Sektoren der beruflichen Bildung- Übergangssystem. Bundeszentrale für politische Bildung. Online verfügbar unter https://www.bpb.de/politik/innenpolitik/arbeitsmarktpolitik/187852/uebergangssystem?p=all.

Schulze, Alexander; Preisendörfer, Peter (2013): Bildungserfolg von Kindern in Abhängigkeit von der Stellung in der Geschwisterreihe. In: *Köln Z Soziol* 65 (2), S. 339–356. DOI: 10.1007/s11577-013-0205-x.

Schütz, Alfred (1971): Das Problem der Relevanz. Frankfurt a. M.: Suhrkamp.

Schütz, Alfred; Luckmann, Thomas (2003): Strukruren der Lebenswelt. Konstanz: UVK – UTB.

Schweizerische Akademie der Medizinischen Wissenschaften (2015): Gesundheitskompetenz in der Schweiz – Stand und Perspektiven. In: *Swiss Academics Report* 10 (4), zuletzt geprüft am 05.03.2019.

Schweizerische Eidgenossenschaft (2016): Gesundheitskompetenz in der Schweiz, zuletzt geprüft am 06.06.2018.

Bundesamt für Statistik (2019a): Armutsgefährungsquote. Online verfügbar unter https://www.bfs.admin.ch/bfs/de/home/statistiken/bevoelkerung/migration-integration/integrationindikatoren/indikatoren/armutsgefaehrdungsquote.html, zuletzt geprüft am 30.03.2020.

Schweizerische Eidgenossenschaft – Bundesamt für Statistik (2019b): Ausländische Bevölkerung. Online verfügbar unter https://www.bfs.admin.ch/bfs/de/home/statistiken/bevoelkerung/migration-integration/nach-migrationsstatuts.html#accordion_3822535761585575076707, zuletzt geprüft am 30.03.2020.

Schwinn, Thomas (2015): Soziale Ungleichheit. Bielefeld: transcript Verlag.

Sebo, Paul; Jackson, Yves; Haller, Dagmar M.; Gaspoz, Jean-Michel; Wolff, Hans (2011): Sexual and reproductive health behaviors of undocumented migrants in Geneva: a cross sectional study. In: *Journal of immigrant and minority health* 13 (3), S. 510–517. DOI: 10.1007/s10903-010-9367-z.

Seçkin, Gül; Yeatts, Dale; Hughes, Susan; Hudson, Cassie; Bell, Valarie (2016): Being an Informed Consumer of Health Information and Assessment of Electronic Health Literacy in a National Sample of Internet Users: Validity and Reliability of the e-HLS Instrument. In: *Journal of medical Internet research* 18 (7), e161. DOI: 10.2196/jmir.5496.

Seifert, Wolfganf (2012): Geschichte der Zuwanderung nach Deutschland nach 1950. Online verfügbar unter https://www.bpb.de/politik/grundfragen/deutsche-verhaeltnisse-eine-sozialkunde/138012/geschichte-der-zuwanderung-nach-deutschland-nach-1950?p=all.

Sen, Amartya (2010): Die Idee der Gerechtigkeit. München: C.H.Beck.

Sentell, Tetine; Pitt, Ruth; Buchthal, Opal Vanessa (2017): Health Literacy in a Social Context: Review of Quantitative Evidence. In: *HLRP: Health Literacy Research and Practice* 1 (2), e41–e70. 10.3928/24748307-20170427-01.

Seurer, Andrea C.; Vogt, H. Bruce (2013): Low health literacy: a barrier to effective patient care. In: *South Dakota Medicine* 66 (2), S. 51–53.

Sharif, Iman; Blank, Arthur E. (2010): Relationship between child health literacy and body mass index in overweight children. In: *Patient Education and Counseling* 79 (1), S. 43–48. DOI: 10.1016/j.pec.2009.07.035.

Shaw, Susan J.; Huebner, Cristina; Armin, Julie; Orzech, Kathryn; Orzech, Katherine; Vivian, James (2009): The role of culture in health literacy and chronic disease screening and management. In: *Journal of immigrant and minority health* 11 (6), S. 460–467. DOI: 10.1007/s10903-008-9135-5.

Shih, Shu-Fang; Liu, Chieh Hsing; Liao, Li-Ling; Osborne, Richard H. (2016): Health literacy and the determinants of obesity: a population-based survey of sixth grade school children in Taiwan. In: *BMC public health* 16, S. 1–8. DOI: 10.1186/s12889-016-2879-2.

Siegrist, Johannes; Dragano, Nico; dem Knesebeck, Olaf von (2006): Soziales Kapital, soziale Ungleichheit und Gesundheit. In: Matthias Richter und Klaus Hurrelmann (Hg.): Gesundheitliche Ungleichheit. Grundlagen, Probleme, Perpektiven. Wiesbaden: Springer VS, S. 157–170.

Sijthoff, Elise (2014): Mevement, learning and wellbeing in and outside the classroom: The Class Moves! in various European countries. In: Goof Buijs, Kevin Dadaczynski und Schulz, Anette, Vilaça, Teresa (Hg.): Equity, education and health: learning from practice. Case studies of practice presented during the 4th European Conference on Health Promoting Schools, Odense, Denmark. Utrecht: CBO, S. 71–76.

Simon, Michael (2011): Von der Koalitionsvereinbarung bis Ende 2010: Eine Zwischenbilanz schwarz-gelber Gesundheitspolitik. In: *Jahrbuch für Kritische Medizin und Gesundheitswissenschaften* Bd. 47, S. 9–28.

Simon, Michael (2016): Die ökonomischen und strukturellen Veränderungen des Krankenhausbereichs seit den 1970er Jahren. In: Inge Bode und Werner Vogd (Hg.): Mutationen des Krankenhauses. Soziologische Diagnosen in organisations- und gesellschaftstheoretischer Perspektive. Wiesbaden: Springer VS, S. 29–45.

Simovska, Venka; Paakkari, Leena; Paakkari, Olli (2012): Health literacy as a learning outcome in schools. In: *Health Education* 112 (2), S. 133–152. DOI: 10.1108/09654281211203411.

Slewa-Younan, Shameran; Guajardo, Maria; Yaser, Anisa; Mond, Jonathan; Smith, Mitchell; Milosevic, Diana et al. (2017): Causes of and risk factors for posttraumatic stress disorder. The beliefs of Iraqi and Afghan refugees resettled in Australia. Online verfügbar unter https://www.ijmhs.com/content/11/1/4.

Slotala, Lukas (2011): Ökonomisierung in der ambulanten Pflege. Eine Analyse der wirtschaftlichen Bedingungen und deren Folgen für die Versorgungspraxis ambulanter Dienste. Wiesbaden: Springer VS.

Soellner, Renate; Huber, Stefan; Reder, Maren (2014): The Concept of eHealth Literacy and Its Measurement. In: *Journal of Media Psychology* 26 (1), S. 29–38. DOI: 10.1027/1864-1105/a000104.

Song, Lixin; Mishel, Merle; Bensen, Jeannette T.; Chen, Ronald C.; Knafl, George J.; Blackard, Bonny et al. (2012): How does health literacy affect quality of life among men with newly diagnosed clinically localized prostate cancer? Findings from the North Carolina-Louisiana Prostate Cancer Project (PCaP). In: *Cancer* 118 (15), S. 3842–3851. DOI: 10.1002/cncr.26713.

Sørensen, Kristine (in press): Health Literacy Champions. In: Luis Saboga-Nunes, Uwe H. Bittlingmayer, Diana Sahrai, Orkan Okan, Ullrich Bauer und Paulo Pinheiro (Hg.): Connecting Different Perspectives. New Approaches, New Insights on Health Literacy Research. Wiesbaden: Springer VS.

Sørensen, Kristine (2016): Health literacy is a political choice. A... (PDF Download Available). Online verfügbar unter https://www.researchgate.net/publication/311455482_ Health_literacy_is_a_political_choice_A_health_literacy_guide_for_politicians, zuletzt aktualisiert am 17.04.2018, zuletzt geprüft am 03.05.2018.

Sørensen, Kristine; Pleasant, Andrew (2017): Health literacy. New directions in research, theory and practice. Washington DC: IOS Press (Studies in health technology and informatics, 240), zuletzt geprüft am 06.06.2018.

Sørensen, Kristine; van den Broucke, Stephan; Fullam, James; Doyle, Gerardine; Pelikan, Jürgen; Slonska, Zofia; Brand, Helmut (2012a): Health literacy and public health: a systematic review and integration of definitions and models. In: *BMC public health* 12, S. 80. 10.1186/1471-2458-12-80.

Sørensen, Kristine; van den Broucke, Stephan; Fullam, James; Doyle, Gerardine; Pelikan, Jürgen; Slonska, Zofia; Brand, Helmut (2012b): Health literacy and public health: a systematic review and integration of definitions and models. In: *BMC public health* 12, S. 80. 10.1186/1471-2458-12-80.

Soricone, Lisa; Rudd, Rima; Santos, Marciel; Capistrant, Ben (2007): Health Literacy in Adult Basic Educaiton. Designing Lessons, Units, and Evaluation Plans for an Integrated Curriculum, zuletzt geprüft am 26.03.2018.

Souza, Jessé (2008): Die Naturalisierung der Ungleichheit. Ein neues Paradigma zum Verständnis peripherer Gesellschaften. Mit einem Vorwort von Axel Honneth. Wiesbaden: VS Verlag für Sozialwissenschaften.

Spahn, Jens (2019): „Wir werden das Feld nicht Dr. Google und Co. überlassen!“. Spezial 7–8/2019. In: *Gesundheit und Gesellschaft. Das AOK-Forum für Politik, Praxis und Wissenschaft* 22 (7–8), S. 3.

Spallek; Razum, Oliver (2008a): Einflussgrößen auf die Gesundheit von Migranten aus Sicht der Lifecourse Epidemology. Online verfügbar unter https://focus-migration. hwwi.de/typo3_upload/groups/3/focus_Migration_Publikationen/Kurzdossiers/bilder/ KD-12-gesundheit/Abbildung1_gr.gif, zuletzt aktualisiert am 29.04.2009, zuletzt geprüft am 27.01.2018.

Spallek, Jacob; Razum, Oliver (2008b): Erklärungsmodelle für die gesundheitliche Situation von Migrantinnen und Migranten. In: Ullrich Bauer, Uwe H. Bittlingmayer und Matthias Richter (Hg.): Health Inequalities. Determinanten und Mechanismen gesundheitlicher Ungleichheit. Wiesbaden: VS Verlag für Sozialwissenschaften, S. 271–290.

Speer, Michael E. (2017): Health Literacy and Child Health Outcomes: From Parental to Birth and Infant Stages. In: Rosina Avila Connelly und Teri Turner (Hg.): Health Literacy and Child Health Outcomes. Cham: Springer International Publishing, S. 15–18.

Sperlich, Stefanie (2016): Handlungsorientierte Perspektiven auf Gesundheit und Krankheit. In: Matthias Richter und Klaus Hurrelmann (Hg.): Soziologie von Gesundheit und Krankheit. 1. Auflage. Wiesbaden: Springer VS (Lehrbuch), S. 41–54.

Sperlich, Stefanie; Mielck, Andreas (2003): Sozialepidemiologische Erklärungsansätze im Spannungsfeld zwischen Schicht- und Lebensstilkonzeptionen. In: *Zeitschrift für Gesundheitswissenschaften* 11 (2), S. 165–179.

St Leger, Lawrence (2001): Schools, health literacy and public health: possibilities and challenges. In: *Health Promot Int* 16 (2), S. 197–205.

Statista (2017): Gender Pay Gap in der Schweiz von 2008 bis 2017. In Prozent des durchschnittlichen Bruttostundenverdienstes der Männer. Online verfügbar unter https:// de.statista.com/statistik/daten/studie/292066/umfrage/verdienstabstand-zwischen-maennern-und-frauen-gender-pay-gap-in-der-schweiz/, zuletzt geprüft am 06.04.2020.

Statista (2018): Ausländeranteil in den OECD-Mitgliedsstaaten im Jahr 2017. Online verfügbar unter https://de.statista.com/statistik/daten/studie/2032/umfrage/auslaenderanteil-der-oecd-mitgliedsstaaten-in-2005/, zuletzt geprüft am 30.003.2020.

Statistics Canada; OECD (2005): Learning a living: First results of the Adult Literacy and Life Skills Survey. OECD. Ottawa, Paris.

Statistisches Bundesamt (2007): Bevölkerung mit Migrationshintergrund. Ergebnisse des Mikrozensus 2005. Online verfügbar unter https://www.destatis.de/DE/Publikationen/ Thematisch/Bevoelkerung/MigrationIntegration/Migrationshintergrund2010220057004. pdf?__blob=publicationFile.

Statistisches Bundesamt (2010): Bevölkerung und Erwerbstätigkeit. Bevölkerung mit Migrationhintergrund- Ergebnisse des Mikrozensus 2009-. Online verfügbar unter https:// www.destatis.de/DE/Publikationen/Thematisch/Bevoelkerung/MigrationIntegration/ Migrationshintergrund2010220097004.pdf?__blob=publicationFile.

Statistisches Bundesamt (2016): Bildung der Eltern beeinflusst die Schulwahl für Kinder. Online verfügbar unter https://www.destatis.de/DE/PresseService/Presse/Pressemitteilungen/2016/09/PD16_312_122pdf.pdf?__blob=publicationFile.

Statistisches Bundesamt (2018a): Bevölkerung- Einwohnerzahl in Deutschland nach Geschlecht von 1995 bis 2016 (in 1.000). Online verfügbar unter https://de.statista. com/statistik/daten/studie/161868/umfrage/entwicklung-der-gesamtbevoelkerung-nach-geschlecht-seit-1995/.

Statistisches Bundesamt (2018b): Bevölkerung in Deutschland nach Alter und Geschlecht. Online verfügbar unter https://www.govdata.de/daten/-/details/de-bmbf-datenportal-tabelle-0_14.

Statistisches Bundesamt (2018c): Bildungsstand: verteilung der türkischstämmigen bevölkerung in Deutschland nach höchstem Abschluss (Stand 2016). Online verfügbar unter https://de.statista.com/statistik/daten/studie/165263/umfrage/verteilung-der-tuerkischstaemmigen-bevoelkerung-in-deutschland-nach-schulbildung/.

Statistisches Bundesamt (2018d): Bildungsstand: Verteilung der Bevölkerung mit und ohne Migrationshintergrund in Deutschland nach höchstem Schulabschluss (Stand 2016). Online verfügbar unter https://de.statista.com/statistik/daten/studie/245651/umfrage/bildungsstand--verteilung-der-bevoelkerung-nach-migrationshintergrund-und-schulab-schluss/.

Statistisches Bundesamt (2018e): Monatliches persönliches Nettoeinkommen im Jahr 2006 nach jeweiligem Migrationshintergrund. Online verfügbar unter https://de.statista.com/statistik/daten/studie/150623/umfrage/monatliches-persoenliches-einkommen-nach-jeweiligem-migrationshintergrund/.

Statistisches Bundesamt (2019): Anzahl der minderjährigen Kinder in Familien in Deutschland von 2000 bis 2017 (in 1.000). Online verfügbar unter https://de.statista.com/statistik/daten/studie/197783/umfrage/minderjaehrige-kinder-in-deutschland/.

Stavemann, H. H. (2008): Sokratische Gesprächsführung. In: Michael Linden und Martin Hautzinger (Hg.): Verhaltenstherapiemanual. 6. Aufl. s.l.: Springer-Verlag, S. 280–286.

Stichs, Anja (2016): Wie viele Muslime leben in Deutschland? Bundesamt für Migration und Flüchtlinge. Online verfügbar unter https://www.bamf.de/SharedDocs/Anlagen/DE/Publikationen/WorkingPapers/wp71-zahl-muslime-deutschland.pdf?__blob=publicationFile.

Sting, Stephan (2007): Gesundheit. In: Jutta Ecarius (Hg.): Handbuch Familie. Wiesbaden: VS Verlag für Sozialwissenschaften, S. 480–499.

Stollberg, Gunnar (2001): Medizinsoziologie. Bielefeld: transcript (Einsichten).

Stutz Steiger, Therese (2011): Gesundheitskompetenz – ein Thema auch für die Weiterbildung. In: *Education Permanente* 4, S. 4–6.

Sudore, Rebecca L.; Yaffe, Kristine; Satterfield, Suzanne; Harris, Tamara B.; Mehta, Kala M.; Simonsick, Eleanor M. et al. (2006): Limited literacy and mortality in the elderly: the health, aging, and body composition study. In: *Journal of General Internal Medicine* 21 (8), S. 806–812. DOI: 10.1111/j.1525-1497.2006.00539.x.

Sukys, Saulius; Trinkuniene, Laima; Tilindiene, Ilona (2019): Subjective Health Literacy among School-Aged Children: First Evidence from Lithuania. In: *International journal of environmental research and public health*, S. 1–11. 10.3390/ijerph16183397.

Sundmacher, Leonie (2016): Regionale Variationen in der Gesundheit und Gesundheitsversorgung. In: Matthias Richter und Klaus Hurrelmann (Hg.): Soziologie von Gesundheit und Krankheit. 1. Auflage. Wiesbaden: Springer VS (Lehrbuch), S. 197–209.

Susan Caplan (2007): Latinos, acculturation, and acculturative stress: A dimensional concept analysis. In: *Policy, Politics, & Nursing Practice* 8, S. 93–106. DOI: 10.1177/1527154407301751.

Suter, Lilian; Waller, Gregor; Bernath, Jael; Külling, Céline; Willemse, Isabel; Süß, Daniel (2018): JAMES – Jugend, Aktivitäten, Medien – Erhebung Schweiz. Zürcher Hochschule für Angewandte Wissenschaften. Zürich.

Tagesschau.de (2018): Deutschtürkische Wähler. Zwei Drittel der Stimmen für Erdogan. Online verfügbar unter https://www.tagesschau.de/inland/tuerkei-wahl-deutschland-107.html.

Taylor, Charles (1995): Atomismus. In: Bert van den Brink und Willem van Reijen (Hg.): Bürgergesellschaft, Recht und Demokratie. Frankfurt am Main: Suhrkamp, S. 73–106.

Taylor, Charles (1996): Quellen des Selbst. Die Entstehung der neuzeitlichen Identität. Frankfurt am Main: Suhrkamp.

Tejada, Gabriela (2010): The Colombian scientific diaspora in Switzerland. In: Gabriela Tejada und Jean-Claude Bolay (Hg.): Scientific diasporas as development partners. Skilled migrants from Colombia, India and South Africa in Switzerland: empirical evidence and policy responses. Bern: Peter Lang, S. 199–313.

Tejada, Gabriela; Kwankam, Francelle (2007): Preliminary findings of South African and Colombian scientific diasporas in Switzerland: A qualitative overview.

Telama, R.; Yang, X.; Laakso, L.; Viikari, J. (1997): Physical activity in childhood and adolescence as predictor of physical activity in young adulthood. In: *American journal of preventive medicine* 13 (4), S. 317–323.

The Scottish Government (2014): Making it Easier: A Health Literacy Action Plan for Scotland. The Scottish Governement. Edinburgh. Online verfügbar unter www.gov.scot, zuletzt geprüft am 06.06.2018.

Thiersch, Hans (2012): Lebensweltorientierte Soziale Arbeit. Aufgaben der Praxis im sozialen Wandel. 8. Aufl. Weinheim: Beltz Juventa (Edition Soziale Arbeit).

Tiesmeyer, Karin; Brause, Michaela; Lierse, Meike; Lukas-Nülle, Martina; Hehlmann, Thomas (Hg.) (2008): Der blinde Fleck. Ungleichheiten in der Gsundheitsversorgung. Bern: Huber.

Tokuda, Yasuharu; Doba, Nobutaka; Butler, James P.; Paasche-Orlow, Michael K. (2009): Health literacy and physical and psychological wellbeing in Japanese adults. In: *Patient Education and Counseling* 75 (3), S. 411–417. DOI: 10.1016/j.pec.2009.03.031.

Tones, K. (2002): Health literacy. New wine in old bottles? In: *Health Education Research* 17 (3), S. 287–290. 10.1093/her/17.3.287.

Trebbe, Joachim; Heft, Annett; Weiß, Hans-Jürgen (2010): Mediennutzung junger Menschen mit Migrationshintergrund. Umfragen und Gruppendiskussion mit Personen türkischer Herkunft und russischen Aussiedlern im Alter zwischen 12 und 29 Jahren in Nordrhein-Westfalen. Online verfügbar unter publikationen.medienanstalt-nrw.de/modules/pdf_download.php?products_id=238.

Treibel, Annette (2003): Migration in modernen Gesellschaften. Soziale Folgen von Einwanderung, Gastarbeit und Flucht. 3. Aufl. Weinheim: Juventa-Verl. (Grundlagentexte Soziologie).

Trezona, Anita; Fitzsimon, Emma; Dodson, Sarity (2019): Health literacy policy in Australia: Past, present and future directions. In: Orkan Okan, Ullrich Bauer, Diane Levin-Zamir, Paulo Pinheiro und Kristine Sørensen (Hg.): International Handbook of Health Literacy. Research, practice and policy across the lifespan. Bristol: POLICY Press, S. 471–488.

Trout, Alexandra L.; Hoffman, Steven; Epstein, Michael H.; Nelson, Timothy D.; Thompson, Ronald W. (2014): Health Literacy in High-Risk Youth: A Descriptive Study of Children in Residential Care. In: *Child & Youth Services* 35 (1), S. 35–45. DOI: 10.1080/0145935X.2014.893744.

TRT Deutsch (2018): Maas vor Gedenkfeier: Türkische Zuwanderer sind Teil Deutschlands. Online verfügbar unter https://www.trt.net.tr/deutsch/europa/2018/05/29/maas-vor-gedenkfeier-turkische-zuwanderer-sind-teil-deutschlands-981035.

Turra, Cassio M.; Elo, Irma T. (2009): The Impact of Salmon Bias on the Hispanic Mortality Advantage. New Evidence from Social Security Data. In: *Popul Res Policy Rev* 27 (5), S. 515–530.

Ulbricht, Christian (2017): Ein- und Ausgrenzungen von Migranten. Zur sozialen Konstruktion (un-)erwünschter Zuwanderung. Bielefeld: transcript (Kultur und soziale Praxis).

UN Secretary-General (UNSG) (2016): The situation in Afghanistan and its implications for international peace and security. A/71/682–S/2016/1049. Online verfügbar unter https://www.refworld.org/docid/5a2566824.html, zuletzt geprüft am 06.10.2018.

Unger, Hella von (Hg.) (2017): Junge Geflüchtete, Bildung und Arbeitsmarkt – Ein Lehrforschungsprojekt in München. LMU. Online verfügbar unter https://epub. ub.uni-muenchen.de/41306/1/Unger_2017_Junge_Gefluechtete_Bildung_Arbeitmarkt_ Lehrforschung_LMU.pdf, zuletzt geprüft am 27.01.2018.

UNHCR (2017a): Figures at a Glance. Online verfügbar unter https://www.unhcr.org/ figures-at-a-glance.html, zuletzt geprüft am 12.06.2018.

UNHCR (2017b): UNHCR Statistical Yearbook 2016, 16th edition, zuletzt geprüft am 05.04.2018.

UNHCR – The UN Refugee Agency (2019): Figues at a glance. Statistical Yeabook. Online verfügbar unter https://www.unhcr.org/figures-at-a-glance.html, zuletzt geprüft am 05.10.2019.

United Nations High Commissioner for Refugees (UNHCR) (2018): Desperate Journeys. Refugees and migrants arriving in Europe and at Europe's borders. Online verfügbar unter https://www.unhcr.org/desperatejourneys, zuletzt geprüft am 29.06.2019.

United Nations, General Assembly Security Council (UNGASC) (2019): The situation in Afghanistan and its implications for international peace and security. Report of the Secretary-General. A/73/902–S/2019/493. Online verfügbar unter https:// unama.unmissions.org/sites/default/files/sg_report_on_afghanistan_-english-_3_ september_2019.pdf, zuletzt geprüft am 05.10.2019.

Uygun-Altunbaş, Ayşe (2017): Religiöse Sozialisation in muslimischen Familien. Dissertation.

van der Heide, Iris; Heijmans, Monique; Rademakers, Jany (2019): Health Literacy Policies: Europeans Perspectives. In: Orkan Okan, Ullrich Bauer, Diane Levin-Zamir, Paulo Pinheiro und Kristine Sørensen (Hg.): International Handbook of Health Literacy. Research, practice and policy across the lifespan. Bristol: POLICY Press, S. 403–418.

van der Vaart, Rosalie; van Deursen, Alexander Jam; Drossaert, Constance Hc; Taal, Erik; van Dijk, Jan Amg; van de Laar, Mart Afj (2011): Does the eHealth Literacy Scale (eHEALS) measure what it intends to measure? Validation of a Dutch version of the eHEALS in two adult populations. In: *Journal of medical Internet research* 13 (4), e86. DOI: 10.2196/jmir.1840.

Vaz, Nafisa Fatima Maria (2017): Mobile Health Literacy to Improve Health Outcomes in Low-Middle Income Countries. In: *IJRQEH* 6 (4), S. 4–16. DOI: 10.4018/ IJRQEH.2017100102.

Vereinte Nationen. Wirtschafts- und Sozialrat (2018): Abschließende Bemerkungen zum sechsten periodischen Berichts Deutschlands. Ausschuss für wirtschaftliche, soziale und kulturelle Rechte. Online verfügbar unter https://www.institut-fuer-menschenrechte. de/fileadmin/user_upload/PDF-Dateien/Pakte_Konventionen/ICESCR/icescr_Staatenbericht_6_CoObs_de.pdf, zuletzt geprüft am 08.03.2019.

Vernon, John A.; Trujillo, Antonio; Rosenbaum, Sara; DeBuono, Barbara (2007): Low health literacy: Implications for national health policy. Online verfügbar unter https://publichealth. gwu.edu/departments/healthpolicy/CHPR/downloads/LowHealthLiteracyReport10_4_07. pdf, zuletzt geprüft am 28.09.2019.

Vester, Michael (2009): Milieuspezifische Lebensführung und Gesundheit. In: *Jahrbuch für Kritische Medizin und Gesundheitswissenschaften* Bd. 45, S. 36–56.

Vester, Michael; Oertzen, Peter von; Geiling, Heiko; Hoffmann, Thomas; Müller, Dagmar (2001): Soziale Milieus im gesellschaftlichen Strukturwandel. Zwischen Integration und Ausgrenzung. Frankfurt am Main: Suhrkamp.

Viruell-Fuentes, Edna A.; Miranda, Patricia Y.; Abdulrahim, Sawsan (2012): More than culture: structural racism, intersectionality theory, and immigrant health. In: *Social science & medicine (1982)* 75 (12), S. 2099–2106. 10.1016/j.socscimed.2011.12.037.

Walford, Geoffrey (2009): The practice of writing ethnographic fieldnotes. In: *Ethnography and Education* 4, S. 117–130. DOI: 10.1080/17457820902972713.

Wallmann, Birgit; Gierschner, Susann; Froböse, Ingo (2012): Gesundheitskompetenz: was wissen unsere Schüler über Gesundheit? Eine empirische Erhebung. In: *Präv Gesundheitsf* 7 (1), S. 5–10. DOI: 10.1007/s11553-011-0322-1.

Wallston, Kenneth A.; Cawthon, Courtney; McNaughton, Candace D.; Rothman, Russell L.; Osborn, Chandra Y.; Kripalani, Sunil (2014): Psychometric properties of the brief health literacy screen in clinical practice. In: *Journal of General Internal Medicine* 29 (1), S. 119–126. DOI: 10.1007/s11606-013-2568-0.

Walter, Jochen (2008): Die Türkei – „das Ding auf der Schwelle". (De-)Konstruktionen der Grenzen Europas. 1. Aufl. Wiesbaden: VS Verlag für Sozialwissenschaften/GWV Fachverlage GmbH Wiesbaden. Online verfügbar unter https://dx.doi.org/10.1007/978-3-531-91026-0.

Walter, U.; Krauth, C.; Kurtz, V.; Salman, R.; Machleidt, W. (2007): Gesundheit und gesundheitliche Versorgung von Migranten unter besonderer Berücksichtigung von Sucht. In: *Der Nervenarzt* 78 (9), S. 1058–1061. DOI: 10.1007/s00115-007-2295-z.

Walters, Sue; Papen, Uta (2008): Literacy, learning and health. Research report. London: National Research and Development Centre for adult literacy and numeracy.

Wångdahl, Josefin; Lytsy, Per; Mårtensson, Lena; Westerling, Ragnar (2015): Health literacy and refugees' experiences of the health examination for asylum seekers – a Swedish cross-sectional study. In: *BMC public health* 15, S. 1162. DOI: 10.1186/ s12889-015-2513-8.

Wångdahl, Josefin; Lytsy, Per; Mårtensson, Lena; Westerling, Ragnar (2018): Poor health and refraining from seeking healthcare are associated with comprehensive health literacy among refugees: a Swedish cross-sectional study. In: *International journal of public health* 63 (3), S. 409–419. DOI: 10.1007/s00038-017-1074-2.

Wartella, Ellen; Rideout, Vicky; Montague, Heather; Beaudoin-Ryan, Leanne; Lauricella, Alexis (2016): Teens, Health and Technology: A National Survey. In: *MaC* 4 (3), S. 13. https://dx.doi.org/10.17645/mac.v4i3.515.

Wartella, Ellen; Rideout, Vicky; Zupancic, Heather; Beaudoin-Ryan, Leanne; Lauricella, Alexis (2015): Teens, Health, and Technology. A National Survey. Northwestern University. Online verfügbar unter https://cmhd.northwestern.edu/wp-content/uploads/2015/05/1886_1_SOC_ConfReport_TeensHealthTech_051115.pdf, zuletzt geprüft am 07.10.2019.

Weber, Max (1972): Wirtschaft und Gesellschaft. Grundriss der verstehenden Soziologie. 5. revidierte Auflage. Tübingen: J.C.B. Mohr.

Weiss, Barry D. (1999): 20 common problems in primary care. New York: McGraw-Hill Open Univ. Press.

Weiss, Barry D. (2005): The epidemiology of low health literacy. In: Joanne G. Schwartzberg, Jonathan VanGeest und Claire Wang (Hg.): Understanding health literacy. Implications for medicine and public health. Chicago Ill.: American Medical Association, S. 65–81.

Weiss, Barry D.; Mays, Mary Z.; Martz, William; Castro, Kelley Merriam; DeWalt, Darren A.; Pignone, Michael P. et al. (2005): Quick Assessment of Literacy in Primary Care: The Newest Vital Sign. In: *Annals of Family Medicine* 3 (6), S. 514–522. DOI: https://dx.doi.org/10.1370/afm.405.

Weiss, Dieter (2008): Deutschland am Hindukusch (43), S. 6–14. Online verfügbar unter https://www.bpb.de/apuz/30897/deutschland-am-hindukusch?p=all, zuletzt geprüft am 05.10.2019.

Weltgesundheitsorganisation (1986): Ottawa-Charta zur Gesundheitsförderung. Online verfügbar unter https://www.euro.who.int/__data/assets/pdf_file/0006/129534/Ottawa_Charter_G.pdf.

Wettstein, Felix (2018): Gesunder Schlaf ist eine soziale Frage. Beim Schlaf wird zu stark auf das Individuum fokussiert. In: *Psychoscope* (3), S. 21–23.

Wharf Higgins, Joan; Begoray, Deborah (2012): Exploring the Borderlands between Media and Health: Conceptualizing 'Critical Media Health Literacy'. In: *Journal of Media Literacy Education* 4 (2), S. 136–148.

Wharf Higgins, Joan; Begoray, Deborah L.; MacDonald, Marjorie (2009): A Social Ecological Conceptual Framework for Understanding Adolescent Health Literacy in the Health Education Classroom. In: *American journal of community psychology* 44, S. 350–362. DOI: 10.1007/s10464-009-9270-8.

WHO (1998): Health Promoting School, zuletzt geprüft am 27.06.2018.

WHO (2009): Nairobi Call to Action. Online verfügbar unter https://www.who.int/oral_health/events/2010_seventh_who_global_conference_health_promotion.pdf, zuletzt geprüft am 06.03.2019.

WHO (2016): Shanghai Declaration on promoting health in the 2030 Agenda for Sustainable Development, zuletzt geprüft am 02.05.2018.

WHO (2019): Sharpening the focus on gaming disorder. In: *Bulletin of the World Health Organization* 97 (6), S. 382–383. DOI: 10.2471/BLT.19.020619.

WHO Europe (1986): Ottawa Charter for Health Promotion, zuletzt geprüft am 05.02.2018.

WHO Europe (2013): Health Literacy. The solid facts. Edited by Ilona Kickbusch, Jürgen Pelikan, Franklin Apfel & Agis D. Tsouros. Copenhagen: WHO Regional Office for Europe.

Whyte, William Foote (2005): Focusing the study and analysing the data. In: Christopher Pole (Hg.): Fieldwork, Bd. 4. London: Sage, S. 57–79.

Wilkinson, Richard (2005): The Impact of Inequality. How to Make Sick Societies Healthier. New York: The New Press. Online verfügbar unter https://ebookcentral. proquest.com/lib/gbv/detail.action?docID=579087.

Wilkinson, Richard G. (1996): Unhealthy Societies. The Affliction of Inequality. London: Routledge.

Wilkinson, Richard G.; Marmot, Michael (2003): Social Determinants of Health. The Solid Facts. 2nd edition. WHO. Online verfügbar unter https://www.euro.who.int/__data/ assets/pdf_file/0005/98438/e81384.pdf, zuletzt geprüft am 03.09.2017.

Wilkinson, Richard G.; Pickett, Kate E. (2010): The spirit level. Why equality is better for everyone. Publ. with rev. London: Penguin Books (Pinguin sociology).

Williams, M. V.; Parker, R. M.; Baker, D. W.; Parikh, N. S.; Pitkin, K.; Coates, W. C.; Nurss, J. R. (1995): Inadequate functional health literacy among patients at two public hospitals. In: *JAMA* 274 (21), S. 1677–1682.

Willis, Paul (1979): Spaß am Widerstand. Gegenkultur in der Arbeiterschule. Frankfurt a. M.: Syndikat.

Willis, Paul (2000): The ethnographic imagination. Cambridge: Blackwell.

Willis, Paul (2004): Twenty-Five Years On. Old Books, New Times. In: Nadine Dolby und Greg Dimitriadis (Hg.): Learning to Labor in New Times. with Paul Willis. London: Routledge, S. 167–196.

Wills, Jane (2009): Health literacy: new packaging for health education or radical movement? In: *International journal of public health* 54 (1), S. 3–4. DOI: 10.1007/ s00038-008-8141-7.

Wilson, Petra (2002): How to find the good and avoid the bad or ugly: a short guide to tools for rating quality of health information on the internet. In: *BMJ: British Medical Journal* 324 (7337), S. 598–602.

Winker, Gabriele; Degele, Nina (2010): Intersektionalität. Zur Analyse sozialer Ungleichheiten. Bielefeld: transcript.

Woellert, Franziska; Klingholz, Reiner (2014): Neue Potenziale. Zur Lage der Integration in Deutschland. Berlin.

Wolf, Michael S.; Davis, Terry C.; Shrank, William; Rapp, David N.; Bass, Pat F.; Connor, Ulla M. et al. (2007): To err is human: patient misinterpretations of prescription drug label instructions. In: *Patient Education and Counseling* 67 (3), S. 293–300. DOI: 10.1016/j.pec.2007.03.024.

Wolf, Michael S.; Wilson, Elizabeth A. H.; Rapp, David N.; Waite, Katherine R.; Bocchini, Mary V.; Davis, Terry C.; Rudd, Rima E. (2009): Literacy and learning in health care. In: *Pediatrics* 124 Suppl 3, S275-81. DOI: 10.1542/peds.2009-1162C.

Wright, Michael (2016): Partizipative Gesundheitsforschung. In: BZgA (Hg.): Leitbegriff der Prävention und Gesundheitsförderung. Ergänzungsband 2016. Köln: BZgA, S. 157–165.

Yee, Lynn M.; Simon, Melissa A. (2014): The role of health literacy and numeracy in contraceptive decision-making for urban Chicago women. In: *Journal of community health* 39 (2), S. 394–399. DOI: 10.1007/s10900-013-9777-7.

Yin, H. Shonna (2017): Health Literacy and Child Health Outcomes: Parental Health Literacy and Medication Errors. In: Rosina Avila Connelly und Teri Turner (Hg.): Health Literacy and Child Health Outcomes. Cham: Springer International Publishing, S. 19–38.

Yin, H. Shonna; Forbis, Shalini G.; Dreyer, Benard P. (2007): Health literacy and pediatric health. In: *Current problems in pediatric and adolescent health care* 37 (7), S. 258–286. DOI: 10.1016/j.cppeds.2007.04.002.

Young, Iris Marion (1996): Fünf Formen der Unterdrückung. In: Herta Nagl-Docekal und Herlinde Pauer-Studer (Hg.): Politische Theorie. Differenz und Lebensqualität. Frankfurt am Main: Suhrkamp, S. 99–139.

Zamora, Pablo; Pinheiro, Paulo; Okan, Orkan; Bitzer, Eva-Maria; Jordan, Susanne; Bittlingmayer, Uwe H. et al. (2015): „Health Literacy" im Kindes- und Jugendalter. In: *Präv Gesundheitsf* 10 (2), S. 167–172. DOI: 10.1007/s11553-015-0492-3.

Zarcadoolas, Christina; Pleasant, Andrew; Greer, David S. (2005): Understanding health literacy: an expanded model. In: *Health promotion international* 20 (2), S. 195–203. DOI: 10.1093/heapro/dah609.

Zarcadoolas, Christina; Pleasant, Andrew F.; Greer, David S. (2006): Advancing health literacy. A framework for understanding and action. 1st ed. San Francisco, CA: Jossey-Bass (J-B Public Health/Health Services Text, v.17). Online verfügbar unter https://site.ebrary.com/lib/alltitles/docDetail.action?docID=10304017.

Zhang, Ning Jackie; Terry, Amanda; McHorney, Colleen A. (2014): Impact of health literacy on medication adherence: a systematic review and meta-analysis. In: *The Annals of pharmacotherapy* 48 (6), S. 741–751. DOI: 10.1177/1060028014526562.

Zimmermann, David (2012): Migration und Trauma. PaÈdagogisches Verstehen und Handeln in der Arbeit mit jungen FluÈchtlingen. Gießen: Psychosozial-Verlag (Psycho-analytische Paedagogik, Bd. 38).

Zinn, Jens O. (2008): Normativität in der Ungleichheitsforschung. In: Johannes Ahrens, Raphael Beer, Uwe H. Bittlingmayer und Jürgen Gerdes (Hg.): Beschreiben und/oder Bewerten I. Normativität in sozialwissenschaftlichen Forschungsfeldern. Münster: LIT-Verl., S. 159–183.

Zou, P.; Parry, M. (2012): Strategies for health education in North American immigrant populations. In: *International nursing review* 59 (4), S. 482–488. DOI: 10.1111/j.1466-7657.2012.01021.x.

Zschorlich, Beate; Gechter, Dorothea; Janßen, Inger M.; Swinehart, Thomas; Wiegard, Beate; Koch, Klaus (2015): Gesundheitsinformationen im Internet: wer sucht was, wann und wie? In: *Zeitschrift für Evidenz, Fortbildung und Qualität im Gesundheitswesen*, S. 144–152. Online verfügbar unter https://zefq-journal.com/article/S1865-9217(15)00055-0/pdf.

Zwick, Michael M.; Deuschle, Jürgen; Renn, Ortwin (Hg.) (2011): Übergewicht und Adipositas bei Kindern und Jugendlichen. 1. Aufl. Wiesbaden: VS Verl. für Sozialwiss. Online verfügbar unter https://dx.doi.org/10.1007/978-3-531-93158-6.